Leerboek Sportmassage

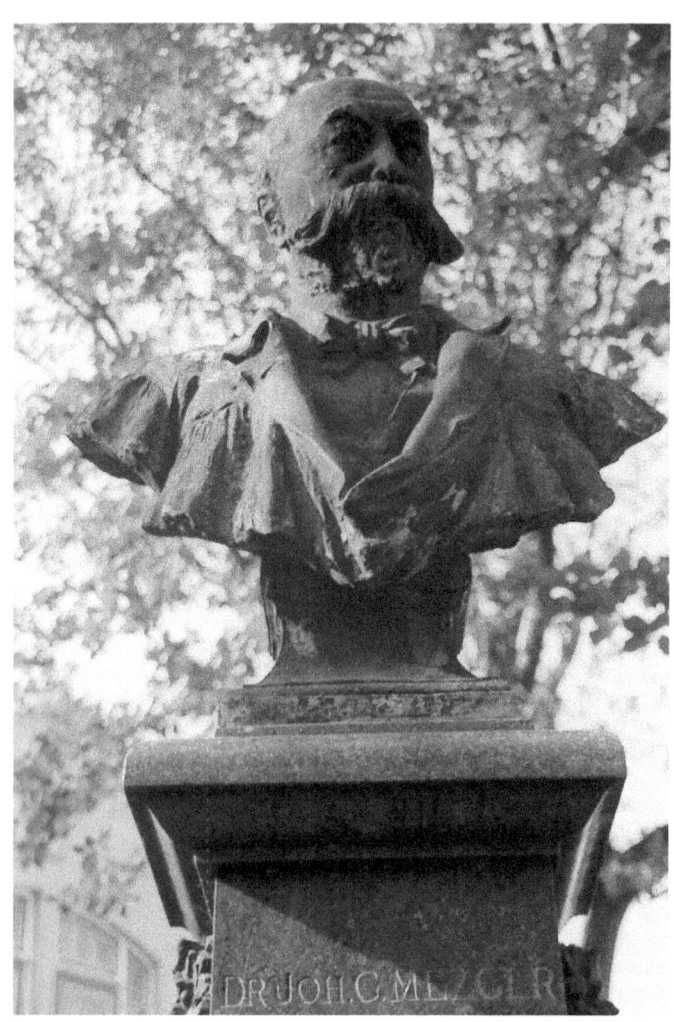

Leerboek Sportmassage

Ed Hendriks
Jan Vink
Hans Helsper

Bohn Stafleu Van Loghum

Houten/Diegem 2002

© 2002 Bohn Stafleu Van Loghum, Houten

Alle rechten voorbehouden. Niets uit deze uitgave mag worden verveelvoudigd, opgeslagen in een geautomatiseerd gegevensbestand, of openbaar gemaakt, in enige vorm of op enige wijze, hetzij elektronisch, mechanisch, door fotokopieën, opnamen of enige andere manier, zonder voorafgaande schriftelijke toestemming van de uitgever.

Voor zover het maken van kopieën uit deze uitgave is toegestaan op grond van artikel 16B Auteurswet 1912 j° het Besluit van 20 juni 1974, Stb. 351, zoals gewijzigd bij het Besluit van 23 augustus 1985, Stb. 471 en artikel 17 Auteurswet 1912, dient men de daarvoor wettelijk verschuldigde vergoedingen te voldoen aan de Stichting Reprorecht (Postbus 882, 1180 AW Amstelveen). Voor het overnemen van gedeelte(n) uit deze uitgave in bloemlezingen, readers en andere compilatiewerken (artikel 16 Auteurswet 1912) dient men zich tot de uitgever te wenden.

Samenstellers en uitgever zijn zich volledig bewust van hun taak een zo betrouwbaar mogelijke uitgave te verzorgen. Niettemin kunnen zij geen aansprakelijkheid aanvaarden voor onjuistheden die eventueel in deze uitgave voorkomen.

ISBN 90 313 2878 2
NUR 894
D2002/3407/038

Lay-out: PrePressMediaPartners, Wolvega

Bohn Stafleu Van Loghum
Het Spoor 2
3994 AK Houten

Kouterveld 2
1831 Diegem

www.bsl.nl

Woord vooraf

Jaarlijks worden honderden sportmasseurs opgeleid bij de diverse opleidingsinstituten. Daarbij wordt al vele jaren gebruikgemaakt van dictaten. De behoefte aan een leerboek, waarin de verplichte leerstof vermeld staat, is zodoende ook al lang geleden ontstaan. Dat was uiteindelijk reden voor Jan Vink en Hans Helsper, die beiden voorzitter zijn geweest van het NGS, om het initiatief te nemen tot de samenstelling van het leerboek sportmassage. In de afgelopen jaren heeft het NGS 'de leerdoelen sportmassage NGS' opgesteld.

Deze uitgave over de leerdoelen sportmassage NGS is voortgekomen uit de wens, verwoord door de NGS-erkende opleiders sportmassage, om meer duidelijkheid met betrekking tot de leerstofdiepte. De leerdoelen voor de onderdelen anatomie en fysiologie zijn voor een belangrijk deel door de leden van de examencommissie uitgewerkt. Voor het onderdeel sportmassage heeft de commissie medewerking gekregen van een drietal door het NGS erkende opleiders.
Deze uitgave is een nauwkeurige omschrijving van de leerdoelen en de exameneisen zoals die gelden voor het diploma sportmassage. De onderdelen zijn aangepast aan de visie van het NGS inzake preventie in de sport.

De stof die hierin wordt vermeld, dient te worden beheerst om met goed gevolg het examen Sportmassage af te kunnen leggen. Met betrekking tot het schriftelijk examen houdt dit in dat de vraagstelling bij het theorie- en praktijkdeel zich niet buiten deze leerstofkaders mag begeven.
Het informatieve deel (geen examenvakken), bevat de leerstof die wel op de opleiding moet worden behandeld, maar waarover geen examenvragen zullen worden gesteld. De onderdelen in het informatieve deel dienen wel opgenomen te worden in het opleidingsleerplan.
Zodoende zijn bij de bewerking van de beschikbare dictaten de leerdoelen sportmassage NGS dan ook als uitgangspunt genomen. Voor de illustratie van het lichamelijk onderzoek en de massagehandgrepen is in samenwerking met het NGS nieuw materiaal vervaardigd.

Voor aspirant-sportmasseurs, maar ook voor meer en minder actieve sportmasseurs, kan dit boek een naslagwerk zijn met veel theoretische en praktische informatie.

De redactie

Inhoud

Deel I Anatomie van het menselijk lichaam

1 Cel- en weefselleer *3*
1.1 Kenmerken van het leven *3*
1.2 Bouw en functie van de cel *3*
1.3 Bouw en functie van weefsels *6*

2 Algemene anatomie skelet en spieren *17*
2.1 Anatomie (ontleedkunde) *17*
2.2 Bouw en functie van het skelet *18*
2.3 Indeling soorten beenderen *19*
2.4 Artrologie (gewrichtsleer) *20*
2.5 Bouw en functie van spieren *23*

3 Bewegingsleer *31*
3.1 Bewegingsmogelijkheden *31*
3.2 Instabiliteit *31*
3.3 Spierinsufficiëntie *33*
3.4 Soorten spierarbeid *33*

4 Skelet, hoofd en romp *35*
4.1 Het hoofd: botten en verbindingen *35*
4.2 Wervelkolom *36*
4.3 De bouw van een wervel (vertebra) *37*
4.4 Gewrichtsbanden van de wervelkolom *39*
4.5 Het bewegingssegment *39*
4.6 De regio's van de wervelkolom *40*
4.7 Borstkas *43*

5 Spieren van hoofd en romp *45*
5.1 Spieren van hoofd en hals *45*
5.2 Spieren van de romp *45*

6 Bewegingen van de romp *51*
6.1 Bewegingen van de wervelkolom *51*
6.2 Bewegingen van bekken en lumbale wervelkolom *51*
6.3 Bewegingen van de romp *51*
6.4 Bewegingen van de thorax (ademhaling) *52*
6.5 Bewegingen van hoofd en nek *52*

7 Skelet, bovenste extremiteiten *53*
7.1 Schoudergordel en bovenarm *53*
7.2 Elleboog en onderarm *56*
7.3 Pols en hand *58*

8 Skeletverbindingen van schoudergordel en bovenste extremiteiten *59*
8.1 Gewrichten van de schoudergordel *59*
8.2 Gewrichten en ligamenten van de elleboog *62*
8.3 Gewrichten en ligamenten van pols en hand *62*

9 Spieren van de bovenste extremiteiten *65*
9.1 Spieren van de schoudergordel *66*
9.2 Spieren van de elleboog *70*
9.3 Spieren van de onderarm *71*

10 Bewegingen van de bovenste extremiteiten *73*
10.1 Bewegingen van de schoudergordel *73*
10.2 Bewegingen van de elleboog *75*
10.3 Bewegingen van pols en hand *75*

11 Skelet, onderste extremiteiten *77*
11.1 Onderverdeling *77*
11.2 Botten van heupgewricht en bovenbeen *78*
11.3 Botten van knie en onderbeen *80*
11.4 Botten van enkel en voet *82*

12 Skeletverbindingen van de onderste extremiteiten *85*
12.1 SI-gewrichten en symphysis pubica *85*
12.2 Het heupgewricht (articulatio coxae) *86*
12.3 Het kniegewricht (articulatio genus) *88*
12.4 Gewrichten van enkel en voet *92*
12.5 Voetvormen *94*

13 Spieren van de onderste extremiteiten *95*
13.1 Spieren van bil en bovenbeen *96*
13.2 Spieren rond de knie *98*
13.3 Spieren van enkel en voet *99*
13.4 Intrinsieke voetspieren *102*

14 Bewegingen van de onderste extremiteiten *103*
14.1 Bewegingen in bekken en heupgewricht *103*
14.2 Bewegingsmogelijkheden van de knie *105*
14.3 Bewegingen van enkel en voet *106*

Deel II Fysiologie

15 Zenuwstelsel *111*
- 15.1 Inleiding *111*
- 15.2 Het centrale zenuwstelsel *112*
- 15.3 Grote hersenen *112*
- 15.4 De tussenhersenen *113*
- 15.5 Hersenstam en kleine hersenen *114*
- 15.6 Hersenzenuwen *116*
- 15.7 Ruggenmerg en perifere innervatie *116*
- 15.8 Hersen- en ruggenmergsvliezen *118*
- 15.9 Het autonome zenuwstelsel *118*
- 15.10 Receptoren *120*

16 Stofwisseling *121*
- 16.1 Inleiding *121*
- 16.2 Energiehuishouding *121*
- 16.3 Voedingsstoffen *123*
- 16.4 De celstofwisseling *123*
- 16.5 De spierstofwisseling *124*

17 Spijsvertering *127*
- 17.1 Het spijsverteringskanaal *127*
- 17.2 Onderdelen van het spijsverteringskanaal *129*
- 17.3 De spijsverteringsklieren *130*
- 17.4 Assimilatie en dissimilatie *131*
- 17.5 Vitaminen en mineralen *131*

18 Hart en bloedsomloop *133*
- 18.1 Hart en bloedsomloop *134*
- 18.2 Prikkeling en prikkelgeleiding *135*
- 18.3 Functie van het hart *136*
- 18.4 Hartfrequentie *137*
- 18.5 Slagvolume *137*
- 18.6 Hartminuutvolume (HMV) *137*
- 18.7 Transportmechanismen *138*
- 18.8 De grote bloedvaten *138*

19 Bloed en lymfe *141*
- 19.1 Het bloed *141*
- 19.2 Lymfe *144*

20 Ademhaling *147*
- 20.1 Ademhaling *147*
- 20.2 Ademhalingswegen *148*
- 20.3 Longvolumina *150*
- 20.4 Ventilatie *151*

21 Uitscheiding *153*
- 21.1 Uitscheiding *153*
- 21.2 De bouw van nieren en urinewegen *153*
- 21.3 Functie van de nieren *155*
- 21.4 Waterhuishouding *155*

22 De huid *157*
- 22.1 Bouw van de huid *157*
- 22.2 Adnexa van de huid *158*
- 22.3 Functies van de huid *159*
- 22.4 Warmteregulatie *160*

23 Het hormoonstelsel *163*
- 23.1 Het hormoonstelsel *163*

24 Inspanningsfysiologie *167*
- 24.1 Inspanningsfysiologie *167*
- 24.2 Functionele veranderingen op korte termijn *168*
- 24.3 Functionele aanpassingen op lange termijn *170*

25 Trainingsleer *173*
- 25.1 Trainingsintensiteit *173*
- 25.2 Trainingsprincipes *174*
- 25.3 Training en herstel *175*
- 25.4 Trainingsbegeleiding *176*

Deel III Sportmassage

26 Theorie sportmassage *181*
- 26.1 Inleiding *182*
- 26.2 Geschiedenis van de sportmassage *182*
- 26.3 Mechanische verklaringen van de massage *184*
- 26.4 Reflectoire verklaringen van de massage *185*
- 26.5 Chemisch-biologische verklaringen van de massage *186*
- 26.6 Verdere verklaringen van de massage *187*
- 26.7 Indicaties sportmassage *188*
- 26.8 Huidige inzichten over de invloed van sportmassage *191*
- 26.9 Indicaties en contra-indicaties *192*
- 26.10 Accommodatie en inrichting *193*

27 Regels bij de praktijk van sportmassage *195*
- 27.1 Definitie van sportmassage *195*
- 27.2 Werkhouding tijdens de massage *195*
- 27.3 Techniek van de massage *196*
- 27.4 Het tijdstip van een massage *196*

28 Onderzoek *197*
- 28.1 Het functieonderzoek *198*
- 28.2 Anamnese *198*
- 28.3 Inspectie *199*
- 28.4 Palpatie *200*

29 Doel van een sportmassage *203*
- 29.1 Massage bij sportbeoefening *204*

30 Handgrepen bij een sportmassage 205
- 30.1 Methoden sportmassage 206
- 30.2 Intermitterend drukken 206
- 30.3 Effleurages 207
- 30.4 Petrissages 209
- 30.5 Frictioneren 212
- 30.6 Schudden 213
- 30.7 Tapoteren 214
- 30.8 Huidtechnieken 217
- 30.9 Botverschuivingen 218
- 30.10 Vibreren 218
- 30.11 Rekken 218
- 30.12 Massage van de rug 219
- 30.13 Massage van de arm 221
- 30.14 Massage van de hand 223
- 30.15 Massage van onderste extremiteit (voorzijde – met voet) 223
- 30.16 Massage van de voet 224
- 30.17 Massage van onderste extremiteit (achterzijde – exclusief voet) 225

31 Eerste hulp bij sportongevallen 227
- 31.1 Blessurebehandeling 228
- 31.2 De Vijf Belangrijke Punten 228
- 31.3 Ongevalssituaties 229
- 31.4 Stoornissen van de vitale functies 229
- 31.5 Lokale of algemene letsels 236
- 31.6 Bloedingen 239
- 31.7 Traumatische letsels 241
- 31.8 Oogletsel 246
- 31.9 Materiaalkennis wondbehandeling 248
- 31.10 Behandeling van overige huid- en nagelproblemen 251
- 31.11 Vervoer 252

32 Functieonderzoek 255
- 32.1 Werkhypothese 256
- 32.2 Actief bewegingsonderzoek 256
- 32.3 Passief bewegingsonderzoek 256
- 32.4 Weerstandstests 257
- 32.5 Functietests per gewricht 257

33 Tapen, bandageren (theorie) 281
- 33.1 Tapen en bandageren 281
- 33.2 Doel van de bandage 281
- 33.3 Materialen 282
- 33.4 Basisprincipes bij het tapen 282

34 Tapen, bandageren (praktijk) 285
- 34.1 Enkel 285
- 34.2 Knie 288
- 34.3 Elleboog 289
- 34.4 Pols 290
- 34.5 Duim 290
- 34.6 Vingers 291
- 34.7 Spieren 292

35 Krampbestrijding 295
- 35.1 Spierkramp 295

Deel 1

Anatomie van het menselijk lichaam

1 Cel- en weefselleer

Leerdoelen

Als u deze leerstof bestudeerd hebt, moet u inzicht hebben in bouw, structuur, vorm en functie van cel en weefsels. U moet voorbeelden kunnen noemen met betrekking tot de volgende onderdelen:

1 Cel:
- celmembraan;
- celkern;
- organellen, endoplasmatisch reticulum, mitochondriën, Golgi-complex (veld), centriool, vacuolen.
2 Dekweefsel:
- plaat- of plaveiselepitheel;
- isoprismatisch (kubisch) epitheel;
- hoogprismatisch (cilindrisch) epitheel;
- trilhaarepitheel;
- eenlagig epitheel;
- meerlagig epitheel.
3 Steunweefsel:
- bindweefsel: interstitieel (los), straf, vetweefsel;
- kraakbeenweefsel: hyalien, elastisch, vezelig;
- beenweefsel: verbening, groei, volwassen bot, beenmerg.
4 Spierweefsel:
- glad spierweefsel;
- dwarsgestreept spierweefsel:
  - spierfysiologie, zie bij het onderdeel fysiologie;
  - spieropbouw tot en met actine en myosine;
- hartspierweefsel.
5 Zenuwweefsel (zie zenuwstelsel bij fysiologie).
6 Zintuigweefsel:
- huidzintuigweefsel (zie huidfuncties bij het onderdeel fysiologie).

1.1 Kenmerken van het leven

De kenmerken van leven zijn niet gebonden aan de grootte van een organisme. Men kan bij de elementaire functies van de levende organismen de volgende kenmerken onderscheiden:
- stofwisseling;
- groei;
- voortplanting;
- adaptatie;
- prikkelbaarheid;
- prikkelverwerking;
- beweging.

Alle levende functies van de mens zijn in de cel terug te vinden.

Hiërarchie en specialisatie

De cel is de kleinste levende eenheid en de fundamentele bouwsteen van het menselijk lichaam. Bij meercellige organismen treedt specialisatie van de cellen op, waarbij bepaalde functies van de cel de overhand krijgen. Een groep cellen met dezelfde vorm en functie noemen we een weefsel. Meestal bevat zo'n weefsel ook een karakteristieke tussencelstof.
Verschillende weefsels die samenwerken vormen vervolgens een orgaan, dat als een geheel een bepaalde functie vervult.

1.2 Bouw en functie van de cel

Alle levende wezens, plantaardige en dierlijke, bestaan uit microscopisch kleine elementen die we cellen noemen. Een cel is het element dat aan de oorsprong ligt van alles wat leeft. Er komen zelfs levende wezens voor die slechts uit een enkele cel bestaan. Een voorbeeld daarvan is de amoebe.
De cel is uiterst klein en kan alleen met een microscoop worden waargenomen. Zijn diameter is niet groter dan enkele duizendsten van een millimeter. Iedere cel leeft voor zich. Daardoor

kunnen weefselfragmenten in leven worden gehouden onder optimale milieu- en temperatuuromstandigheden. Het leven van een organisme is het totaal van de vitale fenomenen die zich in alle cellen voordoen.

De cellen zitten niet aan elkaar vast, maar baden in een vloeistof die hun milieu vormt. Binnen het organisme gedragen de cellen zich als waterdiertjes in een donker en lauw milieu. Dat milieu komt sterk overeen met dat van zeewater, maar het is veel minder gezouten en zijn samenstelling is veel rijker en meer gevarieerd. Alle cellen zijn onvoorwaardelijk afhankelijk van het milieu waarin zij baden. Ononderbroken veranderen zij het milieu en worden zij door het milieu veranderd. Cel en milieu zijn onafscheidelijk zoals ook cel en kern niet van elkaar te scheiden zijn. Structuur en functie van de weefsels worden bepaald door de fysiologische en chemische samenstelling van de omringende vloeistof. Deze vloeistof noemen we de interstitiële lymfe (weefselvocht) die uit het bloed komt en tegelijk erdoor wordt geproduceerd.

1.2.1 Structuur van de cel

Iedere volledige cel bestaat uit drie belangrijke elementen (fig. 1.1):
– het protoplasma met daarin zwevende structuren;
– een omringende membraan;
– een kern.

Het protoplasma

Het protoplasma (cytoplasma) is een kleurloos, levend vocht waaruit alle cellen zijn opgebouwd. Het is een halfvloeibare emulsie van eiwitachtige substanties, samengesteld uit: koolstof, zuurstof, waterstof en stikstof. Het bevat verder sporen van zwavel, fosfor, ijzer, enzovoort.

Het protoplasma bevat diverse levende elementen die we organellen (cellichaampjes) noemen. De belangrijkste zijn:
– de mitochondriën; dit zijn langwerpige afgeronde lichaampjes. Zij maken de oxidatie van voedsel mogelijk en zijn het centrum van celademhaling en energielevering;
– het endoplasmatisch reticulum; het endoplasmatisch reticulum is een zeer dun bladerig geheel. Het is bedekt met fijne korreltjes van ribosomen die hoofdzakelijk uit RNA of ribonucleïnezuur bestaan, het voornaamste element van de eiwitsynthese;
– het Golgi-complex; dit cellichaampje bestaat uit opeengestapelde platte blaasjes. Het zorgt onder andere voor de secretie van celeiwitten en slijm en neemt deel aan het hernieuwen van de cel;
– de richtinggevende sfeer of centrosoom; het centrosoom, ook directiesfeer genoemd, bestaat uit twee centriolen die door een aster worden omringd. Het speelt een belangrijke rol bij de celdeling door verdeling van de chromosomen. Het ligt tevens aan de oorsprong van de celbeweging bij cellen die deze eigenschap bezitten;
– de lysosomen; zij bevatten enzymen en spelen een belangrijke rol bij de vertering en fagocytose doordat zij in staat zijn voedselelementen te ontbinden;

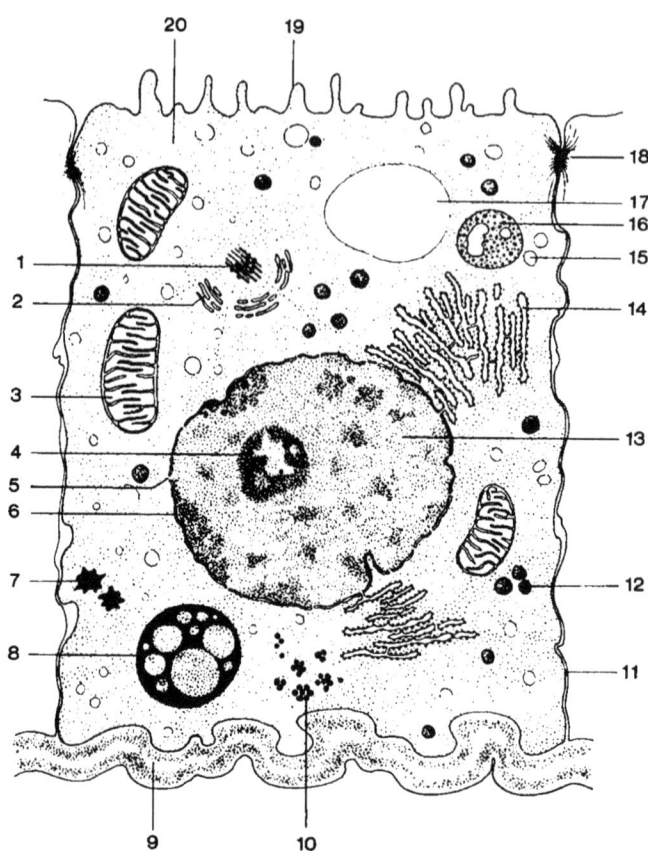

Fig. 1.1 Schema van een cel volgens elektronenmicroscopische bevindingen.
(1) centrosomen; (2) lamellensysteem van het Golgi-systeem; (3) mitochondrion met dubbelmembraan en cristae; (4) kernlichaampjes; (5) kernporiën; (6) dubbelmembraan van de kern; (7) lipoïddruppeltje; (8) pigmentkorreltje; (9) basale membraan; (10) glycogeenkorrels; (11) celmembraan; (12) granula; (13) celkern; (14) ruimten van het endoplasmatisch reticulum met ribosomen bezet; (15) kleine vacuole; (16) lysosoom; (17) grote vacuole; (18) hechtplaatsen van naburige cellen (desmosomen); (19) uitstulpingen van het celoppervlak (microvilli); (20) cytoplasma.

– de vacuolen; soms vindt men in het protoplasma heldere vlekken. Deze schijnbaar lege holten zijn de met celsap gevulde vacuolen.

De membraan

De cel wordt omringd door een membraan die is opgebouwd uit eiwitten en lipiden. De membraan dient er niet alleen voor om het vloeibare cytoplasma bijeen te houden, maar speelt ook een belangrijke rol vanwege zijn selectieve permeabiliteit. Hij zorgt namelijk voor een actieve en passieve opname van stoffen vanuit het milieu dat de cel omgeeft.

De kern

In het plasmastelsel kunnen we de kern (nucleus) zien als een donkerder, ondoorschijnend deel. Hij is het vitale midden van iedere cel en is een onmisbaar element voor de voortplanting ervan.

De kern is omgeven door een kernmembraan die uit een dubbel omhulsel met regelmatige openingen bestaat waardoor de kernsubstanties en het cytoplasma met elkaar in verbinding staan. De kernsubstantie zelf, of nucleoplasma, is een proteïnenrijk sap met een onregelmatig verspreide materie, de chromatine, die zich bij de kerndeling verzamelt en tot chromosomen samentrekt. Deze chromosomen vormen bij elk levend wezen de dragers van fysische en psychische erfelijke kenmerken (de genen). Het essentiële element van het chromosoom is het DNA of het desoxyribonucleïnezuur. Het is in staat een oneindig aantal instructies te registreren volgens welke een cel zich moet opbouwen en functioneren.

Het aantal chromosomen is bij elk wezen van dezelfde soort, en in alle cellen constant. Daarom kunnen we stellen dat er zich in ieder van onze cellen 46 – of 23 paar – chromosomen bevinden. De kern bevat verder ook een of meer ronde lichaampjes, de nucleoli, waarvan de functie nog onvoldoende is vastgesteld. Ze zijn in ieder geval samengesteld uit RNA of ribonucleïnezuur.

1.2.2 Eigenschappen van de cel

De cel heeft alle eigenschappen van een levend wezen en leeft voor eigen rekening. Een cel kan bewegen, is gevoelig, voedt zich, zet energie om, groeit, plant zich voort en sterft.

Stofwisseling
De cel vindt zijn voedselelementen in het milieu waarin hij zich bevindt. Verschillende fenomenen (actief en passief transport) maken het mogelijk dat de cel bepaalde stoffen kan opnemen en zijn structuren op kan bouwen. Door de celademhaling wordt de zuurstof opgenomen die voor de inwendige verbranding onontbeerlijk is. Verbrandingsafval zoals water en koolzuur worden door de cel in het omringende milieu afgestoten.

Prikkelbaarheid
De cellen zijn gevoelig voor diverse prikkels en reageren op de invloed van scheikundige stoffen, van licht en van aanraking. Zo worden bijvoorbeeld de witte bloedcellen door de ontbonden stoffen van een ontstoken weefsel in massa aangetrokken. Deze aantrekking noemen we de chemotaxis.

Beweging
Eencellige wezens (amoeben) verplaatsen zich doordat ze het protoplasma verlengd uitstuwen. Witte bloedcellen hebben deze eigenschap behouden waardoor een verplaatsing, door de vaatwand, naar de plaats van ontsteking mogelijk is. Dit fenomeen noemen we diapedese.

Voortplanting
De voortplanting van een cel bestaat uit een directe celdeling of mitose, waarbij uit een moedercel twee dochtercellen ontstaan met alle eigenschappen van de moedercel. Voorwaarde voor celdeling is, dat de oorspronkelijke structuren eerst worden verdubbeld en daarna evenredig worden verdeeld over de beide dochtercellen. De volgorde van de deling is zodanig dat eerst de kern zich deelt en daarna het cytoplasma. Om het delingsproces te kunnen beschrijven onderscheiden we vier stadia (fig. 1.2):

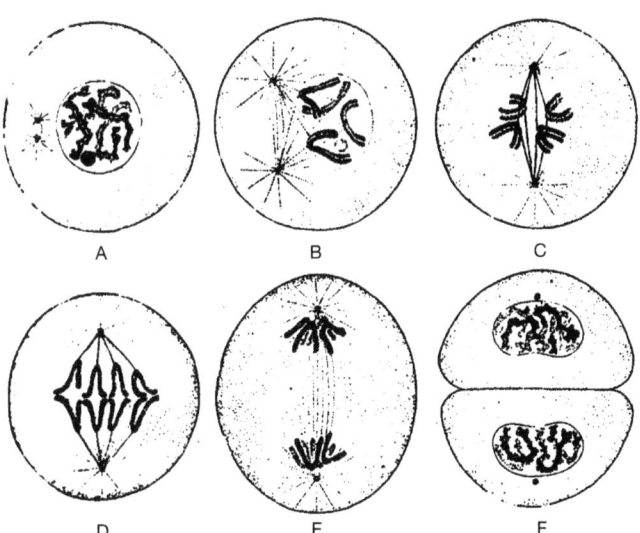

Fig. 1.2 *Schema van de mitose. De stadia: A profase, B prometafase, C metafase, D + E anafase, F telofase.*

1 Profase (A). Deze fase kenmerkt zich door het zichtbaar worden van de chromosomen als draadvormige structuren. Bij het begin van de profase zijn de chromosomen al verdubbeld, maar nog niet afzonderlijk zichtbaar. In dit stadium begeven de centriolen zich naar beide polen van de cel en vormen daar een stralenvormige figuur, de aster. Tijdens de overgang tot de metafase verdwijnt de kernmembraan.
2 Metafase (C). Het belangrijkste verschijnsel in deze fase is dat de vrij in het cytoplasma zwevende chromosomen zich naar het equatoriaal vlak van de cel begeven en zich daar stervormig rangschikken. De verdubbelde chromosomen zijn nu zichtbaar en maken contact met de zogenaamde spoeldraden die uit de centriolen zijn ontstaan.
3 Anafase (D en E). Van elk gesplitst chromosoom wordt de ene helft door verkorting van de spoeldraden naar de ene pool van de cel en de andere helft naar de andere pool van de cel getrokken.
4 Telofase (F). Tijdens de telofase gaan de beide chromosomengroepen, die elk aan een zijde van de cel liggen, een nieuwe kern vormen. Tegelijkertijd gaat het protoplasma zich insnoeren ter hoogte van het equatoriale vlak. De oorspronkelijke cel valt nu uiteen in twee gelijkwaardige dochtercellen. Er heeft met andere woorden een deling plaatsgevonden van zowel de kern als het cytoplasma.

Vanzelfsprekend bestaan er tussen genoemde stadia geleidelijke overgangen.

1.2.3 Verrichtingen van de cel

Bij alle eigenschappen van de cel kunnen we onderscheid maken in animale en vegetatieve verrichtingen.

Animale verrichtingen
De animale verrichtingen onderhouden het contact tussen het individu en de omgeving. Ze hebben betrekking op:

- prikkelbaarheid: het vermogen om te reageren op een prikkel. Een prikkel is een plotselinge verandering van de uitwendige omstandigheden. Zowel de aard van de prikkel, als de aard van de reactie kunnen per cel verschillen;
- prikkelgeleiding: de prikkel wordt over het oppervlak van de cel overgedragen. Dit noemen we ook wel prikkeloverdracht;
- beweging: de beweging ontstaat als gevolg van een prikkel. De aard en de snelheid van de beweging kunnen sterk verschillen.

Vegetatieve verrichtingen

De vegetatieve verrichtingen hebben betrekking op:
1. Metabolisme (stofwisseling): het omzetten van stoffen via een reeks van (bio)chemische reacties. De reacties kunnen worden ingedeeld in twee groepen:
   - anabolisme = assimilatie; opbouw van stoffen uit de door voeding verkregen bouwstenen;
   - katabolisme = dissimilatie: afbraak van de uit de voeding verkregen stoffen, om energie vrij te maken. Het grootste gedeelte van de katabole processen bestaat uit verbrandingsprocessen, waarbij zuurstof verbruikt wordt. De aanvoer van zuurstof moet van buitenaf geschieden, zodat de cellen over een mechanisme voor ademhaling moeten beschikken.
2. Groei en voortplanting. Groei is een toename van het volume der cellen; voortplanting is een toename van het aantal cellen.
3. Membraantransport. Er is een intensieve uitwisseling van stoffen tussen het inwendige van de cel, de intracellulaire ruimte en het uitwendige van de cel, de extracellulaire ruimte. Omdat dit transport de membraan moet passeren, spreken we van membraantransport. Het transport verloopt in twee richtingen:
   - van buiten naar binnen = opname of absorptie;
   - van binnen naar buiten = afgifte of excretie. Bij meercellige organismen spreken we ook van secretie als de afgegeven stof ter plaatse of elders in het lichaam een nuttige functie heeft.

1.2.4 Het extracellulaire milieu

Het extracellulaire milieu (de interstitiële ruimte) kenmerkt zich door een grote waterrijkdom. Ons lichaam bestaat voor ongeveer 70% uit water. Een vierde deel hiervan komt als interstitiële vloeistof (extracellulaire vloeistof) voor in de ruimte om de cellen heen en vormt het bloedplasma. De meeste chemische reacties in het menselijk lichaam vinden in een waterig milieu plaats. Het grootste deel van de uitwisseling van stoffen in het weefsel is ook afhankelijk van water.

De in het water opgeloste zouten, zuren en basen komen voor als elektrisch geladen deeltjes (ionen) en worden elektrolyten genoemd. Deze ionen transporteren de elektrische lading. De chemische reactie in een waterig milieu kan neutraal, basisch of zuur zijn.

Stoffen kunnen op verschillende manieren de celmembraan passeren. Als kleine, in water opgeloste deeltjes door een membraan met poriën van gelijke grootte worden geperst, spreken we van filtratie. Dit fenomeen treffen we aan in de capillairen (haarvaten). Gassen worden onder een bepaalde druk opgelost in water. Passeren gassen de membraan, dan gebeurt dit door het drukverschil, dat aan weerszijden van de membraan bestaat. Dit proces noemen we diffusie, dat zich onder andere afspeelt in de longblaasjes, waar de uitwisseling van zuurstof naar het bloed en koolzuur vanuit het bloed plaatsvindt.

Diffusie door een semipermeabele wand noemen we osmose. De oplossing met de hoogste concentratie zouten en eiwitten trekt water aan. Er ontstaat een drukverschil dat men in mm kwikdruk meet. Dit drukverschil, de osmotische druk, hangt af van de in de weefselvloeistof opgeloste zouten en eiwitten, en komt overeen met een zoutoplossing (NaCl) van 0,9%. Twee oplossingen met dezelfde osmotische druk worden isotoon genoemd. Brengen we cellen over in een hypertone vloeistof (oplossing meer dan 0,9% NaCl), dan geven ze water af en verschrompelen ze. In een hypotone vloeistof nemen ze water op en zwellen ze.

1.3 Bouw en functie van weefsels

Alle cellen van het lichaam vinden hun oorsprong in een primaire moedercel. Bij de achtereenvolgende celdelingen behouden deze cellen niet dezelfde eigenschappen. Zij evolueren en differentiëren in vorm en samenstelling om zich aan te passen aan de verschillende functies die zij zullen vervullen. Hierdoor ontstaan de verschillende weefsels waaruit een organisme bestaat. We onderscheiden verschillende typen weefsels naar vorm, samenstelling, ligging en functie van de cellen:
1. dekweefsel;
2. steunweefsel:
   - bindweefsel;
   - kraakbeen;
   - been;
3. spierweefsel:
   - glad spierweefsel;
   - dwarsgestreept spierweefsel;
   - hartspierweefsel;
4. zenuwweefsel:
   - zintuigweefsel.

1.3.1 Dekweefsel

Het dekweefsel (epitheel, endotheel en mesotheel) bedekt alle lichaamsoppervlakken aan zowel de binnenzijde als de buitenzijde. De cellen vormen een aaneengesloten laag zonder tussencelstof.

Dekweefsel bevat geen bloedvaten. Het bedekt het spijsverteringskanaal, de binnenwand van vaten en de binnenzijde van alle holle organen. Functie en vorm verschillen naar gelang de plaats waar het epitheel zich bevindt.

Epitheel kan de volgende functies vervullen:
- Bescherming. Deze functie wordt bijvoorbeeld vervuld door de epidermis of opperhuid.
- Absorptie. Dit zien we bij het epitheel van de dunne darm.

Dit dekweefsel, dat uit darmvlokken bestaat, neemt verteerde voedselelementen op.
- Secretie. Verschillende klieren zijn bekleed met een epitheel dat in staat is bepaalde stoffen af te scheiden. We onderscheiden klieren die stoffen afscheiden (o.a. enzymen) en deze afgeven met een afvoerbuis 'naar buiten' (exocriene klieren) en klieren die hun stoffen (hormonen) direct afgeven aan de bloedbaan (endocriene klieren).
- Zintuig. Hierbij gaat het om gespecialiseerd epitheel. Dat wordt besproken bij het zintuigweefsel.

Epitheel kunnen we ook, volgens zijn structuur, in verschillende klassen indelen (fig. 1.3):
- plaat- of plaveiselepitheel;
- isoprismatisch (kubisch) epitheel;
- hoogprismatisch (cilindrisch) epitheel;
- trilhaarepitheel;
- overgangsepitheel;
- eenlagig epitheel;
- meerlagig epitheel.

Zijn de cellen breder dan hoog, dan spreken we van plaveiselepitheel, zoals we dat in de huid aantreffen. Zijn de cellen hoger dan breed, dan is sprake van een cilindrisch epitheel, zoals te vinden in het darmslijmvlies. Zijn de cellen hoger, maar even breed, dan hebben we het over een kubisch epitheel, zoals in de afvoerbuizen van klieren.
In de longen bevindt zich trilhaarepitheel dat slijm kan verplaatsen. In de urineblaas vinden we overgangsepitheel, dat in vorm kan overgaan en sterk rekbaar is.
Als het epitheel uit een enkele laag cellen bestaat, dan gaat het om een eenlagig epitheel, zoals in de longblaasjes. Bestaat het uit verschillende opeen liggende lagen, dan hebben we te maken met een meerlagig epitheel, zoals in het slokdarmslijmvlies.

Het dekweefsel dat de binnenzijde van bloedvaten, hart en lymfevaten bedekt, noemen we endotheel. De buitenste bekleding van longen, hart, buikholte en buikorganen noemen we mesotheel.

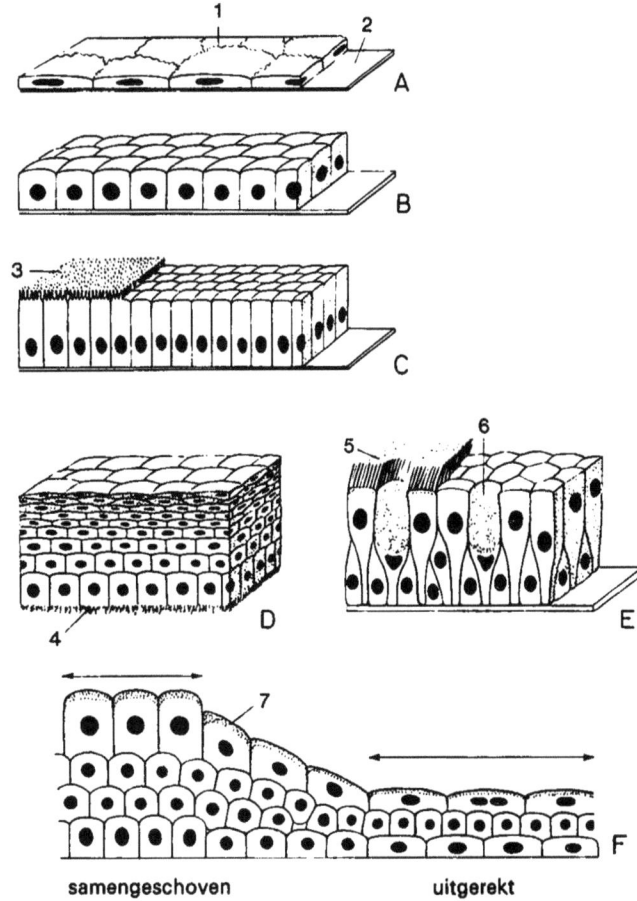

Fig. 1.3 Schematische voorstelling van vorm en rangschikking van de epitheelcellen.
A. eenlagig plaveiselepitheel. (1) celgrenzen; (2) grondvliesje (basale membraan).
B. eenlagig kubisch epitheel.
C. eenlagig cilinderepitheel. (3) borstelzoom.
D. meerlagig verhoornd plaveiselepitheel. (4) wortelvoetjes.
E. meerrijig trilhaarepitheel. (5) trilharen; (6) slijmvormende slijmbekercel.
F. overgangsepitheel in samengeschoven en in uitgerekte toestand. (7) beschermende gecondenseerde protoplasmalaag (crusta) van de buitenste epitheelcellen.

1.3.2 Bindweefsel

Bindweefsel verbindt andere weefsels als vulling of steun. Het is gevormd uit stervormige bindweefselcellen, elastische vezels, reticuline en collagene vezels (fig. 1.4, 1.5 en 1.6). Het geheel bevindt zich in een vloeibare substantie, de tussencelstof.
Naar gelang de rol die het bindweefsel moet vervullen, heeft het een andere structuur. Zo bestaat het sterke fibreuze weefsel voor een groot deel uit elastische en voor een ander deel uit collagene (lijmgevende) vezels. We vinden het terug in de vorm van pezen, ligamenten en peesbladen (aponeurosa).
Het is ook mogelijk dat losmazig bindweefsel met vet is opgevuld, zoals het onderhuids bindweefsel een vetweefsel vormt. In de wanden van slagaders bevindt zich elastisch bindweefsel.
Reticulair bindweefsel is het basisweefsel voor bloedvormend weefsel, lymfatisch weefsel en het gele beenmerg.

1.3.3 Kraakbeenweefsel

Indien in een tussenstof van vezelig bindweefsel bepaalde stoffen neerslaan, kan er kraakbeen ontstaan, waardoor het oorspronkelijke weefsel een vaste maar toch vervormbare consistentie krijgt. Kraakbeen bestaat uit een schijnbaar homogene tussenstof, waarin kleine groepjes cellen liggen. De tussenstof bestaat uit een netwerk van vezels, ingebed in een grondsubstantie (chondrine). Na deling van een kraakbeencel (chondrocyt) nemen ook de dochtercellen deel aan de vorming van de tussenstof. We noemen dit inwendige groei en we herkennen dit verschijnsel aan de aanwezigheid van bijeen liggende chondrocyten (familiegroepen).
Bloedvaatjes komen niet voor in kraakbeen; voor de stofwisseling is diffusie van groot belang.

Op grond van de vezelstructuur van kraakbeen kunnen we een aantal typen onderscheiden (fig. 1.7, 1.8 en 1.9):
- Hyalien kraakbeen komt voor in de gewrichten en bevat weinig vezels. Het uiterlijk is glad en glazig en de consistentie is gelijk aan die van hard rubber. Door de elasticiteit zorgt het voor een gelijkmatige verdeling van de druk over de uiteinden van de botstukken in een gewricht.
- Vezelig kraakbeen komt voornamelijk voor in de tussenwervelschijven. Het is niet alleen soepel, maar ook vormvast.
- Elastisch kraakbeen, gekenmerkt door een groot aantal elastische vezels, is gemakkelijk vervormbaar, maar komt daarna weer in de oude vorm terug. Een karakteristiek voorbeeld is het kraakbeen van de oorschelp.

Plaatsen in het lichaam waar kraakbeen onder meer voorkomt zijn: gewrichten, tussenwervelschijven, oorschelp, neuspunt, neustussenschot, kraakbeenringen in de luchtpijpen, kraakbeen van het strottenhoofd, ribkraakbeen en de groeischijven van pijnbeenderen.

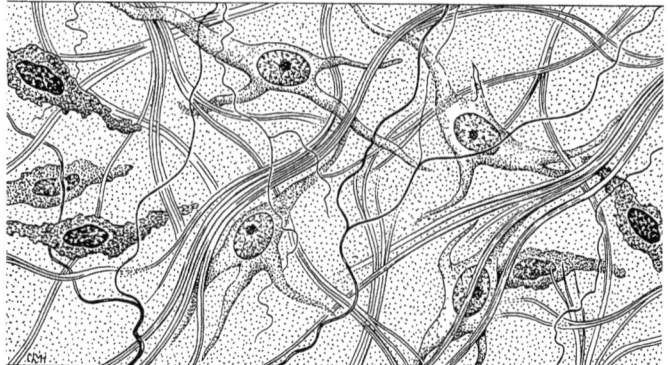

Fig. 1.4   Losmazig bindweefsel met spoelvormige fibroblasten, donkere mestcellen, dikke collagene vezels en dunne elastische vezels.

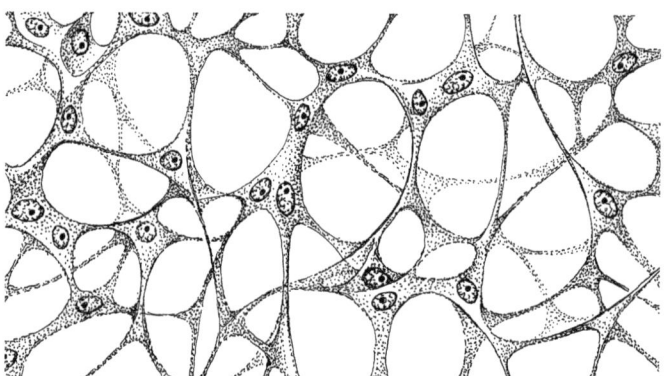

Fig. 1.5   Reticulair bindweefsel. De uitlopers van de cellen en de reticulaire vezels vormen samen een driedimensionaal netwerk.

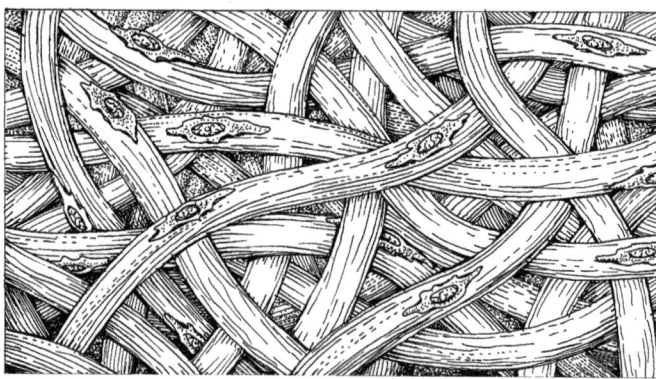

Fig. 1.6   Vezelig bindweefsel met vele, met elkaar vervlochten collagne vezels. Dit type weefsel treft men o.a. aan in de lederhuid.

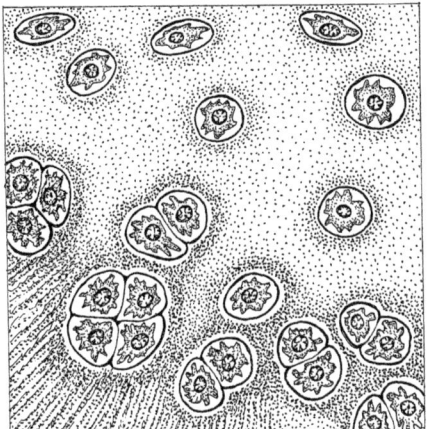

Fig. 1.7 *Hyalien kraakbeen met asbestvezeling (linksonder).*

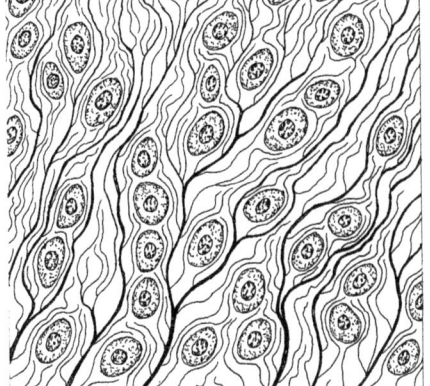

Fig. 1.8 *Elastisch kraakbeen.*

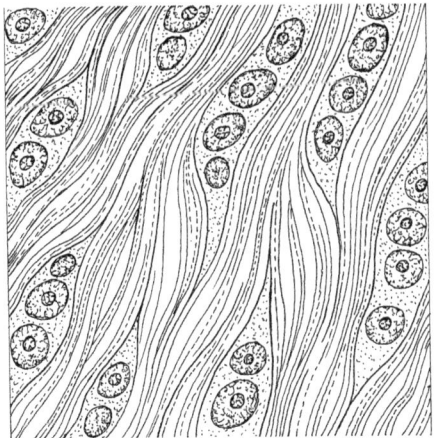

Fig. 1.9 *Vezelig kraakbeen met grote bundels collagene vezels.*

1.3.4 Botweefsel

Botweefsel heeft een grote weerstand en kan zeer grote lasten dragen. Het is samengesteld uit twee grondstoffen:
1. Organisch of dierlijk materiaal, het osteoïd. Het produceert het botweefselcollageen gelatine.
2. Anorganisch materiaal dat uit minerale zouten bestaat, te weten fosfaten en calciumbicarbonaat.

Beide grondstoffen kunnen volledig worden gescheiden. Dompelt men een bot in een sterk zuur, bijvoorbeeld chloorwaterstofzuur, dan blijft er een zacht lichaam in osteoïd over dat dezelfde vorm heeft als het gebruikte bot, en in alle richtingen plooibaar is.
Het is ook mogelijk, door blootstellen van het bot aan de vrije lucht (calcinatie), alle osteoïd te verwijderen en alleen het anorganische materiaal te behouden. Na calcinatie blijft er een rest met juist dezelfde vorm en structuur als het gebruikte bot. De minste schok is echter voldoende om het bot volledig te verpulveren.
Daaruit volgt dat de osteoïd zorgt voor de benige structuur en de elasticiteit van het bot, terwijl de minerale zouten de stevigheid en de weerstand waarborgen. Voor de samenstelling van een bot zijn beide materialen onontbeerlijk.

Vorming en ontwikkeling van het bot
- Botontwikkeling. Wanneer in de tussenstof van het bindweefsel kalkzouten worden opgehoopt, wordt dit bros en hard. Op deze manier ontstaat bot- of beenweefsel. Dit weefsel kan op twee manieren ontstaan: direct uit bindweefsel of via kraakbeen.
Als botweefsel direct uit bindweefsel ontstaat, spreken we van *desmale verbening*. Bot uit desmale verbening groeit door afzetting van nieuwe lagen bot (appositie) op zijn buitenoppervlak.
Bot kan verder indirect ontstaan via een tussenfase van kraakbeen. Dit noemen we *chondrale verbening* (fig. 1.10). Er vindt dan een sterke groei plaats van chondrocyten. Deze in aantal toegenomen cellen rangschikken zich in rijen en zwellen op. De kraakbeentussenstof tussen de rijen krijgt waarschijnlijk door de verandering van de kraakbeencellen zelf het vermogen om kalkzouten op te nemen. We spreken van een voorlopige verkalking.

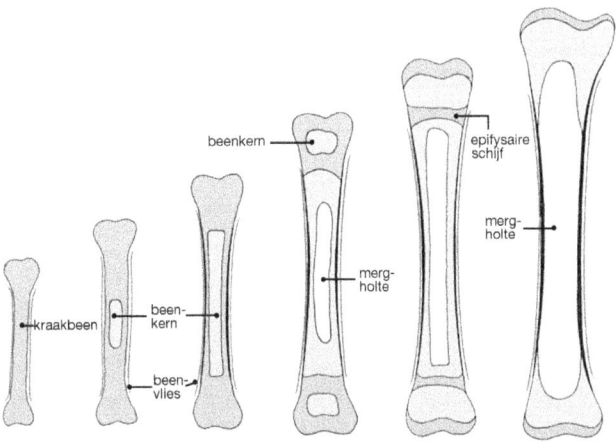

Fig. 1.10 *Schema van de vorming van een pijpbeen.*

– Lengtegroei. Aanvankelijk krijgt het 'bot' het aspect (opbouw en samenstelling) van kraakbeen dat, door kalkafzetting een benige toestand aanneemt (*enchondrale botvorming*). Deze verandering is progressief en eindigt, lang na de geboorte, rond de leeftijd van 20-25 jaar.
Dit verbeningsproces vindt plaats op bepaalde plaatsen die we verbeningskernen noemen. Botcellen of osteoblasten vervangen daar in toenemende mate het kraakbeen waaruit het bot zich ontwikkelt. Bij de lange beenderen vinden we drie verbeningsplaatsen: een aan ieder uiteinde (epifyse) en een in het midden van het botlichaam (diafyse). Deze drie verbeningskernen zijn door een eenvoudige kraakbeenring van enkele millimeters dik, van elkaar gescheiden. Deze ring is het bindingskraakbeen en mag niet worden verward met het gewrichtskraakbeen dat bij de botvorming geen enkele rol speelt. Naarmate de verbening uitbreidt, blijft zich bindingskraakbeen vormen en wel zo dat het bot in zijn geheel, en als gevolg daarvan ook het hele skelet, in lengte toeneemt.
Op het ogenblik dat er geen bindingskraakbeen meer wordt aangemaakt, wordt de scheidingsring dunner tot hij uiteindelijk volledig verdwijnt. De groei is dan gestopt en de epifysen zitten dan definitief aan de diafyse vast. Dat deze ringen uit relatief kwetsbaar verbindingskraakbeen bestaan, verklaart waarom een fractuur van de ledematen bij kinderen gemakkelijk op die plaats kan voorkomen. Deze fracturen bestaan in werkelijkheid uit het losrukken van de epifysen.

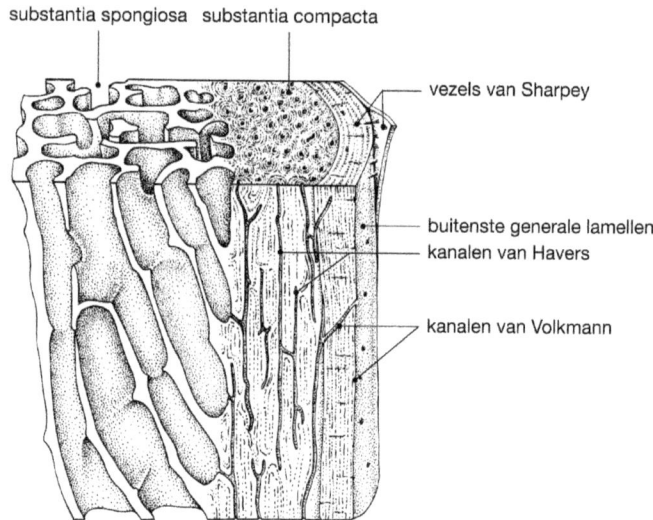

Fig. 1.11   *Schematische tekening van een gedeelte van een pijpbeen.*

– Breedtegroei. Terwijl het bot volgens het hierboven beschreven proces in lengte toeneemt, gaat het eveneens verdikken. In tegenstelling tot de lengtegroei die rond het twintigste levensjaar eindigt, gaat de verdikking bijna het hele leven door. Het bot neemt in lengte toe door de ontwikkeling van het bindingskraakbeen; de verdikking ontstaat door de werking van het periost (directe botvorming).
De diepe laag van het periost, de osteogene laag genoemd, regelt de diktegroei van het bot. Naarmate het bot aan de buitenzijde verdikt, gaat het centrale deel resorberen waardoor progressief een mergholte ontstaat. Net als de holten van het sponsachtig weefsel, blijft het mergkanaal groter worden gedurende het hele leven.
Bij volwassen botten onderscheiden we een hard, compact deel (compacta) en een sponsachtig deel (spongiosa). In compact bot liggen de bot- of beenlamellen in concentrische lagen dicht tegen elkaar aan. De spongiosa bestaat uit botbalkjes van botlamellen en kleine holten, waarin zich rood beenmerg bevindt (fig. 1.11 en 1.12).

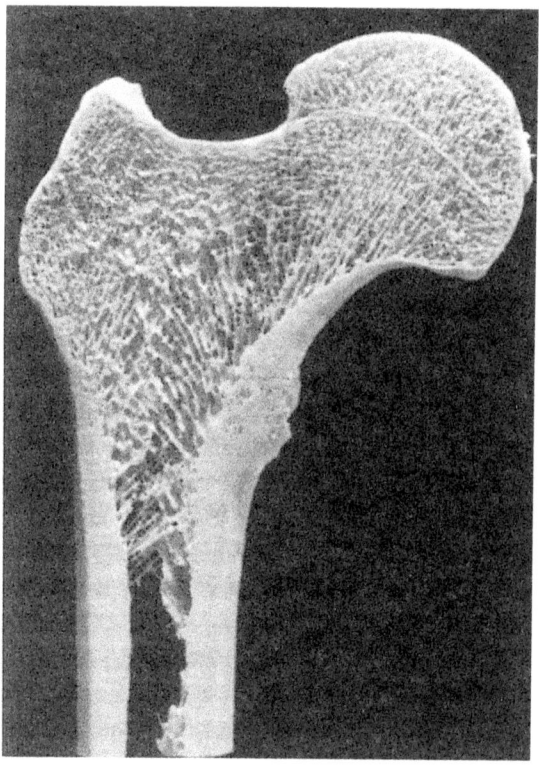

Fig. 1.12   *Beenplaatjes in het proximale uiteinde van het femur. De verbeende epifysaire schijf is duidelijk zichtbaar.*

Het benige oppervlak is onregelmatig en vertoont verdikkingen en 'verdiepingen' die met spieraanhechtingen en doorgangen van pezen en vaten overeenkomen. De verdikkingen noemen we apofyse, spina, crista, tuberculum of tuberositas, de 'verdiepingen' heten sulci, fossa of cavitas.

– Het periost. Het periost is een fibreus membraan (bindweefsellaag) dat het hele bot, behalve aan de gewrichtsuiteinden, omgeeft. Het is sterk gevasculariseerd (= van bloedvaten voorzien). De dikte verschilt van plaats tot plaats en bedraagt meestal enkele tienden van een millimeter. Het bestaat uit

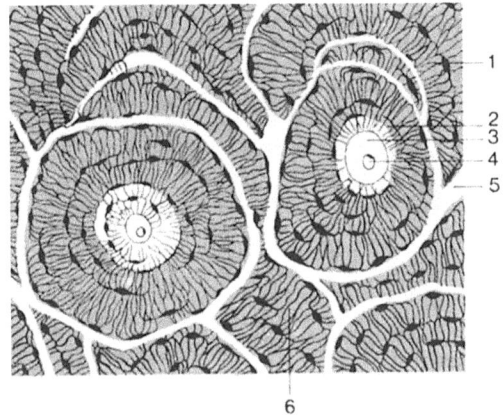

Fig. 1.13 *Doorsnede door Haverse systemen. Brokken van oudere systemen, die voor een deel reeds afgebroken zijn.*
(1) beencel met haar uitlopers, die haar met de naburige cellen verbinden; (2) lamel; (3) Havers-kanaal; (4) snijvlak van een vat; (5) kitsubstantie tussen twee verschillende bouwstenen (osteonen); (6) brok van een oud osteon.

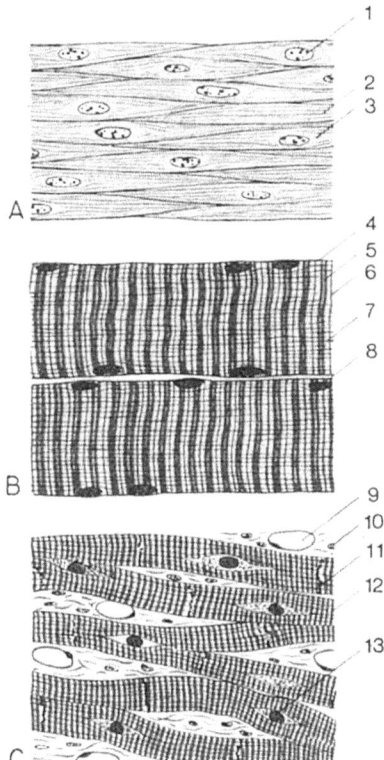

Fig. 1.14
A. *glad spierweefsel:*
(1) celkern; (2) myofibrillen; (3) myoplasma.
B. *dwarsgestreept skeletspierweefsel:*
(4) sarcolemma; (5) donker schijfje van de dwarsstreping; (6) licht schijfje van de dwarsstreping; (7) spierfibril; (8) onder het sarcolemma liggende kern van een dwarsgestreepte spiervezel.
C. *hartspierweefsel:*
(9) capillairen; (10) kern van een bindweefselcel; (11) glansstrookje; (12) dwarsstreping; (13) centraal in de hartspiervezels liggende kern.

twee lagen waarvan de binnenste een belangrijke rol speelt bij de diktegroei van het bot.

– Het beenmerg. Het beenmerg vult alle grote en kleine holten van het botweefsel. Het is een halfvloeibare substantie die sterk doorbloed is. Bij de foetus en zelfs bij het kind, is het rood omdat een groot aantal cellen met hemoglobine gevuld is. Bij de volwassenen is het merg geel gekleurd door de aanwezigheid van een groot aantal vetcellen; het is minder doorbloed.

– Bloedvaten en zenuwen van het bot. De botten zijn bijzonder goed doorbloed. Een hoofdarterie, of voedingsarterie, dringt langs de belangrijkste voedingsopening binnen. Veel secundaire arteriën dringen langs minder belangrijke openingen in het been. De heel kleine openingen zijn er voor de kleine arteriën die vanuit het periost komen.
Door het bot loopt een groot aantal zenuwen. Deze zenuwen komen vanuit het periost, gaan door het bot heen en dringen zo door tot in het beenmerg.

– Botstofwisseling. In volwassen botten komen veel, meestal in de lengterichting verlopende, bloedvaatjes voor, waaromheen in concentrische lagen de kalkzouten zijn afgezet. Tussen deze lagen van kalk bevinden zich de botcellen die via kleine uitlopertjes nog met elkaar in contact staan via bloedvaatjes die in de lengterichting verlopen (kanalen van Havers – fig. 1.13). Ook het oorspronkelijke bindweefsel is nog terug te vinden, de doorsneden van de vezels kunnen we nog zien als fijne puntjes in de kalk. Bot is dan ook geen dode massa, maar een weefsel dat voortdurend wordt opgebouwd en afgebroken. Niet alleen onder bepaalde pathologische omstandigheden (stofwisselingsziekten, botziekten), maar ook onder normale omstandigheden (zwangerschap) kunnen kalkzouten aan het bot worden onttrokken, wat een groot gevaar voor de structuur van het bot kan opleveren. Botweefsel is daarnaast ook te beschouwen als kalkreservoir voor het bloed.

1.3.5 Spierweefsel

Iedere spier bestaat uit langgerekte cellen (vezels) met draden die uit eiwitten bestaan. Sommige van deze vezels zijn zo dun als een haar en andere zo dik als vissnoer. De draden worden spierfibrillen of myofibrillen genoemd; ze zijn contractiel (kunnen zich samentrekken).
Op grond van bouw en functie onderscheiden we drie soorten spierweefsel (fig. 1.14):
– glad spierweefsel;
– hartspierweefsel;
– dwarsgestreept (skelet)spierweefsel.

Glad spierweefsel
Dit bestaat uit lange, fijne spoelvormige cellen met slechts één kern. Glad spierweefsel bevindt zich veelal in de wand van de inwendige en holle organen (o.a. bloedvaten). Gladde spiercellen

contraheren (samentrekken) relatief langzaam, waarbij de contractie seconden tot minuten kan duren. Deze contracties gaan trapsgewijs in elkaar over, maar het is beter om van een veranderde tonus (spanning) te spreken. Het glad spierweefsel rekenen we tot de tonusvezels. Ze staan onder de invloed van het autonome of vegetatieve zenuwstelsel en zijn daardoor onwillekeurig.

Hartspierweefsel
De myofibrillen van hartspiercellen zijn weliswaar dwarsgestreept, maar de werking is onwillekeurig en de kernen zitten centraal. De spiercellen vormen een vertakt netwerk.
De hartspier heeft de eigenschap om zelf de prikkel op te kunnen wekken voor de contractie. Een specifiek prikkelgeleidingssysteem zorgt er vervolgens voor dat deze prikkel verder over het hart geleid wordt.
Het spiergedeelte van het hart (myocard) reageert op de 'alles of niets'-wet. Na een contractie volgt een refractaire periode. In deze periode is het hart niet prikkelbaar en ontspant de hartspier zich volkomen. Onder normale omstandigheden contraheert de hartspier ongeveer zestig maal per minuut. De hartspier is onvermoeibaar.

Dwarsgestreept spierweefsel
De dwarsgestreepte musculatuur vormt de motor van ons bewegingsapparaat en zorgt voor het bewegen van extremiteiten, bekkenbodem, wervelkolom en dergelijke. Het reageert, werkt relatief snel en raakt snel vermoeid. Dwarsgestreepte spieren zijn in principe afhankelijk van de wil en worden van zenuwen voorzien door het animale zenuwstelsel. Desondanks moeten we ons realiseren dat ze vaak onbewust worden gebruikt, zoals dat bijvoorbeeld het geval is bij de ademhalingsspieren.
Deze musculatuur bestaat uit lange ketens van cellen waarvan de tussenmembranen zijn verdwenen (wat we syncytium noemen, of versmelting van spiercellen). Zo ontstaan spiervezels met talrijke kernen aan de buitenzijde ervan. Deze spiervezels zijn lang en cilindrisch, en omgeven door een teer bindweefsel. De dikte varieert van 10-100 μm, de lengte varieert van enkele millimeters tot 15 cm. Dichte bindweefselvezels vormen op hun beurt spiervezels tot spierbundels die eveneens omgeven zijn door bindweefsel (perimysium).

Iedere spierbundel bevat dus spiercellen (spiervezels) met spierfibrillen (myofibrillen) die bestaan uit myofilamenten, grote eiwitmoleculen die we kunnen onderscheiden in actine- en myosinefilamenten (actomyosinesysteem). Ze zijn te zien als banden met verschillende lichtbreking, wat de dwarsstreping verklaart.
Op moleculair niveau ten slotte is een *sarcomeer* de kleinste functionele eenheid van de spier. Hij wordt begrensd door twee Z-membranen (of Z-lijnen), die uit dik, trekvast materiaal bestaan. De actinefilamenten, die tegenover elkaar liggen, zitten met een zijde vast verankerd aan een Z-membraan. De rangschikking van de actinefilamenten is hexadiagonaal, wat wil zeggen dat ieder actinemolecuul door zes myosinemoleculen omringd wordt en omgekeerd. De actinefilamenten zijn dunner en worden bij contractie in de richting van een Z-membraan getrokken. Bij contractie komen de Z-membranen dan ook naar elkaar toe (fig. 1.15).

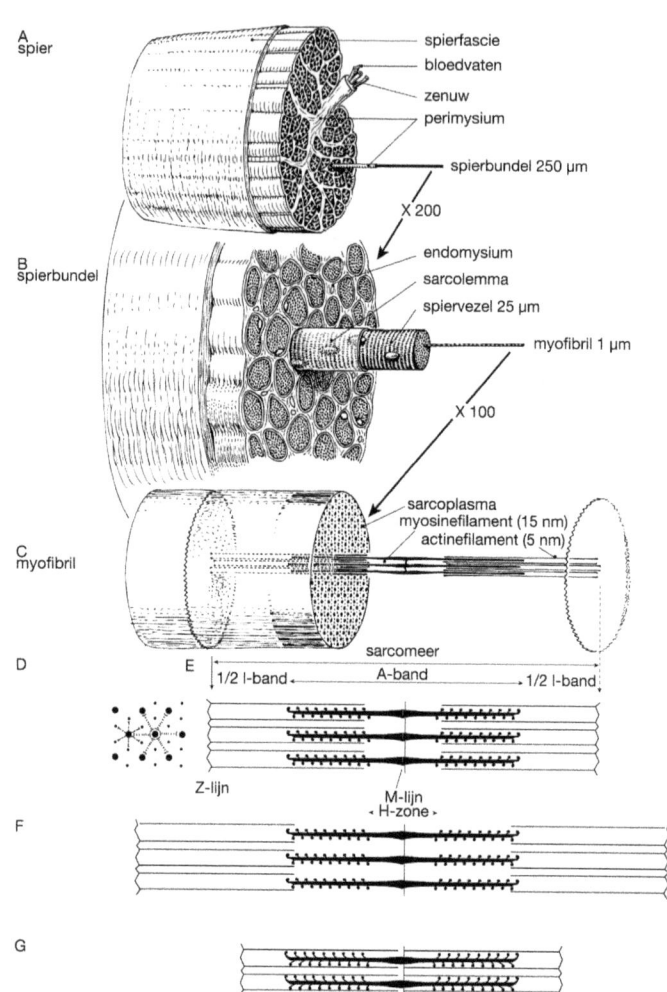

Fig. 1.15 *De bouw van dwarsgestreepte spier. E, F en G zijn schematische tekeningen van de myosine- en actinefilamenten in rust (E), bij passieve rek (F) en bij concentrische werking (G).*

Verdere begrippen die betrekking hebben op de werking van dwarsgestreept spierweefsel (fig. 1.15):
– I-Band (of Z-schijf): het bereik in een sarcomeer, waarin zich slechts actinefilamenten bevinden. De Z-membranen zijn in dit bereik als dunne middellijnen waar te nemen.
– A-Band (of A-schijf): deze geeft de lengte weer van de myosinefilamenten. In een groot deel van de A-band overlappen de actine- en myosinefilamenten elkaar. In het midden bevindt zich een heldere zone. Dit is de H-zone, waarin zich uitsluitend myosinefilamenten bevinden.
– Het zogenaamde L-systeem (longitudinaal systeem) bestaat uit het sarcoplasmatisch reticulum. Het wordt gevormd door tubuli (buisjes) en cisternen (verzamelblaasjes) tussen de afzonderlijke myofibrillen. Dit stelsel staat niet in verbinding met het sarcolemma en de interstitiële ruimte.
– Het T-systeem (transversale systeem) ontstaat door slangvormige uitstulpingen van het sarcolemma en staat daardoor in verbinding met de interstitiële ruimte. De rangschikking is zo, dat twee L-tubuli een zogenaamde triade vormen met een T-tubulus. Deze triade (T-L-verbinding) speelt een belangrijke rol bij de prikkeloverdracht.

- De mitochondriën liggen tussen de myofibrillen. Hun aantal hangt af van het vezeltype. Het glycogeen ligt in het interfibrilaire sarcoplasma, dat wil zeggen in de buurt van het L-systeem. Dit glycogeen vormt mede de energiereserve in de spier.

1.3.6 Zenuwweefsel

De zenuwcel (neuron) is de kleinste functionele eenheid van het zenuwstelsel. Iedere prikkelbare cel reageert op een prikkel met een aanpassing van de permeabiliteit van de celmembraan. De zenuwcel heeft alle kenmerken van een normale cel, maar is aangepast aan de voor de cel specifieke taken. Het celoppervlak is dan ook sterk vergroot. De kenmerken van de celmembraan zijn receptie (opname), transformatie (omzetting) en transmissie (geleiding) van informatie. Hij scheidt de cel van het interstitium en is door permeabiliteit van doorslaggevende betekenis voor de prikkelgeleiding en prikkelvorming.

De *zenuwcel* (neuron) bestaat uit een cellichaam (soma of perikaryon) met talrijke vertakkingen. Al naar gelang de bouw van de cel onderscheiden we unipolaire, bipolaire en multipolaire cellen. Laatstgenoemde zijn in de meerderheid en beschikken over talrijke dendrieten en een neuriet (of axon) met eventueel ook nog collateralen (fig. 1.16).
Dendrieten nemen de prikkels van andere neuronen op. Neurieten of axonen, die langer zijn, geven door middel van synapsen de ontvangen informatie door aan andere zenuwcellen, spiercellen of kliercellen. De prikkel in een axon gaat slechts in één richting, eerst naar de presynaptische en vervolgens naar de postsynaptische membraan van een synaps.
De zenuwcellen in de hersenen en in het ruggenmerg vormen de grijze massa. In de grote hersenen treffen we de grijze massa aan als een brede hersenschors, in het binnenste van de hersenen en het ruggenmerg vinden we kernen en strengen van grijze massa.
Dendrieten en neurieten met myelineschede vormen als witte strengen (banen) het verbindingsnet tussen de verschillende delen in hersenen en ruggenmerg, ruggenmerg en periferie.

Om alle neuronen heen ligt een groot aantal cellen die niet prikkelbaar zijn. Dit zijn de *gliacellen*. Ze vullen de tussenruimte op en begrenzen het zenuwweefsel. Ze zorgen voor steun en spelen een belangrijke rol bij de voeding en bij afweerreacties tegen schadelijke invloeden. Een gliacel vormt een mergschede voor meerdere neurieten. De cellen omhullen de neurieten van het perifere zenuwstelsel. De cellen van Schwann vormen de mergscheden om de axonen, terwijl ook gliacellen (mantelcellen) de ganglia van perifere zenuwknopen omgeven.

Bindweefsel van de zenuwen
Net als bij spierweefsel bevat ook het zenuwweefsel tot in de kleinste eenheid bindweefsel. Eerst wordt iedere zenuwvezel omgeven door het endoneurium. Meerdere vezels worden omgeven door het perineurium. En vervolgens worden weer meerdere van laatstgenoemde omhuld door het dichte bindweefsel epineurium.
Het bindweefsel geeft steun aan de zenuwvezels en zorgt verder voor de voeding via de bloedvaten die er doorheen lopen. De collagene vezels verhinderen dat grote prikkels van buitenaf invloed hebben op de zenuwvezel.

Perifere zenuwen
Een perifere zenuw bevat afferente en efferente banen, merghoudende en mergloze banen, en somatische en vegetatieve banen. Al deze vezels lopen niet als gescheiden strengen (banen) naast elkaar, maar vertakken zich eerst kort voor de uitvoeringsplaats (eindbestemming). Het aantal zenuwvezels in een neuriet varieert van enkele tot duizenden.

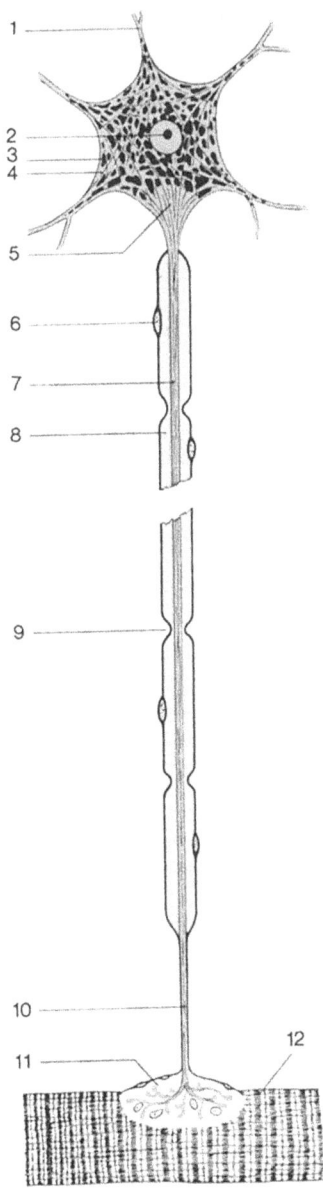

Fig. 1.16 *Schematische voorstellen van een motorisch neuron.*
(1) dendriet; (2) kern met kernlichaampje; (3) lichaampjes van Nissl; (4) neurofibrille; (5) oorsprongsheuvel van de neuriet; (6) kern van een Schwannsche cel; (7) as-cilinder met neurofibrillen; (8) mergschede; (9) knoop van Ranvier; (10) mergloze of grijze vezel; (11) motorische eindplaat; (12) dwarsgestreepte spiervezels.

De activiteit van de effector (eindorgaan), de spier bijvoorbeeld, heeft een terugwerkende invloed op de voeding van de zenuwen. Omdat de sensorische vezels in een zenuw de overhand hebben, wat wil zeggen dat er meer afferente banen van de spier af lopen, kan de spier overwegend gezien worden als een sensorisch orgaan.

In een perifere zenuw zijn alle afferente vezels sensibel en alle efferente vezels motorisch.

Prikkelgeleidingssnelheid

Voor de snelheid van de prikkelgeleiding is niet alleen de dikte van de vezel doorslaggevend, maar ook of de neurieten over een mergschede beschikken of mergloos zijn. De cellen van Schwann (schede van Schwann) loopt spiraalvormig om de neuriet heen en vormt deze als het ware tot 'wikkelcondensator'. Op verschillende afstanden treffen we hier de insnoeringen van Ranvier aan, die de begrenzingen vormen met de volgende mergschede. Deze insnoeringen staan echter ook in verbinding met de interstitiële ruimte en vormen de voorwaarde voor een saltatoire (sprongsgewijze) prikkelgeleiding.

Afhankelijk van de dikte van de mergschede zal de prikkel snel of langzaam verder geleid worden. In overeenstemming daarmee delen we de zenuwvezels in als A-, B- en C-vezels.

De prikkelgeleidingssnelheid hangt bovendien af van de leeftijd en de temperatuur. Bij een hogere temperatuur neemt de prikkelgeleidingssnelheid toe.

Actiepotentialen

Er ontstaat een depolarisatie (instroom van Na^+-ionen) en een repolarisatie (K^+-ionen uitwisseling) van in totaal 2 milliseconden. Als de prikkel sterk genoeg is, dan hopen de actiepotentialen zich op. Daarbij ontstaat dan steeds dezelfde spanning van 120 mV ten opzichte van de omgeving. Deze spanning is ongevoelig voor storingen en kan onveranderd over grote afstanden geleid worden. Door de saltatoire prikkelgeleiding bij de insnoeringen van Ranvier, wordt de prikkelgeleiding sterk versneld.

Synapsen

Synapsen zijn specifieke plaatsen waar prikkeloverdracht plaatsvindt tussen twee of meerdere neuronen. Het gaat hierbij om appositie van naburige membranen, die door een synaptische spleet van elkaar gescheiden zijn. Synapsen hebben een ventielfunctie, dat wil zeggen dat ze prikkels slechts in een enkele richting doorlaten. Er zijn verschillende soorten synapsen, afhankelijk van het soort neuron: excitated (prikkelend) of remmend, waarbij verschillende neurotransmitters worden afgescheiden. Zo zijn er ook twee soorten postsynaptische signalen te onderscheiden:
– prikkelend postsynaptisch potentiaal (EPSP);
– remmend (inhibitatoir) postsynaptisch potentiaal (IPSP).

Al naar gelang de situatie wordt de prikkel verder geleid. De prikkelsterkte moet een minimale intensiteit of duur te boven gaan, zodat een bepaalde prikkeldrempel wordt overschreden. Als dit gebeurt ontstaat een actiepotentiaal. De intensiteit en de snelheid waarmee deze actiepotentiaal over het neuron wordt voortgeleid, is onafhankelijk van de prikkelintensiteit of prikkelduur.

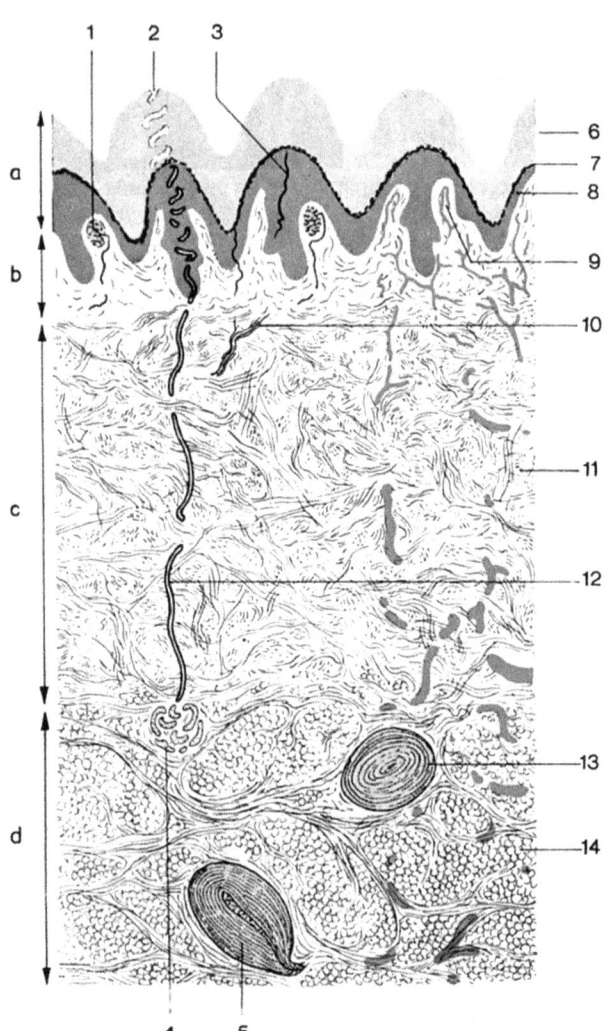

Fig. 1.17 *Doorsnede door de huid van de vinger.*
In de rechter helft zijn de vaatnetten weergegeven; (a) eptiheellaag (epidermis); (b) lederhuid (corium), laag van bindweefselpapillen (stratum papillare); (c) netvormige laag van de lederhuid (stratum reticulare); (d) subcutaan vetweefsel.
(1) tastlichaampje van Meissner; (2) uitmonding van een zweetklier op een huidlijst; (3) vrije zenuwvezel; (4) kluwen van de zweetklier; (5) lamellenlichaampje van Vater-Pacini, doorgesneden in de lengterichting; (6) verhoornde laag (stratum corneum); (7) verhoornende laag (stratum granulosum en stratum lucidum); (8) laag van levende epitheelcellen (stratum germinativum); (9) capillairlussen in de bindweefselige papillen; (10) aangesneden kleine zenuw; (11) in elkaar gevlochten bindweefselbundels van de lederhuid; (12) uitvoergang van een zweetklier; (13) dwarsnede door een lamellenlichaampje; (14) vetweefselkwabjes.

1.3.7 Huidzintuigweefsel

Nadat ze langs doorgaans chemische weg zijn geprikkeld, zijn zenuwcellen in staat om de prikkel over te dragen aan een of meer postsynaptische structuren. De meeste zenuwcellen zijn niet in staat specifiek geprikkeld te worden door licht, geluid, smaak of reukprikkels. Zintuigcellen hebben dat vermogen wel. Ze kunnen door specifieke prikkels een depolarisatie, de gene-

ratorpotentiaal, ondergaan. Naar de aard van de specifieke prikkels onderscheiden we:
- mechanoreceptoren;
- thermoreceptoren;
- chemoreceptoren;
- fotoreceptoren.

Prikkels als tast, pijn, temperatuur (voornamelijk in de huid) en rek (vooral in de wand van holle organen en in spieren en pezen) zijn weer wel in staat om zenuweinden direct te prikkelen. Deze speciale zenuwuiteinden liggen vaak op een bepaalde manier ingesloten in een kenmerkende structuur, bijvoorbeeld in een tastlichaampje.

De zenuwuiteinden in de huid (en in holle organen) kunnen vrij in of meestal aan het epitheel eindigen. Soms zien we echter gespecialiseerde eindorganen (fig. 1.17), zoals:
- het lichaampje van Vater-Pacini, dat in staat is om te reageren op drukveranderingen;
- het lichaampje van Meissner, dat reageert op tastprikkels;
- het lichaampje van Krause, dat reageert op temperatuurprikkels;
- het lichaampje van Golgi, de spierspoel en peesspoel, die rek kunnen registreren (zie bij spierweefsel), evenals ook het lichaampje van Ruffini.

2 Algemene anatomie skelet en spieren

Leerdoelen

Als u deze leerstof hebt bestudeerd, moet u kennis hebben van de functie, en inzicht hebben in bouw, structuur en vorm van:

1 Skelet:
- functie;
- F-indeling;
- skeletverbindingen:
  - synarthrosen;
  - syndesmose;
  - synchondrose;
  - synostose.
- Diartrosen (articulationes synoviales):
  - caput – cavum, congruentie en incongruentie;
  - capsula articularis, synovia en ligamenten;
  - hyalien kraakbeen;
  - hulpstructuren, disci, menisci, labra-articularia en bursae.
- Indeling diartrosen naar:
  - samenstelling (enkelvoudig, meervoudig);
  - functie (één-, twee- en drie-assig);
  - vorm (scharniergewricht, draaigewricht (wig- of radgewricht), ei- of ellipsoïdgewricht, zadelgewricht, kogel- en nootgewricht).
2 Spieren:
- specifieke kenmerken van de spieren (macroscopisch);
- spiervezel en zenuwvoorziening als onderdeel van het begrip motorunit;
- spiervezeltypering, kenmerken;
- spierkracht (fysiologische doorsnede).

Wat betreft de myologie is er een verduidelijking aangebracht in de vereiste kennis met betrekking tot origo, insertie en functie. Achter de bewuste spier staat in code weergegeven welke kennis verwacht wordt.
Als bovengrens geldt dat wat vermeld staat in de *Sesam Atlas van de anatomie*, in het deel 'Bewegingsapparaat'.

Origo O1 = bot(ten) waaraan de origo is bevestigd;
      O2 = botdeel (-delen) met plaatsbepalende begrippen als ventraal, dorsaal, proximaal, enzovoort;
      O3 = botpunt(en), exacte aanhechtingsplaats(en);
Insertie I1 = bot(ten) waaraan de insertie is bevestigd;
         I2 = botdeel (-delen) met plaatsbepalende begrippen als ventraal, dorsaal, proximaal, enzovoort;
         I3 = botpunt(en), exacte aanhechtingsplaats(en);
Functie F1 = functie vanuit de anatomische stand als agonist en eventueel als synergist;
        F2 = functie vanuit de anatomische stand als agonist en eventueel als synergist aangevuld met het kunnen benoemen van bijzonderheden als nevenfunctie, specifieke functie en verloop.

2.1 Anatomie (ontleedkunde)

Anatomie is de leer van de beenderen en de gewrichten. Deze moet voor de sportmasseur een hulpmiddel zijn bij zijn praktisch handelen en zijn bestudering van theoretische achtergronden. Het bewegingsapparaat is *passief* voorzover het om beenderen en kraakbeen gaat, die samen het geraamte van ons lichaam vormen en door gewrichten met elkaar in verbinding staan. Het is *actief* als het gaat om de spieren die door hun contracties het geraamte in zijn gewrichten laten bewegen. Bloed en lymfe voeden het bewegingsapparaat. De coördinatie berust bij het zenuwstelsel.

2.1.1 Terminologie

Bij de beschrijving van bouw en functie van het bewegingsapparaat maken we gebruik van een uniforme vaktaal, de Latijnse nomenclatuur, die voor de anatomie is vastgesteld.
De terminologie kunnen we als volgt indelen:
1. algemene terminologie;
2. plaatsbepalende uitdrukkingen (topografie);
3. richting bepalende uitdrukkingen (assen en vlakken);
4. bewegingsbepalende uitdrukkingen.

1 algemene terminologie
Naast de veel voorkomende Latijnse woorden die als vaktaal voor de anatomie zijn vastgesteld, wordt de terminologie nog uitgebreid met:

Voorvoegsels:
- post = na, achter
- ante = aan de voorzijde
- pre = voorafgaand
- uni = een
- bi = twee
- tri = drie
- semi = half (voertaal)
- hemi = half (medische taal)
- poly = veel
- multi = meerdere

Meervouden:
-a   wordt: -ae (uitspraak = ee)
-us   wordt: -i
-um   wordt: -a
-on   wordt: -a
-is   wordt: -es
-elix wordt: -elices
-ax   wordt: -aces
-io   wordt: -iones

2 plaatsbepalende uitdrukkingen
De topografie beschrijft waar bijvoorbeeld een spier ten opzichte van een andere spier ligt of loopt. Voor, achter, boven en onder zijn aanduidingen die hun betekenis zouden verliezen bij een verandering van de stand van het lichaam.

3 richtingbepalende uitdrukkingen

craniaal	in de richting van de schedel
superior, superius	naar boven (bij een recht lichaam)
caudaal, caudalis, -e	stuitwaarts
inferior, inferius	naar onder (bij een rechte houding)
mediaal, medialis, -e	naar het midden (mediane vlak) toe
lateraal, lateralis, -e	van het midden (mediane vlak) af
medius, -a, medium	in het midden
mediaan	binnen het mediane vlak
centraal, profundus, -a,	naar het inwendige van het lichaam
perifeer, superficialis	naar het oppervlak van het lichaam toe
anterior, anterius	naar voren toe
ventraal, ventralis, -e	buikwaarts
posterior, posterius	naar achter toe
dorsaal, dorsalis, -e	rugwaarts
proximaal, proximalis, -e	naar de bevestiging van de ledematen aan de romp toe
distaal, distalis, -e	verder van de romp verwijderd liggend
ulnair, ulnaris, -e	naar de ulna (ellepijp) toe
radiaal, radialis, -e	naar de radius (spaakbeen) toe
tibiaal, tibialis, -e	naar de tibia (scheenbeen) toe
fibulair, fibularis, -e	naar de fibula (kuitbeen) toe
palmair, palmaris, -e	in of naar de handpalm toe
volair, volaris, -e	in of naar de handpalm toe
plantair, plantaris, -e	in of naar de voetzool

4 bewegingsbepalende uitdrukkingen
- flexie, flexio — buigen
  - anteflexie — naar voren buigen
  - retroflexie — naar achteren buigen
  - lateroflexie — zijwaarts buigen
  - plantaire flexie — richting voetzool buigen
  - dorsale flexie — richting rugzijde buigen
  - palmaire flexie — richting handpalm buigen
  - radiale flexie — richting radius buigen
  - ulnaire flexie — richting ulna buigen
- extensie, extensio — strekken
  - hyperextensie — overstrekken
- abductie — afvoeren, een beweging van het mediane vlak af
- adductie — aanvoeren, een beweging naar het mediane vlak toe
- rotatie — draaien
  - endorotatie — naar binnen draaien
  - exorotatie — naar buiten draaien

2.2 Bouw en functie van het skelet

De functie van het skelet (geraamte, fig. 2.1) is vierledig:
- instandhouding van de gestalte (columna vertebralis);
- mogelijkheid tot aanhechting van de spieren en daarmee tot voortbeweging;
- bescherming van de organen;
- bloedvorming.

2.2.1 Bouw

Ons geraamte is opgebouwd uit twee soorten steunweefsels, namelijk uit:
1. kraakbeenweefsel;
2. botweefsel.

Deze weefsels hebben totaal verschillende eigenschappen en vullen elkaar daardoor aan. Zo is bot stevig en stug; kraakbeen daarentegen is minder sterk, maar soepel, elastisch en glad.

2 ALGEMENE ANATOMIE SKELET EN SPIEREN

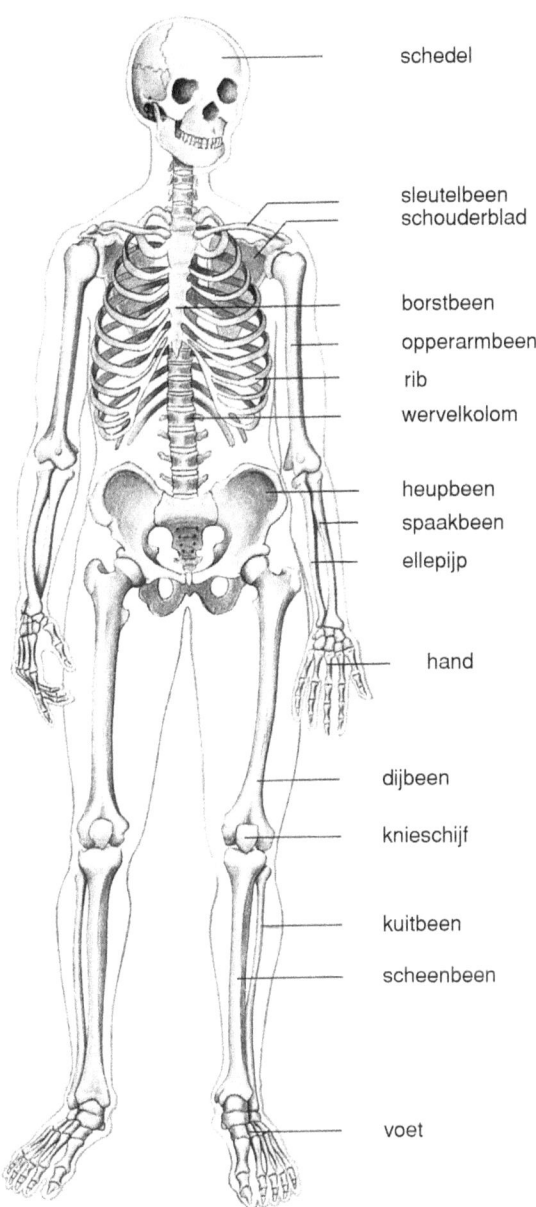

Fig. 2.1 Het beenderstelsel van de mens.

2.3 Indeling soorten beenderen

Men kan drie hoofdsoorten beenderen (fig. 2.2) onderscheiden:
- Platte beenderen. De platte beenderen (ossa plana) hebben een grote oppervlakte en een geringe dikte. Zij bestaan uit een laag sponsachtig weefsel tussen twee lagen dicht botweefsel. Op bepaalde plaatsen ontbreekt het sponsachtig weefsel zodat de twee buitenste lagen dicht botweefsel elkaar raken (schouderblad).
De platte beenderen omringen de holten van de schedel, het bekken en de thorax.
- Pijpbeenderen (lang). Pijpbeenderen (ossa longa) zijn lang en dun. Ze hebben een epifyse (met spongiosa) aan de uiteinden en een diafyse in het midden. Voorbeelden zijn het scheenbeen, het dijbeen en de vingerkootjes.

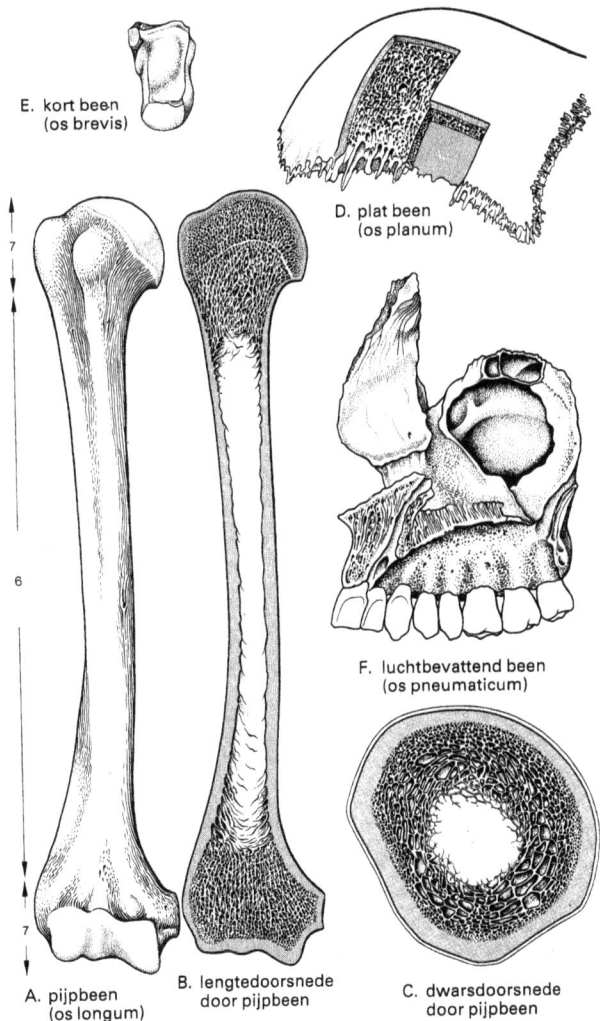

Fig. 2.2 Indeling van de beenderen.
A. Pijpbeen (os longum)
B. Lengtedoorsnede door pijpbeen
C. Doorsnede in het proximale derde deel (B) door een os longum (blik op proximaal)
D. Plat been (os planum)
E. Kort been (os brevis)
F. Luchtbevattend been (os pneumaticum)

1 kraakbeen
Dit bevindt zich op plaatsen waar het nuttig is, bijvoorbeeld aan de costae zodat we gemakkelijk kunnen ademen, maar ook in de rug tussen de costae om deze soepel te kunnen bewegen, in de neuspunt, oorschelpen en in alle gewrichten (op de gewrichtsvlakken).

2 bot
Het geraamte bestaat uit meer dan tweehonderd botten, of beenderen, die het lichaam stevigheid geven. Deze beenderen zijn aan elkaar bevestigd op een van de twee volgende manieren:
- beweeglijk door middel van gewrichten (articulatio), zoals bij elleboog en heup, of beweeglijk verbonden door kraakbeen (bijv. bij de costae aan het sternum);
- onbeweeglijk door middel van naden, zodat we er goed op kunnen steunen (zoals bij het bekken); ook de schedelbeenderen zijn met naden aan elkaar vergroeid.

– Korte beenderen. De korte beenderen (ossa brevia) hebben in alle richtingen bijna dezelfde afmetingen. Zij hebben geen mergholte, maar bestaan centraal uit sponsachtig beenweefsel (spongiosa) en perifeer uit een compacte schorslaag (corticalis). De kleine holten van het sponsachtig beenweefsel zijn met merg opgevuld.
We vinden de korte beenderen op plaatsen waar tegelijk weerstand en beweeglijkheid nodig zijn, zoals aan de tarsus (voetwortel), de carpus (handwortel) en de wervels.

Bijzondere beensoorten zijn verder nog de onregelmatige beenderen, zoals de wervels, luchtbevattende beenderen, zoals de bovenkaak en sesambeenderen, die in diverse pezen zijn ingebouwd, zoals de knieschijf.

2.4 Artrologie (gewrichtsleer)

Onder een gewricht verstaan we een verbinding tussen twee kraakbeenstukken, een kraakbeenstuk en een botstuk, of twee botstukken. De verbinding tussen twee skeletdelen kunnen we in enkele klassen en subklassen onderbrengen. Die indeling gaat uit van de embryonale aanleg en ontwikkeling van de gewrichten. De gewrichten worden al vanaf ongeveer de zesde week van de embryonale ontwikkeling aangelegd in de mesenchymcondensaties voor het toekomstige skelet op die plaatsen waar twee skeletdelen aan elkaar zullen grenzen. Het mesenchym is dan het weefsel waaruit het steun- en bindweefsel onstaat alsmede het vaatstelsel, dat wil zeggen het binnenste blad van het kiemvlies van de vrucht in het moederlichaam. Het mesenchym kan een ontwikkeling in vele richtingen doormaken.

2.4.1 Synartrosen

Synartrosen zijn continue beenverbindingen of onbeweeglijke gewrichten. We onderscheiden drie soorten synartrosen:
– Fibreuze gewrichten (syndesmosen). Vanuit een vliezig voorstadium (bindweefsel) ontstaat een fibreus gewricht (articulatio of iunctura fibrosa). Dit gewricht is een verbinding van skeletdelen door middel van een soort stug bindweefsel. We onderscheiden daarin twee soorten:
  • naden (suturen), komen voor bij schedelbotten (fig. 2.3);
  • syndesmosen (met een grote hoeveelheid fibreus bindweefsel tussen de botstukken); we vinden onder andere membrana interossea tussen radius en ulna en tussen tibia en fibula.
– Kraakbenige gewrichten (synchondrosen). Ook hier kunnen we twee typen onderscheiden:
  • Een tijdelijke vorm die uit hyalien kraakbeen bestaat. Dit is de zogenaamde epifysairschijf. Bij het einde van de groei moet deze schijf vergroeid zijn (verbeend).
  • Bij het tweede type worden de botdelen bij elkaar gehouden door een weefsel dat zowel fibreuze als kraakbenige componenten heeft. Een voorbeeld hiervan is de verbinding tussen de beide ossa pubis (schaambeenderen). We noemen deze verbinding de symfyse (fig. 2.4).

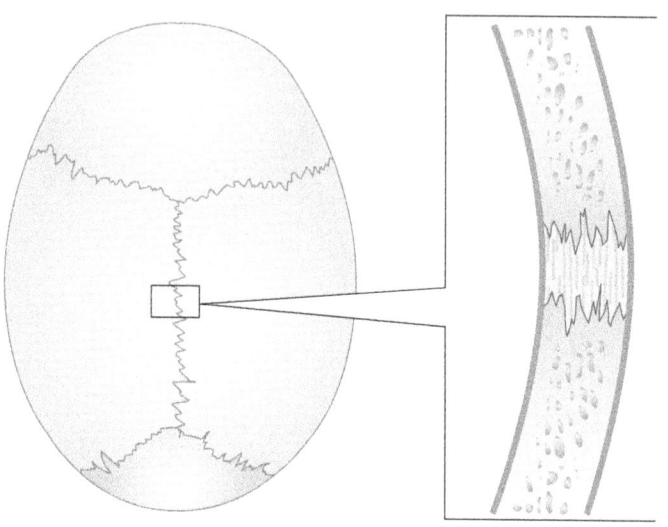

Fig. 2.3 *Bindweefselverbinding, articulatio fibrosa, als voorbeeld de schedelnaden.*

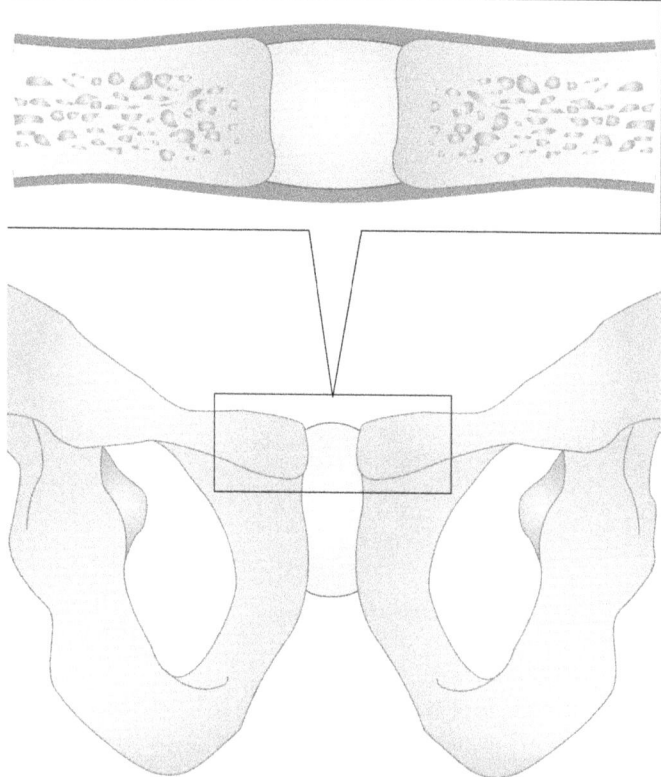

Fig. 2.4 *Kraakbenige verbinding, articulatio cartilaginea, als voorbeeld de symfyse.*

- Benige gewrichten (synostosen). De botstukken worden bij elkaar gehouden door een benige verbinding (volledige vergroeiing). Bijvoorbeeld:
  - os coxae (bekkenbeenderen) die zijn ontstaan door vergroeiing van darm-, zit- en schaambeen;
  - os sacrum (heiligbeen) dat uit vijf versmolten wervels bestaat (fig. 2.5).

2.4.2 Diartrosen

Diartrosen zijn discontinue (beweeglijke) beenverbindingen. De meest gecompliceerde ontwikkeling van beweeglijke verbindingen leidt tot het zogenaamde synoviale gewricht (articulatio of iunctura synovialis). Deze gewrichten worden zo genoemd omdat zich in de gewrichtsholte een vloeistof bevindt, de synovia (gewrichtsvloeistof).

Alle synoviale gewrichten hebben een aantal overeenkomstige kenmerken, terwijl de botstructuren in het gewricht kunnen verschillen. De gemeenschappelijke kenmerken (fig. 2.6 en 2.7) zijn:
- Gewrichtsholte. Deze bevindt zich tussen de botstructuren die het gewricht vormen; ze wordt begrensd door het gewrichtskapsel;

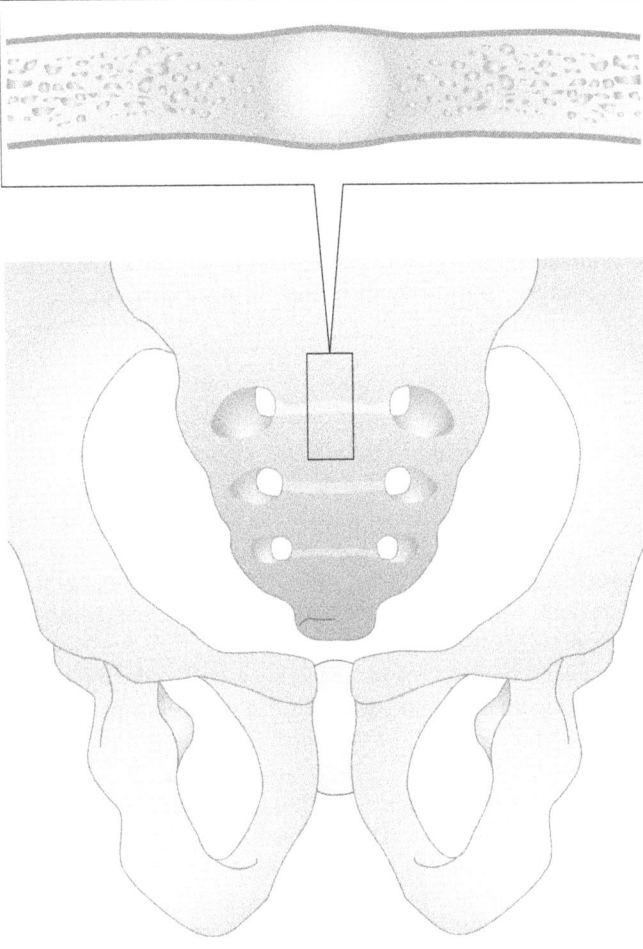

Fig. 2.5 Volledige verbening, articulatio ossea, als voorbeeld het heiligbeen.

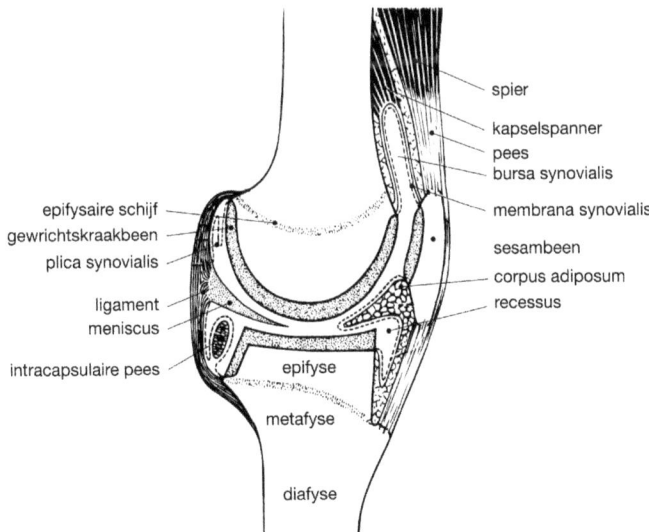

Fig. 2.6 Schematische tekening van een synoviaal gewricht.

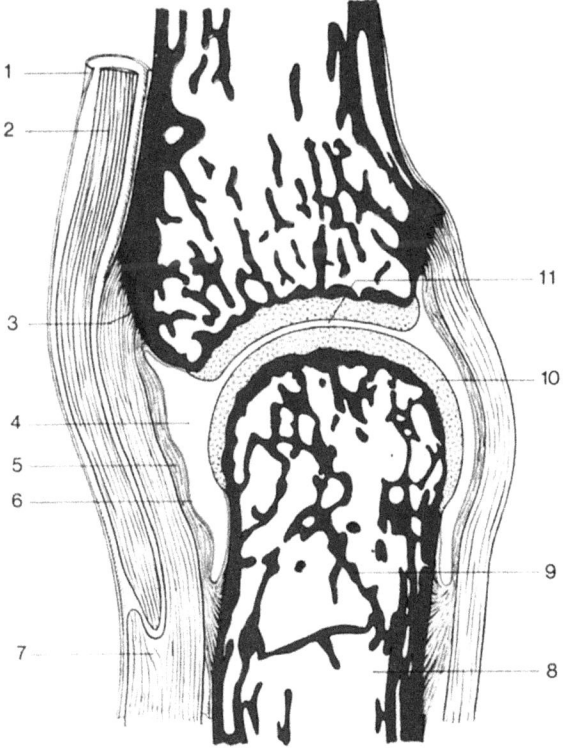

Fig. 2.7 Snede door het grondgewricht van de grote teen. (1) peesschede; (2) pees van de lange buiger; (3) peesaanhechting van de korte buiger aan het bot; (4) gewrichtsholte; (5) fibreuze laag van het kapsel (membrana fibrosa); (6) synoviaal vlies van het kapsel (membrana synovialis); (7) plaats, waar de pees van de grote buiger zich in tweeën splitst; (8) mergholte; (9) beenblakjes; (10) hyalien kraakbeen van de gewrichtskop; (11) gewrichtsspleet.

- Gewrichtskapsel. Het gewrichtskapsel bestaat uit twee lagen, de membrana synovialis (binnenlaag) en de membrana fibrosa (buitenlaag).
- Gewrichtskraakbeen. Dit blijkt zeer specifiek kraakbeen te zijn. Het is opgebouwd uit verschillende lagen en met uitzondering van de uiterste perifere rand heeft het geen bloedvoorziening.
 Gewrichtskraakbeen is poreus. Wrijven we het oppervlak van een gewricht droog, dan merken we dat dit fluwelig van aard is en dat het allerminst glad en vlak is. Pas na korte tijd wordt het helemaal glad door de synovia, de vloeistof die het uit het gewrichtsvlak treedt.
- Gewrichtsvloeistof. Dit is de synovia die wordt geproduceerd door de membrana synovialis. Het heeft enerzijds een smeerfunctie en zorgt anderzijds voor de voeding van het kraakbeen.

Functie van het gewrichtskapsel
Het kapsel scheidt het gewrichtsvocht, de synovia, af en resorbeert het ook weer, zodat een continue circulatie van het vocht plaatsvindt. De membrana synovialis laat het gewrichtskraakbeen geheel vrij en bedekt het dus niet.

Functie van de membrana synovialis
De membrana synovialis zorgt voor:
- de productie van synovia en de resorptie hiervan;
- de resorptie van afval uit de gewrichtsholte, dat gevormd wordt door afgestoten celmateriaal of in extreme gevallen door vreemde stoffen, zoals bloedpigmenten.

In veel gewrichten vinden we uitstulpingen vanuit de membrana synovialis, plooien en vetlichamen. Over de functie hiervan wordt verschillend gedacht. De meest waarschijnlijke functie is:
- sterke secretiefunctie (de villi);
- richting geven aan de synoviastroming (de vetlichaampjes).

Functie van de membrana fibrosa en de ligamenten
Bij synoviale gewrichten zien we vaak een versterking van het kapsel door ligamenten. Deze ligamenten zijn opgebouwd uit bundels collagene vezels die vrijwel zonder uitzondering een spiraliserend verloop hebben. Ze kunnen worden opgerekt tot ongeveer 20% van hun lengte en nog in hun oorspronkelijke staat terugkeren. We kunnen een gewricht daarom als een lager te beschouwen, dat een leven lang mee moet gaan. We moeten er dus op letten dat in het hele mechanisme geen beschadiging optreedt.
Naar de lokalisatie van de ligamenten ten opzichte van de membrana fibrosa, onderscheiden we de volgende typen:
- het intracapsulaire ligament dat in de gewrichtsholte ligt;
- het capsulaire ligament, een versterking van het membrana fibrosa;
- het extracapsulaire ligament dat buiten het gewrichtskapsel ligt.

In sommige gevallen bevinden zich in gewrichten kraakbeenschijven (disci of menisci).

De ligamenten zorgen voor een goede geleiding van bepaalde bewegingen vanwege hun relatie met het spierweefsel en in bepaalde gevallen remmen ze bewegingen als de spierfunctie tekortschiet.

Functie van het gewrichtskraakbeen
Onder invloed van bewegingen in het gewricht neemt kraakbeen dat niet belast wordt synovia op. Het zwelt en staat onder belasting weer synovia af. Zo onderhoudt het op een ingenieuze manier haar eigen voeding (smering). Het kraakbeen vormt met de synovia een hydrostatisch systeem dat hogedrukspanningen kan opvangen en in sterke mate energie absorbeert.

2.4.3 Indeling diartrosen

Diartrosen kunnen op verschillende manieren worden ingedeeld. Zo is er om te beginnen de indeling naar botstukken:
- articulatio simplex, waarbij sprake is van twee botstukken in een gewrichtsholte;
- articulatio composita, dat wil zeggen een samengesteld gewricht, waarbij meerdere botstukken in de gewrichtsholte bij elkaar komen (elleboog);
- articulatio complexa, een gewricht, waarin ook nog andere hulpstructuren, bijvoorbeeld een discus of een meniscus te vinden zijn.

Vervolgens kennen we ook een indeling naar functie (fig. 2.8):
- Eenassige gewrichten. Deze kunnen draaien rond de transversale as of rond de longitudinale as. De transversale (of frontale) as vinden we bijvoorbeeld in de vorm van een scharniergewricht bij het enkelgewricht (articulatio talocruralis – bovenste spronggewricht).

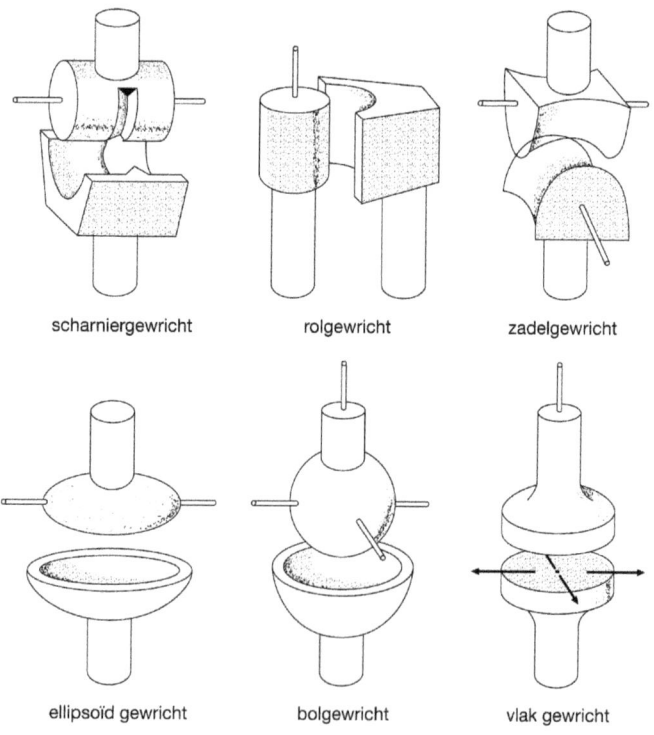

Fig. 2.8 *Schematische tekeningen van een aantal gewrichtstypen.*

De longitudinale as vinden we onder andere in de vorm van een rolgewricht bij het gewricht tussen de radius en de ulna (articulatio radio-ulnare proximaal en distaal).
- Tweeassige gewrichten. Een voorbeeld hiervan is het zadelgewricht (art. sellaris) van de duim. Een ander voorbeeld vormt het eigewricht (art. ellipsoidea) bij de pols.
- Drieassige gewrichten. Deze vinden we in de vorm van een kogelgewricht (art. spheroidea) zoals het schoudergewricht (art. humeri) of als een nootgewricht, zoals het heupgewricht (art. coxae).
- Amfiartrosen (schijngewrichten) of straffe gewrichten. Voorbeelden daarvan zijn de ossa tarsale en carpale, die hele sterke bandverbindingen hebben. We spreken van een vlak gewricht.
Een amfiartrose is ook het gewricht tussen os coxae en os sacrum, het sacro-iliacaal gewricht (SI-gewricht).

Een andere indeling is die naar bewegingsmogelijkheid. Als we het aantal assen kennen, kunnen we ons gemakkelijker voorstellen welke bewegingen de beenstukken maken ten opzichte van elkaar. We kunnen nu bepalen:
- om welke as de beweging wordt uitgevoerd;
- in welk vlak de beweging wordt uitgevoerd.

Soms is de beweging afhankelijk van de stand van een gewricht. Het kniegewricht kan in een gestrekte stand niet om een longitudinale as draaien (endo- en exorotatie). Bij flexie in het kniegewricht (art. genu) kunnen er wel rotaties plaatsvinden.
Om de omvang van de beweging vast te stellen, is het noodzakelijk de excursiehoek (bewegingsuitslag) tussen de beenstukken te bepalen.

Remming van bewegingen in een gewricht komt ten slotte tot stand door:
- de vorm van kop en kom, zoals bij de benige remming in het bovenste spronggewricht;
- ligamenteuze remming, zoals dat gebeurt door de collaterale (naastgelegen) ligamenten van het kniegewricht;
- weke-delenremming, zoals alle structuren rondom het gewricht (huid, kapsel, vet en spieren) al een geleidelijke remming geven.

Vooral in bepaalde houdingen zoals met gestrekte benen voorover buigen, kunnen bepaalde bewegingsuitslagen geremd worden doordat de spieren de beweging niet meer toelaten (verkorte spieren). Dit verschijnsel heet, wanneer het spieren betreft die over meer dan een gewricht lopen (poly-articulaire spieren), passieve insufficiëntie.

2.4.4 Hulpstructuren in een gewricht

De botstukken die een gewricht vormen, worden bij elkaar gehouden door:
- kapsel en banden;
- spierdruk;
- luchtdruk.

In veel gewrichten zijn kop en kom mooi op elkaar afgestemd, maar in enkele gevallen zijn de gewrichtsvlakken niet congruent en zijn aanpassingen nodig, bijvoorbeeld in de vorm van de meniscus en discus. Dit zijn kraakbeenschijfjes, zoals bijvoorbeeld in het kniegewricht, die ervoor dienen om de kop en de kom bij elkaar te laten passen.

Menisci en disci
De menisci en de disci zorgen voor:
- schokdemping en energieabsorptie (samen met het gewrichtskraakbeen);
- aanpassing van de gewrichtsvlakken, daar waar de gewrichtsvlakken niet congruent zijn;
- de mogelijkheid complexe bewegingen te maken omdat de schijven een gewricht functioneel in tweeën delen;
- de bescherming van de gewrichtsrand bij excentrische belastingen, door uitschuiven over de rand;
- tegelijkertijd het remmen van de beweging in deze uiterste stand, omdat het gewricht nu vastloopt op de meniscus- of discusrand.

Labrum
Als de kop te groot is voor de gewrichtsholte, is de pan (kom) vaak vergroot met de randen van het kraakbeen (labrum articularis) zoals onder andere bij het schoudergewricht het geval is.

Bursa
Een bursa is een met slijm gevulde holte die als een polster of als een glijlaag tussen de weefsels (bijv. bot en spier) in kan liggen. Een bursa kan ook een onderdeel van de gewrichtsholte zijn, maar wordt dan meestal ganglion of cyste genoemd.

2.5 Bouw en functie van spieren

Spieren kunnen we beschouwen als motoren die uit cellichamen zijn opgebouwd en die ieder deel van het lichaam in beweging kunnen zetten. Spreken, ademhalen, eten, met de ogen knipperen, kortom elke beweging is onmogelijk zonder het gebruik van de spieren.
Om een beweging tot stand te brengen, werken alle spieren op dezelfde manier: ze worden korter. Doordat de spieren korter worden, ontstaat er een trekkracht op de pezen of aanhechtingen, die er op hun beurt voor zorgen dat de botten bewegen. Als bijvoorbeeld de biceps, de tweehoofdige armspier aan de voorzijde van de bovenarm, samentrekt, wordt de onderarm naar het lichaam toe getrokken. Sommige spieren kunnen wel 50 procent korter worden.
Het lichaam telt meer dan 425 willekeurig werkende spieren. Dat zijn spieren waarvan de werking onder invloed van de wil staat. Een voorbeeld daarvan is de al genoemde biceps, een dwarsgestreepte spier of skeletspier. De hartspier is ook zo'n dwarsgestreepte spier, maar de werking ervan wordt niet bewust geregeld, maar reflectorisch (door het autonome zenuwstelsel – is dus niet te beïnvloeden door onze wil). Glad spierweefsel, zoals dat voorkomt in de wand van onder andere de bloedvaten, het spijsverteringskanaal en de urinewegen, staat ook niet onder

invloed van de wil. Het gladde spierweefsel zorgt bijvoorbeeld voor het samentrekken van de bloedvatwanden en voor de darmperistaltiek.

Bij de meeste sportieve prestaties zijn de ogen de eerste schakel in het systeem. Ze sturen de visuele informatie via de zenuwbanen naar de hersenen waar de prikkels worden verwerkt. De hersenen bepalen vervolgens welke spieren moeten samentrekken en hoe snel en hoe sterk de samentrekking moet zijn. Via een ander netwerk wordt de boodschap van de hersenen weer naar de spieren gestuurd. De tijd die nodig is om de informatie te verwerken, noemen we de reactievariabele.

Iedere spier die samentrekt, heeft een tegengesteld werkende spier, de antagonist, die zich tegelijkertijd ontspant. De hersenen coördineren de spierbewegingen en het hele proces neemt slechts een fractie van een seconde in beslag. Bij het wegslaan van een tennisbal of het schoppen tegen een voetbal, krijgen op die manier alle 425 dwarsgestreepte spieren instructies vanuit de hersenen. Daarom heeft men een leven lang nodig om dit soort hersengolven steeds maar te verbeteren. In sportief jargon heet dit 'spiercoördinatie'.

2.5.1 Algemene spierleer

De samenstelling en de richting van de vezels bepalen de sterkte en het uiterlijk van de spieren. Zo zijn de buigspieren van de vingers opgebouwd uit vezels die aanhechten op een tussenpees die parallel loopt aan de lengte van de spier en eindigt in een platte pees. Dit zijn zogenaamde gevederde spiervezels die de vedervormige spieren vormen. De kleine spieren in handen en voeten zijn voorbeelden hiervan.

Andere spieren bestaan uit parallel lopende vezels zodat ze een zogenaamde meerdelige spier vormen. Een voorbeeld van dit type is de deltaspier (m. deltoideus) van de schouder. Door de vorm van de spier is er minder verkorting mogelijk, maar dit soort spieren is veel sterker.

De omvang van de spier is afhankelijk van de breedte van de spiervezels. Als de spier wordt geoefend, vooral bij belasting, zal de dikte van de vezels toenemen. Dit proces heet hypertrofie.

Testosteron, het mannelijk geslachtshormoon, speelt ook een rol bij de omvang van de spieren. Hoe hoger het gehalte aan testosteron, hoe omvangrijker de spieren zullen zijn. In het algemeen hebben vrouwen een lagere testosteronbloedspiegel en kleinere spieren dan mannen.

Het bloed voorziet de spieren van voeding en zuurstof, evenals de rest van het lichaam. Via de slagaders wordt het bloed door het hart naar de spieren gepompt. Het bloed circuleert dan door de spierhaarvaten (capillairen) en verlaat de spieren via de aders. Als de spier in actie komt, moet de bloedtoevoer toenemen. Als hij zich samentrekt, wordt de toevoer minder en als hij ontspant wordt die groter. De afwisseling van spanning en ontspanning zorgt zodoende voor een pompfunctie die de bloedvoorziening van de spier ten goede komt.

2.5.2 Indeling naar spiervormen

Al naar gelang de manier waarop spiervezels gerangschikt zijn, onderscheiden we verschillende spiertypen (fig. 2.9):
– parallelvezelige en spoelvormige spieren; deze kunnen een-, twee- (biceps), drie- (triceps) en vierhoofdig (quadriceps) zijn;
– enkel- en dubbelgevederde spieren; de spiervezels zijn wel parallel gerangschikt, maar hebben een schuin verloop (oorsprong);
– enkel- en meerhoofdige spieren;
– meerbuikige spieren;
– getande spieren.

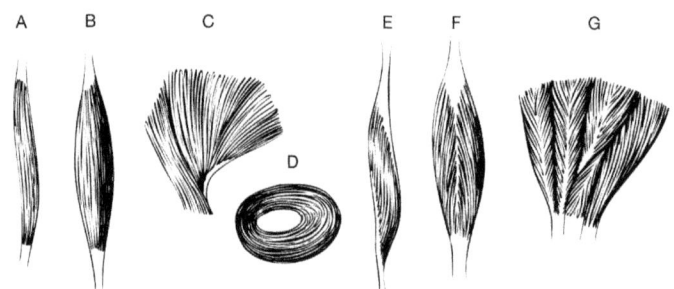

Fig. 2.9 Rangschikking van spiervezels in dwarsgestreepte spieren. A. Parallelvezelige spier. B. Spoelvormige of fusiforme spier. C. Waaiervormige spier. D. Kringspier. E. Enkelvoudig gevederde of unipennate spier. F. Dubbelgevederde of bipennate spier. G. Meervoudig gevederde of multipennate spier.

Naast de verschillende spiertypen onderscheiden we verder mono- en poly-articulaire spieren:
– Mono-articulaire spieren zijn spieren die slechts één gewricht overbruggen. Zij zijn het meest bestand tegen blessures en oefenen de meeste kracht uit bij bewegingen.
– Poly-articulaire spieren lopen over meer dan een gewricht, maar zij ontplooien in de meeste gevallen hun activiteiten (heffen of remmen) in de distale gewrichten. Desondanks zijn origo (punctum fixum) en insertie (punctum mobile) op ieder moment omkeerbaar (reversibel). Om de voorwaarden om te blijven presteren optimaal te houden, wordt de spier bij het steeds korter worden (bij contractie) proximaal verlengd. Bijvoorbeeld: als de hamstrings de knie met veel kracht buigen, dan wordt ook het heupgewricht geflecteerd (gebogen). Wil men echter de spier in het distale gewricht optimaal laten functioneren met betrekking tot kracht en beweeglijkheid, dan wordt proximaal de strekking minder. Als we de functie van de spier in het proximale gewricht goed willen benutten, dan moet hij distaal gerekt worden (een voorspanning krijgen).

Functie van de spieren
Spieren kunnen werken als:
– buigers (flexoren);
– strekkers (extensoren);
– afvoerders (abductoren);
– aanvoerders (adductoren);
– binnenwaartsdraaiers (endorotatoren – pronatoren);
– buitenwaartsdraaiers (exorotatoren – supinatoren).

Een agonist is een spier, respectievelijk een groep spieren, die bij een bewegingspatroon optimaal functioneert. In deze samenhang beschouwen we spieren, die voor het op dat moment geplande bewegingspatroon in dezelfde richting werken, als synergisten. Zij geven gedeeltelijk steun aan de agonisten, respectievelijk de antagonisten.

Antagonisten werken de agonisten en de synergisten tegen. Ze remmen een beweging. Omdat het lichaam niet in afzonderlijke spieractiviteiten werkt, maar in bewegingen, is hiervoor een goede afstemming tussen de agonisten en antagonisten vereist. Alleen dan is een goed gecoördineerd bewegingspatroon mogelijk. Dat wil zeggen dat dit slechts mogelijk is door een inhibitie door de antagonisten.

2.5.3 Spierwerking: de contractiecyclus

De contractiecyclus is de tijd die ligt tussen de reactie van de spier op de impuls tot contractie en het weer tot ontspanning komen. Aan de contractie gaat dan een prikkeling door een motorische zenuw via een motorische eindplaat vooraf. Een actiepotentiaal breidt zich over het celoppervlak via het sarcolemma uit (depolarisatie) en via het T-systeem komt de prikkel in het binnenste van de cel, waar deze dan overdragen wordt aan het L-systeem (excitatiefase).

Nu wordt de permeabiliteit van het membraan veranderd. Door een stijging van de Ca^{++}-concentratie wordt 'energie' vrijgemaakt voor de spiercontractie (het vormen van flexibele 'bruggetjes' of 'cross-bridges' tussen het actine en myosine = het actine-myosinecomplex). De actinefilamenten glijden dieper tussen de myosinefilamenten (zie fig. 1.15). Als de myosinefilamenten de Z-membranen bereiken, is de contractiefase beëindigd.

De lengte van de actine- en myosinefilamenten zelf verandert niet bij de contractiecyclus. Een spiervezel kan zich echter tot ongeveer 50% van zijn lengte verkorten.

De ontspanning (relaxatiefase) begint wanneer door de 'actieve calciumpomp' de Ca^{++}-ionen weer teruggepompt worden naar het L-systeem. De myosinefilamenten glijden dan door passieve rekking weer uit elkaar. De spiercel is ontspannen, de Z-membranen gaan weer uit elkaar.

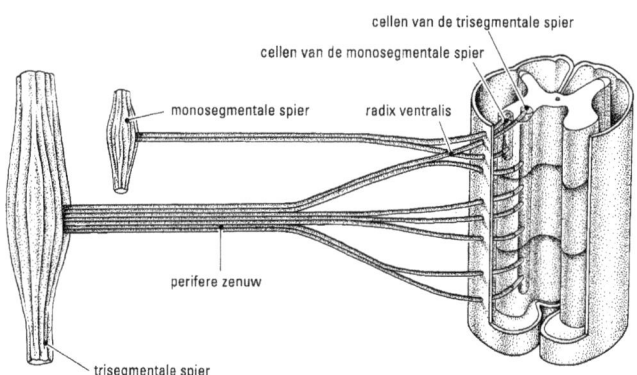

Fig. 2.10   *Schema van de innervatie van spieren vanuit drie segmenten van het ruggenmerg.*

In detail speelt de contractie zich af door een interactie tussen de verschillende onoplosbare eiwitten actine en myosine. De dunne filamenten bestaan hoofdzakelijk uit het globulaire eiwit actine en de moleculaire eiwitten troponine en myosine. Aan de uiteinden zijn de dunne actinefilamenten aan de Z-membranen bevestigd.

De dikke filamenten worden gevormd door het myosine. De bouw is zodanig dat de kopjes naar buiten gedraaid zijn. Deze kopjes zijn beweegbaar. Een complexe reactie zorgt ervoor dat de myosinekopjes het actine in het sarcomeer trekken. Hierbij wordt de aan het myosinekopje gebonden energierijke fosfaatverbinding ATP gesplitst. Bij deze splitsing komt energie vrij, die de contractie mogelijk maakt.

2.5.4 Spierwerking: de spierprikkeling

Het samentrekken van de spier gebeurt volgens de 'alles of niets'-wet. Indien een prikkel sterk genoeg is en lang genoeg duurt, wordt de prikkeldrempel overschreden en een actiepotentiaal veroorzaakt (excitatiefase). Voordat een nieuwe actiepotentiaal opgebouwd kan worden, is de spier gedurende een korte tijd niet prikkelbaar (circa 0,5-2 msec.). Dit is de absolute refractaire tijd (syn. latentietijd).

Als twee prikkels elkaar snel opvolgen, dat wil zeggen als de tweede komt op het moment dat de eerste nog niet afgelopen is, dan leiden deze prikkels tot een tetanus. Dit wordt ook wel een gladde tetanus genoemd.

In een spier worden over het algemeen niet alle spiervezels gelijktijdig geprikkeld. Zij volgen elkaar als een estafette op. Uitwendig lijkt het echter alsof de contractie homogeen is.

Innervatie

De spier wordt door het motorische deel van een perifere zenuw geprikkeld (geïnnerveerd; fig. 2.10). Het commando om te contraheren (samentrekken) komt daarbij tot stand door overdracht van de prikkel van zenuw naar spier. In tegenstelling tot glad spierweefsel en hartspierweefsel kan een skeletspier niet uit zichzelf tot contractie komen. De skeletspier is grotendeels onderhevig aan onze wil.

De motorische zenuwen hebben hun oorsprong in de voorhoorn van het ruggenmerg en krijgen de impulsen voor de spiercontractie van het centrale zenuwstelsel. De prikkelgeleidingssnelheid van een motorische zenuw is zeer hoog. Dit houdt in dat de spier zeer snel tot contractie kan komen en deze contractie zo lang kan volhouden als de prikkel van het centrale zenuwstelsel duurt.

Motorische eindplaat

De prikkeloverdracht vindt plaats in een motorische eindplaat. Eerst wordt de prikkel over de snelle a-vezels geleid terwijl vervolgens deze prikkel in een motorische eindplaat een chemische reactie bewerkstelligt.

De snelle zenuwvezels die van een mergschede voorzien zijn, verliezen deze schede, vertakken zich en vormen de zogenaamde eindknopjes, die ieder weer een aantal spiervezels voorzien. In deze eindknopjes bevinden zich talrijke blaasjes, waarin ace-

tylcholine opgeslagen ligt. De perifere synapsspleet ligt tussen de presynaptische membraan die nog tot de zenuwvezel behoort, en het sarcolemma. De postsynaptische membraan wordt gevormd door gespecialiseerd sarcolemma (fig. 2.11).
Bij een prikkeloverdracht komt acetylcholine uit de blaasjes vrij. Dit verhoogt de permeabiliteit van de postsynaptische membraan voor ionen (depolarisatie). Deze depolarisatie breidt zich vervolgens als een golf uit over de spiervezel. De vrijgekomen prikkeloverdrachtsubstantie wordt snel weer afgebroken en de afbraakproducten worden door het zenuwuiteinde opgenomen en weer voor de opbouw van acetylcholine gebruikt. Ca^{++}-ionen kunnen synaptische vermoeidheid tegen gaan.

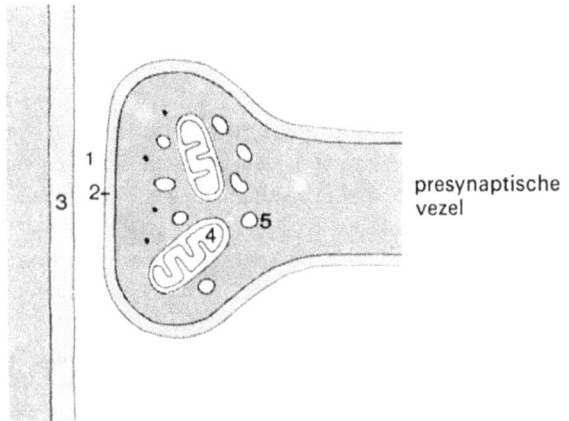

Fig. 2.11   *Schematische tekening van een synaps.*
(1) synapskloof; (2) presynaptische membraan; (3) postsynaptische membraan; (4) mitochondrium; (5) synapsblaasje.

Motorische eenheid (motorunit)

Een motorische zenuwvezel, de motorische eindplaat en de door deze motorische eindplaat geïnnerveerde spiervezels noemen we samen een motorische eenheid. Wordt een motorische zenuw geprikkeld, dan contraheren alle spiervezels die door deze zenuw geïnnerveerd worden. Het aantal spiervezels per motorische eenheid varieert.
Hoe fijngevoeliger de bewegingen (zoals bij de oogspieren), des te kleiner zijn de motorische eenheden. Als we echter een snelle krachtige beweging moeten maken, dan zijn de grote motorische eenheden actief, zoals dit bij spieren van de extremiteiten het geval is. Meerdere honderdtallen spiervezels kunnen dan geprikkeld worden door een motorische eenheid. Om bewegingen soepel te kunnen laten verlopen, moeten meerdere motorische eenheden asynchroon geprikkeld worden.
Onderzoek heeft uitgewezen dat bij bepaalde krachtsinspanningen steeds dezelfde motorische eenheden aangesproken worden. Als echter op een bepaald moment meer kracht nodig is, dan worden er meerdere motorische eenheden aangekoppeld. Het zijn steeds dezelfde motorische eenheden, die bij lichte spierarbeid geactiveerd worden, die bij toenemende inspanning gerekruteerd worden en die bij maximale krachtsinspanning worden aangekoppeld. Als we de hele spier willen trainen, dan moeten we deze maximaal belasten, omdat anders het estafette-achtige overschakelen op andere spiervezels achterwege blijft en de spier snel vermoeid raakt. Spierarbeid kan verhoogd worden door verhoging van de frequentie van het actiepotentiaal die overgaat in een volkomen (gladde) tetanus, en door verhoging van het aantal gelijktijdig geprikkelde motorische eenheden.
Kortom, kleine motorische eenheden zorgen voor kleine, fijngevoelige bewegingen, grote motorische eenheden daarentegen zorgen voor een directe grote krachtsinspanning.

2.5.5 Spiervezeltypen

Sinds mensenheugenis is bekend dat we bleke (witte) en rode spieren kunnen onderscheiden. Dit verschil in kleur wordt bepaald door het gehalte aan myoglobine, de stof die net als de kleurstof in het bloed (hemoglobine) tot taak heeft zuurstof op te slaan en te transporteren in de spiervezel.
Er bestaat een verband tussen de aanwezigheid van het myoglobine en een aantal andere bestanddelen van de spier. Zo hebben de witte spiervezels een hoge myofibrillaire ATP-ase-activiteit en rekenen we ze daardoor tot de type II-vezels. Bij een lage activiteit rekenen we spiervezels tot de type I-vezels. Omdat gebleken is dat type I-vezels een lager contractiepatroon hebben dan de type II-vezels, worden ook de termen 'slow twitch fibers' (ST) en 'fast twitch fibers' (FT) gehanteerd. De 'slow twitch fibers' krijgen hun energie hoofdzakelijk met behulp van zuurstof (aëroob) en zijn op uithoudingsvermogen gericht (langzaam oxidatief). De 'fast twitch fibers' worden van energie voorzien door het in de spier opgeslagen spierglycogeen (glycolyse). Dit gebeurt zonder zuurstof (anaëroob) waarbij als restproduct melkzuur ontstaat.
Het aantal vezeltypen verschilt per individu. Normaal gaan we ervan uit dat beide typen voor 50% in het lichaam aanwezig zijn. Er bestaan evenwel zeer sterke onderlinge verschillen en ook per spier kan dit percentage sterk uiteenlopen.
Men is verder ook tot de ontdekking gekomen, dat de type II-vezels kunnen worden onderverdeeld in twee groepen, namelijk type II A en type II B. De type II A-vezels kunnen hun karakter door training zo veranderen, dat ze min of meer de eigenschappen van de type I-vezels krijgen (dus aëroob en op uithoudingsvermogen gericht, of snel oxidatief-glycolytisch). De type II B-vezels bezitten eigenschappen als grote kracht en snelheid (snel glycolytisch). Kennis over de samenstelling van de spieren qua hoeveelheden type I, II A en II B-vezels zou van belang kunnen zijn voor de keus van de tak van sport die men beoefent.
De mens heeft geen afzonderlijke witte en rode spieren, maar bepaalde spieren kunnen bijvoorbeeld wel overwegend een houdingsfunctie hebben, terwijl andere spieren hoofdzakelijk een bewegingsfunctie hebben. Houdingsmusculatuur heeft veel rode spiervezels type I, en bewegingsmusculatuur heeft veel witte spiervezels of type II.
Het is ook van belang om te weten dat de motorische innervatie van bewegingsmusculatuur verschilt van die van houdingsmusculatuur. Skeletspieren kunnen niet spontaan functioneren. Zij worden in hun activiteit gestuurd vanuit het centrale zenuwstelsel. Bij de bespreking van de functie van de spieren is het daarom nuttig om bij het handhaven van de houding en het uitvoeren van bewegingen uit te gaan van hun innervatie (prikkeling).

Langzame ('slow twitch') tetanische vezels, de zogenaamde type I-vezels worden ook wel tonische of posturale spieren genoemd; ze zorgen voor het handhaven van de lichaamshouding.
Snelle ('fast-twitch') tetanische vezels, de zogenaamde type II-vezels, worden ook wel fasische spieren genoemd; ze zijn actief bij dynamische bewegingen.
De type II-vezels worden weer onderverdeeld in type II A en type II B-vezels.
Type II A-vezels kunnen zich door bepaalde trainingsvormen gaan gedragen als Type I-vezels.
Type II B-vezels worden vooral geprikkeld bij snelle en explosieve bewegingen.

	snel-glycolytisch	*langzaam-oxidatief*	*snel oxidatief-glycolytisch*
contractiesnelheid	snel	langzaam	snel
vermoeibaarheid	hoog	gering	middelmatig
mitochondriën	weinig	veel	middelmatig
capillairen	weinig	veel	middelmatig
glycolytische activiteit	hoog	laag	variabel
myoglobinegehalte	laag	hoog	middelmatig
myosine-ATP-ase	hoog	matig	hoog
andere indelingen	wit	rood	intermediair
	II B	I	II A

De type II-vezels hebben een hoog inwendig energieniveau, waardoor ze ongeveer tweemaal zo snel samentrekken als de type I-vezels. De type II-vezels worden aangesproken bij korte, snelle handelingen – een 100 meter sprint, een netvolley bij tennis, een korte sprint bij voetbal, een snelle uitbraak bij basketbal, of de eindsprint op een langeafstandsloop.
De type I-vezels bewegen de spieren in trager tempo. Marathonlopers, langlaufers, roeiers, wielrenners en schaatsers hebben meestal meer langzaam werkende spiervezels, dan andere sportlieden.
Iedereen heeft van nature een bepaald aantal type I (tonische)-spiervezels. Wetenschappelijk onderzoek kan via een spierbiopsie uitmaken wat de verhouding tussen beide is. Daarbij wordt met een speciale holle naald een klein stukje spierweefsel weggenomen. Dat wordt vervolgens gefixeerd op een objectglaasje, met speciale kleurstof gekleurd en ten slotte onder de microscoop bekeken.

2.5.6 Mechanische eigenschappen

Omdat de spier tussen twee bevestigingspunten vastzit en daarbij sprake is van een rustspierspanning, verkeert de spier ook voortdurend in een lichte rek. Het vaste bevestigingspunt is de origo, het beweegbare de insertie. Wordt de spier meer gerekt, dan is hiervoor meer kracht nodig en wordt de spier harder. Een spier kan echter niet steeds verder gerekt worden. Dit gaat maar tot een maximaal punt, waarbij een nog grotere kracht voor een spanningstoename zorgt. Wordt een spier dan nog verder gerekt, dan zal dit een spierscheur tot gevolg hebben. Dit punt wordt ongeveer bereikt bij 1,8 maal de rustspierlengte.
De elasticiteit in de spier zorgt ervoor dat onder normale omstandigheden na rek de spier tot zijn uitgangspositie terugkeert.

Spierkracht

De kracht die een spier kan ontwikkelen, hangt af van zijn dwarsdoorsnede, dat wil zeggen van het totale aantal actine- en myosinefilamenten. De kracht hangt dus in feite af van het aantal spiervezels in de spierbuik. Als we de kracht van een spier dan willen vaststellen, moeten we de parallelvezelige en gevederde spieren afzonderlijk beschouwen en onderscheid maken tussen de anatomische en fysiologische doorsnede. De fysiologische doorsnede staat loodrecht op het verloop van de spiervezels, de anatomische gaat er schuin doorheen. Bij parallelvezelige spieren zijn beide doorsneden hetzelfde, maar bij gevederde spieren laat de anatomische doorsnede beduidend meer spiervezels zien (fig. 2.12).

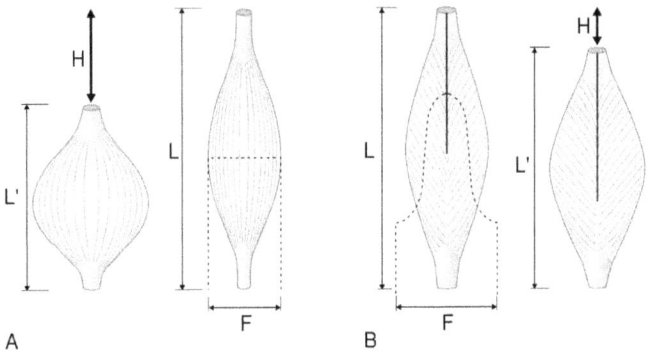

Fig. 2.12 *Vergelijking van het verschil in hefhoogte H en de fysiologische doorsnede F tussen een parallelvezelige spier (links) en een bipennate spier (rechts).*

De lengte van de spier en die van de spiervezels zijn van een parallelvezelige spier hetzelfde. Bij een gevederde spier is het verloop van de afzonderlijke spiervezels schuin, de spiervezel zelf is kort en heeft geen relatie met de lengte van de spier. Parallelvezelige spieren beschikken over een grote hefboom, maar de krachtontplooiing is begrensd. Zij staan bekend als snelle spieren met grote bewegingsuitslagen. Gevederde spieren hebben in vergelijking met de parallelvezelige spieren een relatief kleinere hefboom. Zij zijn meer gericht op de houding en op kleine, maar krachtige bewegingen.
Verder moet nog rekening worden gehouden met hoe het aangrijpingspunt van de spier op het bot is, dat hij moet bewegen. Hoe meer distaal, hoe groter de hefboom.

Zelfsturingsmechanisme

Het verloop van de spiervezels in een spier is bepalend voor zijn werking. Zo verschilt bijvoorbeeld het aangrijpingspunt van een gevederde spier aan zijn pees, maar kan hij ondanks de verschillende hoek van de schuin verlopende vezels steeds bij benadering een gelijke grootte van de hefboom bereiken. De hoek van de vezels wordt bij contractie groter. Hierdoor komt ruimte vrij voor spiervezels die in dikte toenemen, zonder dat bloedvaten gecomprimeerd worden. We noemen dit het mechanische zelfsturingsmechanisme van de spier. De wisselwerking van contractie en ontspanning zorgt voor een verbetering van de doorbloeding door een verwijding van de interstitiële ruimte en het openen van de venulen.

2.5.7 Hulpstructuren in een spier

Tot de hulpstructuren in een spier rekenen we niet alleen bindweefsel, bloedvaten, zenuwvezels, vet, sensibele receptoren (spierspoeltjes en peesreceptoren), maar ook de onregelmatig verspreid gelegen satelietcellen. Enkele elementen worden hieronder uitgebreider besproken.

Verschuivingsbindweefsel

Het verschuivingsbindweefsel is een wezenlijk bestanddeel van de spier en het omhult de verschillende spiervezels. Het geeft een bepaalde structuur aan de spier en maakt het mogelijk dat de verschillende lagen in een spier langs elkaar kunnen schuiven.
Het *endomysium* omhult de myofibrillen en vormt deze tot een spiervezel. Langs het endomysium lopen de zenuwvezels.
Meerdere spiervezels worden omhuld door het *perimysium internum*. Dit zijn de primaire spiervezelbundels.
Het *perimysium externum* omgeeft de secundaire spiervezelbundels.
Aan de oppervlakte worden de skeletspieren nog omgeven door een *fascie* (fascia). De netwerkachtige structuur van de collagene vezels in de bindweefselvliezen (fasciae) zorgt ervoor dat elke vorm van contractie aangepast wordt. Spieren die gezamenlijk een zelfde functie hebben, worden door een zeer sterke fascia omgeven (laterale groep spieren onderbeen). Tussen deze sterke fascia, het septum intermusculaire en het bot ontstaan osteo-fibreuze kanaaltjes, die de zenuwvezels en bloedvaatjes de nodige ruimte en bescherming bieden.

Pees

Een pees kan zeer verschillend van vorm zijn, kort of lang. Vele spieren hebben nagenoeg geen pees en in dat geval spreken we dan ook wel van een vleesachtige origo.
Histologisch bestaan de pezen uit straf collageen bindweefsel (fig. 2.13). De pees krijgt door een spiraalsgewijze, roosterachtige rangschikking van de collagene vezels een zeer beperkte rekbaarheid. Speciaal gerangschikte contractiele filamenten zorgen voor een gedempte overdracht van de krachten.
De collagene vezels vormen samen de primaire bundels. De primaire bundels peesweefsel zijn door peritendineum internum, waarin bloedvaten en zenuwvezels zitten, van elkaar gescheiden. Aan de buitenzijde ligt om de pees het paratendineum.
De peescellen, of tendinocyten, zijn als speciale cellen in rijen tussen de bundels gerangschikt. Deze speciale cellen zijn door uitlopers onderling met elkaar verbonden en vormen zo een netwerkachtige structuur, die in de hele pees aanwezig is. Dit houdt in dat de pezen een sterk vermogen hebben tot regenereren, omdat collagene vezels en grondsubstantie steeds opnieuw wor-

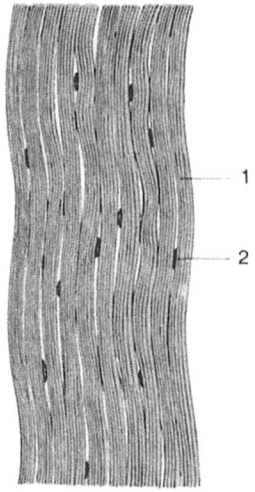

Fig. 2.13 *Peesweefsel.   (1) peesfibrillen van een spiervezel; (2) kern van een peescel. Het vezelverloop vertoont een lichte golving, waardoor de trek aan de pees minder plotseling geschiedt.*

den aangemaakt. De pees is op deze manier aangepast aan de verschillende vormen van belastbaarheid.
Onder fysiologische omstandigheden (lopen, springen) kan een pees niet scheuren. Gebeurt dit toch, dan is de pees van tevoren al enigszins beschadigd geweest. Indien een spier door rek enige voorspanning krijgt, kan een pees een grote hoeveelheid energie opslaan. Ook kan hij weer tot zijn oorspronkelijke lengte terugkeren.

De *spier-peesovergang* is geen constante (continue) overgang. Aan het einde van een spiervezel stulpt het sarcolemma als een slang vingervormig in de extra-cellulaire ruimte van de pees, waardoor een verbinding tussen het cellulaire en het extra-cellulaire materiaal ontstaat.
De pees zet zich in het binnenste van de spier voort en vormt daar een verbinding met het interstitiële bindweefsel. Daardoor wordt het bindingsvlak tussen spier en pees aanzienlijk vergroot. Het overgangsgebied tussen pees en spier is onderhevig aan bijzondere belasting. Zij dient als buffer tussen twee weefsels, die over verschillende mechanische eigenschappen beschikken.
De meeste pezen zijn door een losmazig, vezelachtig bindweefsel omgeven, het paratendineum. Dit materiaal zorgt voor verbinding met de pees en de sereuze schede, wat het glijden van de pees over een harde onderlaag verbetert.

Insertie van de pees

De insertie van de pees verschilt op grond van de histologische opbouw van de spier-peesovergang, maar beide hebben uiteindelijk dezelfde functionele betekenis. De verschillende elasticiteitseigenschappen van de pees en het bot moeten door de specifieke structuur van insertie in de zin van een demping of remming genivelleerd worden. De pees is daarom hoofdzakelijk verbonden met de fibreuze laag van het periost. De bindweefselfibrillen gaan over in een onverkalkte kraakbeenzone en deze laatste gaat over in een verkalkte kraakbeenzone in het bot. De kracht die door de pees op het bot werkt, wordt zo veel mogelijk over een grote oppervlakte verdeeld.

Peesschede

De peesschede heeft veel weg van een bindweefselachtige slang die de pees omhult en die ervoor dient om de druk en wrijving van de pees te verminderen. We treffen ze daar aan waar pezen over bot lopen en waar het verloop veranderd moet worden.
Aan de buitenzijde van de pees bevindt zich een bindweefselachtige laag, de vagina fibrosa. De vagina synovialis die daarbuiten ligt, bestaat uit twee lagen en tussen deze lagen zit synovia. De synoviaalschede omhult zowel de pees als de vagina fibrosa. Beide lagen van de synoviaalschede gaan in elkaar over in het mesotendineum. Hierin liggen verder de zenuwvezels en de bloedvaten voor de pees. Aan het einde gaat de pees met een los bindweefsel over in het peritendineum, zodat het synovia niet uit de synoviaalruimte stroomt.
Door overbelasting kunnen peesschedeontstekingen ontstaan. In dat geval kan pijn door rek geprovoceerd worden.

Bursae (slijmbeurzen)

Bij bursae gaat het om weefselvouwen (ruimten), die door een bindweefselachtig kapsel omgeven zijn. Aan de binnenzijde ervan ligt een zogenaamde membrana synovialis, die gevuld is met synovia. Normaal zijn de slijmbeurzen vlak, waarbij de beide synoviaalmembranen bijna tegen elkaar aan liggen en ten opzichte van elkaar glijden.
Slijmbeurzen verschillen wat betreft grootte. Ze hebben min of meer de functie van een waterkussen en liggen op die plaatsen waar veel druk en wrijving tussen spier, pees en bot voorkomt. Zij maken een licht verschuiven van de verschillende lagen mogelijk en verdelen de druk gelijkmatig. Bij overeenkomstige belasting kunnen zich nieuwe slijmbeurzen vormen.

Slijmbeurzen kunnen geïrriteerd, respectievelijk ontstoken raken. Zij zwellen dan aanzienlijk en zijn pijnlijk als er op gedrukt wordt.

Bloedvoorziening

Door de hilus (de ingangspoort), die ter hoogte van het geometrische middelpunt van de spier ligt, gaan bloedvaten en zenuwen naar het inwendige van de spier. Grote vaten lopen langs de spiervezelbundels, vertakken zich vervolgens eerst dwars en lopen dan weer in de lengterichting langs de vezels. Deze vertakking gaat zover door totdat nog circa 4-8 capillairen de spiervezel omgeven.

Bijzonder gedifferentieerde vezels zijn de *spierspoelen* en de *Golgi-receptoren*. Deze zijn door een kapsel omgeven en hebben naast de motorische innervatie ook sensibele zenuwuiteinden.

– Spierspoelen zijn proprioceptoren en deze registreren de lengte in de spier. De spiervezels die in het kapsel van de spierspoelen liggen, noemen we infrafusale vezels. Het equatoriale middelste gedeelte is door extra kapsel omgeven. Aan de polen (uiteinden) zijn de infrafusale vezels door een uitwendig kapsel omgeven. De binnenste laag ontspringt vanuit het perineurium van de zenuwvezels, de andere laag vanuit het endomysium.
– In de pezen treffen we de zogenaamde Golgi-receptoren aan. Dit zijn receptoren (sensoren) die de spanning van de pees registreren. Qua bouw lijken ze op de spierspoelen.

3 Bewegingsleer

Leerdoelen

Als u deze leerstof bestudeerd hebt, moet u:

1 De gewrichtsassen kunnen noemen waar omheen de bewegingen plaatsvinden.
2 De vlakken waarin de bewegingen plaatsvinden kunnen noemen.
3 De benoemde spieren of spiergroepen in kunnen delen naar bewegingsfunctie en in relatie tot de actieve stabiliteit.
4 Van de benoemde ligamenten de functie kunnen noemen, mede in relatie tot de passieve stabiliteit.
5 De begrippen actieve en passieve insufficiëntie kunnen verklaren.
6 De soorten contracties kunnen noemen en verklaren (in het bijzonder statisch, dynamisch, concentrisch, excentrisch).

3.1 Bewegingsmogelijkheden

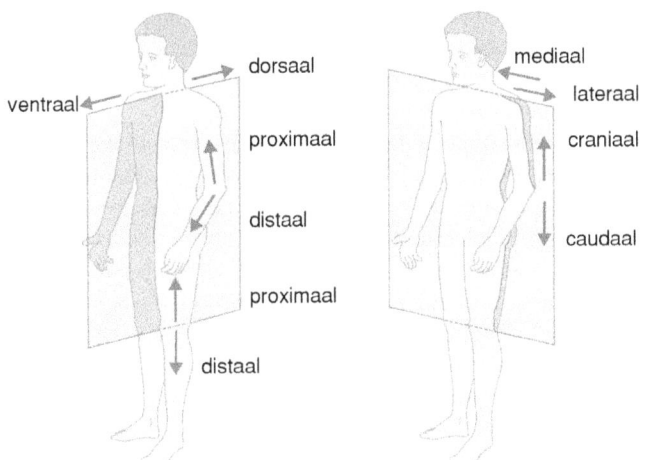

Fig. 3.1 *Statische richtingaanduidingen; links; het mediane vlak, rechts: het frontale vlak.*

We kennen de volgende gewrichtsassen:
1 Verticale (longitudinale) lengteas van het lichaam: deze staat bij rechtopstaande houding loodrecht op de grond.
2 Transversale (frontale) dwarse as. Deze staat loodrecht op de lengteas en loopt van links naar rechts.
3 Sagittale as. Deze as loopt van de achterzijde naar de voorzijde van het lichaam, in de richting van de 'pijl' (sagitta) en staat loodrecht op beide, hiervoor genoemde assen.

Daarnaast kennen we de volgende bewegingsvlakken:
1 Mediane vlak. Dit vlak, aangebracht door de lengteas en de sagittale as en daarom ook wel het mediaansagittale vlak genoemd, verdeelt het lichaam in twee bijna gelijke helften. Dit vlak wordt ook wel het symmetrievlak genoemd.
2 Sagittale vlak. Dit is het paramediane vlak en is ieder vlak dat evenwijdig aan het mediaansagittale vlak loopt.

3 Frontale vlak. Dit vlak bevat een transversale as, loopt evenwijdig aan het voorhoofd en ligt loodrecht op het mediaansagittale vlak.
4 Transversale vlak. Dit vlak staat loodrecht op het mediaansagittale vlak en op een frontaal vlak. Bij een rechtopstaande houding ligt het horizontaal.

Tot slot onderscheiden we nog drie bewegingsrichtingen:
1 Flexie en extensie vinden plaats om een transversale (frontale) as in het sagittale vlak.
2 Ab- en adductie vinden plaats om een sagittale as in het frontale vlak.

Rotaties vinden plaats om een longitudinale (rotatie) as in het transversale vlak.

3.2 Instabiliteit

Omdat het gewricht mede gestabiliseerd wordt door de spieren eromheen (het gewricht en de spieren vormen een functionele eenheid) is het van belang de spieren in een goede conditie te houden. Stabiliteit kunnen we onderverdelen in een actieve en een passieve vorm.

3.2.1 Actieve stabiliteit

Naarmate de bewegingsruimte van het gewricht toeneemt, wordt de stabiliserende functie van de spieren belangrijker. Dat gegeven noemen we actieve stabiliteit. Bij gewrichten met een grote bewegingsruimte is de intrinsieke stabiliteit beperkt. Functie (conditie), kracht en coördinatie van de omliggende spieren zijn dan uitermate belangrijk.
Een goed voorbeeld daarvan is het schoudergewricht. De humeruskop articuleert met de scapula, waarbij de kop slechts voor

een klein gedeelte wordt omsloten. Deze situatie is vergelijkbaar met een voetbal op een schoteltje van een koffiekopje. Daarbij komt dat de gewrichtskom wordt omringd door een kraakbenige versterking, het labrum glenoidale, en dat het gewrichtskapsel in diverse richtingen versterkingsbanden bevat. Het belangrijkste gegeven is echter, dat diverse spieren (rotator cuff en m. biceps) door hun ligging en aanhechting in het gewricht voor sturing en stabilisering van het gewricht zorgen (fig. 3.2). In de werphouding is het schoudergewricht door een relatief zwakke plek in het bandapparaat voor zijn stabiliteit zelfs vrijwel geheel afhankelijk van spierfunctie. Frequente herhaling van dergelijke bewegingen en daarbij optredende technische fouten houden echter een groot risico in, waarbij zowel de passieve als de actieve stabiliteit in het geding is.

Een ander voorbeeld van een gewricht met beperkt intrinsieke stabiliteit is het kniegewricht. Om de discongruentie van femur en tibia op te heffen bevat de knie een tweetal menisci, waarvan de randen bij de stabiliteit van het gewricht zijn betrokken. Verder beschikt de knie over twee kruisbanden die door hun unieke gedraaide verloop in elke stand van het gewricht beschikken over een behoorlijk aantal vezels dat op spanning is. Aan de stabiliteit dragen ook nog de collaterale banden hun steentje bij. Bekend is echter ook de stabiliserende functie van de hamstrings, vooral bij de voorste schuiflade.

Bij letsels van de passieve stabilisatoren wordt de stabiliserende functie van de spieren navenant belangrijker. Dan kan er zelfs bij intrinsieke stabiele gewrichten sprake zijn van actieve instabiliteit, die dus kan berusten op beperkte spierfunctie bij gewrichten met een intrinsiek of verkregen grote bewegingsruimte. Men moet zich realiseren dat daarbij zowel de kracht als de coördinatie van de spieren een rol speelt, terwijl ook de propiocepsis van betekenis is.

Dat betekent dat in preventie en revalidatie van sportletsels actieve oefentherapie gericht op kracht, coördinatie en lenigheid van groot belang is. Het stabiliserend effect kan verder worden versterkt door tapebandages en braces. Ten slotte kan ook verbetering van de techniek van belang zijn om de actieve instabiliteit te compenseren.

3.2.2 Passieve stabiliteit

Passieve instabiliteit treedt op bij zwakke of uitgerekte banden. Bij een herhaalde hydrops (vocht in het gewricht) of een hemartros (bloed in het gewricht) kan dit mede leiden tot een vervroegde artrose (slijtage) van het gewricht. Alleen om deze redenen is het van groot belang dat de sportmasseur vocht in het gewricht, instabiliteit, verminderde kracht en standsveranderingen in een vroeg stadium weet te herkennen. Vocht in een gewricht betekent dat er sprake is van een slechte smering, en in dat geval mag er niet worden belast.

Gewrichtsbanden raken geblesseerd als ze worden overrekt. De meeste verrekkingen zijn bandbeschadigingen. De blessures variëren in zwaarte van een lichte verrekking van de vezels tot een volledige bandruptuur.

Door onvoldoende genezing van een ernstige bandruptuur wordt het gewricht erg instabiel en zal het slecht functioneren. Als de blessure niet vroeg genoeg en met grote zorgvuldigheid wordt behandeld, kan de sportieve toekomst van de geblesseerde atleet in ernstige mate worden beperkt.

Het meest bekende voorbeeld is het laterale-enkelbandletsel. Adequate behandeling met tapebandages of een enkelbrace moet er toe leiden dat de aangedane banden (lig. talofibulare anterius en lig. calcaneofibulare) op normale lengte en sterkte genezen. Genezing in een licht verlengde toestand is van weinig betekenis, maar naarmate er meer passieve instabiliteit ontstaat, zal actieve stabilisatie ter compensatie een belangrijkere rol krijgen.

Bij een torsietrauma van de knie kunnen letsels van de collaterale banden (meestal mediaal), menisci en kruisbanden (meestal de voorste kruisbanden – verder VKB genoemd) leiden tot passieve stabiliteit. Een VKB-plastiek op de plaats van de oorspronkelijke VKB wordt steeds frequenter toegepast. Men moet zich echter realiseren dat de plastiek niet de anatomie van de echte VKB heeft, die als een gedraaide veter in de knie zit en in elke bewegingshoek goed functioneert. De plastiek heeft door zijn rechte vezelrichting een beperkte stabiliserende functie in de uiterste standen van het gewricht. Dat wordt nog minder als er tevens minder goed hersteld collateraal bandletsel is, of als (een deel van) de laterale of mediale meniscus ontbreekt.

Bij de schouder is de luxatie naar voren het meest voorkomen-

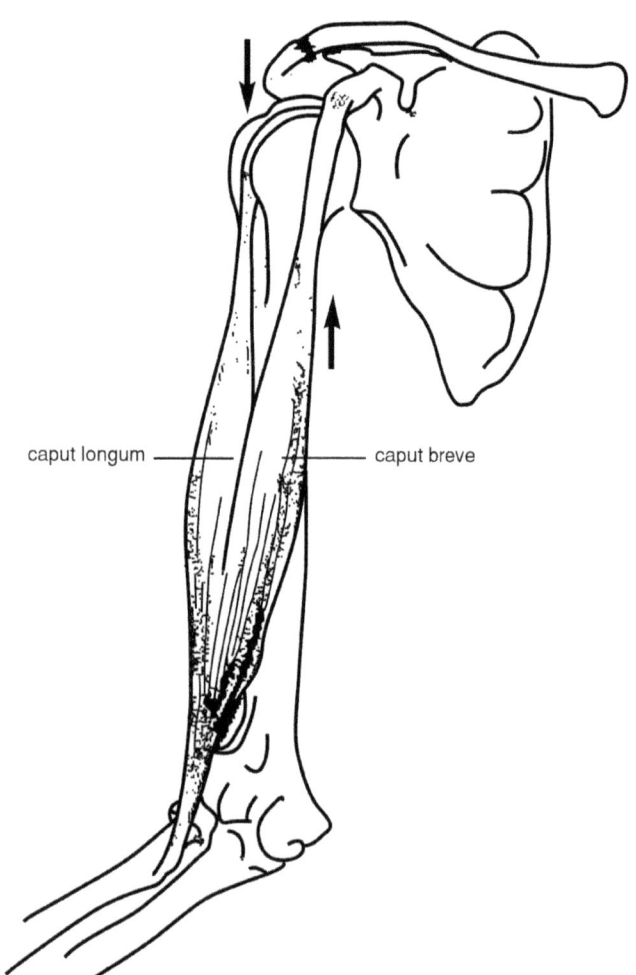

Fig. 3.2

de letsel, terwijl in veel werp- en slagsporten een chronische subluxatie naar voren kan ontstaan. Ook voor deze passieve instabiliteit is een stabiliserende ingreep mogelijk als de actieve stabilisatoren onvoldoende effect geven.
Het is van vitaal belang dat een goede diagnose wordt gesteld inzake de ernst en de lokalisatie van de blessure omdat hiervan de behandeling en een eventuele inactieve periode afhankelijk zijn.
Bij passieve instabiliteit moeten actieve stabilisatie, tapebandages en/of braces en aanpassing van de techniek als compensatie worden ingezet. Als dat onvoldoende effect sorteert, kan een stabiliserende ingreep worden overwogen. Dat zien we in de praktijk veel bij VKB-letsels gebeuren en in mindere mate bij enkelbandletsels en schouderletsels.

3.3 Spierinsufficiëntie

3.3.1 Actieve insufficiëntie

In fysiologisch opzicht heeft actieve spierinsufficiëntie alleen betrekking op polyarticulaire spieren (fig. 3.3). Deze zijn meestal niet in staat om tegelijkertijd op elk gewricht dat ze overbruggen het maximale effect teweeg te brengen.
Om een fysiologische stand van een gewricht te kunnen bewerkstelligen, moeten spieren ook tot een bepaalde stand kunnen verkorten. Indien een spier twee gewrichten overbrugt, kan hij niet in beide gewrichten de volledige bewegingsuitslag geven. Een maximale distale bewegingsuitslag geeft bijvoorbeeld proximaal een veel kleinere uitslag. In feite is de spier te 'lang' voor de samenstellende botstukken van een gewricht dat hij overbrugt.

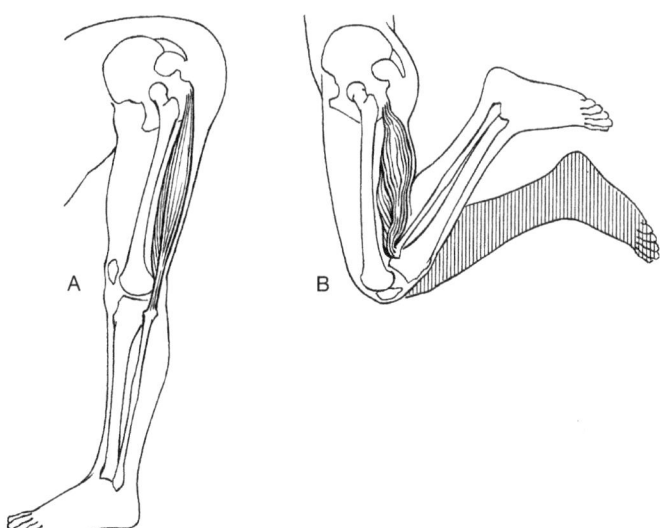

Fig. 3.3   Passieve (A) en actieve (B) insufficiëntie van de ischiocrurale spieren. In B is de maximale actieve flexiestand (ca. 120°) gearceerd aangegeven.

3.3.2 Passieve insufficiëntie

Bij passieve insufficiëntie maakt de stand van een gewricht (door factoren van buitenaf of door contractie van een andere spier met grotere hefhoogte) het een spier onmogelijk kracht uit te oefenen op origo en insertie, omdat deze stand de hefhoogte van de spier overtreft. Het betreft hier het rekvermogen van de actieve structuren. De spier is te 'kort' voor de samenstellende botstukken van een gewricht dat hij overbrugt.
Bij actieve of passieve bewegingen worden spieren (antagonisten) altijd gerekt en ze werken daardoor remmend op een beweging die door een agonist (eventueel in samenwerking met een synergist) wordt uitgevoerd. Een spier laat dus in alle gewrichten die hij overbrugt geen maximale bewegingsuitslag toe.

3.4 Soorten spierarbeid

Bij het uitvoeren van bewegingen kan een spier de volgende functies hebben:
- bewegen (agonisten);
- verhinderen van bewegingen (antagonisten, inhibitie);
- neutraliseren van ongewenste bijwerkingen van een agonist;
- assisteren van de agonist (synergisten);
- zorgen voor onbeweeglijkheid (stabiliseren).

Over het algemeen wordt echter gekeken naar het effect dat de spierarbeid heeft op de beweging die al dan niet plaatsheeft, de soort beweging en de richting ervan.

Statische spierarbeid
De spier contraheert zonder dat er beweging plaatsvindt. De spier is bevestigd aan twee op dat moment niet beweegbare punten, te weten origo en insertie. Men noemt dit isometrische (synoniem: statische) spierarbeid (contractie).
Isometrische contractie gaat vaak vooraf aan een dynamische contractie. Als we een zwaar gewicht van de grond willen tillen, moet in de spier eerst zo veel spanning opgebouwd worden dat het gewicht overwonnen kan worden. Isometrische contractie geeft een sterke trainingsprikkel voor de spier en hierdoor bereikt men snel een toename van kracht.

Isotonische spierarbeid
Isotonische spierarbeid (contractie) geeft een lengteverandering van de spier, waarbij de spanning in de spier niet verandert. Deze contractie is niet mogelijk zonder invloed van buitenaf, dus zonder invloed van de zwaartekracht.

Auxotonische spierarbeid
Hierbij verkort de spier zich, terwijl de spanning toeneemt, bijvoorbeeld bij het uitrekken van een veer.
In de praktijk is er bij een beweging altijd sprake van een combinatie van isometrische en isotonische contractie. Dit leidt tot een auxotonische contractie.

Isokinetische spierarbeid
Bij isokinetische spierarbeid wordt de weerstand over het hele bewegingstraject constant gehouden (de snelheid blijft daarbij

gelijk). Deze contractie is alleen mogelijk bij specifiek daarvoor geconstrueerde (test- en fitness-)apparatuur.

Dynamische concentrische spierarbeid
Bij dynamische concentrische spiercontracties komen origo en insertie onder weerstand naar elkaar toe (de spier wordt korter tegen weerstand in). De spier moet hierbij een kracht overwinnen en werkt als beweger of heffer van een gewicht.
Weerstand kan het eigen lichaamsgewicht zijn, een gewicht van buitenaf of de weerstand die door een sportmasseur manueel wordt gegeven. Is de weerstand zeer groot, dan kan de spier deze arbeid slechts enkele malen, onder bepaalde omstandigheden soms maar een enkele keer, herhalen. Indien een spier meerdere contracties moet maken, moet de weerstand aangepast worden. Dat wil zeggen dat hoe meer contracties de spier moet maken, des te kleiner de uitwendige weerstand mag zijn.
In de praktijk moeten bij veel dynamische concentrische bewegingen gewichten tegen de zwaartekracht geheven worden.

Dynamische excentrische spierarbeid
Bij dynamische excentrische spiercontracties gaan origo en insertie onder weerstand uit elkaar (de spier wordt langer onder weerstand). De spier moet hierbij meer kracht overwinnen, dan bij een concentrische contractie. Hierbij laat hij een gewicht vieren.
In de praktijk worden excentrische spiercontracties veelvuldig afgewisseld met concentrische contracties.

4 Skelet, hoofd en romp

Leerdoelen

Als u deze leerstof bestudeerd hebt, moet u de kenmerken en de specifieke botstukken van skelet, hoofd en romp kunnen noemen, c.q. beschrijven, in relatie tot de leerdoelen die geformuleerd zijn bij het hoofdstuk over de spieren (hoofdstuk 5).

1 Van het hoofd moet u de volgende botstukken kunnen noemen:
   - os frontale, ossa parietalia, ossa temporalia, os occipitale;
   - maxilla, mandibula, ossa nasalia.
2 Van de wervelkolom moet u:
   - de verschillende delen en het aantal wervels kunnen noemen;
   - de bochten in het frontale en sagittale vlak kunnen noemen;
   - de bouw en meest markante verschillen kennen van de verschillende groepen wervels;
   - de bouw en verschillen kennen van de eerste en de tweede halswervel.
3 Van de borstkas dient u:
   - de beenderen te kunnen noemen.

Verder moet u de meest plaatsbepalende aanhechtingspunten voor spieren op de diverse botten kort kunnen benoemen om het verloop van de spier aan te kunnen geven.

4.1 Het hoofd: botten en verbindingen

Aan het skelet van het hoofd kunnen we twee delen onderscheiden: de hersenschedel (cranium cerebrale) en de aangezichtsschedel (cranium viscerale) (fig. 4.1).

De hersenschedel bestaat uit het os occipitale, het os sphenoidale (wiggebeen) de ossa temporalia, de ossa parietalia (wandbeenderen), het os frontale, het os ethmoidale (zeefbeen), de ossa lacrimalia (traanbeenderen), de ossa nasalia (neusbeenderen) en de vormer (ploegschaarbeen).

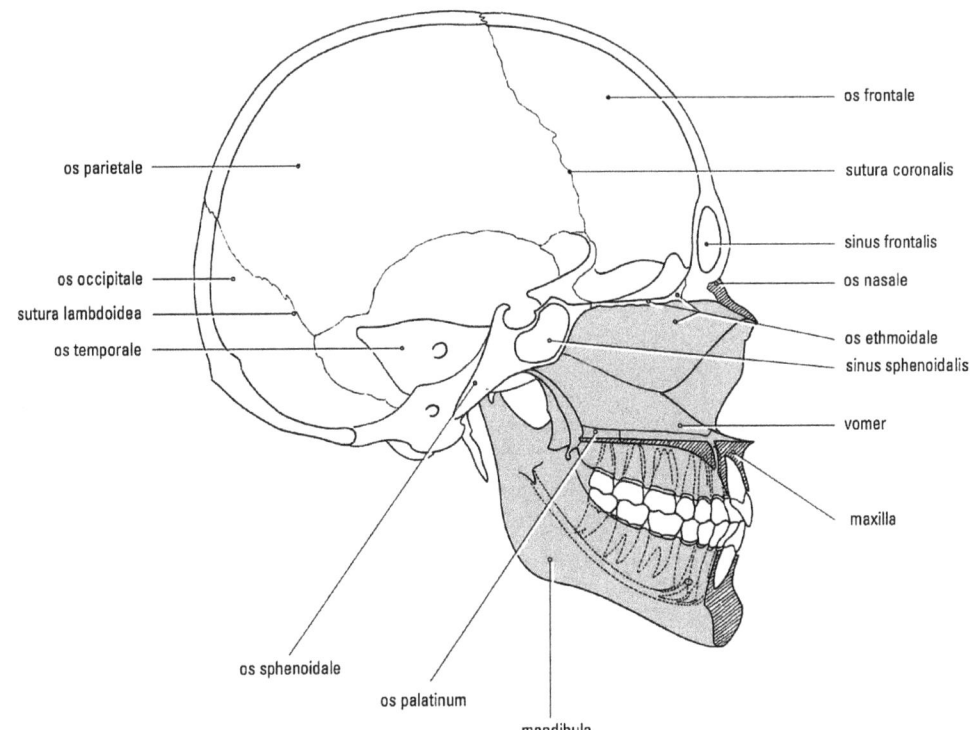

Fig. 4.1 Indeling van de schedel in neurocranium (wit) en viscerocranium (grijs).

De aangezichtsschedel bestaat uit de maxilla (bovenkaak), de concha nasalis inferior (onderste neusschelp), de ossa palatina (gehemeltebeenderen), de ossa zygomatica (jukbeenderen), de mandibula (onderkaak) en het os hyoideum (tongbeen).

Aan de schedel als geheel kunnen we de volgende delen onderscheiden:
- het achterhoofd (os occiput);
- de slapen (ossa temporalia);
- de schedelbasis (basis cranii);
- het voorhoofd (os frontale);
- de schedelnaden (suturae);
- de fontanellen (fonticuli), alleen bij kinderen;
- de jukbogen (arcus zygomaticus);
- de oogkassen (orbitae);
- de neusholte (cavum nasi);
- de mondholte (cavum oris).

De basis cranii wordt gevormd door het os occipitale, het os sphenoidale, de ossa temporalia, os ethmoidale en os frontale.

4.1.1 Mandibula

In de onderkaak kunnen we het corpus mandibulae onderscheiden en aan beide zijden een ramus mandibulae. Op die laatste bevinden zich uitsteeksels, op de voorzijde de processus coronoideus (spieraanhechtingsplaats) en naar achteren, op het stijgende deel, de processus condylaris (gewrichtsvlak). In het gebied van de angulus bevindt zich de tuberositas masseterica (aanhechting van de kauwspier).

De onderkaak vormt aan beide zijden door middel van het caput mandibulae een gewricht met het slaapbeen (art. temporomandibularis; fig. 4.2). De beweeglijkheid van dit gewricht wordt vergroot door een discus articularis.

Het ruime kapsel wordt door diverse ligamenten versterkt. De stabiliteit van het kaakgewricht is echter in sterke mate afhankelijk van de omringende spieren. De bewegingen zijn sluiten en openen van de mond, occlusie of elevatie en depressie gecombineerd met een voorwaartse translatie. Daarbij zijn de bewegingsassen niet constant. Er kunnen echter ook nog evenwijdige translatiebewegingen plaatsvinden, protractie en retractie, alsmede homo- en heterolaterale rotatie (maalbeweging).

De overige verbindingen van de schedelbeenderen zijn bindweefselverbindingen (iunctura fibrosae) of kraakbenige verbindingen (iunctura cartilaginae) die geen beweging maar wel enige vering toestaan.

4.2 Wervelkolom

De wervelkolom wordt in vijf verschillende regio's onderverdeeld (fig. 4.3):
7 halswervels (cervicale wervels), 12 borstwervels (thoracale wervels) en 5 lendenwervels (lumbale wervels). De resterende 5 heiligbeenwervels (sacrale wervels) zijn verbeend en vormen het os sacrum, evenals de 4 staartwervels (coccygale wervels), die het staartbeen (os coccygis) vormen.

4.2.1 Functionele anatomie van de wervelkolom

De wervelkolom is zeer duidelijk gevormd door de bijzondere lichaamshouding en manier van voortbewegen. Het voortbewegen, dat uitsluitend door de onderste extremiteiten plaatsvindt, en de opgerichte houding alsmede het staan met gestrekte knieën hebben dit orgaancomplex het samenspel tussen statiek en dynamiek opgedrongen.

Zijn functionele elementen, de bewegingssegmenten, moeten zowel stevigheid geven, als bewegingen mogelijk maken. Als we de wervelkolom als geheel bekijken, dan is hij te vergelijken met een functioneel kogelgewricht (vanuit het bekken gezien is beweging in alle richtingen mogelijk).

De bewegingsuitslag is het grootst in het cervicale gedeelte van de wervelkolom, omdat daar het hoofd bewogen moet worden. De stevigheid is het grootst in het lumbale gedeelte, omdat het gewicht van romp en ledematen hier op rusten. Dit samenspel tussen beweging en stevigheid heeft ook betrekking op de tussenwervelschijven, het bandapparaat, de rugmusculatuur en het bindweefselapparaat of de fascia thoracolumbalis. De rugmusculatuur is niet alleen functioneel, maar ook anatomisch verbonden met de buikmusculatuur.

De functionele bochten van de wervelkolom – de lordosen en

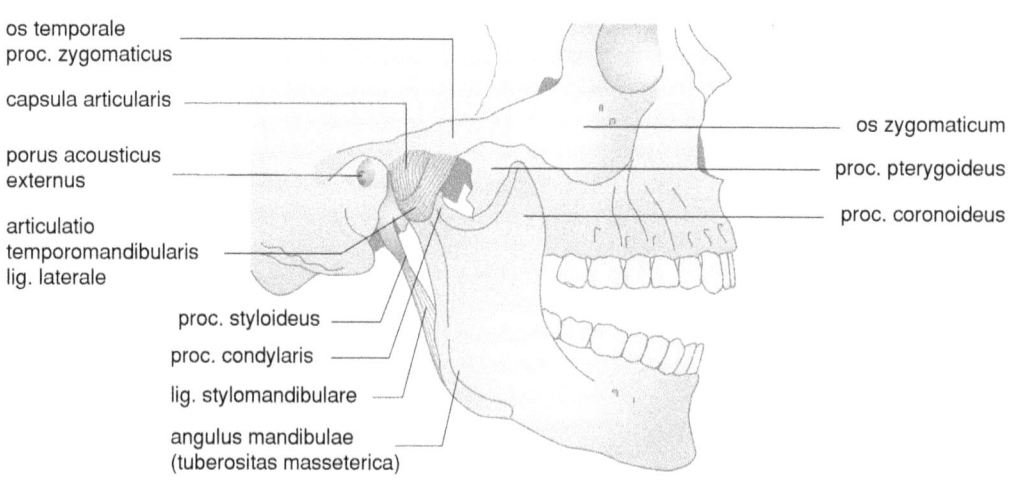

Fig. 4.2 *Kraakgewricht, articulatio temporomandibularis, van lateraal.*

4 SKELET, HOOFD EN ROMP

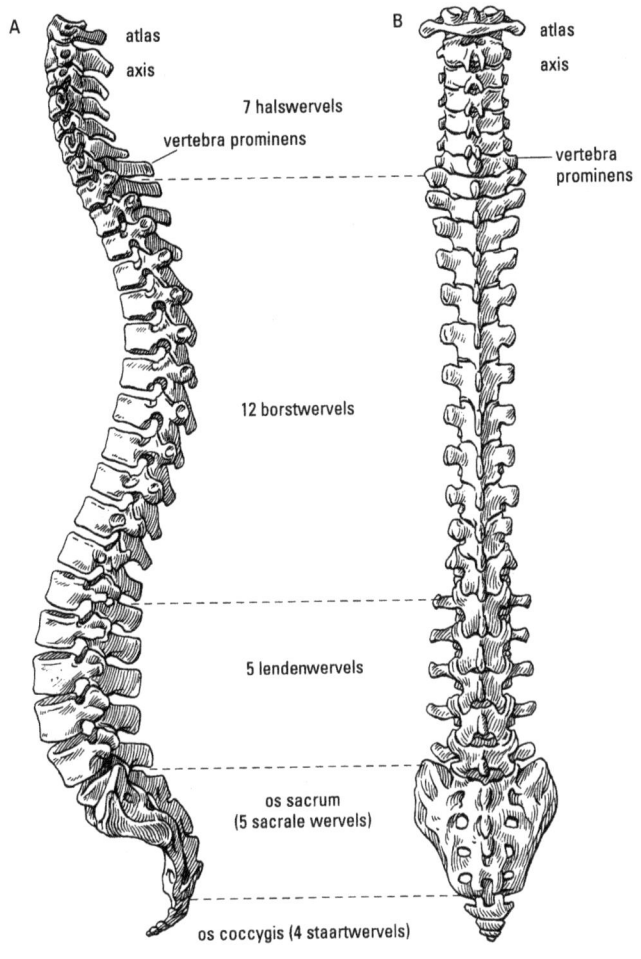

Fig. 4.3   De wervelkolom. A: Lateraal aanzicht. B: Dorsaal aanzicht.

Twee overlangse spierbundels aan weerszijden van de processi spinosi, die in een 'osteofibreus kanaal' liggen, vervolmaken de stevigheid (statiek) mede door hun mogelijkheid om sterk te contraheren.
Ondanks dit alles verkeert de wervelkolom door de (on)balans van de opgerichte houding in een labiel evenwicht.

4.2.2 De belangrijkste taken van de wervelkolom

De wervelkolom geeft steun aan de bekkengordel (pelvis) en aan de schoudergordel. In het wervelkanaal bevindt zich het ruggenmerg (medulla spinalis), dat tot ongeveer de tweede lendenwervel loopt. Verder is de wervelkolom een 'reservoir' voor het rode beenmerg dat voor de aanmaak van bloedlichaampjes (erytrocyten en leukocyten) zorgt.
De wervelkolom moet de ene keer beweeglijk zijn, terwijl een andere keer een starre wervelkolom vereist wordt. De beweeglijkheid van de wervelkolom vindt haar oorzaak in de constructie ervan: een veelvoud van afzonderlijke elementen is met elkaar verbonden. De wervelkolom ontleent zijn stabiliteit aan banden en spieren, die als speciale tuien (scheerlijnen) werken. De wervelkolom wordt dan ook doorgaans vergeleken met de mast van een schip, met het bekken als vaste punt. De ra's worden voorgesteld als de bekkenring en de schoudergordel. Recht en schuin verlopende 'spierstrengen' zorgen voor de rechte stand van de wervelkolom in het frontale vlak. Wanneer we op twee benen staan, moet de spierspanning rechts en links in balans zijn. Heffen we een enkel been dan zal aan die zijde het bekken enigszins kantelen. De spieren, aangestuurd door het centrale zenuwstelsel, zorgen ervoor dat de wervelkolom zich aanpast aan deze situatie en in evenwicht blijft.

kyfosen – verlenen de wervelkolom als steun voor het hoofd en de romp, zijn belangrijkste eigenschap: stevigheid zonder starheid. Elke wervelkolom vertoont in het frontale vlak ook lichte krommingen. Zo'n kromming noemen we scoliose.
De functie van de wervelkolom als 'draagmast' of assenskelet van het lichaam komt het beste tot zijn recht door de stevigheid, die bereikt wordt door de naar caudaal steeds steviger ontwikkelde lichamen van de wervels. Een overwegend uit straf collageen bindweefsel gevormd bandapparaat geeft hier extra steun aan.

4.3 De bouw van een wervel (vertebra)

Bij alle wervels kunnen we dezelfde grondvorm herkennen. Deze vorm zal zich in de verschillende regio's van de wervelkolom aanpassen aan de heersende belastingen en omstandigheden. De wervel bestaat uit een lichaam (corpus), een boog (arcus) en uitsteeksels (processi, fig. 4.4).

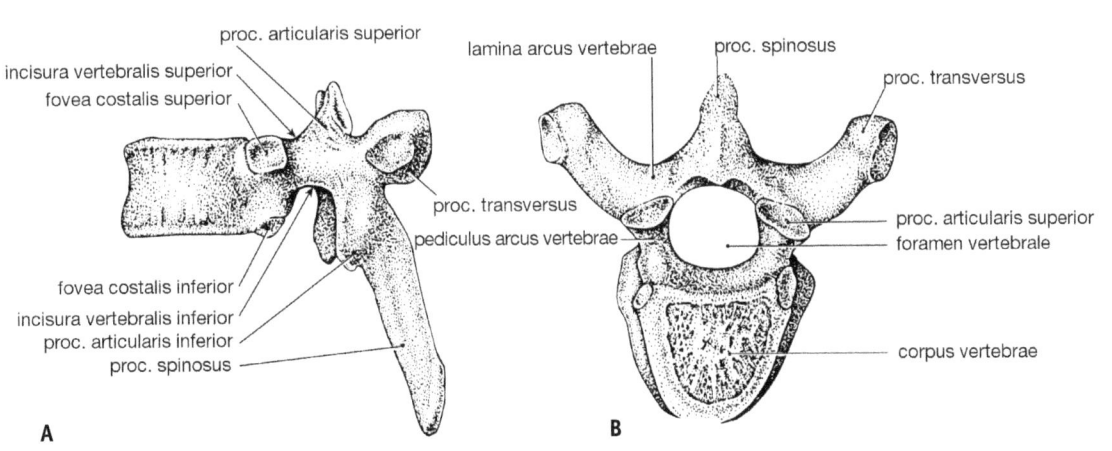

Fig. 4.4
Lateraal aanzicht (A) en bovenaanzicht (B) van de 6e borstwervel.

4.3.1 Het wervellichaam (corpus vertebrae)

Het wervellichaam heeft in beginsel een cilindrische vorm waarvan de hoogte groter is dan de breedte. Het wervellichaam, dat een onvolledig verbeende naar boven gerichte (craniale) en een naar onder gerichte (caudale) compactalaag bezit, is meestal verbonden met de tussenwervelschijf. Het wervellichaam wordt het meeste belast en hoe lager men komt, hoe groter deze belasting is. De beenbalkjes in de spongiosalaag zijn afhankelijk van de krachtlijnen van de belasting gerangschikt.

4.3.2 De wervelboog (arcus vertebrae)

De wervelbogen hebben vooral als taak het ruggenmerg te beschermen. De afzonderlijke bogen zijn door gewrichtsbanden (ligamenten) met elkaar verbonden en vormen op die manier het ruggenmergkanaal. Op de achterzijde van elke boog bevindt zich het doornuitsteeksel (processus spinosus) en aan iedere zijkant een dwarsuitsteeksel (processus transversus).
We onderscheiden verder aan iedere zijde twee paar gewrichtsvlakken die een gewricht vormen met de erboven en eronder gelegen wervels (vertebrae). Gezamenlijk dienen de uitsteeksels niet alleen als aanhechting voor de spieren, maar ook als hefboom voor de bewegingen van de wervelkolom. De wervelkolom vormt een dorsaal gelegen as, waartoe ook de schedel (cranium) gerekend wordt.
De diverse wervelgaten (tussen wervellichaam en wervelboog) boven elkaar vormen het wervelkanaal (canalis vertebralis), dat bescherming geeft aan het ruggenmerg. Tussen twee opeenvolgende wervels bevinden zich openingen (foramina intervertebralia) waardoorheen de motorische zenuwen naar buiten treden.

De wervelkolom zorgt ervoor dat het hoofd goed uitgebalanceerd is.
Aan de thoracale wervelkolom zijn de ribben (costae) bevestigd, die de borstkas (thorax) vormen.

4.3.3 Gewrichtsuitsteeksels

De stand van de gewrichtsvlakken (facetgewrichtjes) bepaalt welke bewegingen in dat gebied van de wervelkolom mogelijk zijn. Zonder deze facetgewrichtjes, dat wil zeggen alleen door de verbinding met de tussenwervelschijf, zou de wervelkolom zich in elke richting kunnen bewegen. Nu hangt de feitelijke bewegingsruimte af van de stand van de facetgewrichtjes. Deze stand is in elk gebied van de wervelkolom (hals of cervicaal, borst of thoracaal en lende of lumbaal) anders. Dat wil zeggen dat elk gedeelte van de wervelkolom ook zijn eigen specifieke bewegingsmogelijkheid heeft.

4.3.4 De tussenwervelschijf

De tussenwervelschijf (de discus intervertebralis) heeft twee verschillende functies. De discus bestaat uit een kern (nucleus pulposus) en een omliggende ring van vezelige kraakbeenlamellen (fig. 4.5).
We kunnen ons de tussenwervelschijf voorstellen als een met water gevulde ballon die onder een bepaalde druk (spanning) staat. De kern heeft de neiging een kogelachtige vorm aan te nemen en heeft daardoor min of meer de functie van een kogellager die bewegingen in alle richtingen mogelijk maakt. Verder wordt de kern zo onder druk gehouden, dat er tussen de verschillende wervellichamen de nodige afstand blijft.

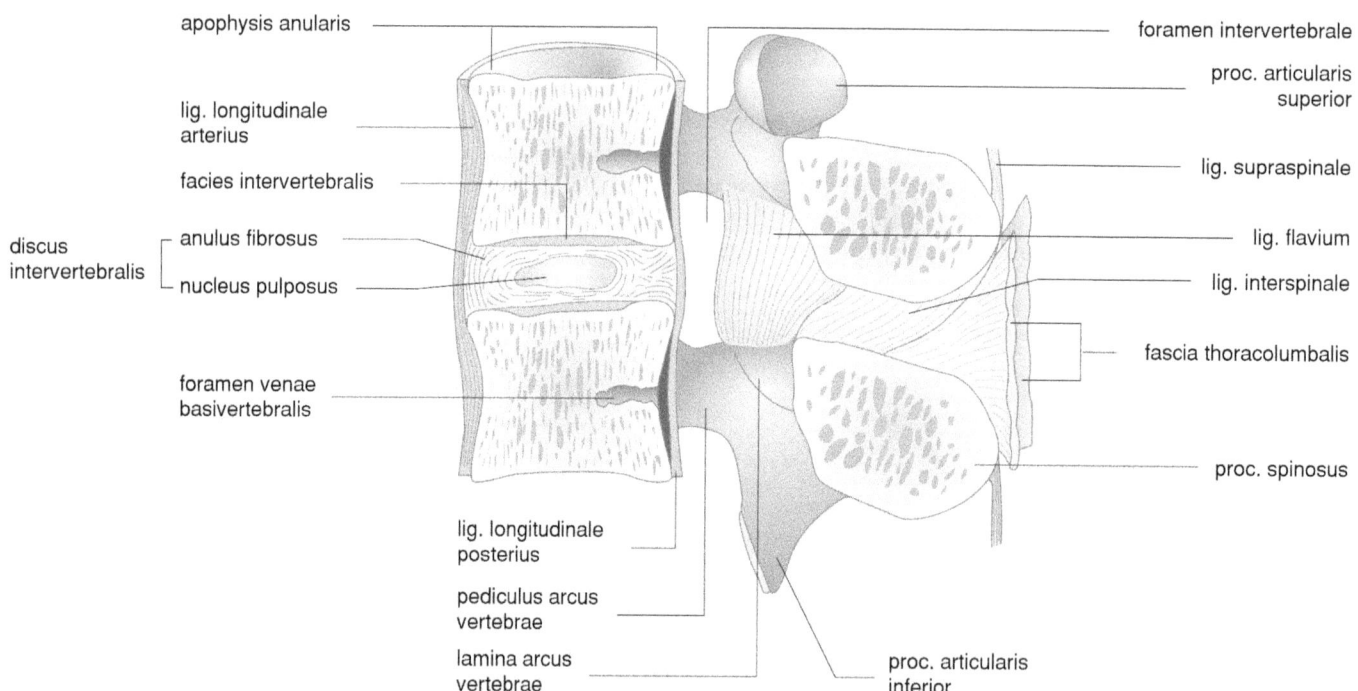

Fig. 4.5   Lumbaal bewegingssegment, schematisch, mediane doorsnede (100%).

De vezels van de bindweefselring (anulus fibrosus) werken tegengesteld aan de druk van de kern, zij houden de wervellichamen op hun plaats. Dit gebeurt met behulp van de zwaartekracht, de gewrichtsbanden (ligamenten) en de spanning van de rugspieren. Het buitenste gedeelte van de tussenwervelschijf is als het ware 'verankerd' aan het hyalien kraakbeen van de wervellichamen. Hierbij ontstaat een soort 'kraakbenig gewricht' (synchondrose). De vezels van de individuele vezelringen verlopen schuin boven elkaar, als een verschuifbaar hek. De buitenste vezels hechten aan het bot van het wervellichaam, de binnenste aan de oppervlakkige kraakbeenlaag van het wervellichaam. De richting van de vezellagen geeft spanning in iedere bewegingsrichting en zorgen daardoor voor een tijdige begrenzing.

Bij een normaal bewegingspatroon verloopt dit systeem goed en draagt het zorg voor een goede stabiliteit tussen de segmenten. De ring geeft een goed gesloten 'skelet'. De druk die op de tussenwervelschijven inwerkt, is aanzienlijk en neemt van boven naar beneden steeds toe. De krachten die loodrecht (axiaal) op de tussenwervelschijf werken, kunnen echter goed verdragen worden. De kern zorgt voor een evenredige verdeling van krachten. Bij bewegingen oefent de kern druk uit in de richting van de minst belastende zijde.

Na verloop van jaren wordt de spanning van de nucleus steeds minder en gaat de vezelring kleine scheurtjes vertonen. Daardoor gaat de stabiliteit van de wervelkolom achteruit en wordt het systeem minder elastisch.

De tussenwervelschijf is niet doorbloed en moet door diffusie gevoed worden. Door druk en zuigwerking krijgt de kern een verplaatsing van vloeistof en daarmee voeding. De tussenwervelschijf is voor de voeding dus gebaat bij beweging. Bewegingsarmoede en onfysiologische bewegingen kunnen het natuurlijk verouderingsproces van de tussenwervelschijf eerder op gang brengen en het degeneratieproces versnellen.

4.4 Gewrichtsbanden van de wervelkolom

Bij de wervelkolom treffen we twee lange gewrichtsbanden (ligamenten) aan die voor, respectievelijk achter het wervellichaam lopen, namelijk de voorste lengteband (ligamentum longitudinale anterius) en de achterste lengteband (ligamentum longitudinale posterius).

De voorste lengteband overspant de tussenwervelschijven zonder er zich aan vast te hechten. De achterste lengteband met zijdelingse vertakkingen hecht aan de tussenwervelschijven vast. Deze ligamenten worden op spanning gehouden door de spanning van de tussenwervelschijven. Hierdoor wordt de wervelkolom een elastisch geheel. Ook leveren deze ligamenten hun aandeel bij de stand van de wervelkolom met zijn bochten.
Verder zijn er nog diverse segmentale banden (fig. 4.5).
Het ligamentum flavum, dat voor een groot gedeelte uit elastische vezels bestaat, vormt de dorsale begrenzing van het wervelkanaal. Het zwaartepunt van het lichaam, dat voor de wervelkolom ligt, zal dit ligament op spanning brengen. Bij het vooroverbuigen trekt het de wervelkolom weer in de normale stand en ontlast het daardoor de rugmusculatuur. Centraal en lateraal bedekt het ligament de gewrichtsvlakjes van de facetgewrichten.

Tussen de processi transversi en spinosi lopen nog meer ligamenten. De vezelrichting van de ligamenten tussen de processi is schuin. Dit houdt in, dat zowel bij flexie als extensie steeds delen van de ligamenten op spanning komen en de beweging beperken. Alle ligamenten zorgen voor een goede passieve stabiliteit, die mechanisch gezien zwaar belast kan worden.

Men kan zeggen dat de voorste pijler, bestaande uit de wervellichamen, het dragende gedeelte van de wervelkolom vormt en dat de achterste pijler die uit de bogen en de uitsteeksels bestaat, het dynamische deel van de wervelkolom vormt.

4.5 Het bewegingssegment

We kunnen het bewegingssegment onderscheiden in een passief en een actief bewegingssegment. Tot een bewegingssegment rekenen we de helft van het boven- en onderliggende wervellichaam, de daartussen liggende discus, het wervelgat (foramen intervertebrale), de facetgewrichtjes en de ertussen liggende ligamenten. De voorste en achterste pijler vormen een functionele eenheid.

We kunnen iedere wervel vergelijken met een hefboom, waarbij het draaipunt gevormd wordt door de discus intervertebrale. Deze vormt het stabiliserende element in het bewegingssegment. In een normale toestand zal door de 'zweldruk' van de discus en de spanning van de ligamenten een evenwicht bestaan. Ook een aantal rugspieren speelt een belangrijke rol bij de krachtenbalans en de stabiliteit van het bewegingssegment.

4.6 De regio's van de wervelkolom

4.6.1 Het os sacrum

Het heiligbeen (os sacrum) is ontstaan uit de verbening van de vijf heiligbeenwervels (vertebrae sacrale, zie fig. 4.6). De sterke zijkanten vormen gewrichtsvlakken (fascies auricularis), die samen met een gewrichtsvlak van het darmbeen (os ilium), het gewricht vormen tussen heiligbeen en het darmbeen: het sacro-iliocale gewricht (SI-gewricht).

In de dorsale zijde van het os sacrum bevindt zich het canalis sacralis. Het duurt ongeveer tot het vijfentwintigste levensjaar voordat de sacrale wervels totaal verbeend zijn. Tot die tijd blijft het een beweeglijk deel. Daar moet men bij het testen van het SI-gewricht rekening mee houden.

Stand van het os sacrum
Het os sacrum neigt naar ventraal in het bekken. De hoek die het gewrichtsvlak (gewricht tussen sacrum en de 5e lumbale wervel) met de horizontale as maakt, is 30°.

Het SI-gewricht
Het sacro-iliacale gewricht is een nagenoeg onbeweeglijk gewricht (amphiartrose), wat wil zeggen dat er weinig, maar toch wel duidelijk functionele beweging in mogelijk is. Er liggen geen spieren omheen die het gewricht geïsoleerd kunnen bewegen.

Het gewrichtsvlak ligt ver in het bekken en de randen ervan zijn nauwelijks te palperen. Het verloop van dit gewrichtsvlak komt bij benadering in het sagittale vlak. Het gewrichtskraakbeen (verschillend van bouw en dikte) bestaat aan de zijde van het os sacrum uit hyalien kraakbeen en aan de zijde van het darmbeen (os ilium) uit vezelig kraakbeen.

De gewrichtsvlakken zijn niet congruent. Het verloop van de gewrichtsspleet verandert steeds, zowel in het frontale als in het sagittale vlak. Bij de beoordeling van het SI-gewricht hebben we feitelijk te maken met twee SI-gewrichten en hun samenhang met de schaambeenvoege (symfyse), waar de krachtlijnen van belasting en beweging bijeenkomen.

Bewegingen in het SI-gewricht
Bij de bewegingen in het SI-gewricht kan het heiligbeen (sacrum) zich ten opzichte van het darmbeen (ilium) naar voren of naar achteren verplaatsen. Dit gebeurt in feite om een frontale en transversale as ter hoogte van S2. In het naar voren buigen wordt de schaambeenvoege (symfyse) iets uit elkaar gedrukt. Bij het naar achteren buigen worden de gewrichtsvlakken van het SI-gewricht tegen elkaar geperst. De bewegingen worden op de eerste plaats geremd door het sterke bandapparaat.

Omdat we twee SI-gewrichten hebben, is ook een beweging mogelijk om een diagonaal verlopende as. Een eenzijdige verschuiving in een van de gewrichten geeft in het algemeen een verwringing in het bekken door een disbalans van krachten.

De ligamenten van het SI-gewricht
Het gewrichtskapsel is versterkt door sterke gewrichtsbanden (ligamenten), waarbij de dorsale bandstructuren het meest ontwikkeld zijn. De innervatie komt uit de lende (lumbale) en de bovenste heiligbeensegmenten (sacrale segmenten). De banden (ligamenten) staan slechts kleine verschuivingen van de wervelkolom en het heiligbeen (sacrum) toe. De meeste stabilisatie van het heiligbeen (sacrum) en van het lumbale gedeelte van de wervelkolom worden door een bepaald aantal ligamenten gegeven. Zij verankeren het os sacrum ten opzichte van het bekken, maken het tot een functionele eenheid en voorkomen bij het bewegen een achteroverkantelen. Vanaf de buitenzijde stralen de vezels van de grote bilspier (m. gluteus maximus) uit in het gewrichtskapsel. Deze spier geeft daardoor als enige stabilisering bij een instabiel SI-gewricht.

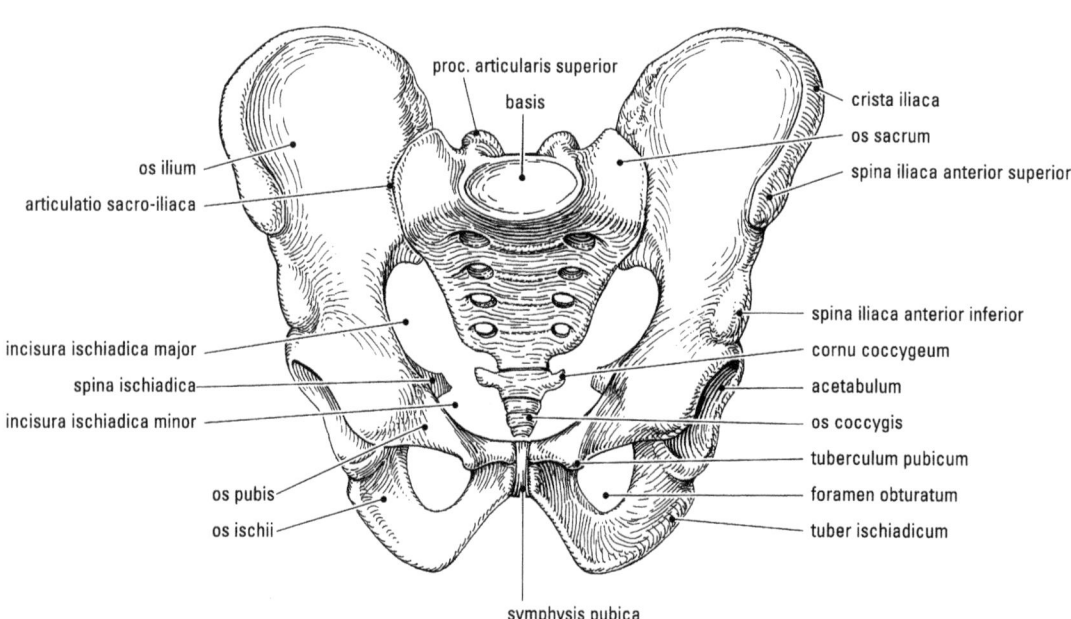

Fig. 4.6
Het skelet van het bekken.

4.6.2 Het lumbale gedeelte van de wervelkolom

De wervellichamen hebben, naarmate ze meer naar beneden (caudaal) liggen, steeds een zwaardere last te dragen. Daardoor zijn de wervellichamen op die plaatsen ook sterker ontwikkeld. De doornuitsteeksels (proc. spinosi) zijn in het lumbale gedeelte van de wervelkolom eveneens sterk ontwikkeld en goed te palperen. Aan de dwarsuitsteeksels (proc. transversi) hechten vele kleine rugspieren.

De lumbosacrale overgang

De lumbo-sacrale hoek wordt gevormd door een lijn van het bovenste vlak van de 5e lumbale wervel en het horizontale vlak. Gemiddeld bedraagt deze hoek 30°. De mate waarin het bekken gekanteld staat (bekkenhellingshoek), wordt bepaald door de hoek tussen de lijn van de voorzijde van het heiligbeen (promontorium) naar de voorzijde van de darmbeenvoege (symfyse) en het horizontale vlak. Gemiddeld bedraagt deze 60°.

Stand van de facetgewrichten

De facetgewrichtjes staan voor het grootste gedeelte in het sagittale vlak, maar ze convergeren naar anterior. Hieruit volgt dat ventrale en dorsale flexie het beste uitgevoerd kunnen worden, terwijl rotatie om een verticale as nauwelijks uitvoerbaar is, zodat bij rotatie van de romp het bekken mee roteert. De facetgewrichtjes naar het os sacrum staan weer enigszins frontaal, dit om te verhinderen dat het gewicht van de romp 'doorzakt'.

Lumbale wervelkolom als functionele eenheid

Het bekken is als het ware geschakeld tussen de beide heupgewrichten (articulatio coxae) en de wervelkolom (columna vertebralis). Bij een beweging van het bekken volgt een vanzelfsprekende reactie in zowel de wervelkolom als in beide heupgewrichten. Van belang hierbij is of de benen het vaste punt vormen en daarentegen het bekken beweegt, of dat het been in een bepaalde zwaaifase over het heupgewricht heen een verdere beweging in de wervelkolom veroorzaakt. Het bekken is opgenomen in bewegingsketens die op het bovenbeen (femur) samenkomen en beide botstukken ten opzichte van elkaar bewegen of in welke positie dan ook stabiliseren.

In stand gaat de bewegingsas door de heupgewrichten. Als de zwaartelijn van de romp zowel door het os sacrum als door beide heupgewrichten gaat, bevindt het lichaam zich in een evenwicht.

Het sagittale vlak. Als het bovenbeen (femur) gefixeerd is, dan bewerkstelligt contractie van bepaalde spieren een vooroverkanteling van het bekken, een buiging (flexie) in het heupgewricht en gelijktijdig een versterking van de lumbale lordose, dat wil zeggen een strekking (extensie) van de wervelkolom. De spieren die hierin het grootste aandeel hebben met een gunstige hefboomwerking voor een vooroverkanteling zijn m. tensor fasciae latae, m. iliopsoas, m. sartorius en m. rectus femoris.

Als het bekken achteroverkantelt, dan wordt in het algemeen het heupgewricht gestrekt en de wervelkolom gebogen, wat wil zeggen dat de lordose wordt afgevlakt. De spieren die deze beweging uitvoeren, zijn op de eerste plaats de buigspieren van de achterzijde van het bovenbeen (ischiocrurale spieren – hamstrings) en de rechte buikspier (m. rectus abdominis).

4.6.3 Thoracale wervelkolom en borstkas

De wervellichamen neigen naar een driehoekige vorm. In vergelijking met de lumbale wervelkolom zijn de lichamen iets hoger. In tegenstelling tot de cervicale en lumbale wervels is het wervelgat rond.

De doornuitsteeksels (processi spinosi) liggen dakpansgewijs boven elkaar. Bij palpatie moet men er op bedacht zijn, dat wanneer men het processus spinosus gepalpeerd heeft, de facetgewrichten twee tot drie vingerbreedtes erboven liggen. De dwarsuitsteeksels (processi transversi) hebben gewrichtsvlakken die gewrichten vormen met de ribben (articulationes costovertebrales).

Gewrichtsuitsteeksels

De gewrichtsuitsteeksels bestaan uit gewrichtsvlakken, voorzien van een laag kraakbeen, die ongeveer in het frontale vlak gerangschikt zijn. Zij convergeren naar posterior. Van bovenaf gezien staan ze ongeveer 60° gedraaid. Wat betreft het bewegingspatroon zijn rotatie en lateroflexie het beste uit te voeren, in tegenstelling tot ventrale en dorsale flexie (retroflexie), die nagenoeg onmogelijk zijn. Ventrale flexie is wel goed te combineren met lateroflexie en rotatie naar dezelfde zijde, terwijl retroflexie (extensie) en lateroflexie naar dezelfde zijde, en rotatie naar de contralaterale zijde het beste uit te voeren zijn. Indien men in beide gevallen de lateroflexie en de rotatie omgekeerd uitvoert, wordt de beweging al zeer snel beperkt.

Stabilisatie van de thoracale wervelkolom

Indien men de thorax (borstkas) van een viervoeter bekijkt, dan kan men die vergelijken met de kiel van een schip. Dit betekent dat de thorax bij iedere stap op basis van zijn eigen gewicht weer in zijn uitgangspositie terugkeert. In opgerichte stand bij de mens ligt dit punt echter duidelijk anders. De thoracale wervelkolom ligt naar voren in de borstkas. De ribben (costae) buigen zich naar dorsaal en lateraal. Hierdoor kunnen inwendige organen ook naast de wervelkolom liggen. Hierdoor wordt een betere gewichtsverdeling verkregen alsmede betere 'momenten' voor de ademhaling. De wervellichamen worden tussen de ribben op hun plaats gehouden, zoals we ook zien bij een 'bladveerconstructie', en daardoor ontstaat stabiliteit voor de thoracale wervelkolom. Van wezenlijk belang hierbij zijn de intercostale spieren (mm. intercostales).

Costae en articulationes

De ribben (costae) bestaan uit een corpus (lichaam), collum (hals) en caput (hoofd). Het collum dient min of meer als de as voor de adembewegingen. Aan het sternum onderscheidt men het manubrium sterni, het corpus en het processus xiphoideus.

Het manubrium sterni heeft gewrichtsvlakken respectievelijk voor het gewricht tussen sternum en clavicula (art. sternoclaviculare) en tussen het manubrium sterni en de eerste rib (costa 1).

Het corpus heeft gewrichtsvlakjes voor een verbinding met het kraakbeen van de eerste zeven ribben. De negende en tiende rib zijn onderling door kraakbeen verbonden (valse ribben) en zitten door middel van kraakbeen vast aan de zevende rib. De elfde en twaalfde costa hebben geen verbinding met het corpus en eindigen open. Ze worden ook wel zwevende ribben genoemd. Het caput van de costa vormt een gewricht met het corpus vertebrae. Het gewricht wordt in feite gevormd tussen de onderzijde van een wervel met de bovenzijde van de eronder liggende wervel en met de ertussen liggende discus intervertebralis. Ook wordt nog een gewrichtje gevormd door een gewrichtsvlakje op het collum met het gewrichtsvlak op de processus transversus.

4.6.4 De cervicale wervelkolom

We kunnen onderscheid maken tussen de wervels die gewrichten vormen met het hoofd (os occipitale), de atlas en de axis, en het onderste deel van de cervicale wervelkolom.
De gewrichten van het hoofd zijn enig in hun soort. Ze vormen samen met hun talrijke receptoren een bijzonder zintuig. In feite werken zes gewrichten samen.
In de eerste beide segmenten treffen we geen tussenwervelschijf aan. Zij dragen het volledige gewicht van het hoofd. Het occipitale heeft convexe (bolle) condylen die op de bovenste gewrichtsvlakken van de atlas rusten.

Halswervels

De eerste halswervel (de atlas), de tweede (de axis of draaier) en de zevende (de vertebra prominens) kunnen we onderscheiden van de overige halswervels. Tussen de derde en de zesde halswervel bestaan slechts weinig verschillen. Het wervellichaam (corpus vertebrae) loopt naar achter door in de wervelboog (arcus vertebrae). Hierop ligt craniaal de processus articularis superior (het bovenste gewrichtsuitsteeksel) en caudaal de processus articularis inferior (het onderste gewrichtsuitsteeksel).
De gewrichtsuitsteeksels dragen de gewrichtsvlakken, de fascies articulares, waarvan de bovenste dorsaal en de onderste ventraal gericht is. De wervelboog draagt een naar achteren gericht doornuitsteeksel, de processus spinosus, die bij de derde tot zesde halswervel aan de top in tweeën is gesplitst. Tussen lichaam en boog bevindt zich het bij halswervels relatief grote wervelgat (foramen vertebrale). Aan de zijkant ligt links en rechts een dwarsuitsteeksel (processus transversus). De dwarsuitsteeksels ontstaan ieder uit de aanleg van een wervel en een rib (rudiment). Aan de processus transversus kunnen we bovendien een voorste knobbel, tuberculum anterius en een achterste knobbel, tuberculum posterior, onderscheiden. Het tuberculum anterius van de zesde halswervel kan zeer groot zijn en wordt tuberculum caroticum genoemd. De zevende halswervel heeft een grote processus spinosus die opvalt als eerste, door de huid heen tastbare processus spinosus van de wervelkolom. Hij wordt daarom ook wel vertebra prominens genoemd.

De atlas

De atlas (1e halswervel) verschilt sterk van de andere halswervels door het ontbreken van het corpus. Er zijn daarom twee bogen, de arcus anterior en de arcus posterior (fig. 4.7). Bij beide bogen bevindt zich in het mediaansagittale deel altijd een klein knobbeltje, respectievelijk het tuberculum anterius en het tuberculum posterius. Het tuberculum posterius is dikwijls zeer zwak ontwikkeld. Aan de zijkant van het bij deze wervel grote foramen vertebrale ligt aan iedere zijde een fovea articularis superior en een fovea articularis inferior. Het bovenste gewrichtsvlak is hol, het onderste bijna vlak.
Dikwijls is de fovea articularis superior in tweeën gedeeld. Het onderste gewrichtsvlak is vlak of iets uitgediept en bijna cirkelvormig. Aan de binnenzijde van de arcus anterior ligt de fovea dentis met een gewrichtsvlak.

De axis

De axis (2e halswervel) onderscheidt zich van de derde tot zesde halswervel door de dens axis, de tand van de draaier (fig. 4.8). Het lichaam van de draaier draagt namelijk op zijn craniale vlak een tandvormig uitsteeksel, de dens axis die in een afgeronde top, de apex dentis eindigt. Aan het voorvlak van de tand ligt een duidelijk gewrichtsvlak, de fascies articularis anterior. De zijdelingse gewrichtsvlakken hellen lateraalwaarts omlaag. Het zwak ontwikkelde dwarsuitsteeksel, de processus transversus, bevat een foramen processus transversi. De vorm van de zijdelingse gewrichtsvlakken is iets meer gecompliceerd. De processus spinosus is krachtig en eindigt vaak, maar niet altijd in een tweedelige top.

Stand van de gewrichtsvlakken

De gewrichtsvlakken van de halswervels liggen dorsaal en lateraal van het corpus. De vlakken hebben een typische stand. Ze zijn gezien vanaf het transversale vlak 45° naar dorsaal gedraaid. Hieruit komen niet te vermijden combinaties van bewegingen voort. Bij dorsale flexie (retroflexie, extensie) van het hoofd glijden de gewrichtsfacetten in elkaar (convergerende

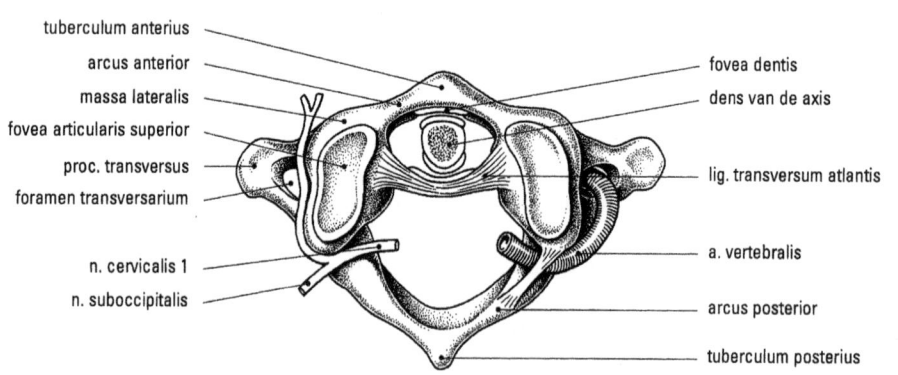

Fig. 4.7 Bovenaanzicht van de atlas.

4 SKELET, HOOFD EN ROMP

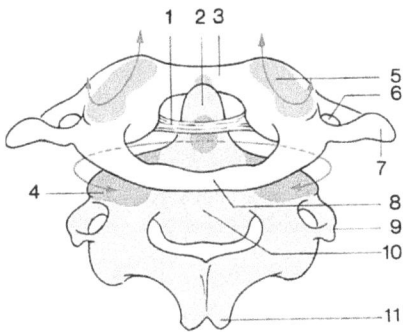

Fig. 4.8 Eerste en tweede halswervel, hier met een kunstmatige tussenruimte weergegeven. De pijlen geven de voornaamste bewegingsmogelijkheden aan. (1) lig. transversum atlantis; (2) dens axis; (3) arcus anterior atlantis; (4) articulatio atlantoaxialis; (5) articulatio atlanto-occipitalis; (6) foramen transversarium voor de vertebralis; (7) massa lateralis atlantis; (8) arcus posterior atlantis; (9) processus transversus axis; (10) corpus vertebrae van de axis; (11) processus spinosus van de axis.

beweging), bij ventrale flexie glijden ze uit elkaar (divergerende beweging). Bij lateroflexie zien we gelijktijdig retroflexie (extensie) en een begeleidende rotatie naar dezelfde zijde.

4.7 Borstkas

De borstkas wordt gevormd door de thoracale wervelkolom (zie hierboven), de ribben (costae) en het borstbeen (sternum, zie fig. 4.9).

4.7.1 Sternum

Het sternum is een ventraal in de mediaanlijn gelegen bot, dat uit drie delen bestaat:
- het manubrium (handvat) sterni, dat aan de bovenzijde de incisura iugularis vertoont, geflankeerd door twee incisura claviculares; direct caudaal daarvan de incisura costalis I en aan de onderrand een deel van de incisura costalis II;
- corpus (lichaam) sterni, gemarkeerd door de incisurae costales II tot en met VII;
- processus xiphoideus (zwaardvormig uitsteeksel), dat pas op oudere leeftijd verkalkt.

4.7.2 De costae

De romp bezit twaalf paar ribben die in twee categorieën worden beschreven:
- costae verae (ware ribben), de bovenste zeven paar, met aan de voorzijde de extremitas sternalis, vervolgens het corpus costae en aan de achterzijde het tuberculum costae uitlopend in het caput costae;
- costae spuriae (valse ribben), de onderste vijf paar, die niet direct met het sternum zijn verbonden; de twee meest caudale ribben zijn zelfs zwevende ribben (costae fluctuantes).

Op de eerste rib bevindt zich het tuberculum m. scaleni anterioris, aan de tweede rib de tuberositas m. serrati anterioris.

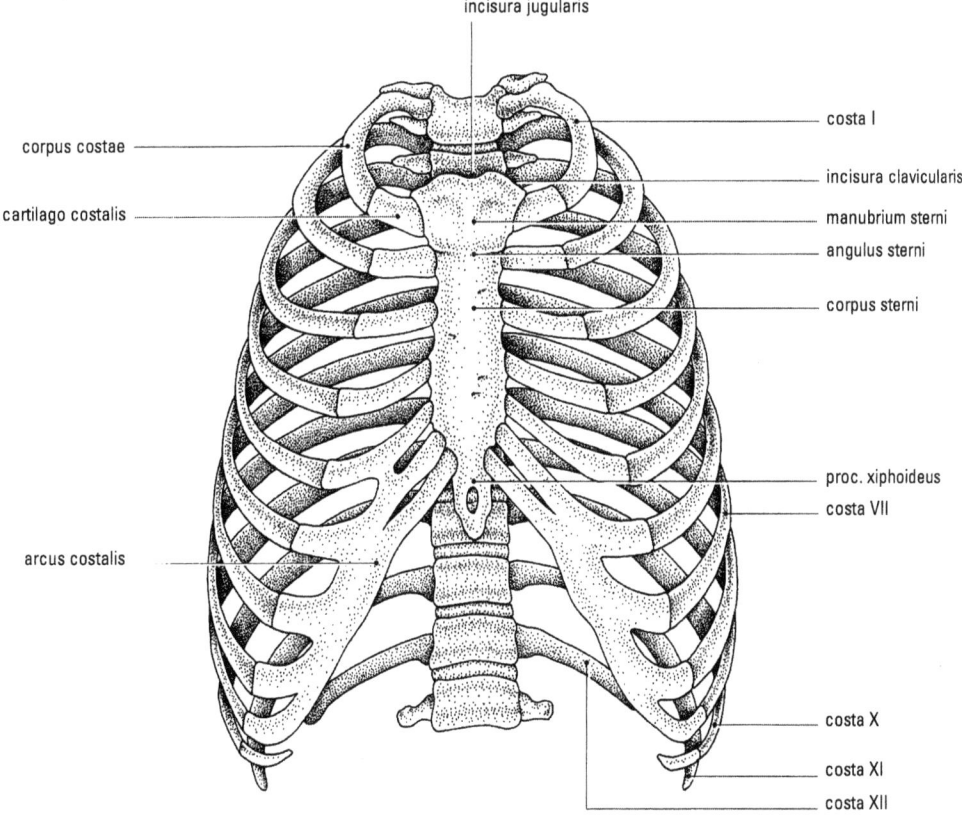

Fig. 4.9 Ventraal aanzicht van het skelet van de borst.

5 Spieren van hoofd en romp

Leerdoelen

Als deze leerstof bestudeerd is, moet u van de volgende spieren of spiergroepen de hoofdfunctie(s) kunnen noemen, alsmede hun origo en insertie, tenzij anders is aangegeven.

Deze spieren zijn:
- m. erector spinae – laterale en mediale baan met het schuine en rechte systeem, verder **niet** detailleren (O1 – I1 – F2);
- m. quadratus lumborum (O1 – I2 – F1);
- m. rectus abdominis (O1 – I1 – F2);
- m. obliquus externis abdominis (O1 – I1 – F2);
- m. obliquus internus abdominis (O1 – I1 – F2);
- m. transversus abdominis (O1 – I1 – F2);
- mm. intercostalis interni – **niet** detailleren, maar het wel het vezelverloop noemen (O1 – I1 – F2);
- mm. intercostalis externi – **niet** detailleren, maar wel het vezelverloop noemen (O1 – I1 – F2).

N.B.: U moet kunnen wijzen op het bestaan van middenrif en bekkenbodem.

5.1 Spieren van hoofd en hals

5.1.1 Musculatuur van het hoofd

Bij de spieren van het hoofd maken we onderscheid in mimische musculatuur, kauwmusculatuur, de voorste halsspieren en spieren met aanhechtingen aan de schoudergordel.
Mimische spieren bevinden zich rond het schedeldak, bij de oogleden, de neus en de mond. De kauwspieren in engere zin zijn de m. masseter, m. temporalis, m. pterygoideus lateralis en medialis.
Voor in de hals bevindt zich de onderste tongbeenmusculatuur. Deze werkt zowel op het tongbeen, de onderkaak, de halswervelkolom en het schildkraakbeen (strottenhoofd).
De beide spieren van het hoofd die aan de schoudergordel zijn aangehecht, zijn de m. trapezius en de m. sternocleidomastoideus (zie hoofdstuk 9 over de musculatuur van de bovenste extremiteiten).

5.1.2 Cervicale spiergroepen

De korte nekspieren, dat wil zeggen de m. rectus capitis posterior minor en major, en de m. obliquus capitis superior en inferior, werken op de hoofdgewrichten. Ze bewegen het hoofd naar achteren en opzij en zijn onderdeel van de autochtone rugmusculatuur.
Daarnaast beweegt de ventrolaterale musculatuur, dat wil zeggen de m. rectus capitis lateralis, de mm. intertransversarii anteriores cervicis, de mm. levatores costarum breves en longi het hoofd opzij en naar voren. Deze spieren vormen een onderdeel van de lichaamswand.
Tot de prevertebrale spieren behoren de m. rectus capitis anterior, de m. longus capitis en de m. longus colli. Ze buigen het hoofd voorover en opzij (fig. 5.1).
De m. splenius capitis en cervicis behoren tot de laterale baan van de autochtone rugmusculatuur.
De mm. scaleni zijn de craniale voortzetting van de intercostale musculatuur en ontspringen aan ribrudimenten van de halswervels (zie onder lichaamswand).
De m. levator scapulae behoort tot de dorsale spiergroep met aanhechting aan de schoudergordel (zie bovenste extremiteit).

5.2 Spieren van de romp

Aan de rugzijde kunnen we op grond van hun ontstaanswijze in principe twee systemen onderscheiden, de autochtone en de heterochtone rugmusculatuur. Deze beide systemen worden apart besproken, los van de spieren van rompwand (de thorax- en buikwand).

5.2.1 Autochtone rugmusculatuur

Onder de autochtone rugmusculatuur rekenen we alle spieren die door de rami dorsales van de ruggenmergszenuwen geïnnerveerd worden. Ze worden m. erector trunci (syn: m. erector spinae of dorsale rug-rompspieren) genoemd. Bij de mens liggen

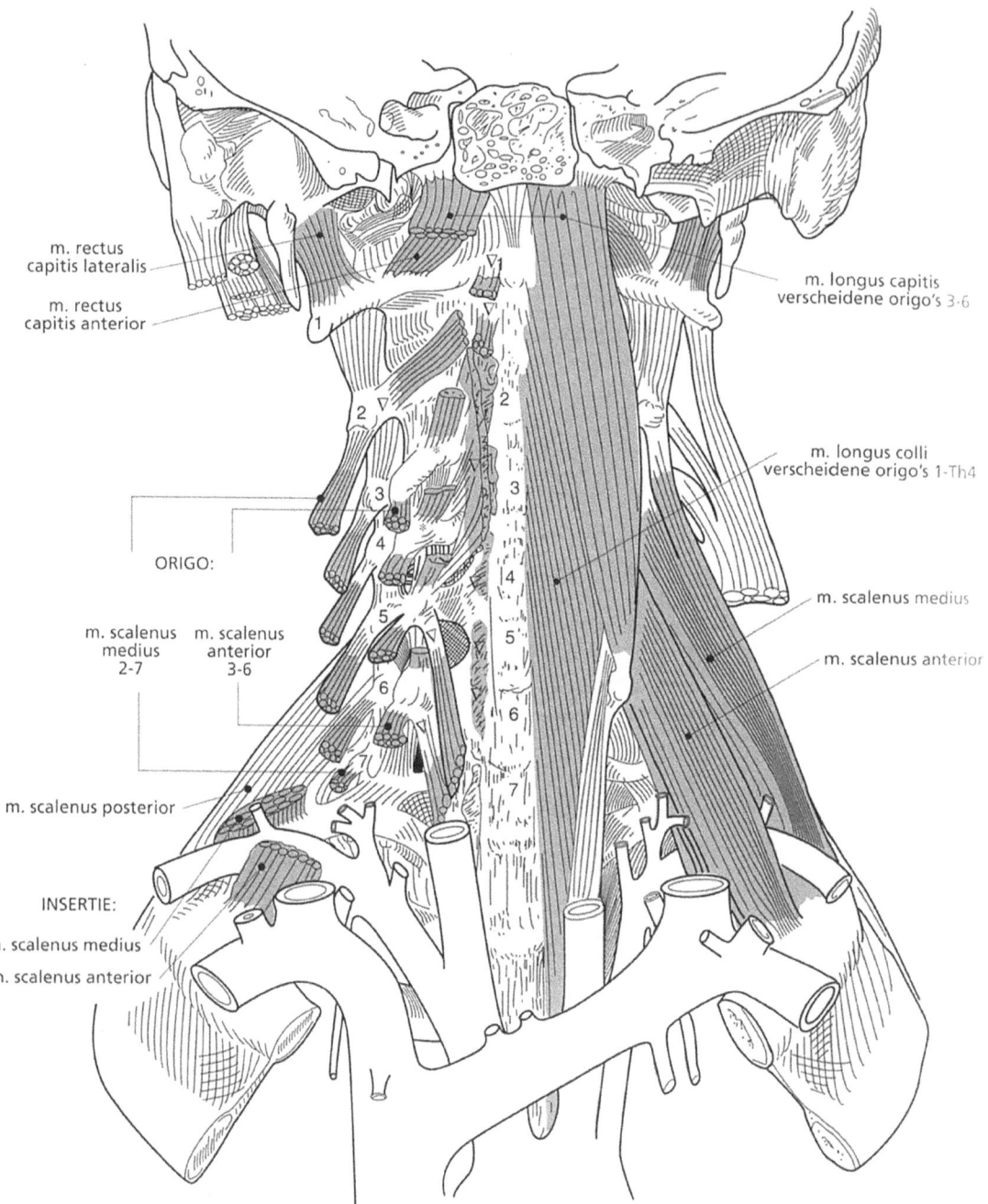

Fig. 5.1   *Ventrale en laterale halsspieren.*

lateraal van de processi spinosi twee overlangse spierbundels die het sterkst ontwikkeld zijn in de lendenstreek. Deze spieren liggen in een benig osteofibreus kanaal dat wordt gevormd door de wervelbogen: processus costales en processus spinosi. De fascia thoracolumbalis vormt dorsaal en lateraal de fibreuze begrenzing. Aan de m. erector trunci (spinae) kunnen we een lateraal oppervlakkige en een mediaal diepere baan (tractus) onderscheiden.

In de diepe mediale baan lopen de spieren van het ene segment naar het andere, in de oppervlakkige laterale baan bestaan de spieren uit lange spierelementen (spiervezels). Beide banen worden afgesloten door de lichaamswand.

De laterale baan

De laterale baan strekt zich uit van het pelvis (bekken) tot aan de schedel. Hij bestaat uit lange spierelementen en wordt ook het sacrospinale systeem genoemd. De volgende spieren maken deel uit van deze laag (fig. 5.2):

1 Intertransversale spieren:
   – M. longissimus dorsi.
      Deze spier gaat met krachtige tanden van het lumbale naar het thoracale segment van de wervelkolom en insereert aan de onderste thoracale wervels en ribben. Daar heeft de spier opnieuw origo's en gaat hij naar het onderste gedeelte van de cervicale wervelkolom tot aan de processus mastoideus van het os temporale (hoogste insertie). De m.

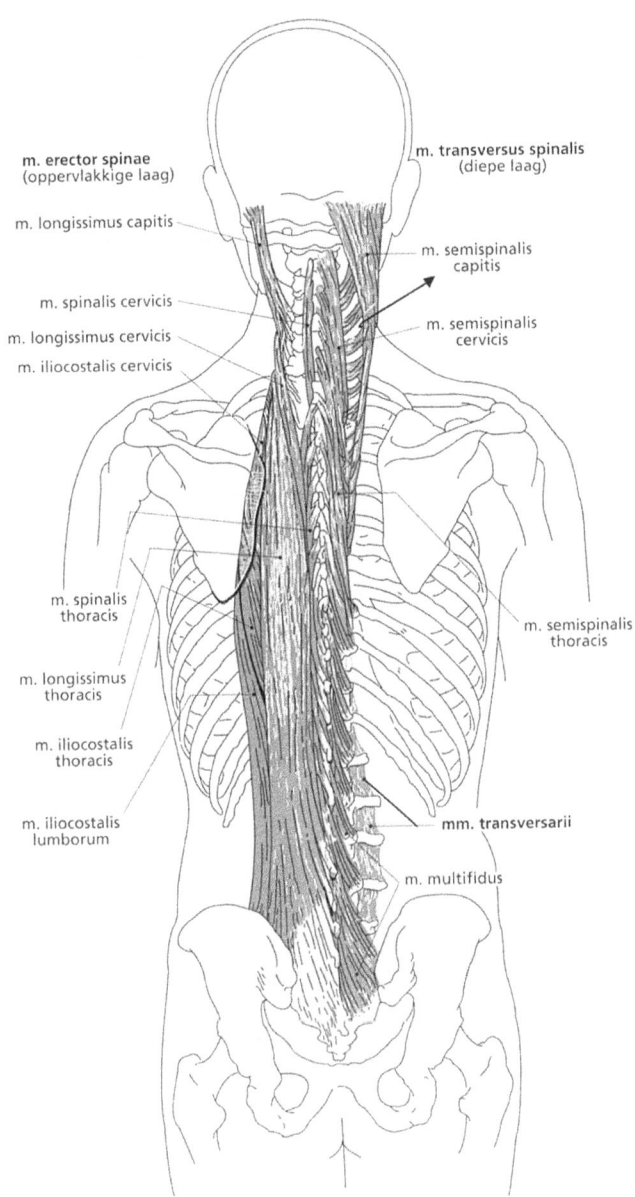

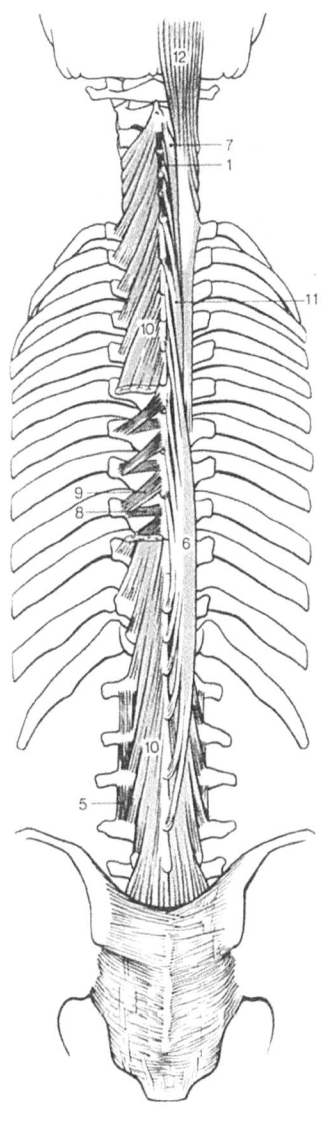

Fig. 5.2 *Extensoren van het hoofd, de hals en de rug.*

Fig. 5.3 *M. erector spinae, mediale baan (links is het schuine systeem aangegeven en de m. multifidus gedeeltelijk verwijderd om de mm. rotatores zichtbaar te maken).*

longissimus bestaat derhalve uit drie tot vier dakpansgewijze over elkaar geschoven spiersegmenten, die voor een deel met de m. spinalis onafscheidelijk verbonden zijn.
De functie van de m. longissimus dorsi is extensie van de wervelkolom en bij eenzijdige innervatie, lateroflexie naar die zijde.
– M. iliocostalis.
Deze spier ligt lateraal van de m. longissimus dorsi en heeft zijn insertie aan de ribben. Pas in het bereik van de cervicale wervelkolom, waar hij de overige nekspieren bedekt, heeft hij weer zijn insertie aan de wervels. Qua opbouw is de spier in grote lijnen te vergelijken met de m. longissimus dorsi. De spier, die zijn origo hoofdzakelijk aan de crista iliaca heeft, loopt met dikke bundels naar de thorax en heeft daar met zes tot zeven tanden de insertie aan de onderste ribben. Daar ontstaan nieuwe origo's, waarvan de afzonderlijke spiervezels tot de bovenste zes ribben lopen. Vanaf de bovenste drie ribben lopen spierbundels naar de processi spinosi van de vierde tot de zesde cervicale wervels. In zijn functie ondersteunt de m. iliocostalis de m. longissimus dorsi en daarbij trekt hij nog de thorax omlaag (detectie).

2 Spinotransversale spieren:
   – m. splenius (capitis en cervicis);
   – m. levatores costarum.

De mediale baan
De mediale baan bestaat (evenals de laterale baan) uit een 'recht systeem' en een 'schuin systeem'. Het rechte systeem omvat spieren die in verticale richting lopen, of tussen de processi spinosi (interspinaal) of tussen de processi transversi (intertransversaal). Het dwarse systeem bestaat uit korte spieren, die dwars op de hoofdrichtingen van de ruimte lopen (transversospinaal). Spieren van deze laag zijn (fig. 5.3):

1 Het rechte systeem:
   - mm. interspinales;
   - mm. intertransversarii;
   - mm. spinales.

De mm. spinales ligt aan de laterale zijden van de processi spinosi van de thoracale wervels en heeft zijn insertie aan de wervels. Ook deze spier is qua opbouw in grote lijnen te vergelijken met de m. longissimus dorsi. De spier is echter meer craniaal gelokaliseerd. Hij heeft de origo hoofdzakelijk aan de processi spinosi van de 10e tot en met de 12e thoracale en de 1e en 2e lumbale wervels, en de spierbundels hebben de insertie aan de 2e tot en met 9e thoracale wervels. Er ontstaan nieuwe origo's van de 6e cervicale tot en met de 2e thoracale wervel, waarvan de afzonderlijke spiervezels lopen van de 2e tot en met 4e cervicale wervel. Vanaf de 6e tot en met de 2e cervicale wervel gaan verder spierbundels naar het os occipitale. In zijn functie ondersteunt de m. spinales de m. longissimus dorsi.

2 Het schuine systeem:
   - mm. rotatores;
   - mm. multifidi;
   - mm. semispinales.

In het lumbale en cervicale gedeelte van de wervelkolom (lordose) zijn de spieren het sterkst ontwikkeld. Dit houdt in dat de spieren van de beweeglijkste delen van de wervelkolom het best ontwikkeld zijn.

Het transversospinale systeem en de mm. intertransversarii dienen voor de segmentale stabilisering van de wervelkolom.

5.2.2 De heterochtone rugmusculatuur

De (meer oppervlakkig gelegen) heterochtone musculatuurlaag (tractus) wordt door de rami ventrales van de ruggenmergszenuwen aangestuurd (geprikkeld). Deze spiergroep zorgt voor bewegingen en stabiliteit van de spieren van de extremiteiten.
Hiertoe worden gerekend:
- de spinocostale spieren te weten m. serratus anterior, m. trapezius, mm. rhomboidei en m. levator scapulae;
- de spinohumerale spieren, te weten m. latissimus, en de m. pectoralis major.

De m. latissimus dorsi is ook van wezenlijk belang voor de wervelkolom, omdat het oppervlakkige deel ervan de fascia thoracolumbalis vormt. Hij zorgt voor een verbinding van de arm met het bekken.

Ook de m. gluteus maximus kunnen we tot deze groep rekenen. Deze brengt de bewegingen in het heupgewricht over op het bekken en de wervelkolom. Bij een gefixeerd femur beweegt de spier het pelvis (achteroverkantelen) en beïnvloedt hij tegelijkertijd de wervelkolom.

De spieren uit deze groep spelen vooral een rol bij de bewegingen van de schoudergordel (scapula en clavicula). Bewegingen van de schoudergordel vinden over het algemeen plaats vanuit de het art. sternoclaviculare. Dit is een functioneel kogelgewricht, dat bij alle bewegingen van de schoudergordel (protractie, retractie, elevatie, detractie, laterorotatie en mediorotatie) actief is. Bij een aantal bewegingen van de arm dus ook.
Deze spieren worden in hoofdstuk 9 uitgebreid besproken.

5.2.3 Lichaamswand

Fascia thoracolumbalis
De fascia thoracolumbalis maakt fibreus het door de wervelkolom en de dorsale vlakken van de ribben gevormde osteofibreuze kanaal af. Deze fascia omsluit de totale autochtone rugmusculatuur en bestaat uit twee bladen.

Het oppervlakkige blad is in de streek van het os sacrum vast verbonden met de pees van de m. erector trunci (spinae). Het wordt naar boven iets dunner en dient als oorsprong voor de m. latissimus dorsi en de m. serratus posterior inferior. In de cervicale regio waar de fascia al heel dun is geworden, scheidt deze de m. splenius capitis en de m. splenius cervicis van de m. trapezius en de mm. rhomboidei, en gaat hij over in de fascia nuchae. De fascia nuchae zet zich in de laterale richting voort in de fascia cervicalis superficialis. In het midden van de fascia nuchae is het lig. nuchae te vinden.

Het diepe blad scheidt in de lendenstreek, ontspringend aan de processus costales, de autochtone rugmusculatuur van de ventrolaterale lichaamswandmusculatuur. Van het diepe blad, dat tot aan de crista iliaca reikt, ontspringen de m. obliquus internus abdominis en de m. transversus abdominis.

Trapvormige spieren – mm. scaleni
De mm. scaleni (touwladderspieren) zijn de craniale voortzetting van de intercostale musculatuur. Ze ontspringen aan de ribrudimenten (proc. transversi) van de cervicale wervels en insereren aan de 1e en 2e rib (fig. 5.1).
Ze zijn de belangrijkste spieren voor een rustige inademing, omdat ze het 1e en 2e paar ribben (costae) en daarmee het bovenste deel van de thorax opheffen. Hun werking wordt versterkt bij achterovergebogen hals. Eenzijdig geprikkeld kunnen ze ook de halswervelkolom lateraal buigen.

Spieren van de thorax
1 De mm. intercostales.
   Naast de mm. scaleni is voor bewegingen van de borstkas de intercostale musculatuur nodig. Daarin kunnen we de mm. intercostales externi en de mm. intercostales interni onderscheiden (fig. 5.4).
   De buitenste tussenribspieren, de mm. intercostales externi, gaan schuin van boven-achter van een rib naar onder-voor van de daaronder liggende rib. Naar hun functie worden ze inademingsspieren genoemd. Onderzoeken van later datum hebben echter aangetoond dat de buitenste intercostale spieren slechts bij sterke inademing werkzaam worden en dat voor een lichte ademhaling de mm. scaleni voldoende zijn.
   De binnenste tussenribspieren, de mm. intercostales interni, reiken in elke tussenribruimte van de angulus costae tot het sternum. De origo ligt aan de bovenrand van het binnenvlak van een rib en de vezels lopen schuin naar de erboven gelegen rib, met het vezelverloop schuin in de richting van het

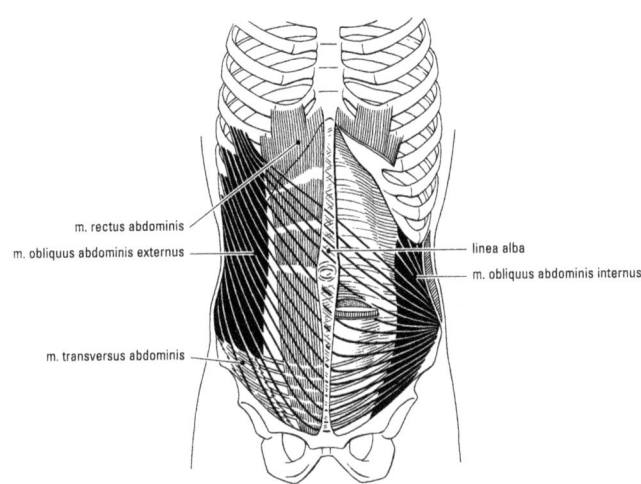

Fig. 5.4 *Schematische tekening van het verloop van de spiervezels en de peesvezels van de buikspieren.*

borstbeen (sternum). De vezels van de mm. intercostales externi worden hierbij bijna loodrecht gekruist.
De trekrichting van de binnenste tussenribspieren is tegengesteld aan die van de buitenste en wel van onder-achter naar boven-voor. De spieren worden gerekend tot de uitademingsspieren, wat wil zeggen dat ze bij het optreden van de daling van de ribben actief ingezet worden.
Het verloop van de intercostale spieren vindt een vervolg in de schuine buikspieren (mm. obliquus interni en externi).
2 Diafragma.
Het diafragma heeft door middel van de centraal gelegen peesplaat een zeer complexe werking. Als het diafragma zich maximaal samentrekt en afvlakt, dan wordt iedere verdere beweging van de spier op de ribben overgedragen. Hierdoor is het mogelijk dat het diafragma de doorsnede van de thorax, vooral in longitudinale richting, maar ook in frontale en sagittale richting, vergroot.
Het diafragma werkt als antagonist van de buikspieren en buikinhoud.

Musculatuur van de ventrale zijde van de romp
De onderste rand van de thorax en het bekken zijn door een spiercorset verbonden, dat aan de achterzijde reikt tot aan de wervelkolom (fig. 5.4).
Dit corset kan, de strekking (extensie) uitgezonderd, aan alle bewegingen van de romp zijn medewerking verlenen: lateroflexie, rotatie en ventrale flexie. De kruisgewijze vezelrichting komt tot stand door twee schuin verlopende spieren en een rechte spier. Zowel dorsaal als ook ventraal stralen deze 'spierstrengen' uit in peesplaten, waarin de respectievelijke vezels zich kruisen.
De platte peesplaat (aponeurose) van de drie buikspieren vormt een schede om de m. rectus abdominis. Aan de achterzijde stralen de buikspieren uit in de fascia thoracolumbalis en vooral de m. transversus abdominis vormt als het ware het diepe blad van de fascia thoracolumbalis, waarbij hij zelfs aan het versterken van een lumbale lordose kan meewerken. Het spiercorset van de buikspieren kan zich veelvuldig aanpassen en werkt daardoor aan alle bewegingen van de wervelkolom mee.

Met enige fantasie is het voor te stellen, dat de ribben zich uit de buikholte hebben teruggetrokken en dat de intercostale musculatuur tot de platte buikspieren samengesmolten is. Het vezelverloop is zo verschillend, dat talrijke combinaties van bewegingen mogelijk zijn.
De lastarm (hefboomfunctie) is bij de buikspieren veel groter dan bij de rugspieren.
De schuine vezelrichting van de m. obliquus externus van de ene zijde gaat over in de vezels van de m. obliquus internus van de tegenovergestelde zijde. Zij verbinden het pelvis met de thorax diagonaal met elkaar en gaan in feite over in de liesband (lig. inguinale). Zij vormen een bewegingsketen tussen de arm, via de romp naar het tegenoverliggende been.
De m. rectus abdominis verbindt het sternum en de symfyse. In de typische 'ronde' (onderuitgelegen) zithouding komen het sternum en de symfyse naar elkaar toe. De tonische vezels van de spier kunnen zich verkorten, terwijl de schuine buikspieren verzwakken. De schede van de m. rectus abdominis maakt het de m. rectus mogelijk met de andere buikspieren samen te werken. De m. rectus kan de meeste inspanning leveren (sterke contractie) als de afstand tussen het sternum en de symfyse groot is.

Indeling buikspieren
We kunnen de buikspieren indelen in verschillende groepen:
1 De laterale oppervlakkige groep.
   Deze groep omvat de m. obliquus externus abdominis (buitenste schuine buikspier), de m. obliquus internus abdominis (binnenste schuine buikspier) en de m. transversus abdominis (dwarse buikspier);
De *m. obliquus externus abdominis* ontspringt met acht zaagtanden aan het buitenoppervlak van de 5e-12e rib. Zijn vezelrichting verloopt in principe van lateraal boven-achter naar mediaal onder-voor. De van de drie onderste ribben komende vezels lopen bijna loodrecht naar de crista iliaca. De overige vezels lopen schuin van boven lateraal naar onder mediaal en gaan over in de platte peesplaat (aponeurose). Het onderste deel van deze aponeurose loopt continu door in de liesband (lig. inguinale of band van Poupart).
De aanhechting van de m. obliquus externus abdominis ligt in de mediaan. Hier zijn de aponeurosen van de rechter en de linker spier met elkaar en met die van de overige zijdelingse buikspieren vervlochten tot een fibreuze streep: de linea alba.
De origo van de *m. obliquus internus abdominis* ligt bij de linea intermedia van de crista iliaca, aan het diepe blad van de fascia thoracolumbalis en aan de spina iliaca anterior superior. De vezels van deze spier stijgen omhoog van onder-achter naar boven-voor, enigszins te vergelijken met het verloop van de vezels van de mm. intercostales interni. Enkele vezels kunnen ook ontspringen van de liesband (lig. inguinale).
De spier loopt waaiervormig omhoog. Daarbij worden naar de aanhechtingen drie delen onderscheiden. Het *craniale deel* insereert aan de onderste randen van de 3 laatste ribben. Het *middelste deel* zet zich mediaal voort in de aponeurose die zich splitst in 2 bladen, die de basis van de rectusschede (de vagina m. recti abdominis) vormen en zich verenigen in de linea alba. Het caudale deel loopt continu door in de liesband (lig. inguinale of band van Poupart).

De *m. transversus abdominis* ontspringt met zes tanden van het binnenvlak van het kraakbeen van de 7e-12e rib. Verder ontspringt hij aan het diepe blad van de fascia thoracolumbalis, de crista iliaca, aan de spina iliaca anterior superior en van de liesband. Zijn vezels verlopen dwars tot een naar mediaal gelegen concave (holle) lijn. De m. transversus abdominis neemt door zijn aponeurose deel aan de linea alba. Van deze aponeurose loopt een lateraal concaaf verlopende strook naar de laterale rand van de aanhechting van de rectus abdominis.

2 De mediale oppervlakkige groep.

Deze groep bevat de m. rectus abdominis (rechte buikspier) die met drie tanden ontspringt aan het buitenvlak van het kraakbeen van de 5e-7e rib, aan het processus xiphoideus en ook aan de ligamenten tussen deze processus en de ribben. Hij loopt naar beneden tot de crista pubica. In het verloop van de spier liggen ongeveer tot de navelhoogte drie bindweefselstrengen (intersectiones tendineae). Soms liggen beneden de navel nog een of twee verdere tussenpezen.

De m. rectus abdominis ligt in de rectusschede, de vagina m. recti abdominis. Deze wordt gevormd door de aponeurosen van de drie zijdelingse buikspieren. Bij de linea alba ontstaat een gedeeltelijk samenvlechten van de vezels. Tussen de afzonderlijke vezels bevinden zich vetafzettingen. De linea alba strekt zich uit tot de symfyse en heeft aan de bovenrand van het bekken een versterking.

3 De diepliggende buikspieren.

Met de diepliggende buikspieren bedoelen we de m. quadratus lumborum (vierkante lendenspier), en de m. psoas major (grote lendenspier).

Aan de dorsaal laterale zijde van de buikholte bevindt zich de m. quadratus lumborum (fig. 5.5). Deze spier heeft drie verschillende vezelrichtingen. Hij geeft steun aan zowel de rugspieren als aan de buikspieren bij lateroflexie en rotatie, maar niet bij de ventrale en dorsale flexie (extensie). Verder heeft hij op de wervelkolom een sterke stabiliserende werking.

In het bereik van de wervelkolom zijn slechts in het lumbale segment (lordose) prevertebrale spieren te vinden. Dit is de m. psoas major, een deel van de m. iliopsoas (fig. 5.5). De belangrijkste functie in het heupgewricht van deze spier is flexie, adductie en exorotatie. Bij een gefixeerd femur (dijbeen) beweegt deze spier de romp wat wil zeggen dat hij eerst de lumbale lordose zal versterken en vervolgens ventrale flexie van de romp zal geven. Eenzijdig zal hij lateroflexie geven naar de homolaterale zijde, terwijl hij rotatie naar de contralaterale zijde geeft.

De zijdelingse (laterale) buikspieren omhullen met hun plat uitlopende pezen, de aponeurosen, de m. rectus abdominis aan beide zijden en vormen de rectusschede.

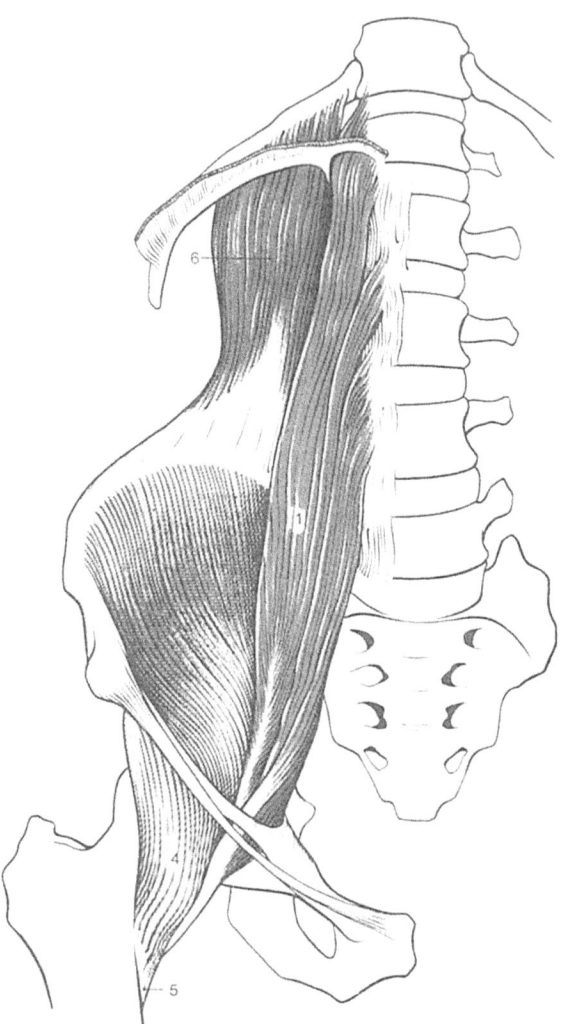

Fig. 5.5 *Diepliggende buikspieren, m. psoas major en m. quadratus lumborum.*

5.2.4 De bekkenbodem

De bekkenbodem is de afsluiting van de romp aan de onder- en achterzijde. We onderscheiden het diafragma pelvis en het diafragma urogenitale.

- Het diafragma pelvis bestaat uit de m. levator ani (anusheffer) en de m. coccygeus (stuitspier). Deze spieren hebben een steunende werking bij de buikpers, het dragen van de ingewanden en het sluiten van het rectum.
- Het diafragma urogenitale wordt gevormd door de m. transversus perinei profundus en superficialis en het ligamentum transversi perinei. Ze geven ondersteuning aan de meer ventrale zijde van de bekkenbodem.

6 Bewegingen van de romp

Leerdoelen

Als u deze leerstof bestudeerd hebt, moet u:

1 De bewegingen van de romp (wervelkolom) kunnen noemen.
2 Op kunnen noemen in welk gedeelte van de wervelkolom deze bewegingen hoofdzakelijk plaatsvinden.
3 De spieren kunnen noemen die bovengenoemde bewegingen uitvoeren.

6.1 Bewegingen van de wervelkolom

Als we de wervelkolom als geheel bekijken, dan is hij te vergelijken met een functioneel kogelgewricht (vanuit het bekken gezien is beweging in alle richtingen mogelijk). De bewegingsuitslag is in het cervicale gedeelte van de wervelkolom het grootst, omdat het hoofd bewogen moet worden.
De stand van de gewrichtsvlakken (facetgewrichtjes) bepaalt welke bewegingen in dat gebied van de wervelkolom mogelijk zijn. Zonder deze facetgewrichtjes, alleen door de verbinding met de tussenwervelschijf, zou de wervelkolom zich in elke richting kunnen bewegen. De feitelijke bewegingsruimte hangt dus af van de stand van de facetgewrichtjes. Deze stand is in elk gebied van de wervelkolom (hals of cervicaal, borst of thoracaal en lende of lumbaal) anders. Dat wil zeggen dat elk gedeelte van de wervelkolom ook zijn specifieke bewegingsmogelijkheid heeft.

Bewegingsmogelijkheden van de afzonderlijke delen van de wervelkolom

lumbale wervelkolom:			
ventrale flexie	60°	dorsale flexie	
		(syn: retroflexie, extensie)	35°
lateroflexie	20°	rotatie	5°
thoracale wervelkolom:			
ventrale flexie			
(syn: anteflexie)	105°	dorsale flexie	60°
lateroflexie	20°	rotatie	35°
cervicale wervelkolom:			
anteflexie	40°	extensie (syn. retroflexie)	75°
lateroflexie	35°	rotatie	50°

6.2 Bewegingen van bekken en lumbale wervelkolom

Als het bekken achteroverkantelt, dan wordt in het algemeen het heupgewricht gestrekt en de wervelkolom gebogen, dat wil zeggen dat de lordose wordt afgevlakt (flexie van de wervelkolom). De spieren die deze beweging uitvoeren, zijn op de eerste plaats de buigspieren van de achterzijde van het bovenbeen (ischiocrurale spieren of hamstrings) en de rechte buikspier (m. rectus abdominis).
Als het bovenbeen (femur) gefixeerd is, dan bewerkstelligt contractie van bepaalde spieren een vooroverkanteling van het bekken, een buiging (flexie) in het heupgewricht en gelijktijdig een versterking van de lumbale lordose, dat wil zeggen een strekking (extensie) van de wervelkolom. De spieren die hierin het grootste aandeel hebben met een gunstige hefboomwerking voor een vooroverkanteling zijn m. tensor fasciae latae, m. iliopsoas, m. sartorius en m. rectus femoris.
De functie van de m. longissimus dorsi, m. iliocostalis en m. spinalis is extensie van de wervelkolom en bij eenzijdige innervatie, lateroflexie naar die zijde.

6.3 Bewegingen van de romp

Het buikspiercorset kan, uitgezonderd de strekking (extensie), aan alle bewegingen van de romp medewerking verlenen, dus aan lateroflexie, rotatie en ventrale flexie.
Het vooroverbuigen van de romp wordt in wezen veroorzaakt door de m. rectus abdominis, maar wordt ondersteund door de beide obliqui internus en externus.
Als we de romp zijwaarts buigen, werken aan dezelfde zijde de m. obliquus externus abdominis en de m. obliquus internus abdominis mee, en datzelfde doen de m. quadratus lumborum en de autochtone rugmusculatuur van een en dezelfde zijde.
Zijwaarts draaien naar rechts ontstaat door contractie van de m. obliquus internus abdominis van de rechter zijde, gecombineerd met contractie van de m. obliquus externus abdominis aan de linker zijde. Draaien naar links gebeurt op omgekeerde wijze.

Het valt op dat de m. obliquus externus abdominis en de m. obliquus internus abdominis van dezelfde zijde bij zijwaarts buigen als synergisten werken en bij zijwaarts draaien als antagonisten. De m. quadratus lumborum geeft steun aan zowel de rugspieren, als de buikspieren bij lateroflexie en rotatie, maar geeft die steun niet bij de ventrale en dorsale flexie (extensie).

De m. psoas major, een deel van de m. iliopsoas, beweegt bij een gefixeerd femur (dijbeen) de romp, dat wil zeggen dat hij eerst de lumbale lordose zal versterken en vervolgens ventrale flexie van de romp zal geven. Eenzijdig zal hij lateroflexie geven naar de homolaterale zijde, terwijl hij rotatie naar de contralaterale zijde geeft.

6.3.1 Functie van de oppervlakkige buikspieren

De oppervlakkige buikspieren vormen met hun aponeurosen de begrenzing van de buikwand van voren en van opzij. Samen met de diepliggende spieren, m. psoas major en m. quadratus lumborum, dienen zij voor de beweging van de romp. Bovendien hebben de buikspieren aan voor- en zijkant invloed op de buikinhoud, omdat zij bij contractie de intra-abdominale druk verhogen, een functie waaraan ook diafragma en bekkenbodem meewerken. Dit is bijvoorbeeld nodig bij de ontlasting van de darmen. Ook kunnen zij bij de ademhaling van nut zijn. Hierbij zal vooral de m. rectus abdominis contraheren.

Gewoonlijk werken alle oppervlakkige buikspieren bij de verschillende bewegingen samen. Dat wordt veroorzaakt door het in elkaar vervlochten systeem van de aponeurosen (platte peesbladen) tot en met de linea alba. De trekrichtingen van de spiervezels van de diverse spieren vullen elkaar aan. De m. rectus abdominis verloopt in craniaal-caudale richting, waarbij hij in verschillende segmenten is ingedeeld. De m. obliquus externus abdominis trekt scheef van lateraal-boven naar mediaal-beneden, terwijl de m. obliquus internus abdominis in hoofdzaak van lateraal-onder naar mediaal-boven verloopt.

De m. transversus abdominis trekt dwars samen van lateraal naar mediaal.

Bij de diverse bewegingen komt het nu op verschillende manieren tot activiteiten van de spieren.

De m. transversus abdominis is voornamelijk actief bij het samentrekken van de buikwand. Beide mm. transversi kunnen de buikholte bij samentrekking vernauwen. Hierbij wordt het middenrif naar boven gedrukt.

6.3.2 Opmerkingen

Samentrekken van de buikspieren heeft vooral plaats bij het oprichten van de romp uit de liggende rugstand, waarbij in het bijzonder de m. iliopsoas een belangrijke functie is toebedeeld.

Daarbij tekenen zich bij magere mensen de dwarse bindweefselpezen van de mm. recti alsmede de tanden van de mm. obliqui externi aan de origo duidelijk af.

6.3.3 Buikspieren en ademhaling

Als de wervelkolom gefixeerd wordt, kunnen de buikspieren de ribben naar beneden trekken en functioneren ze als zodanig als sterke uitademingsspieren. De spanning van de buikspieren past zich reflectorisch aan de druk van de inwendige buikorganen aan, net als de activiteit van het diafragma (middenrif). Het spiercorset van de buikspieren moet ontspannen (verslappen) als het diafragma contraheert (afvlakt) en omgekeerd. In stand drukt de buikinhoud tegen de onderbuik, zodat hier een enigszins hogere spanning (tonus) ontstaat. Als de thorax geheven wordt, ontstaat er weer evenwicht.

6.4 Bewegingen van de thorax (ademhaling)

De borstkas is elastisch en solide. De bewegingen zijn een gevolg van het geheel van diverse afzonderlijke bewegingen. Bij de inademing zet de borstkas in ventrodorsale en in laterale richting uit door beweging tussen ribben en wervels (hengselprincipe), draaiing in het ribkraakbeen en toename van de thoracale kyfose. Bij uitademing zakken de ribben en vlakt de kyfose weer af. De beweging wordt veroorzaakt door de tussenribspieren en de mm. scaleni.

6.5 Bewegingen van hoofd en nek

De m. sternocleidomastoideus geeft bij tweezijdige contractie extensie (retroflexie) van het hoofd en (ventrale) flexie van de cervicale wervelkolom. Bij eenzijdige contractie geeft de spier flexie van het hoofd naar dezelfde zijde (homolaterale zijde) en rotatie van het hoofd naar de tegenovergestelde (heterolaterale) zijde.

Dorsale flexie van de cervicale wervelkolom wordt veroorzaakt door het aanspannen van de m. levator scapulae. Lateroflexie van de cervicale wervelkolom vindt plaats door eenzijdig aanspannen van de m. trapezius en de mm. scaleni.

7 Skelet, bovenste extremiteiten

Leerdoelen

Als u deze leerstof bestudeerd hebt, moet u de kenmerken en de specifieke botstukken kunnen noemen c.q. beschrijven in relatie tot de leerdoelen van de spieren (zie aldaar).

U moet kunnen benoemen:
- de beenderen van schoudergordel en bovenste extremiteiten;
- scapula, clavicula, humerus, radius en ulna;
- ossa carpi (aantal en rangschikking), metacarpi en falangen (aantallen).

7.1 Schoudergordel en bovenarm

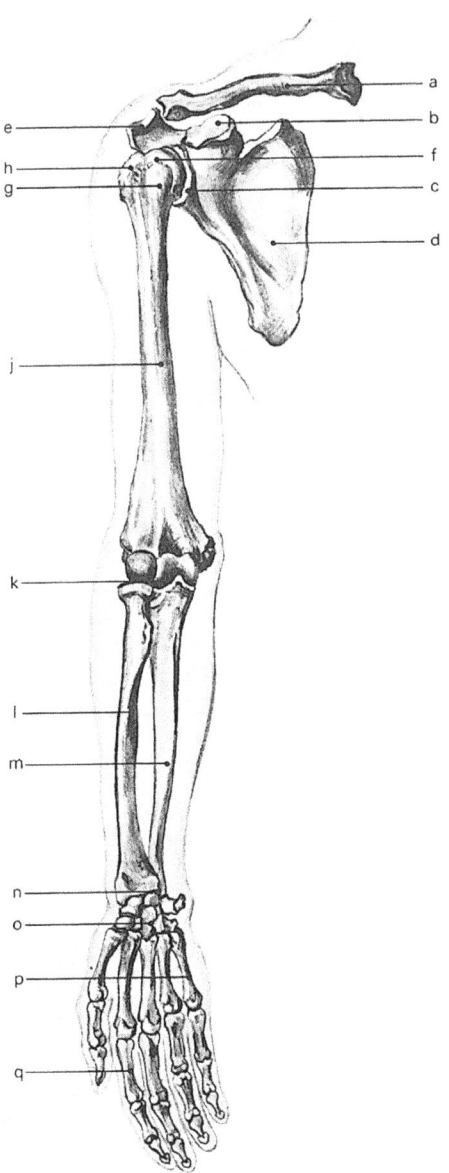

Fig. 7.1 Beenderen van arm;
a. sleutelbeen
b. c. d. e. schouderblad; b. ravebeksuitsteeksel;
c. schoudergewrichtskom
d. schouderblad
e. schoudertop
f. g, h, j. opperarmbeen: f. gewrichtskop
g. kleine knobbel
h. grote knobbel
j. schacht (diafyse)
k. ellebooggewricht
l. spaakbeen
m. ellepijp
n. polsgewricht
o. handwortelbeetjes
p. middenhandsbeenderen
q. vingerkootjes.

7.1.1 Schoudergordel

De schoudergordel bestaat uit twee delen:
1. twee ventraal gelegen en licht S-vormig gebogen claviculae (sleutelbeenderen);
2. twee scapulae (schouderbladen), die aan de dorsale zijde tussen de 2e en de 7e costa rusten op de thorax.

Beide delen vormen een niet volledige ring of gordel, die aan de ventrale zijde gesloten wordt door het sternum en aan de dorsale zijde door spieren.

Clavicula

De clavicula, ongeveer een vinger dik en 15 cm lang, heeft ventraal-mediaal en dorsaal-lateraal een convexe kromming, en hij past zich daarmee aan de curve van de thorax aan. Het mediale uiteinde, de extremitas sternalis, heeft een prismatische verdikking en vormt met een zadelvormig gewrichtsvlak een gewricht met het os sternum (art. sternoclaviculare). Het laterale uiteinde, de extremitas acromialis, is meer afgevlakt en vormt met een klein eivormig gewrichtsvlak een gewricht met de scapula (acromion), het art. acromioclaviculare. De clavicula ligt direct onder de huid en is daardoor goed palpabel. Het botstbuk vormt de grens tussen columna vertebralis cervicalis en thorax en bestaat uit desmaal bot (fig. 7.2 A en B).

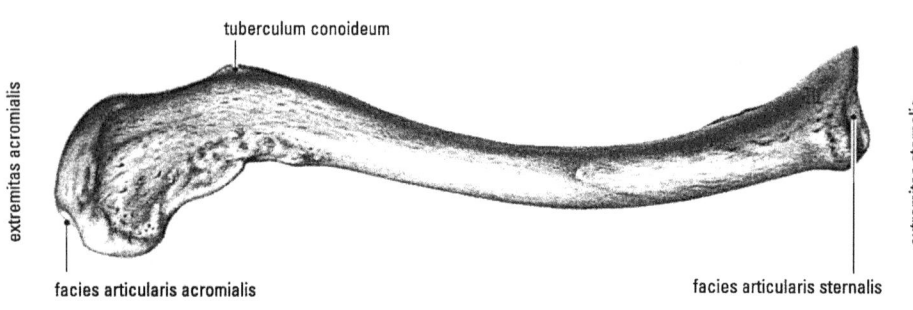

Fig. 7.2 A   Bovenaanzicht van de rechter clavicula.

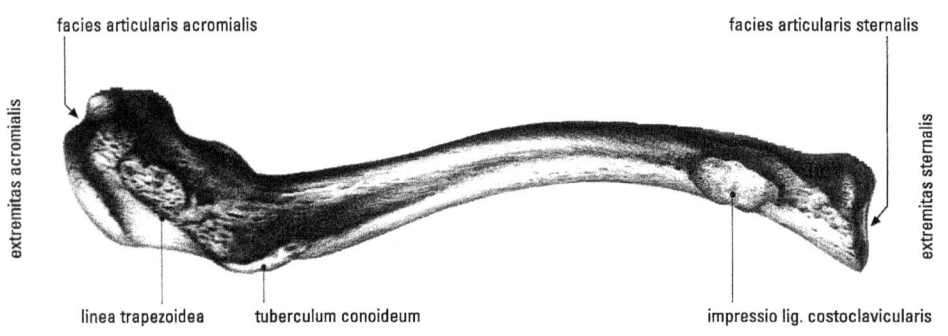

Fig. 7.2B   Onderaanzicht van de rechter clavicula.

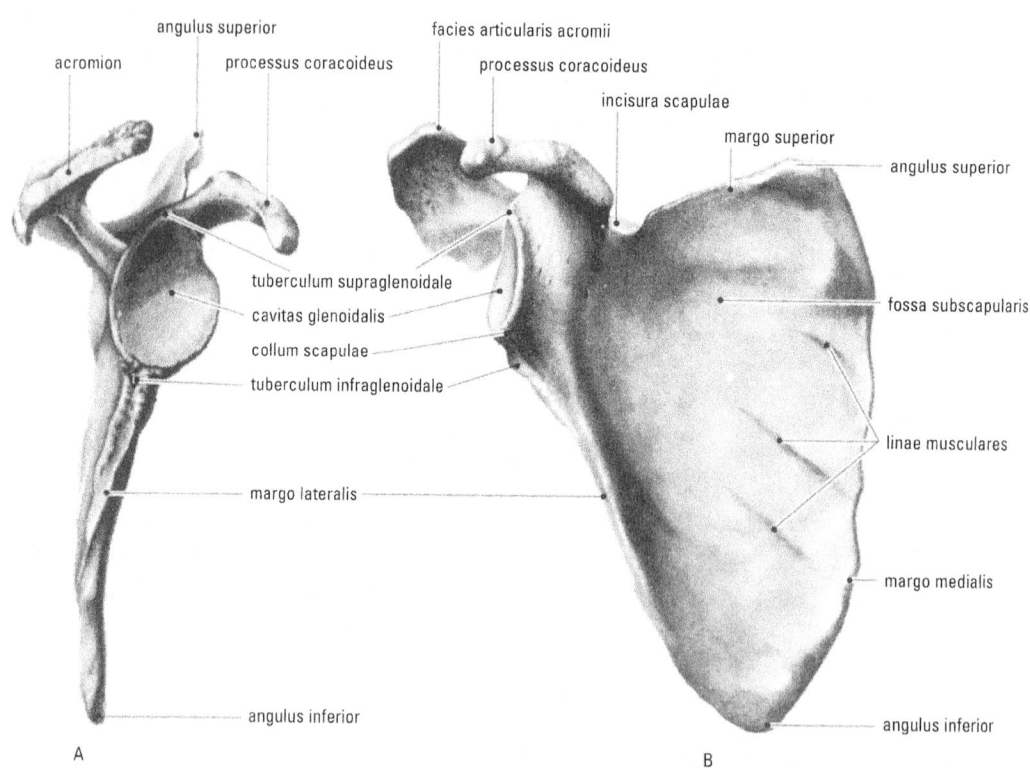

Fig. 7.3   Rechter scapula. A: Lateraal aanzicht. B. Vooraanzicht.

Scapula

De scapula is driehoekig gevormd bot, dat aan de ventrale en de dorsale zijde veel spieraanhechtingen heeft en daardoor beter beschermd tegen de thorax ligt. Aan de fascies dorsalis van de scapula kan een mediale, laterale en craniale zijde worden onderscheiden: de margo medialis, de margo lateralis en de margo superior. Tussen deze zijden liggen de angulus superior en de angelus inferior. De spina scapulae die boven en onder door een groeve wordt omsloten, de fossa supraspinata en de fossa infraspinata, loopt lateraal uit in het acromion.

De lateraal gelegen gewrichtsvlakte voor het caput humeri, de cavitas glenoidalis, heeft direct craniaal en caudaal respectievelijk een tuberculum supraglenoidale en een tuberculum infraglenoidale. Het naar ventraal uitstekende deel wordt processus coracoideus genoemd (fig. 7.3, 7.4 en 7.5).

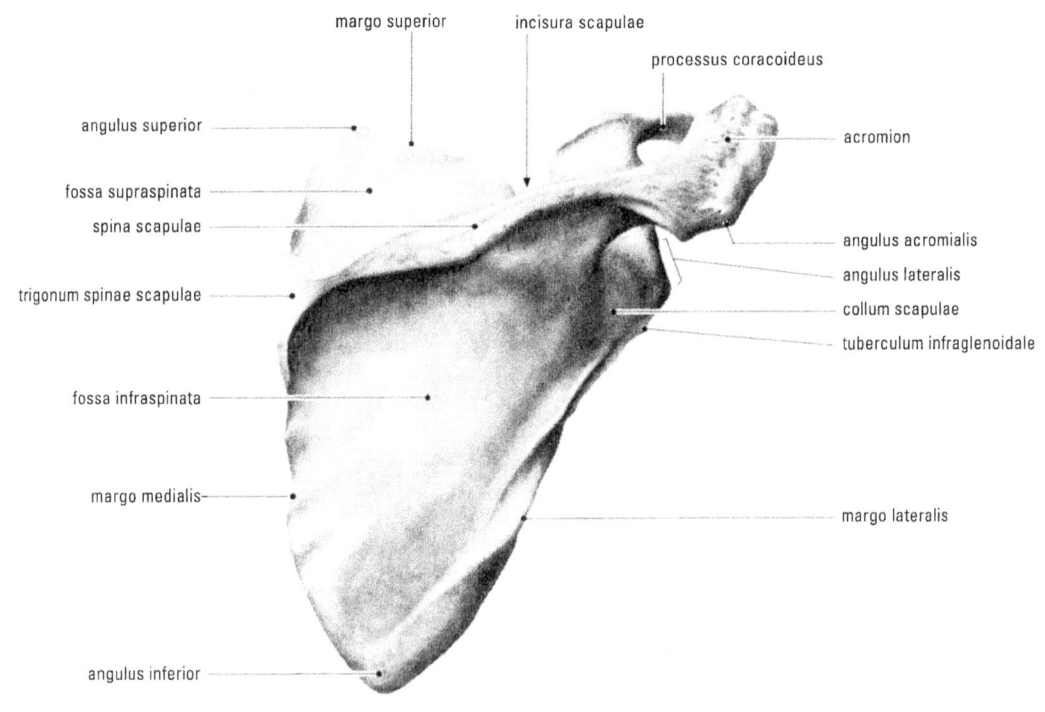

Fig. 7.4
Achteraanzicht van de rechter scapula.

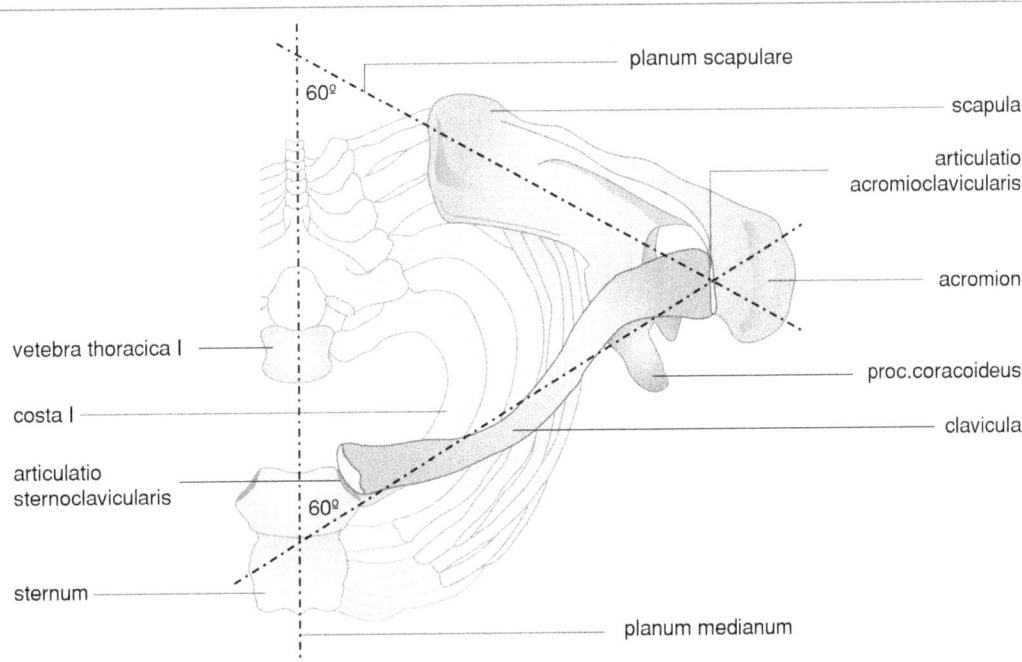

Fig. 7.5
Schoudergordel, cingulum membri superioris, van craniaal (li). Schema van anatomische verhoudingen bij volwassenen (gemiddelde hoekwaarden).

7.1.2 De humerus

De humerus (een lang pijpbeen) bestaat uit een proximaal uiteinde met de caput humeri, begrensd door het collum anatomicum. Ventraal liggen het tuberculum majus en het tuberculum minus dat zich meer mediaal bevindt (fig. 7.6).
De sulcus (groeve) tussen beide wordt distaal begrensd door de crista tuberculi major en de crista tuberculi minor. Het collum chirurgicum vormt het begin van het corpus. Lateraal ligt de tuberositas deltoidea. Het distale uiteinde wordt gevormd door de condylus medialis met mediaal de epicondylus en distaal de trochlea humeri (met proximaal de fossa coronoidea = groeve voor processus coronoideus), en mediaal-dorsaal de fossa olecrani. Lateraal bevindt zich de condylus lateralis met lateraal daarvan de epicondylus en distaal het capitulum humeri.

7.2 Elleboog en onderarm

7.2.1 Radius en ulna

De onderarm bestaat uit de mediaal gelegen ulna (ellepijp) en de lateraal gelegen radius (spaakbeen). Het proximaal gelegen caput radii met de circumferentia, dat articuleert met de ulna, wordt gevolgd door het collum radii en het corpus radii (lichaam).

De radius

Aan het corpus onderscheiden we de mediaal op de overgang van collum naar corpus gelegen tuberositas radii, en de eveneens mediaal gelegen margo interossei. Een margo bevindt zich ook aan de voorzijde (anterior) en aan de achterzijde (posterior). Het styloideus radii is het distale uiteinde van het corpus aan de laterale zijde. Mediaal ligt de incisura voor de ulna (fig. 7.7). De onderzijde van de radius vormt een gewrichtsvlak voor de carpus (en wel met het os scaphoideum en het os lunatum).

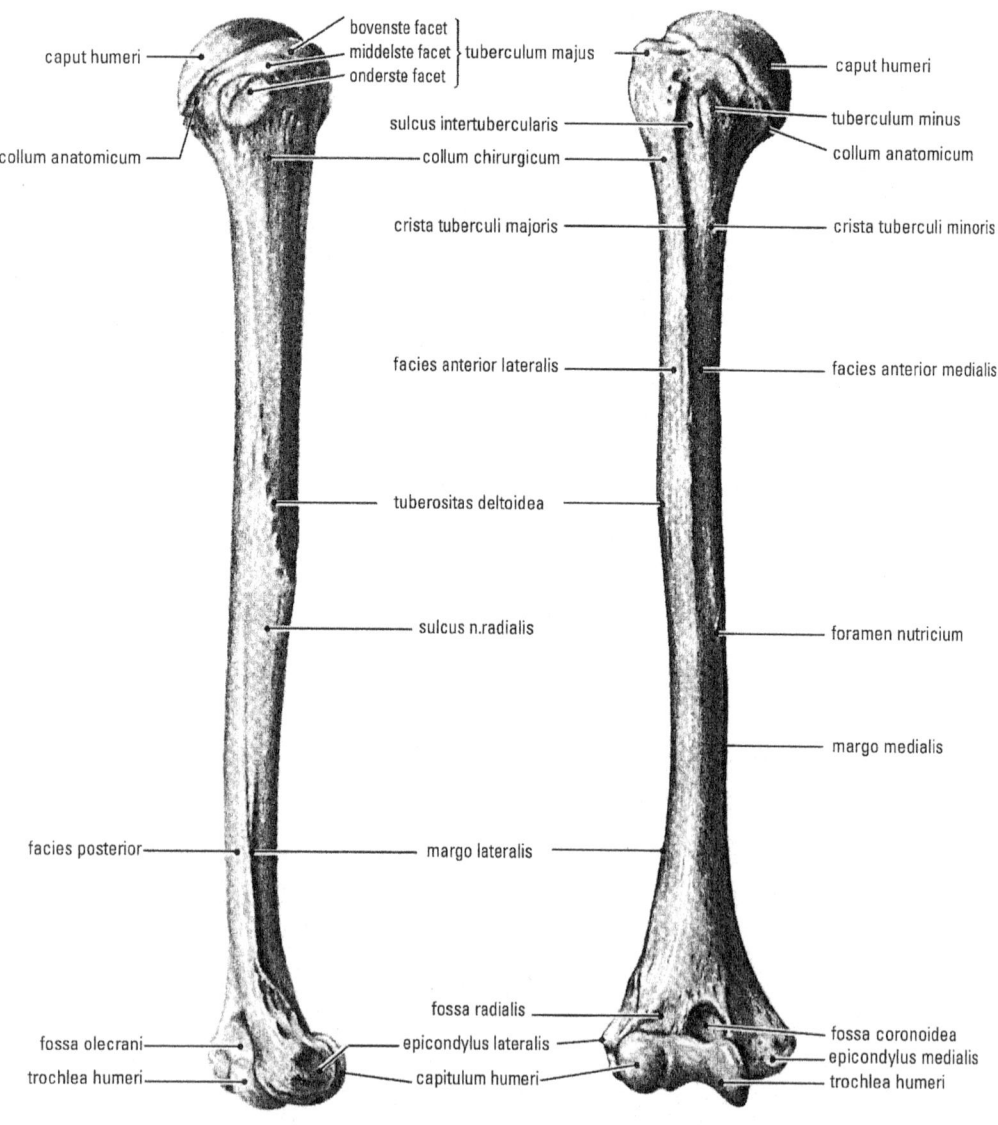

Fig. 7.6 Rechter humerus. A: Lateraal aanzicht. B: Ventraal aanzicht.

De ulna

Het olecranon met de incisura trochlearis vormt het proximale deel van de ulna, dat ventraal naar distaal achtereenvolgens de processus coronoideum, de incisura radialis en de tuberositas ulnae laat zien. Het corpus ulnae heeft eveneens een margo intereossei, anterior en posterior. Het caput ulnae met een circumferentia en de processus styloideus vormt het distale uiteinde.

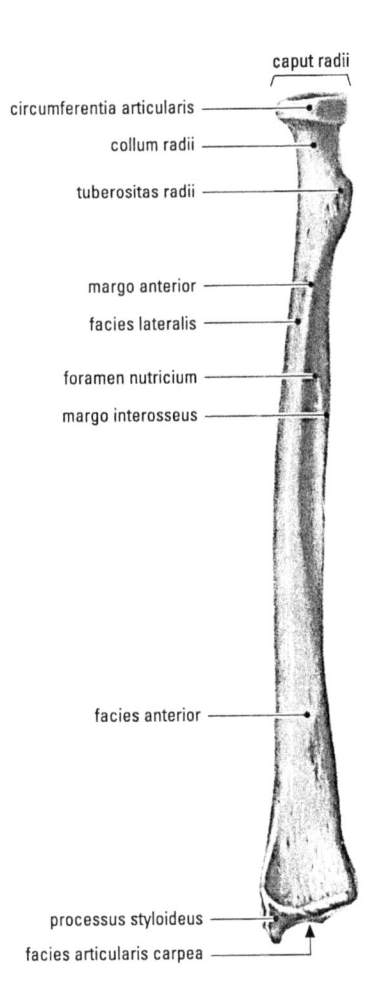
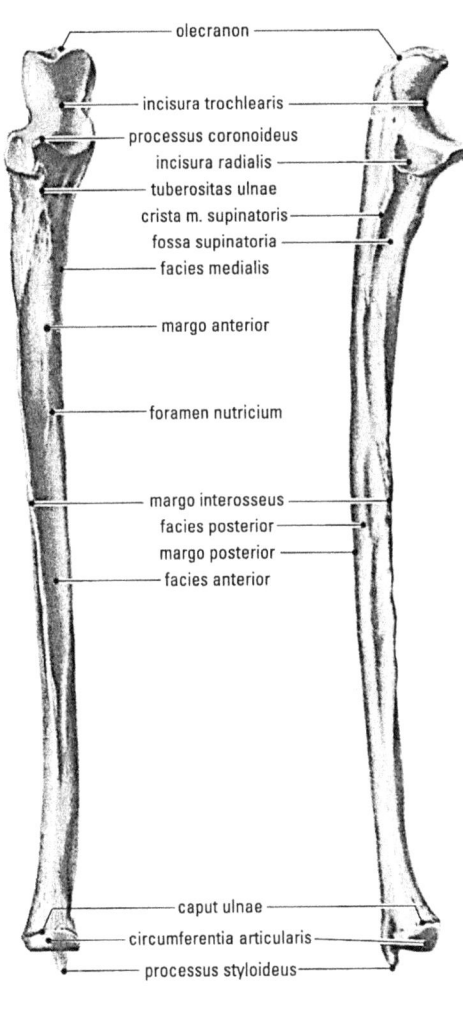

Fig. 7.7 *Rechter radius en ulna. A: Ventraal aanzicht van de radius. B: Ventraal aanzicht van de ulna. C: Lateraal aanzicht van de ulna.*

7.3 Pols en hand

7.3.1 De carpus (pols)

De proximale rij van de carpus is van radiaal naar ulnair opgebouwd uit het os scaphoideum met de tuberositas, het os lunatum, het os triquetrum en het os pisiforme.
De distale rij bestaat van ulnair naar radiaal uit het os hamatum met de hamulus, het os capitatum, het os trapezoidium en het os trapezium (fig. 7.8 en 7.9).

7.3.2 De metacarpus en de falangen (hand)

Basis, corpus en caput zijn onderdelen van de ossa metacarpalia, terwijl de falangen (syn: digiti) een proximaal, een middelste en een distaal kootje met ieder op zich weer een basis, corpus en caput hebben.

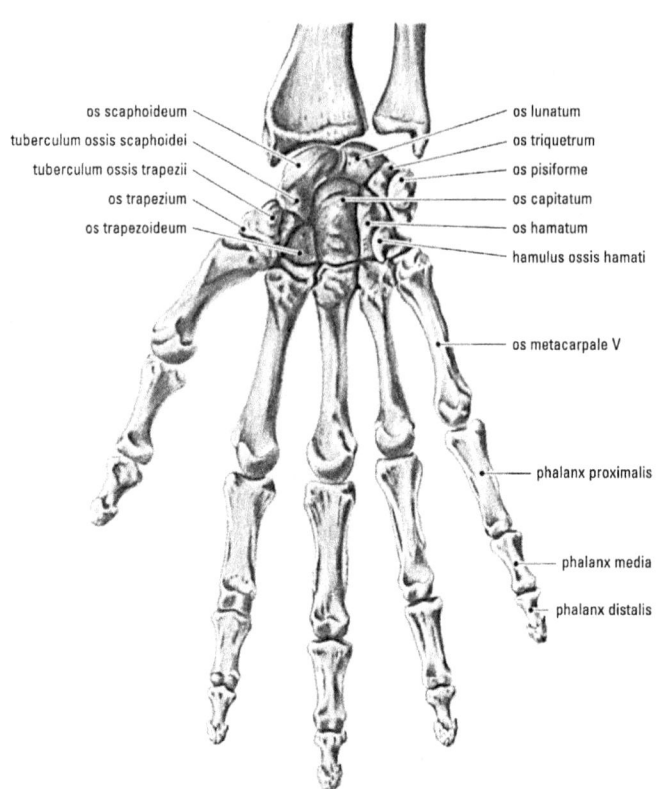

Fig. 7.8   Palmair aanzicht van het rechter handskelet.

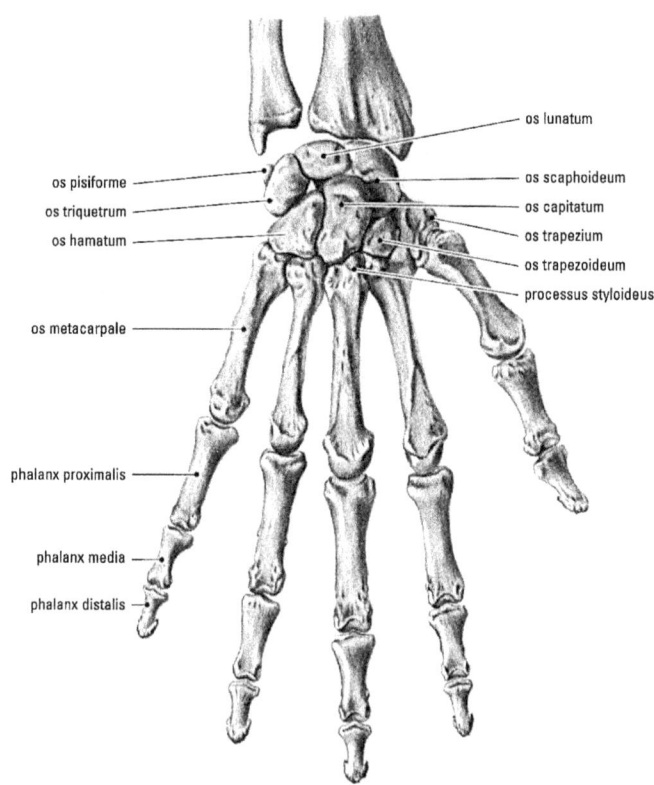

Fig. 7.9   Dorsaal aanzicht van het rechter handskelet.

8 Skeletverbindingen van schoudergordel en bovenste extremiteiten

Leerdoelen

Als u deze leerstof bestudeerd hebt, moet u de specifieke kenmerken kunnen noemen, c.q. beschrijven van:

1 Articulatio sternoclavicularis (functioneel kogelgewricht):
   • samenstelling, vorm en consequenties voor het bewegen.
2 Articulatio acromioclavicularis (amphiartrosis):
   • samenstelling, vorm en consequenties voor het bewegen.
3 Articulatio humeri (kogelgewricht):
   • samenstelling, vorm en consequenties voor het bewegen.
4 Articulatio cubiti (samengesteld gewricht) en de diverse onderdelen:
   • articulatio humero-radialis (morfologisch kogelgewricht);
   • articulatio humero-ulnaris (scharniergewricht);
   • articulatio radio-ulnaris proximalis (wiggewricht):
     – samenstelling, vorm en consequenties voor het bewegen;
     – ligament anulare radii;
   • articulatio radio-ulnaris distalis (radgewricht);
   • articulatio radiocarpea (ei- of ellipsoïde gewricht):
     – samenstelling, vorm en consequenties voor het bewegen;
   • articulatio mediocarpea (amphiartrosen):
     – consequenties voor het bewegen.
5 Articulatio carpometacarpea pollicis (zadelgewricht):
   • consequenties voor het bewegen.
6 Articulationes carpometacarpea (amphiartrosen):
   • consequenties voor het bewegen.
7 Articulationes metacarpophalangeae (morfologische kogelgewrichten):
   • consequenties voor het bewegen.
8 Articulationes interphalangeae manus proximalis (scharniergewricht):
   • consequenties voor het bewegen.
9 Articulationes interphalangeae manus distalis (scharniergewricht):
   • consequenties voor het bewegen.

8.1 Gewrichten van de schoudergordel

'Het schoudergewricht' of articulatio humero-scapulare is een van de meest beweeglijke gewrichten van het menselijk lichaam. Deze grote mate van beweeglijkheid is een logische consequentie van de anatomische bouw van het 'gewricht'.
Eigenlijk is het niet correct om te spreken van het schoudergewricht. De bewegingen in de schouder worden immers gemaakt vanuit een keten van botstructuren die samen een functionele eenheid vormen: het is dan ook beter te spreken van de schoudergordel. De bewegingsketen van deze schoudergordel zet zich bij maximale bewegingsuitslagen van de arm voort tot in de gewrichten van de wervelkolom. Als we het overigens hebben over 'het schoudergewricht', bedoelen we meestal het gewricht tussen schouderblad en bovenarm, het glenohumerale gewricht (of scapulo-humerale gewricht).

Het feit dat de schoudergordel uit zoveel componenten is opgebouwd, maakt het tot een kwetsbaar geheel. Immers, als een van de schakels in de bewegingsketen niet meer zo functioneert als zou moeten, heeft dit zijn uitwerking op de overige structuren binnen deze bewegingsketen. Afhankelijk van de belasting van het gewricht en van de specifieke bewegingspatronen bij de verschillende takken van sport, kunnen dan lichte of ernstige schouderletsels ontstaan. Deze schouderletsels kunnen, wat hun ontstaanswijze betreft, ingedeeld worden in twee categorieën:

– Allereerst kan er sprake zijn van een eenmalige verstoring van de balans tussen belastbaarheid en belasting van het gewricht, zoals bij een direct trauma. Dit leidt tot het acuut optreden van een letsel.

– Daarnaast kan er sprake zijn van een herhaaldelijk optredende minimale balansverstoring (overbelasting), die aanleiding geeft tot microtraumata. Deze kunnen leiden tot de zogenaamde surmenageletsels.

Sporten, waarbij door de schoudergordel een explosieve kracht verwerkt moet worden, leiden vooral tot het ontstaan van acute blessures. Dit zijn bijvoorbeeld de sporttakken waarbij explosieve werpbewegingen gemaakt worden (honkbal, squash) of waarbij de kans op van buitenaf inwerkend geweld groot is (rugby, American Football, judo, wielrennen, motorracen).
Sporten waarbij door de technische uitvoering bepaalde structuren van de schoudergordel vele malen achtereen belast worden, leiden vooral tot overbelasting in de zin van surmenageletsels. Dit zijn sporten als zwemmen, tennis, badminton en volleybal. Uit het bovenstaande mag blijken dat het aandeel van schouderletsels in het totaal van sportletsels van sport tot sport bijzonder sterk verschilt en afhangt van de sportspecifieke bewegingspatronen in de schoudergordel.

8.1.1 Articulatio sternoclavicularis

Het gewricht dat gevormd wordt door het sternum en de clavicula, heeft twee gewrichtsvlakken die niet congruent zijn. Deze ongelijkvormigheid wordt opgeheven door een discus articulatio sternoclavicularis, die dit gewricht tot een volkomen tweekamerig gewricht maakt (fig. 8.1). Het gewricht heeft een niet erg straf kapsel en is een functioneel kogelgewricht. De ligamenten die dit gewricht versterken zijn:
– lig. sternoclaviculare anterior en posterior;
– lig. costoclaviculare (komend vanaf de 1e rib);
– lig. interclaviculare.
De bewegingsmogelijkheden van dit gewricht zijn:
– elevatie en depressie respectievelijk ± 60° en ± 10°;
– protractie en retractie ± 30°;
– rotatie ± 20°.

8.1.2 Articulatio acromioclavicularis

Het articulatio acromioclavicularis dat zeer verwant is aan eerder genoemd gewricht heeft slechts in een minderheid van de gevallen een discus (overigens meestal meniscus) tussen de gewrichtsvlakken. Het vrij losse kapsel wordt versterkt door het lig. acromioclaviculare. Bewegingen zijn mogelijk om frontale en sagittale assen met een rotatie van 50° om de verticale as. Met beide gewrichten gaan natuurlijk de translaties van de scapula ten opzichte van de thorax samen.

8.1.3 Subacromiale ruimte

De kop van de humerus is veel groter dan de kom. Boven de kop wordt als het ware een huif (dak) gevormd door het acromion en door de bandverbindingen zoals het lig. coracoacromiale. Daardoor ontstaat in functioneel opzicht een gewricht (glijgewricht). Tussen de kop en het acromion ligt het kapsel, de bursa deltoideus (of subacromialis) en de m. supraspinatus. Deze structuren kunnen bij extreme bewegingen inklemmen, waardoor gemakkelijk irritatie kan ontstaan (bursitis, tendinitis).

8.1.4 Scapulothoracale ruimte

De scapula kan verschillende bewegingen uitvoeren over de thorax.
1 Mediorotatie (of endorotatie) en laterorotatie (of exorotatie): hierbij beweegt de onderpunt van de scapula (angulus inferior) bij mediorotatie naar binnen en bij laterorotatie naar buiten.
2 Elevatie en depressie: de scapula beweegt langs de thorax omhoog bij elevatie en omlaag bij depressie.
3 Protractie (of abductie) en retractie (of adductie): de scapula beweegt langs de thorax naar lateraal bij protractie en naar mediaal bij retractie.

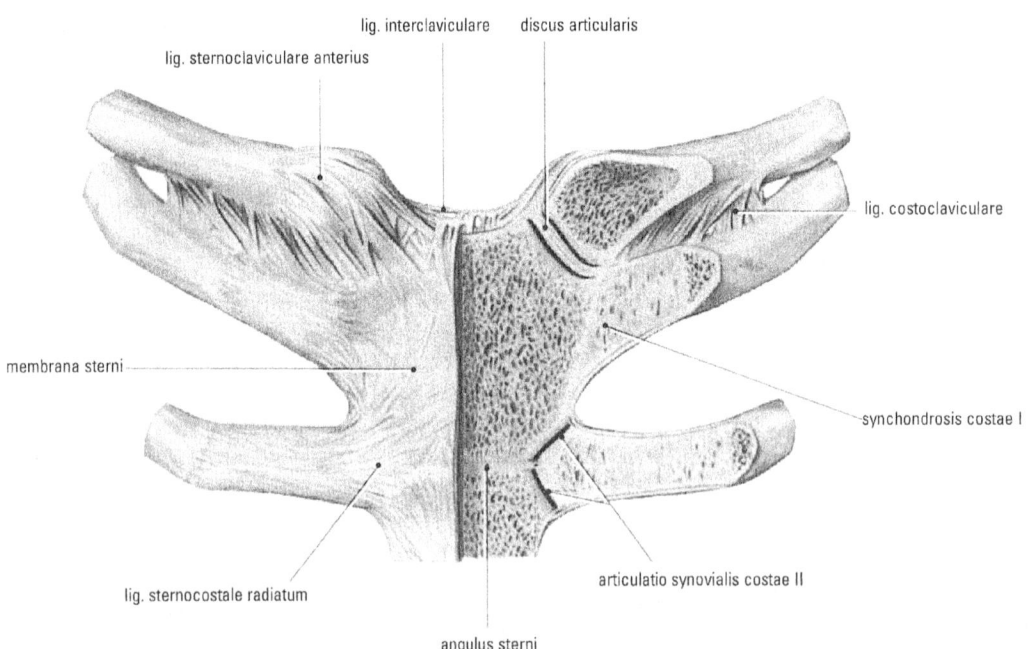

Fig. 8.1 De articulatio sternoclavicularis (ontleend aan T. von Lanz en W. Wachsmuth, 1959). De rechterzijde is een frontale doorsnede door het gewricht.

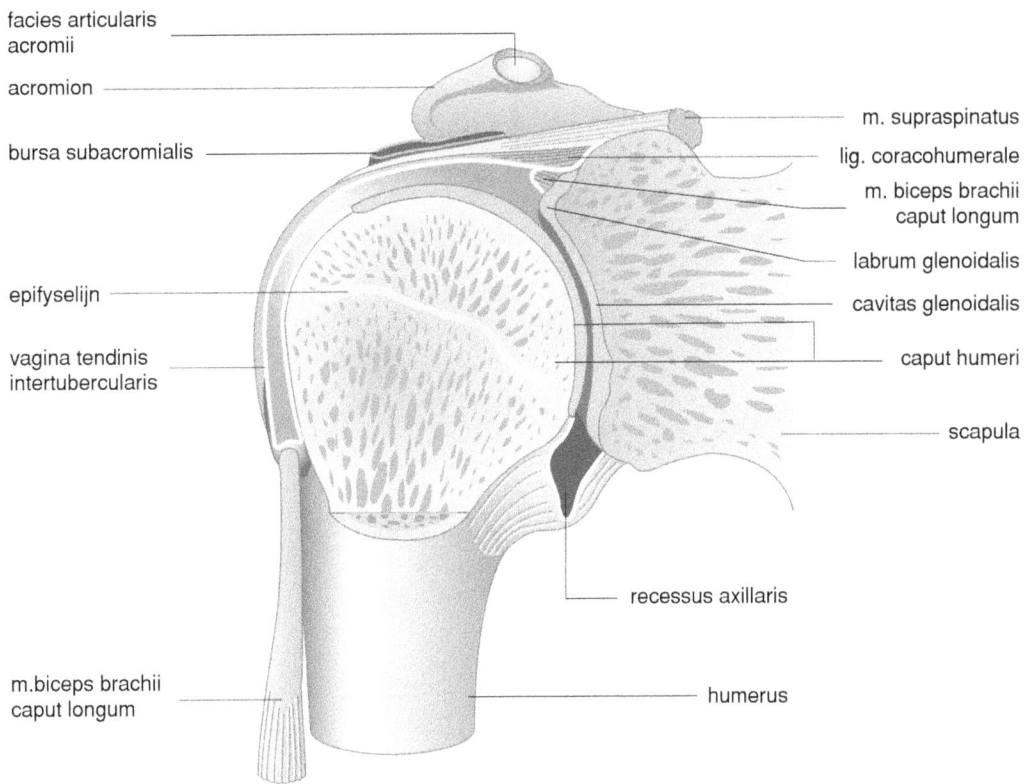

Fig. 8.2
Schoudergewricht, articulatio humeri, doorsnede in het scapulaire vlak, van ventraal (re. 80%).

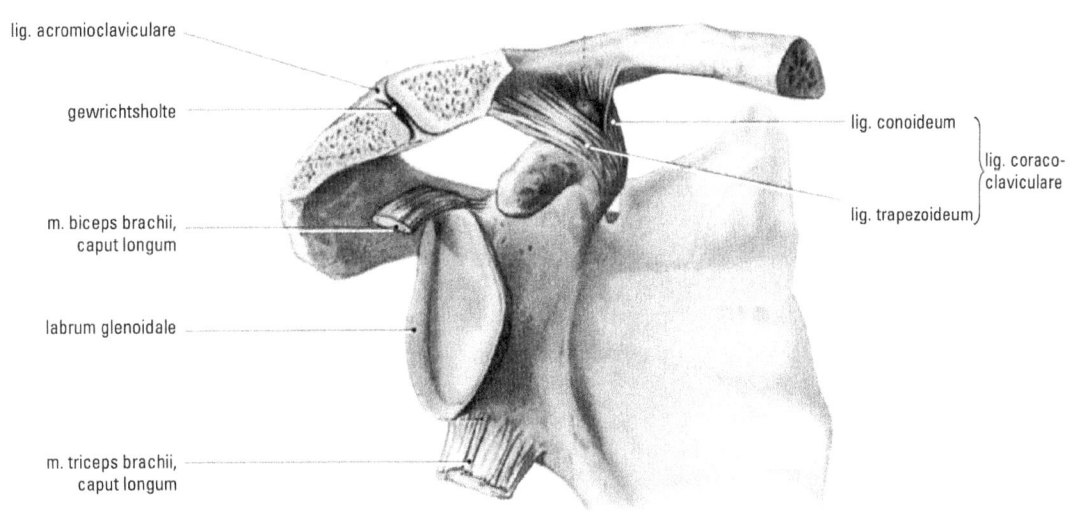

Fig. 8.3
Frontale doorsnede door de articulatio acromioclavicularis (ontleend aan T. von Lanz en W. Wachsmuth, 1959).

8.1.5 Articulatio humeri

De gewrichtsvlakken, te weten de cavitas glenoidalis en het caput humeri zijn bekleed met kraakbeen. Het kraakbeen op de cavitas loopt uit in een ring die wordt beschreven als labrum glenoidale (fig. 8.2 en 8.3). Het labrum zorgt voor een vergroting van de gewrichtskom. Het schouderkapsel is vrij dun en los. Het gewricht en het kapsel worden versterkt door het:
- lig. transversum humeri, dat de sulcus intertubercularis overspant;
- lig. coracohumerale, verlopend van de processus coracoideus naar het tuberculum majus;
- lig. glenohumeralia aan de voorzijde.

Deze banden en het kapsel verzorgen mede de stabiliteit van het schoudergewricht. Belangrijke componenten hierbij zijn de rotatorenmanchet (plus m. teres minor en m. subscapularis) en de pees van het caput longum van de m. biceps brachii. De dan toch nog geringe stabiliteit van het schoudergewricht wordt geïllustreerd door de relatief vaak voorkomende luxaties (ontwrichtingen). Rondom het schoudergewricht ligt een aantal bursae, waarbij de belangrijkste onder de m. deltoideus, onder de pees van de m. subscapularis, onder de m. supraspinatus (en ten dele het acromion) en onder de processus coracoideus liggen.

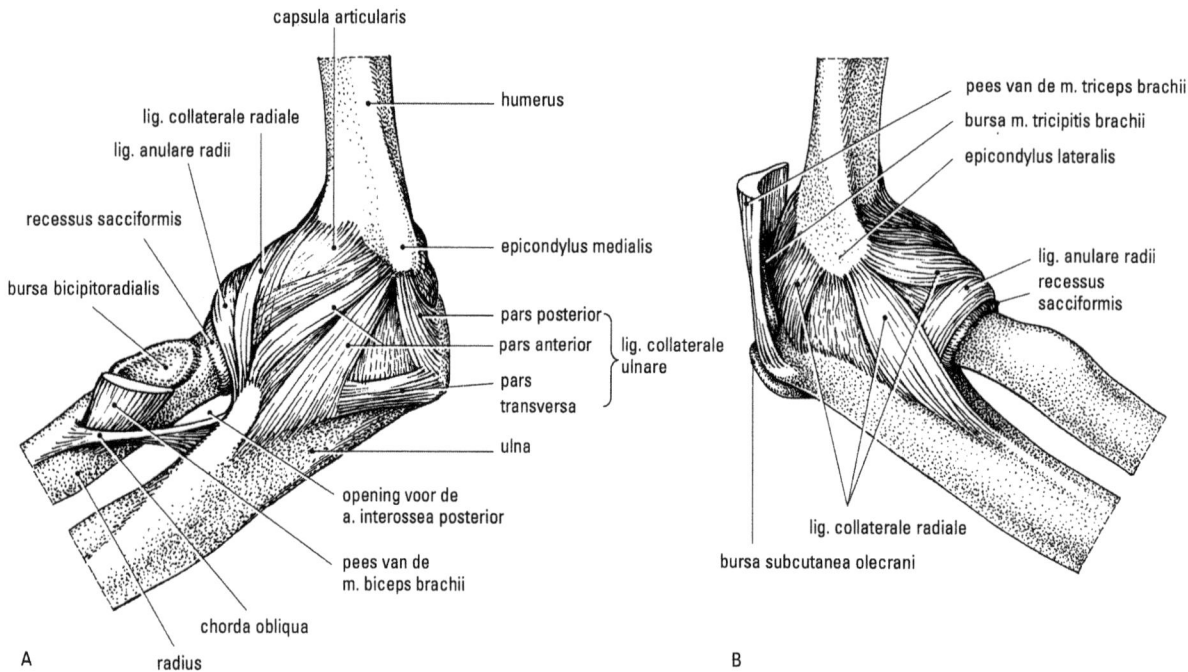

Fig. 8.4   Het ellebooggewricht. A: Mediaal aanzicht. B: Lateraal aanzicht.

8.2 Gewrichten en ligamenten van de elleboog

8.2.1 Articulatio cubiti

De articulatio cubiti (fig. 8.4) is een articulatio compositas (samengesteld gewricht) bestaande uit:
- de articulatio humeroradialis: de verbinding tussen het capitulum radii en het caput radii;
- de articulatio humero-ulnaris: de verbinding tussen de trochlea humeri en de incisura trochlearis;
- de articulatio radio-ulnaris proximalis: de verbinding tussen de circumferentia articularis capitis radii en de incisura radialis (met het lig. anulare).

Hiermee samenhangend bestaat er nog een tweetal verbindingen tussen ulna en radius:
- de ulna is met de radius verbonden met de membrana interossea (fig. 8.5);
- distaal bevindt zich dan nog de articulatio radio-ulnaris distalis (een gewricht tussen caput ulnae en incisura ulnaris radii).

8.2.2 Ligamenten

Het kapsel van de elleboog (fig. 8.4) omvat alle gewrichtsuiteinden, is niet al te stevig en wordt om inklemming te voorkomen gespannen door de m. brachialis en de m. biceps brachii. Dit kapsel wordt verstevigd door:
- het lig. collaterale ulnare (de ulnaire zijdelingse band) verlopend van de epicondylus medialis humeri naar het collum ulnae;

- het lig. collaterale laterale verlopend van de epicondylus lateralis humeri naar het lig. anulare.

8.3 Gewrichten en ligamenten van pols en hand

8.3.1 Gewrichten van de pols

Binnen de gewrichten van de pols onderscheiden we de volgende onderdelen:
- Articulatio radiocarpea.
  Het betreft hier enerzijds een verbinding tussen de radius en een discus (van het distale gewricht tussen radius en ulna) en anderzijds de proximale handwortelrij, namelijk het os scaphoideum, het os lunatum en het os triquetrum.
- Articulatio mediocarpea.
  Het art. mediocarpea wordt gevormd door de proximale en distale handwortelrij (os hamatum, os capitatum, os trapezoideum en os trapezium).
  Tussen de ossa carpalia onderling is ook nog een geringe beweeglijkheid mogelijk.

8.3.2 Ligamenten van de pols

De kapsels bij deze gewrichten worden versterkt door palmaire en dorsale banden, terwijl ook de banden die tussen de botten liggen meestal voor een betere fixatie zorgen. Bij de vingerkootjes worden ook zijdelingse banden aangetroffen.

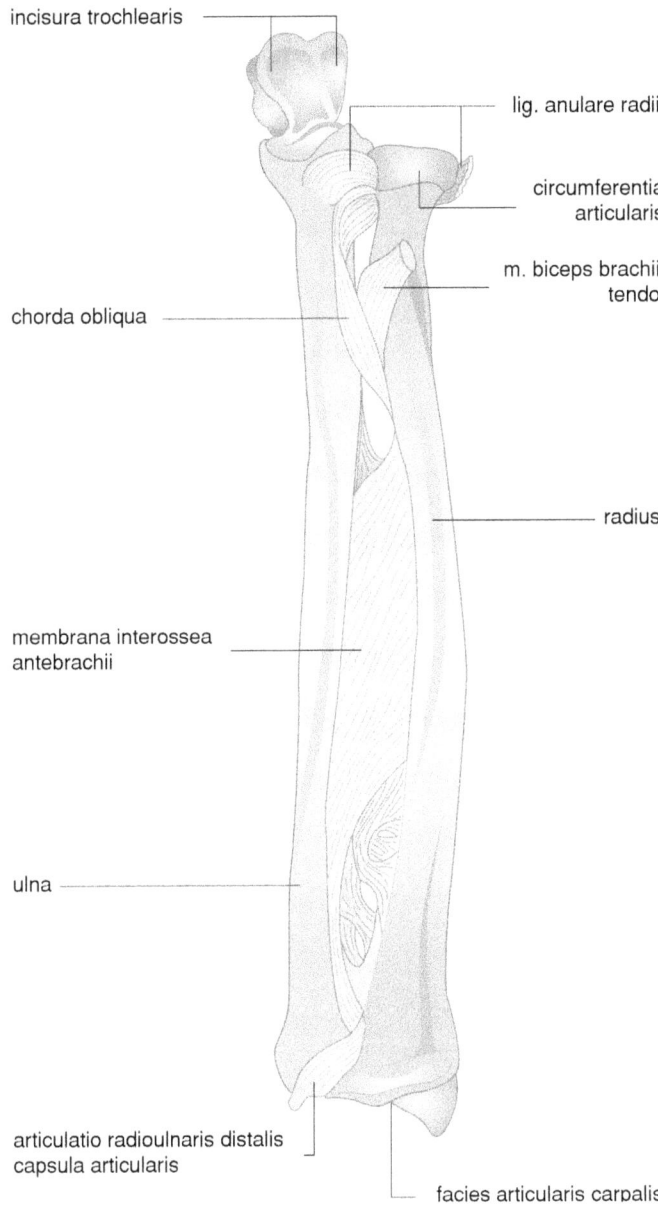

Fig. 8.5 *Verbinding tussen de onderarmbeenderen, lig. anulare doorgesneden, van ventraal (li, 50%).*

Het gewrichtskapsel is dorsaal slap en palmair straf. Banden versterken de kapsels. Ze kunnen worden ingedeeld in vier groepen:
- ligamenten tussen radius-ulna en de carpus;
- ligamenten die de ossa carpalia verbinden;
- ligamenten tussen carpus en de metacarpus;
- ligamenten tussen de ossa metacarpalia.

8.3.3 Gewrichten van de hand

Tussen de carpus en de metacarpus is slechts een geringe beweeglijkheid mogelijk. De verbinding tussen os trapezium en os metacarpale I is een klassiek voorbeeld van een zadelgewricht. Tussen de ossa metacarpalia bevinden zich weinig beweeglijke verbindingen.

De gewrichten tussen de metacarpus en de proximale falangen zijn kogelgewrichten met slappe gewrichtskapsels. De gewrichten tussen de falangen zijn scharniergewrichten.

9 Spieren van de bovenste extremiteiten

Leerdoelen

Als u deze leerstof bestudeerd hebt, moet u van de volgende spieren of spiergroepen geheel volgens de aangegeven code de origo, insertie en functie kunnen noemen:

- m. supraspinatus (O3 – I3 – F2);
- m. infraspinatus (O3 – I3 – F2);
- m. teres minor (O2 – I3 – F2);
- m. deltoideus (O3 – I3 – F2);
- m. subscapularis (O2 – I3 – F2);
- m. teres major (O2 – I2 – F2);
- m. latissimus dorsi (O2 – I2 – F2);
- m. coracobrachialis (O3 – I2 – F1);
- m. pectoralis minor (O1 – I3 – F2);
- m. pectoralis major (O2 – I2 – F2);
- m. rhomboideus (O1 – I2 – F1);
- m. levator scapulae (O1 – I2 – F1);
- m. serratus anterior (lateralis) (O2 – I2 – F2);
- m. trapezius (O2 – I3 – F2);
- m. sternocleidomastoideus (O1 – I3 – F2);
- m. brachialis (O2 – I2 – F1);
- m. biceps brachii (O3 – I2 – F2);
- m. triceps brachii (O2 – I3 – F2):
  - m. triceps brachii caput longum (O3 – I3 – F2);
- oppervlakkige laag ventrale onderarmspieren (O2 – I2 – F1);
- diepliggende laag ventrale onderarmspieren (O2 – I2 – F1);
- radiale onderarmspieren (O2 – I2 – F1);
- oppervlakkige laag dorsale onderarmspieren (O2 – I2 – F1);
- diepliggende laag dorsale onderarmspieren (O2 – I2 – F1).

N.B.: U moet kunnen wijzen op het bestaan van de handmusculatuur en daarbij in het bijzonder van de thenar en de hypothenar.

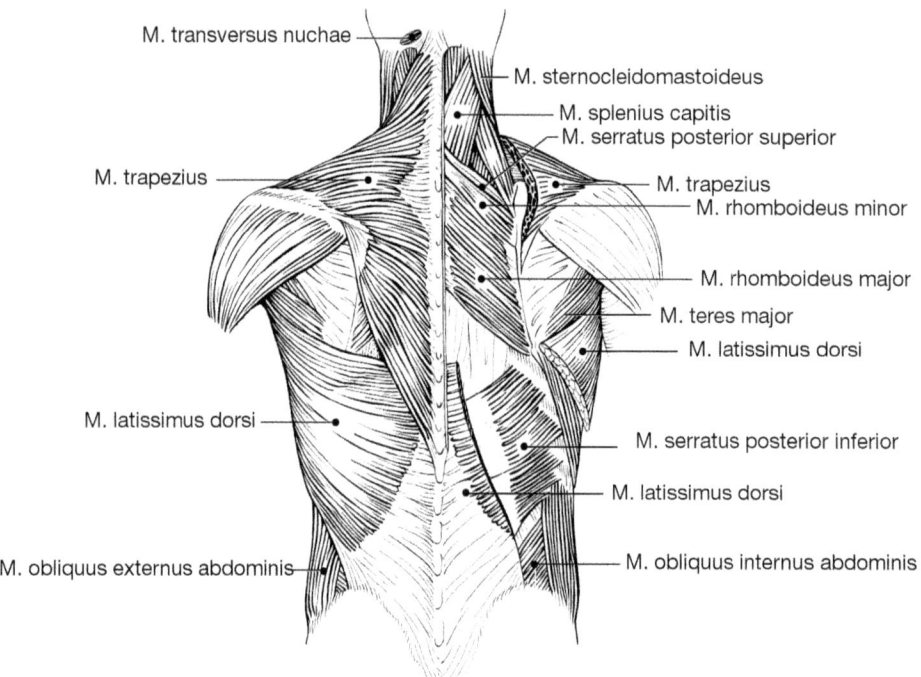

Fig. 9.1   Oppervlakkige rugspieren.

9.1 Spieren van de schoudergordel

De spieren met hun functie en aanhechtingen op de bovenarm (fig. 9.1 en 9.2) kunnen we verdelen in:
- een transversaal systeem (schoudergordel- en rotatorcuffspieren);
- een longitudinaal systeem (bovenarmspieren).

9.1.1 Transversaal systeem

De spieren van de schoudergordel (fig. 9.1 en 9.2) zijn onder andere:
- de m. trapezius;
- de m. rhomboideus;
- de m. latissimus dorsi;
- de m. serratus anterior.

9.1.2 Spinocostale spieren

M. trapezius
De m. trapezius is een oppervlakkige spier, die gelokaliseerd is in het cervicale en thoracale gedeelte van de rug (wervelkolom) en die in de afzonderlijke delen spierbundels heeft die in kracht van elkaar verschillen. Het rechter en linker gedeelte hebben de vorm van een trapezium of een monnikskap (fig. 9.1).
Bij voldoende getrainde sporters is vooral het onderste gedeelte (pars ascendens) tijdens contractie van de spier onder de huid goed waar te nemen. Als het middelste gedeelte sterk contraheert, dan is de grootste van de drie aponeurosen goed waar te nemen. Op grond van zijn sterke spiervezels kunnen we in de m. trapezius drie delen onderscheiden: het pars descendens, het pars transversus en het pars ascendens.

- Het pars descendens. Dit gedeelte heeft de origo met dunne pezen aan het os occipitale (linea protuberantia externa) en aan de nekband (lig. nuchae). De spiervezels gaan met hun convergerende (naar elkaar toelopende) spierbundels naar het laterale derde gedeelte van de clavicula (extremitas acromialis) en naar de schoudertop (acromion). De relatief dunne spierbundels gaan spiraalsgewijs om de m. semispinalis capitis, de m. splenius en de m. levator scapulae heen. Zij vormen de contouren van de zijkant van de hals.

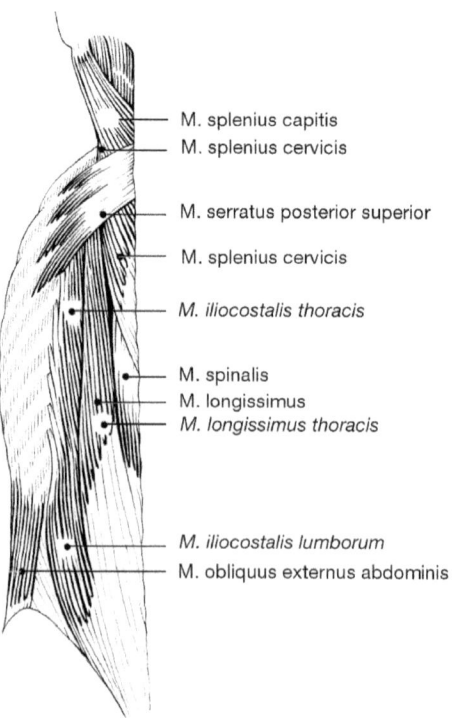

Fig. 9.2   Diepere rugspieren.

- Het pars transversus. De overwegend sterke dwarse spierbundels die de m. rhomboideus, de m. serratus posterior en de m. supraspinatus bedekken, insereren aan de schoudertop (acromion) en aan de bovenste rand van de spina scapulae.
- Het pars ascendens. De schuin opstijgende spiervezels van het pars ascendens, die het bovenste deel van de m. latissimus dorsi bedekken, hebben hun origo aan de processi spinosi van de thoracale wervels en hebben met een driehoekige pees de insertie aan de spina scapulae.

Functie: Bij het sterk convergerende en het aan elkaar tegengestelde verloop van de spiervezels van de verschillende delen van de m. trapezius, zijn de verschillen in functie niet verwonderlijk. Het pars descendens geeft samen met de m. levator scapulae en de mm. rhombodei elevatie van de schoudergordel. Zij zorgen ervoor dat de schoudergordel niet te ver naar beneden getrokken wordt (detractie) als er een zware last op de schouder rust of door de afhangende arm gedragen wordt. Ook geeft dit gedeelte lateroflexie van het hoofd en laterorotatie van de scapula.
Het pars transversus trekt de scapulae naar de wervelkolom (retractie).
Het pars ascendens trekt samen met de m. pectoralis minor de schoudergordel naar beneden (detractie).

M. serratus anterior

Deze ongeveer 12 mm dikke, bolronde, platte spier heeft zijn origo met 9 tanden aan de 1e-6e rib (costa). Hij loopt naar dorsaal-craniaal tussen de thoraxwand en de scapula door naar de mediale rand (margo medialis) van de scapula (fig. 9.3). Tussen de m. serratus anterior en de scapula bevindt zich verder nog de m. subscapularis. Bij de ontwikkeling (krachttoename) van beide spieren, bijvoorbeeld bij het toestelturnen, wordt de scapula enigszins naar achteren gedrukt.
De serratus anterior zou je op kunnen splitsen in drie delen:
- het zeer sterk ontwikkelde bovenste gedeelte (pars horizontalis) dat van de bovenste twee ribben komt en aanhecht aan de margo medialis van de scapula net onder de angulus superior;
- het wezenlijk zwakkere middelste deel (pars divergens) dat van de 2e en 3e rib komt en breedvlakkig naar de margo medialis van de scapula gaat;
- het onderste deel (pars convergens) dat van de 4e tot de 9e rib komt en zijn insertie aan de margo medialis heeft, juist boven de angulus inferior van de scapula.

Functie: Alle delen zorgen ervoor dat de scapula naar voren langs de thorax beweegt (protractie); de onderste vezels draaien de scapula daarbij nog met de onderpunt (angulus inferior) naar buiten (laterorotatie). Hiermee is deze spier een belangrijke ondersteuning bij het abduceren van de arm (vooral boven 90°-elevatie).

Mm. rhomboidei

De spiervezels van de mm. rhomboidei vormen een krachtige, parallelvezelige, vierhoekige spier, die aan de ene zijde bedekt wordt door de m. trapezius en aan de andere zijde zelf de m. serratus posterior en de m. erector spinae (trunci) bedekt. De origo van de spier ligt aan de 6e en 7e cervicale en aan de 1e tot en met 4e thoracale wervels (fig. 9.1). Het verloop is van mediaal-craniaal naar lateraal-caudaal. De spier heeft zijn insertie aan de mediale rand (margo medialis) van de scapula.

Functie: Elevatie en retractrie van de scapula. De onderste vezels draaien de scapula met de onderpunt naar binnen (mediorotatie). Ook bij het dragen van een zware last helpt de spier bij het handhaven van de houding.

M. levator scapulae

De levator scapulae is een slanke spier die zich onder de pars descendens van de m. trapezius bevindt en de origo met 4 tanden heeft aan de proc. transversi van 1e-4e cervicale wervels, waarbij de bundel die van de atlas ontspringt het sterkst ontwikkeld is. De spier heeft zijn insertie aan de angulus superior van de scapula.

Functie: Elevatie van de scapula (schoudergordel), dorsale flexie van de cervicale wervelkolom en versterking van de halslordose. Ook fixeert hij de schoudergordel bij het dragen van een zware last. Hij geeft bij een aantal bewegingen ondersteuning aan het pars descendens van de m. trapezius.

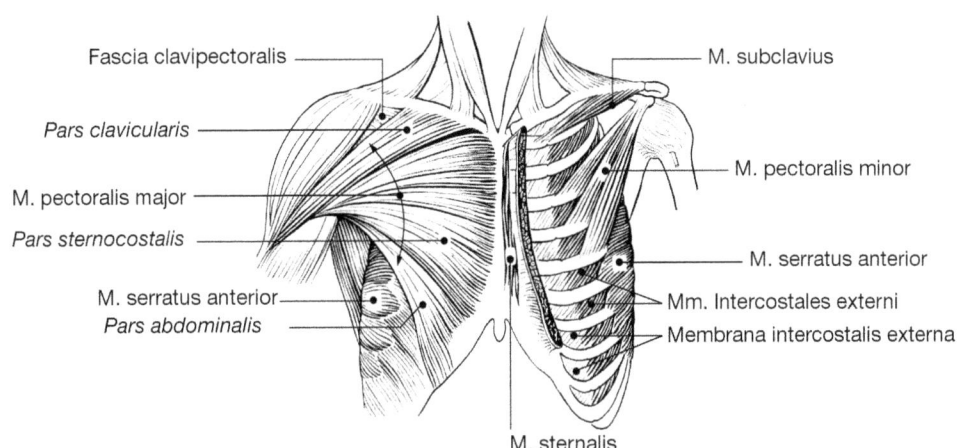

Fig. 9.3 Borstspieren, ventraal aanzicht.

9.1.3 Spinohumerale spieren

M. latissimus dorsi

Direct onder de huid van de rug, waar bij goed getrainde sporters de contouren goed zichtbaar zijn, ligt qua oppervlakte de grootste spier van ons lichaam (fig. 9.1). Het is een dunne, ongeveer 0,5 cm dikke, platte spier, die zich in het verdere verloop naar de arm (humerus) ontwikkelt tot een krachtige ongeveer 3 cm dikke spierbundel.

De m. latissimus dorsi heeft zijn origo via een sterke peesplaat (fascia thoracolumbalis) die aan de craniale zijde enigszins bedekt wordt door de m. trapezius, aan de proc. spinosi van de onderste 6 thoracale wervels, de proc. spinosi van de lumbale wervels, het os sacrum, de crista iliaca en de drie tot vier onderste ribben (9e-12e costae). De spier gaat langs de onderpunt van de scapula, om de thoraxwand heen, bedekt spiraalsgewijs de m. teres major en insereert met een korte pees aan de crista tuberculi minoris humeri. Samen met de m. teres major vormt de latissimus de achterste okselholte.

Functie: De spier zorgt voor adductie, retroflexie en endorotatie van de arm. Samen met de m. pectoralis major beweegt hij de romp naar de arm toe, bijvoorbeeld bij het klimmen. Hij kan de thorax bij sterke aanspanning verkleinen, en geeft daardoor hulp bij geforceerde uitademing (expiratie). Hij fixeert ook de schoudergordel bij strekhang, steun op een brug met gelijke liggers en kruishang in de ringen. Bij geheven arm geeft een contractie van de spier retroflexie, waarbij we ook een lichte endorotatie waar kunnen nemen. Dit manifesteert zich ook bij het uithalen van een stoot- en werpbeweging. Verder werkt hij samen met de m. pectoralis major, wanneer hij bij elevatie gerekt is en een krachtige retroflexie en een lichte endorotatie uitvoert. Dit gebeurt onder andere bij sterke 'uithaalbewegingen' zoals bij bijl- of hamerslagen.

M. pectoralis major

De grote borstspier vormt als krachtige spier het grootste gedeelte van de wand van de thorax (fig. 9.3). Bij afhangende arm kunnen we een driehoeksvorm herkennen, terwijl bij een maximaal geheven arm (elevatie) een vierhoek ontstaat. Hij vormt de voorzijde van de okselholte.
De spier kent verschillende origo's:
– het pars sternocostalis: dit ligt aan de 2e-6e costae en het sternum;
– het pars clavicularis: aan de extremitas sternalis;
– het pars abdominalis: aan een relatief dunne spierbundel.

De fijne spierbundels van deze spier, die nog bedekt zijn met een gladde, direct onder de huid liggende dunne fascia, convergeren naar lateraal en hebben de insertie aan de crista tuberculi humeri major, nadat ze zich van te voren nog gekruist hebben, zodat de onderste vezels boven op de crista insereren en de bovenste onder op de crista. Het pars abdominalis heeft zijn insertie aan de schede van de m. rectus abdominis.

Functie: Adductie, anteflexie en endorotatie van de afhangende arm. Retroflexie van de hoog geheven arm (maximale anteflexie vanuit elevatie). Bijzonder actief is de spier bij het naar voren (anteflexie) en naar binnen draaien (endorotatie) van de arm zoals bijvoorbeeld bij borstcrawl en vlinderslag. Bij goed getrainden in deze tak van sport is deze spier erg goed ontwikkeld. Hij is verder actief bij alle slag-, stoot-, hef- en werpbewegingen. Ook is hij actief in combinatie met de m. latissimus bij bijvoorbeeld touwklimmen. Hij fixeert de schoudergordel bij opdrukken (pars sternocostalis en pars abdominalis) en bij strekhang (alle delen). De spier is tevens een hulpspier bij geforceerde inademing.

M. sternocleidomastoideus

De verbinding tussen de schedel en het voorste gedeelte van de schoudergordel wordt gevormd door de sterk ontwikkelde tweehoofdige m. sternocleidomastoideus (fig. 9.1). De origo zit met een hoofd aan het sternum en met het andere hoofd aan het extremitas sternalis van de clavicula. De insertie bevindt zich aan het processus mastoideus van het os temporae en de linea nuchae superior.

Functie: Bij eenzijdige contractie geeft de spier flexie van het hoofd naar een zijde (homolaterale zijde) en rotatie van het hoofd naar de tegenovergestelde (heterolaterale) zijde. Bij tweezijdige contractie geeft hij extensie (retroflexie) van het hoofd en (ventrale) flexie van de cervicale wervelkolom.

9.1.4 Overige spieren van de schoudergordel

M. pectoralis minor

De m. pectoralis minor heeft met dunne, goed ontwikkelde takken de origo aan de 2e-5e rib en heeft aan het processus coracoideus zijn insertie.

Functie: De spier geeft fixatie van de scapula tegen de dorsale zijde van de thoraxwand. Ook zorgt hij voor detractie (omlaag trekken) van de schoudergordel en werkt hij daarbij als synergist van de m. trapezius pars ascendens.
Verder zorgt de spier voor fixatie van de scapula, heft hij de ribben en is hij daardoor hulpademhalingsspier. Bij steun op brug met gelijke liggers en bij strekhang geeft hij samen met de m. trapezius pars ascendens fixatie van de schoudergordel.

M. subscapularis

De spier heeft zijn origo aan de fossa subscapularis en bevindt zich tussen de scapula (waar hij wordt bedekt door de m. serratus anterior) en de thorax. De insertie ligt op het tuberculum minus van de humerus. De platte, brede spier bedekt de binnenzijde van het schouderblad (fossa subscapularis scapulae). Doordat de spiervezels convergeren, heeft hij een smalle aanhechting (origo) op de bovenarm (tuberculum minus) mediaal, onder de sagittale as en iets beneden de transversale as.

Functie: Adductie; endorotatie van de afhangende arm; enige retroflexie (weinig). Ook een spier die bij het klimmen actief is. Verder geeft hij fixatie van de schoudergordel.

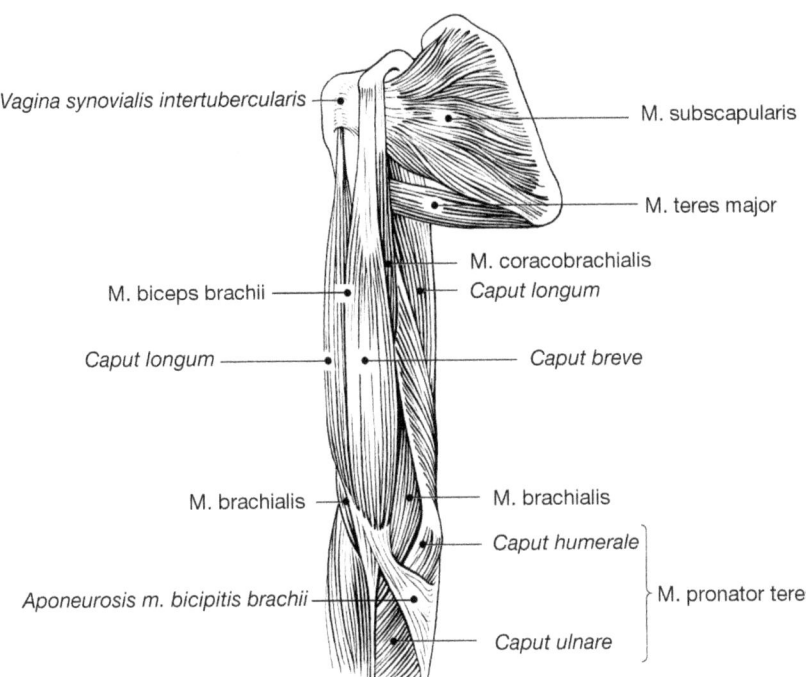

Fig. 9.4 Bovenarm, ventraal aanzicht.

M. teres major

De m. teres major (fig. 9.1) heeft de vorm van een driezijdig prisma. Hij heeft zijn origo aan de angulus inferior van de scapula en zijn insertie op de humerus aan de crista tuberculi minor direct naast de insertie van de m. latissimus dorsi. Hij wordt dan ook gezien als een zuivere synergist van laatstgenoemde spier.

Functie: Adductie, retroflexie en endorotatie van de afhangende arm. Hij geeft fixatie van de schoudergordel en is belangrijk bij het klimmen.

9.1.5 De rotatoren (rotator cuff)

M. supraspinatus

De platte, driehoekige, ongeveer 2 cm dikke m. supraspinatus (bovengraadsspier) heeft zijn origo op de fossa supraspinata, gaat onder de schoudertop (acromion) door en heeft zijn insertie op de tuberculum majus humeri.

Functie: De spier is verantwoordelijk voor abductie van de arm tot 90° en fungeert als synergist van m. deltoideus. Verder zorgt hij voor exorotatie van de humerus, is hij spanner van het gewrichtskapsel en geeft hij daarmee fixatie van de schoudergordel.

M. infraspinatus

Deze eveneens langgerekte, driehoekige spier heeft zijn origo op de fossa infraspinata van de scapula, hij wordt gedeeltelijk bedekt door de m. deltoideus en heeft zijn insertie op het tuberculum majus van de humerus.

Functie: Adductie en exorotatie van de afhangende arm en enige retroflexie. Hij zorgt voor fixatie van de schoudergordel en is belangrijk bij het klimmen.

M. teres minor

De redelijk lange, vierhoekige teres minor komt van de margo lateralis van de scapula, loopt zoals de m. infraspinatus over het dorsale gedeelte van het gewrichtskapsel en heeft via een platte pees zijn insertie aan het tuberculum majus van de humerus.

Functie: Hij geeft exorotatie en enige adductie, en is daarbij een synergist van de m. infraspinatus.

9.1.6 Longitudinale groep

De volgende spieren vormen de longitudinale groep:
- m. deltoideus;
- m. coracobrachialis;
- m. biceps brachii;
- m. triceps brachii.

M. deltoideus

Terwijl het acromion (schoudertop) met de extremitas acromialis claviculae (het laterale derde gedeelte van de clavicula) de benige basis vormt voor de schoudergordel, wordt deze in zijn geheel bedekt door een grote, driedelige en ongeveer 2 cm dikke spier, de deltaspier, die daarmee de welving van de schoudergordel gestalte geeft. De contouren van de deltaspier lijken min of meer op een omgekeerde Griekse delta.
De spier bestaat uit:
- een pars clavicularis met de origo op de extremitas acromialis claviculae;
- een pars acromialis met de origo op het acromion;
- een pars spinalis die de origo op de spina scapulae heeft.

De voorste rand van het pars clavicularis wordt van de origo van de m. pectoralis major gescheiden door een groeve (sulcus deltoideopectoralis, die zich onder de clavicula vormt tot een driehoek (trigonum clavipectorale = uittredeplaats van bloedvaten en zenuwen). Alle delen van de m. deltoideus zijn enerzijds werkzaam als synergisten, anderzijds als antagonisten. Ze convergeren met hun spierbundels en hebben de insertie midden op de humerus aan de laterale zijde op de tuberositas deltoidea.

Functie: Omdat de m. deltoideus vooral in het middelste gedeelte (het pars acromialis) sterke, gevederde spierbundels en een grote fysiologische doorsnede heeft, is hij de belangrijkste abductor van de arm, die hij als een 'kraan' in alle richtingen beweegt (tot horizontaal).
Bij veel alledaagse bewegingen wordt hij belast, zoals bij het aantrekken van een jas, bij het schrijven, bij het scheren en dergelijke.
Het pars acromialis geeft tevens anteflexie en endorotatie, en het pars spinalis geeft retroflexie en exorotatie.

M. coracobrachialis
Deze spier (fig. 9.4) heeft de origo op het processus coracoideus en de insertie op de mediale zijde (margo medialis) van de humerus ter hoogte van de tuberositas deltoidea.

Functie: De spier zorgt voor anteflexie en adductie van de humerus.

M. biceps brachii
De sterke, ongeveer 5 cm brede en 2 tot 3 cm dikke tweehoofdige armspier, is bij contractie van de parallel lopende spiervezels onder de huid en het vetweefsel aan de voorzijde van de bovenarm duidelijk zichtbaar. Hij is voor de leek vaak de meeste bekende spier van het bewegingsapparaat. Voor de leek is de biceps, zoals die in de voertaal genoemd wordt, het symbool voor de totale lichaamskracht (fig. 9.4).
Zoals de naam al aangeeft, bestaat de spier uit twee hoofden, die de origo hebben op de scapula; het caput longum heeft de origo op het tuberculum supraglenoidale scapulae (een knobbeltje boven de gewrichtsband). De spier gaat binnen het gewrichtskapsel over de caput humerus en is omgeven door een zachte, buisvormige schede van het membrana synovialis van het gewrichtskapsel. Hij gaat met zijn lange platte pees door een groeve (sulcus intertubercularis), waar hij ter hoogte van de origo van de m. deltoideus overgaat in een spierbuik.
Door het verloop van de pees van het caput longum binnen het gewrichtskapsel, wordt bij aanspannen van de biceps de caput van de humerus min of meer gefixeerd tegen de cavitas glenoidale. Dit is niet onbelangrijk voor de stabiliteit van het schoudergewricht, omdat hier sterke ligamenten ontbreken.
Het caput breve ligt mediaal van het caput longum en heeft de origo gemeen met de m. cortacobrachialis op de processus coracoideus. In tegenstelling tot het caput longum gaat de spier al direct over in een spiergedeelte. In het midden van de humerus verenigen beide hoofden zich tot een krachtige spierbuik. Aan de onderzijde bedekt hij de m. brachialis en is hij daar enigszins afgevlakt. Hij heeft onder de huid een convexe vorm en gaat met een sterke pees naar de tuberositas van de radius.

Functie: In het schoudergewricht werkt het lange hoofd samen met de m. deltoideus en de m. supraspinatus, en geeft hij abductie, terwijl het caput breve adductie van de geabduceerde arm geeft. Ook geven beide hoofden enige anteflexie. De belangrijkste functie van de m. biceps is flexie in het elleboogewricht. Daarnaast geeft hij supinatie van de geproneerde onderarm.

M. triceps brachii
Aan de dorsale zijde van de humerus bevindt zich de zeer sterke m. triceps brachii, die als antagonist werkt van de drie flexuren van de onderarm. De spier bestaat uit een caput longum, die zijn origo op de scapula heeft, en twee caput breves.
Het caput longum heeft de origo met een korte platte pees aan de onderrand van de gewrichtskom, het tuberculum infraglenoidale en aan de daaraan grenzende margo lateralis scapulae. Vervolgens gaat hij tussen de m. teres major en m. teres minor door om zich ter hoogte van het midden van de humerus met de twee andere hoofden te verenigen.
Het caput mediale heeft zijn origo diep en op een breed vlak aan de dorsale zijde van de humerus. Het caput laterale ligt meer oppervlakkig naar de zijde van de radius, bedekt het ulnaire hoofd enigszins en heeft de origo op de dorsale zijde van de humerus. Alle drie de hoofden convergeren tot een platte, zeer sterke pees, die de insertie heeft aan het olecranon en waarvan enkele vezels uitstralen in de fasciae van de onderarm.

Functie: Extensie van de onderarm, en enige adductie en retroflexie van de bovenarm.

9.2 Spieren van de elleboog

M. biceps brachii (zie de spieren van het schoudergewricht)
Origo:	caput breve:	processus coracoideus
	caput longum:	tuberculum supraglenoidale
Insertie:		tuberositas radii
Functie:		anteflexie van de bovenarm (enige abductie), flexie en supinatie van de onderarm

M. triceps brachii (zie spieren van het schoudergewricht)
Origo:	caput longum:	tuberculum infraglenoidale
	caput laterale:	achtervlakte van de humerus
	caput mediale:	distale deel van de achtervlakte van de humerus
Insertie:		olecranon van de ulna
Functie:		extensie van de onderarm; enigszins adductie en retroflexie van de bovenarm

M. brachialis internus
Onder de biceps ligt de ongeveer 3 cm dikke, 5 cm brede en aan de voorzijde enigszins gootvormig (ingedeukte) m. brachialis (fig. 9.4). De spier heeft de origo op een breed vlak van het onderste derde ventrale deel van de humerus. Naar proximaal reikt hij tot aan de tuberositas deltoidea, die hij in een vorm van twee takken omgeeft. Met zijn convergerende vezels gaat de

spier over de voorzijde van het kapsel van het elleboogewricht, waarmee hij vergroeid is en waardoor hij als kapselspanner dienst doet. De insertie heeft de spier aan het tuberositas ulnae.

Functie: De dubbel gevederde brachialis is een sterke flexor van het art. cubiti. Op grond van zijn lastarm is hij in staat bij een verkorting van bijvoorbeeld 1 cm een bewegingsuitslag van 20 cm van de hand te bewerkstelligen.

M. brachioradialis

Ook een sterke flexor van het art. cubiti is de m. brachioradialis die door veel auteurs gerekend wordt tot de spieren van de onderarm, omdat hij met zijn spiervezelbundels in de bovenarm, en ook in de onderarm ligt (fig. 9.5). Hij heeft de origo aan de margo lateralis humeri en gaat met zijn slanke, maar sterke spierbuik in het midden van de onderarm over in een lange bandvormige pees die insereert aan het processus styloideus radii.

Functie: Door zijn lange lastarm is de m. brachioradialis in tegenstelling tot de andere flexoren van het art. cubiti, die snel contraheren, een spier die krachtig contraheert (grote last). Verder wordt de spier als synergist beschreven voor zowel supinatoren als pronatoren, die bij snelle bewegingen de middenstand nastreeft.

9.3 Spieren van de onderarm

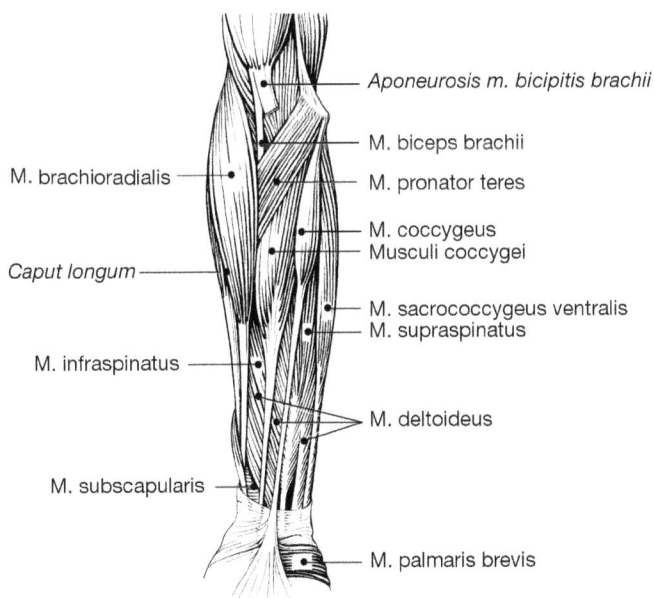

Fig. 9.5   *Onderarm, ventrale zijde, oppervlakkige spieren.*

9.3.1 De onderarm

De onderarm is licht afgevlakt en conisch van vorm omdat de poli-articulaire spieren hun origo hebben op de epicondylen van de humerus en ongeveer ter hoogte van het distale derde gedeelte van de onderarm overgaan in dunne lange pezen die de spierkracht als transmissiesnaren (transmissie = overbrengen van kracht en beweging) over het polsgewricht, de ossa metatarsalia en hun gewrichten naar de eindkootjes van de vingers overbrengen.

In de pronatiestand neemt de anders in dwarsdoorsnede ovale onderarm een min of meer bolronde vorm aan, die veroorzaakt wordt doordat de radius om de ulna draait.

De vele onderarmspieren worden in twee groepen verdeeld: de extensorengroep en de flexorengroep (fig. 9.5).

M. flexor carpi radialis

De m. flexor carpi radialis behoort met de m. brachioradialis en de m. pronator teres tot de oppervlakkige laag. De spier heeft de origo op de epicondylus medialis humeri en de fascia antebrachii. De ongeveer 15 cm lange en 2 cm dikke spierbuik gaat in het midden van de onderarm over in een dunne platte pees die bij palmaire flexie van de hand duidelijk zichtbaar wordt. Aan de radiale zijde ervan loopt de arterie radialis, waar normaal de polsslag gecontroleerd wordt. De insertie is aan de basis van het ossis metacarpalis II (soms ook III).

Functie: De spier zorgt voor radiale flexie van de hand en flexie van de hand in het polsgewricht. Verder helpt hij bij flexie en pronatie van de onderarm.

M. flexor carpi ulnaris

De m. flexor carpi ulnaris heeft een ongeveer 25 cm lange, 4 cm brede en 1 cm dikke spierbuik. Hij ligt van alle onderarmspieren het meest ulnair. Hij heeft met een hoofd de origo op de epicondylus medialis humeri, en met een ander hoofd de origo aan het septum intermusculare, het olecranon en de margo posterior ulnae. De insertie zit met een korte pees aan het os pisiforme, het os hamatum, de aponeurosis palmaris en de ossa metacarpalia III, IV en V.

Functie: Ulnaire flexie (abductie) van de hand. Hij fixeert de pols en zorgt voor flexie in het elleboogewricht.

M. palmaris longus

De m. palmaris longus ligt aan de ulnaire zijde van de flexoren van de pols. De spier heeft de origo net zoals de overige flexoren aan de epicondylus medialis humeri en aan de fascia antebrachii. Met een lange, platte pees (aponeurose) heeft de spier zijn insertie aan de basis van het ossis metacarpalis II (III), aan de aponeurosis palmaris.

Functie: Voornamelijk opspannen van de palmaire aponeurosis. Verder zorgt hij voor flexie van de hand in het polsgewricht en geringe abductie van de hand. Hij helpt bij flexie en pronatie van de onderarm.

M. flexor digitorum superficialis

De m. flexor digitorum superficialis heeft de origo op de epicondylus medialis humeri, de processus coronoideus ulnae, de tuberositas ulnae en aan de fascies anterior radii. De insertie is op de palmaire zijden van de phalanges mediales van de 2e-5e vinger.

Functie: Flexie van de vingers in de proximale interfalangeale gewrichten.

M. flexor digitorum profundus
De m. flexor digitorum profundus heeft de origo aan de membrana interossea, de fascies anterior ulnae en de fascies medialis ulnae. De insertie zit aan de bases van de phalanges distales van de 2e-5e vinger.

Functie: Flexie van de vingers in de interfalangeale gewrichten en flexie van de hand in het polsgewricht.

M. flexor pollicis longus
De m. flexor pollicis longus heeft de origo aan de fascies anterior radii, de membrana interossea, de epicondylus medialis humeri en de processus coronoideus ulnae. De insertie zit op de basis van de distale phalanx van de duim.

Functie: Flexie van de duim en flexie van de hand in het polsgewricht.

M. extensor carpi radialis longus
De m. extensor carpi radialis longus heeft de origo op de margo en epicondylus lateralis humeri, distaal van de insertie van de m. brachioradialis, waarvan de spierbuik bij een sterke contractie een duidelijke verdikking vertoont ter hoogte van de epicondylus lateralis en daarbij een groeve vormt. In deze groeve ligt de epicondylus lateralis. De spier gaat in het bovenste derde deel over in een lange pees en heeft de insertie aan de basis ossis metacarpalis II.

Functie: Extensie van de hand in het polsgewricht en radiale flexie (abductie) van de hand.

M. extensor carpi radialis brevis
De m. extensor carpi radialis brevis heeft zijn origo eveneens op de epicondylus lateralis humeri en aan het lig. collaterale radiale. De krachtige pees van deze spier heeft de insertie aan de osses metacarpalis II, III.

Functie: Extensie van de hand.

M. extensor carpi ulnaris
De m. extensor carpi ulnaris is een slanke lange spier, die de origo heeft aan de epicondylus lateralis humeri en aan het ligament collaterale radiale. De spier heeft de insertie aan het ossis metacarpalis V.

Functie: Extensie van de hand in het polsgewricht en ulnaire flexie (abductie).

M. extensor digitorum
De m. extensor digitorum heeft de origo op de epicondylus lateralis humeri en de fascia antebrachii. Zijn insertie zit op de phalanges mediales en distales van de 2e-5e vinger.

Functie: Extensie van de 2e-5e vinger, en extensie in pols- en elleboogewricht.

Onderverdeling
De spieren kunnen naar hun ligging worden onderverdeeld in vier groepen (fig. 9.5):

1 De ventrale groep. Deze omvat de flexoren van de pols en de vingers (m. flexor radialis, m. flexor ulnaris, m. flexor digitorum superficialis en m. palmaris longus).
   – Origo: epicondylus medialis van de humerus en/of ulna.
   – Insertie: ossa carpalia en falangen.
   – Functie: flexie en pronatie.

2 De radiale groep. Deze omvat de m. flexor carpi radialis en de m. extensor carpi radialis.
   – Origo: epicondylus medialis en lateralis.
   – Insertie: radiale zijde van de ossa carpalia.
   – Functie: radiale abductie (flexie).

3 De ulnaire groep. Deze omvat de m. flexor carpi ulnaris en de m. extensor carpi ulnaris.
   – Origo: epicondylus medialis en lateralis.
   – Insertie: ulnaire zijde van de ossa carpalia.
   – Functie: ulnaire abductie (flexie)

4 De dorsale groep. Deze omvat de m. extensor digitorum, de m. extensor digiti minimi en de m. extensor carpi ulnarisi.
   – Origo: epicondylus lateralis van de humerus en/of ulna.
   – Insertie: ossa carpalia, metacarpalia en falangen.
   – Functie: extensie van de pols en de vingers.

In de carpale regio is er een gemeenschappelijke peesschede voor alle flexoren. Deze loopt onder de aponeurose palmaris en de peesverbindingen van de spieren van de duimmuis en de pinkmuis.

9.3.2 De intrinsieke handspieren

Onder de intrinsieke handspieren verstaan we:
– de spieren van de duimmuis (thenar) en pinkmuis (hypothenar) voor alle specifieke functies van de hand;
– de spieren tussen de ossa metacarpalia onderling (mm. interossei);
– de spieren tussen de ossa metacarpalia en de falangen (mm. lumbricales).

Deze spieren hebben hun origo en insertie in de hand zelf.

10 Bewegingen van de bovenste extremiteiten

Leerdoelen

Als u deze leerstof bestudeerd hebt, moet u de bewegingen van de bovenste extremiteiten kunnen noemen c.q. beschrijven. Daarnaast moet u kunnen aangeven welke vormen van spieractie bij die bewegingen een rol spelen. Dit moet u kunnen doen bij de bewegingen van:

1. Articulatio sternoclaviculare:
    - bewegingen met assen in relatie tot de bewegingen van de schoudergordel;
    - consequenties voor articulatio acromioclaviculare en scapula.
2. Articulatio humeri:
    - bewegingen met assen;
    - stabilisatie door spieren;
    - vergroten van bewegingsuitslagen via de bewegingen van de schoudergordel.
3. Articulatio cubiti:
    - flexie en extensie via articulatio humero-ulnaris en humero-radialis;
    - pro- en supinatie via articulatio humero-radialis en radio-ulnaris proximalis en distalis.
4. Articulatio manus:
    - bewegingen dorsaal- en palmairflexie, ulnair- en radiaalflexie (abductie).
5. Duim:
    - opponeren en reponeren, abductie en adductie.
6. Vingers:
    - flexie – extensie, abductie en adductie.
7. Structuren die zichtbaar en/of palpabel zijn en direct belangrijk voor reliëf en contour van het 'normaal' menselijk organisme.

10.1 Bewegingen van de schoudergordel

Niet elke spier levert bij een bewegingsuitslag in een bepaald gewricht een even groot aandeel. Hierna worden achtereenvolgens de bewegingen genoemd, alsmede de spieren die deze bewegingen uitvoeren. De spieren die het belangrijkste aandeel leveren, worden het eerste genoemd.

10.1.1 Anteflexie

Bij anteflexie verloopt de beweging om een frontale (transversale) as in een sagittaal vlak. In de uitgangshouding voor deze beweging houdt men de handen naar beneden. De armen worden vanuit deze stand tot horizontaal voor het lichaam gebracht (90°). De spieren die deze beweging uitvoeren zijn:
- m. deltoideus die bij deze beweging de meeste arbeid levert;
- m. biceps brachii, caput breve;
- m. coracobrachialis.

Van alle spieren die anteflexie geven, levert de deltoideus het grootste aandeel, maar ook de som van het aandeel van de andere spieren is niet onaanzienlijk.

10.1.2 Elevatie

Wanneer men de arm vanuit de horizontale stand (zowel vanuit abductie als vanuit anteflexie) naar verticaal omhoog beweegt, dan noemen we dit elevatie. Deze beweging is mogelijk doordat de scapula laterotoreert (met de onderpunt naar buiten draait). De spieren die deze beweging uitvoeren zijn:
- m. deltoideus; hoe hoger de arm geheven wordt, des te meer delen van de spier aan de beweging deelnemen;
- m. serratus anterior; deze trekt het angulus inferior van de scapula naar buiten (laterotatie) en maakt daardoor de elevatie vanuit de horizontale stand mogelijk;
- m. trapezius; het pars descendens van de trapezius geeft laterotatie van de scapula doordat aan het acromion getrokken wordt, terwijl het pars ascendens door aan de spina scapula te trekken de laterotatie mede ondersteunt. Indien een van deze delen uitvalt, is maximale elevatie niet mogelijk.

Vooral bij gewichtsheffers worden deze spieren maximaal aangespannen. De arm loopt bij anteflexie en bij de daaropvolgende elevatie op een bepaald moment vast. De humerus loopt tegen het acromion aan. Dit is een benige remming. Als men de arm in deze stand wil houden, dan zijn dezelfde spieren die aan deze beweging meegewerkt hebben isometrisch aangespannen. Ook zijn in deze stand de antagonisten aangespannen.

Retroflexie van de arm (vanuit 180°)

Deze beweging verloopt om een frontale as in een sagittaal vlak, wat normaal gesproken door de zwaartekracht gebeurt. Het gedoseerd naar beneden gaan gebeurt door dezelfde spieren die eerst anteflexie en elevatie van de arm gegeven hebben, maar die nu excentrisch werken. Voeren we vanuit de verticale stand retroflexie uit (in het geval de spier arbeid moet verrichten, zoals bij alle slag-, werp- en stootbewegingen evenals bij zwemmen e.d.), dan werken de volgende spieren:
- m. pectoralis major; deze spier is bij uitstek een werpspier en verricht vooral arbeid vanuit de verticale stand tot horizontaal;
- m. biceps brachii; alleen het caput longum van de biceps is actief en levert arbeid gedurende de hele beweging;
- m. latissimus dorsi; samen met de m. pectoralis major is de m. latissimus actief bij alle werp- en slagbewegingen;
- m. teres maior; is samen met de veel minder sterke m. teres minor een krachtige retroflexor vanuit de verticale stand (180°). Bij het zwemmen wordt deze spier sterk belast.

De volgende spieren hebben invloed op de retroflexie vanuit de verticale stand, doordat ze voor endorotatie van de scapula zorgen:
- m. subscapularis;
- m. rhomboideus;
- m. trapezius pars ascendens.

10.1.3 Retroflexie vanuit de normale uitgangshouding

Als de arm vanuit de normale uitgangshouding in retroflexie gebracht wordt, is dat in feite een voortzetting van de beweging die hierboven besproken is. De beweging is beperkt en met geringe kracht uit te voeren. De spieren die de beweging uitvoeren zijn:
- m. deltoideus;
- m. teres major;
- m. latissimus dorsi;
- m. biceps brachii.

De spieren die daadwerkelijk deze beweging uitvoeren zijn, zoals duidelijk in bovenstaand verhaal naar voren komt, de eerste drie spieren. Voor een optimale werking van de m. teres major en de m. subscapularis is ook een goed functioneren van de m. rhomboideus en de m. latissimus dorsi nodig (fixatie van de scapula).

Abductie

Deze beweging verloopt om een sagittale as in een frontaal vlak. De spieren die de abductiebeweging uitvoeren zijn:
- m. deltoideus; het pars acromialis van de m. deltoideus levert het grootste aandeel bij deze beweging;
- m. supraspinatus;
- m. biceps brachii; alleen het caput longum is bij deze beweging actief.

Abductie vanuit 90°

Deze beweging verloopt om een longitudinale as in een transversaal vlak. Bij retroflexie van de arm vanuit een zijwaartse stand van 90°, bijvoorbeeld bij gymnastiek, of bij een uithaalbeweging van een discuswerper enzovoort, wordt tijdens deze beweging de arm geëxoroteerd. De spieren die deze beweging uitvoeren zijn:
a spieren die de arm naar de scapula bewegen en tevens exorotatie van de arm geven:
  - m. infraspinatus;
  - m. supraspinatus;
  - m. teres minor;
b spieren die de scapula naar de wervelkolom trekken (retractie of adductie van de scapula):
  - m. trapezius;
  - m. rhomboideus.

10.1.4 Anteflexie vanuit 90° abductie

Deze beweging verloopt om een longitudinale as in een transversaal vlak en kan zeer krachtig worden uitgevoerd door de m. pectoralis major.
Spieren die de m. pectoralis bij deze beweging ondersteunen (synergisten) zijn:
- m. deltoideus pars clavicularis;
- m. biceps brachii, caput breve;
- m. coracobrachialis.

10.1.5 Adductie van de arm

Deze beweging verloopt om een sagittale as in een frontaal vlak. Adductie van de armen vanuit een zijwaartse stand van 90° of bij fixatie in deze zijwaartse stand, met daarbij ook een naar beneden gerichte kracht, is de krachtigste beweging die we in het schoudergewricht aantreffen. Bij deze beweging moeten respectievelijk de scapula en de schoudergordel ten opzichte van de romp gefixeerd worden, die daardoor goed op trek belast kunnen worden. Deze fixatie geschiedt door:
- m. trapezius;
- m. rhomboideus;
- m. serratus anterior;
- m. pectoralis minor.

Spieren die aan de voorzijde van de romp liggen en betrekking hebben op adductie van de arm in het schoudergewricht zijn:
- m. pectoralis major;
- m. biceps brachii.

Naast deze agonisten die het hoofdaandeel bij het adduceren hebben, werken aan de voorzijde nog mee:
- m. biceps brachii, caput breve;
- m. coracobrachialis.

Aan de achterzijde van de romp liggen ook spieren die adductie geven. Dat zijn:

- m. teres major;
- m. latissimus dorsi;
- m. subscapularis.

Endorotatie van de arm
Deze beweging verloopt om een longitudinale as in een transversaal vlak. Het is een beweging die veel gemaakt wordt bij sporten zoals judo en zwemmen (crawl, vlinderslag). De spieren die deze beweging uitvoeren zijn:
- m. subscapularis; dit is de krachtigste endorotator van de arm;
- m. pectoralis major;
- m. teres major;
- m. deltoideus, pars clavicularis;
- m. latissimus dorsi.

10.1.6 Exorotatie van de arm

Deze beweging verloopt om een longitudinale as in een transversaal vlak. De spieren die deze beweging in het schoudergewricht uitvoeren zijn:
- m. infraspinatus; deze spier levert bij deze beweging het grootste aandeel;
- m. deltoideus, pars spinalis;
- m. teres minor;
- m. supraspinatus.

De kracht waarmee de exorotatie wordt uitgevoerd, is ongeveer de helft van de endorotatie. Dit is ook waarom een naar beneden hangende arm licht geëndoroteerd is, terwijl ook de spierspanning (tonus) van de endorotatoren groter is dan die van de exorotatoren.

10.2 Bewegingen van de elleboog

Flexie (in totaal 140° tot 160°) en extensie (met een lichte hyperextensie van maximaal 20°) zijn bewegingen die gemaakt worden in de gewrichten tussen humerus en radius en tussen humerus en ulna. De as loopt van proximaal door de epicondylus lateralis naar distaal door de epicondylus medialis.
Pronatie en supinatie (in totaal 120° tot 140°) zijn bewegingen die plaatsvinden in het proximale (en distale) gewricht tussen radius en ulna, alsmede tussen humerus en radius (terwijl er zelfs sprake is van een geringe beweging tussen humerus en ulna). De bewegingsas loopt hierbij van het caput radii naar de processus styloideus ulnae.

10.3 Bewegingen van pols en hand

Dorsale flexie vindt voornamelijk plaats in het mediocarpaalgewricht, terwijl palmaire flexie hoofdzakelijk in het radiocarpaalgewricht geschiedt. De maximale uitslag tussen beide bedraagt 170°. Bovendien is er nog een circumductie mogelijk. Radiale en ulnaire abductie vindt voornamelijk plaats in het art. radiocarpea. Vanuit de anatomische stand bedraagt de ulnaire abductie 40° en radiale abductie 20° (in rust is de uitslag naar beide zijden gelijk, omdat de hand dan al 12° radiaal staat). De as loopt van dorsaal naar palmair door het os capitatum.

In het zadelgewricht van de duim zijn abductie en adductie, oppositie en repositie en bovendien een circumductie mogelijk, waarbij de oppositie een combinatie is van adductie en flexie en de repositie juist het tegenovergestelde.
Tussen de metacarpus en de falangen is actief een flexie van 90°, een lichte hyperextensie (150°), en abductie en adductie (45°) mogelijk. Bij de circumductie vindt ook rotatie plaats.
Flexie en extensie zijn de actieve bewegingsmogelijkheden van de falangen.

10.3.1 Eenvoudige bewegingen in het polsgewricht

De flexoren van de hand zijn:
- m. flexor digitorum superficialis;
- m. flexor digitorum profundus;
- m. flexor carpi ulnaris;
- m. flexor pollicis longus;
- m. flexor carpi radialis.

De extensoren van de hand:
- m. extensor carpi radialis;
- m. extensor digitorum communis.

Ulnaire flexie (abductie) van de hand:
- m. extensor carpi ulnaris;
- m. flexor carpi ulnaris.

Radiale flexie (abductie) van de hand:
- m. extensor carpi radialis;
- m. flexor carpi radialis.

11 Skelet, onderste extremiteiten

Leerdoelen

Als u deze leerstof bestudeerd hebt, moet u de kenmerken en de specifieke botpunten kunnen noemen c.q. beschrijven, gerelateerd aan de leerdoelen van de spieren (zie aldaar).

U dient bovenstaand te kunnen doen bij de botstukken van de bekkengordel en de onderste extremiteiten, te weten:
- pelvis (pubis, ilium, ischii, sacrum), femur, tibia en fibula;
- ossa tarsi (in het bijzonder talus, calcaneus, os naviculare, os cuboideum, os cuneiforme mediale, os cuneiforme intermedium, os cuneiforme laterale), metatarsus en falangen (geen details) in gerelateerd aan de voetgewelven.

11.1 Onderverdeling

De onderste extremiteit (fig. 11.1) wordt onderverdeeld in de volgende delen:
- heupgewricht en bovenbeen;
- knie en onderbeen;
- enkelgewricht en voet.

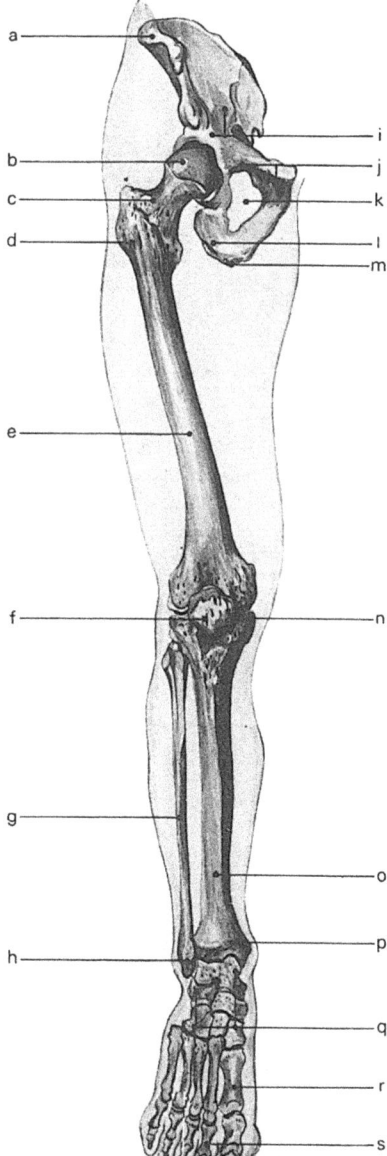

Fig. 11.1 Beenderen van het been: a. darmbeenkam (crista iliaca); b. dijbeenkop (caput femoris); c. dijbeenhals (collum femoris); d. grote knobbel (trochanter major); e. schacht van het dijbeen (os femoris); f. knieschijf (patella); g. kuitbeen (fibula); h. buitenenkel (malleolus lateralis); i., j. en l. heupbeen (os coxae); i. darmbeen (os ilium); j. schaambeen (os pubis); k. 'peesvenster' (foramen obturatum); l. zitbeen (os ischii); m. zitbeenknobbel; n. gewrichtsspleet; o. scheenbeen (tibia); p. binnenenkel (malleolus medialis); q. voetwortel (tarsus); r. middenvoet (metatarsus); s. teenkootjes (phalanges).

11.2 Botten van heupgewricht en bovenbeen

11.2.1 Os pelvis

Rechter en linker os coxa vormen samen met het os sacrum het skelet van het pelvis. Het os coxa wordt gevormd door de ossa ilium, ischii en pubis. Deze drie botstukken komen bij elkaar in het acetabulum (fig. 11.2 en 11.3). De synostosevorming tussen deze botten vindt plaats tussen het 5e en 7e levensjaar.
Het os ilium is opgebouwd uit een corpus en een ala. De laterale zijde van deze ala noemen we de fascies glutea met daarop de linea glutea inferior, anterior en posterior.
De mediale zijde van de ala wordt fossa iliaca genoemd (met daarop de tuberositas iliaca en de fascies auricularis). De crista iliaca begrenst de ala aan de craniale zijde, begint aan de ventrale zijde met de spina iliaca anterior superior (hieronder ligt nog de spina iliaca anterior inferior) en eindigt aan de dorsale zijde met de spina iliaca posterior superior (hieronder ligt nog de spina iliaca posterior inferior).
Het os ischii bestaat uit een corpus en een ramus. Het vormt de spina ischiadica. Op de ramus ligt het tuber ischiadicum.
Het os pubis bestaat uit een corpus, een ramus superior en een ramus inferior. Boven de fascies symfysialis (die zich op het mediaalwaarts gerichte vlak bevindt) bevinden zich de crista pubica, een tuberculum pubicum en lateraalwaarts de pecten ossis pubis.
De corpora van de drie botten die het os coxa vormen, nemen deel aan de vorming van het acetabulum, waaraan we de volgende delen kunnen onderscheiden:
– de fossa acetabuli;
– de incisura acetabuli;
– de fascies lunata.

De corpora en rami van os ischii en os pubis omsluiten het foramen obturatorium, dat wordt afgesloten door het membrana

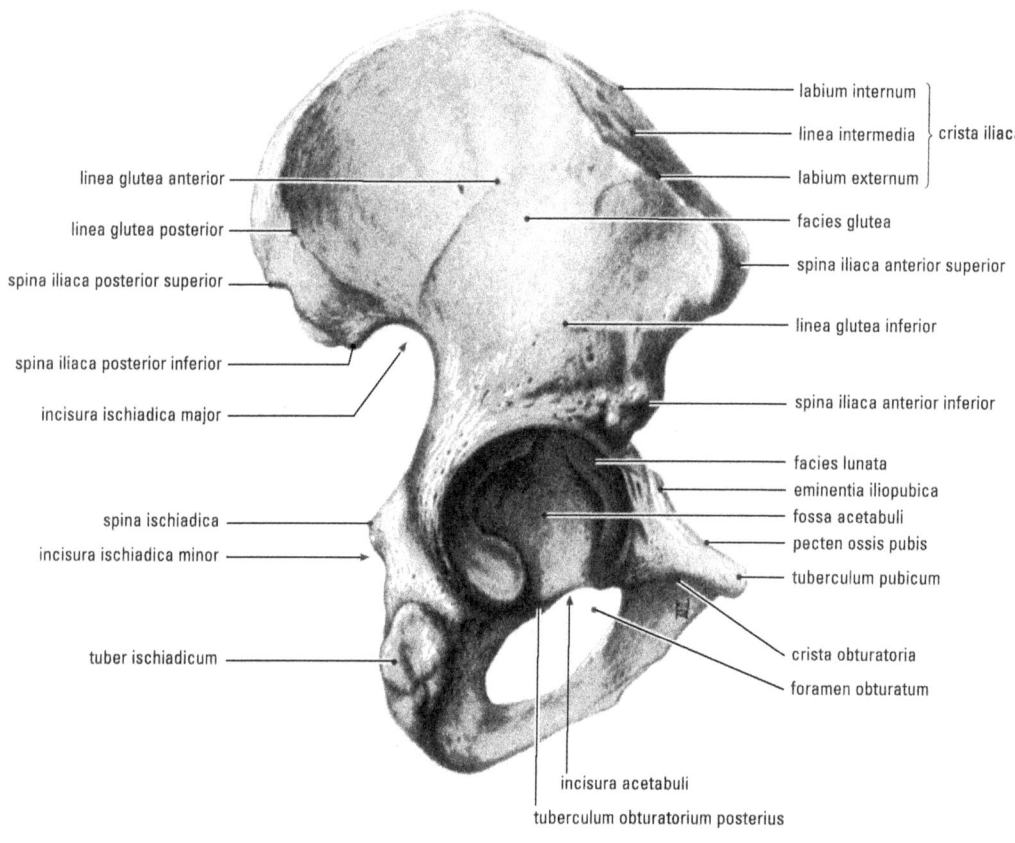

Fig. 11.2 Rechter os coxae, van de buitenzijde gezien.

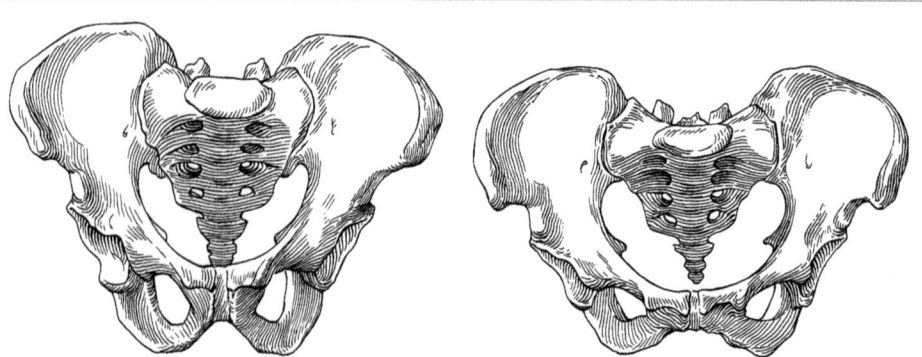

Fig. 11.3 Links mannelijk en rechts vrouwelijk bekken.

obturatoria. De kleine opening hierin, de canalis obturatorius, laat gelijknamige bloedvaten en zenuwen door.
Het mannelijke en vrouwelijke bekken vertonen belangrijke verschillen. In het algemeen is het vrouwelijke bekken breder en het mannelijke bekken langer. De bekken in- en uitgang is bij de vrouw groter, wat bij de baring belangrijk is. De verschillen zijn ook belangrijk bij sportprestaties. De spieren hebben bij de man een beter aangrijpingspunt.
De normale hoeken tussen het corpus van het femur en het collum zijn:
- 145° bij kinderen;
- 126-128° bij volwassenen;
- 120° bij ouderen.

Als deze hoek vergroot is, spreken we van een coxa vara (-O-), als deze hoek kleiner is dan spreken we van een coxa valga (-X-).

11.2.2 Os femur

Het bovenbeen bevat slechts een botstuk, het os femur, dat het langste bot van het gehele lichaam is. Het os femur is een pijpbeen dat onder andere uit een diafyse en twee epifysen bestaat. De bovenste epifyse wordt gevormd door een ronde kop, de caput femoris, die door de collum femoris met de diafyse verbonden is (fig. 11.4 en 11.5).

De hoek tussen corpus en collum femoris (de inclinatiehoek) bedraagt bij volwassenen 126-128°. Deze hoek heeft geen constante waarde, evenmin als de hoek tussen de verticale vlakken door de as van het collum enerzijds en de beide condylen anderzijds (torsiehoek). De torsie van de femurschacht (circa 7°) en de gedraaide positie van de hals ten opzichte van de schacht (circa 5°) vormen samen een antetorsie of retrotorsie, die normaal gesproken wordt genivelleerd door een tegengestelde torsie van de tibia.

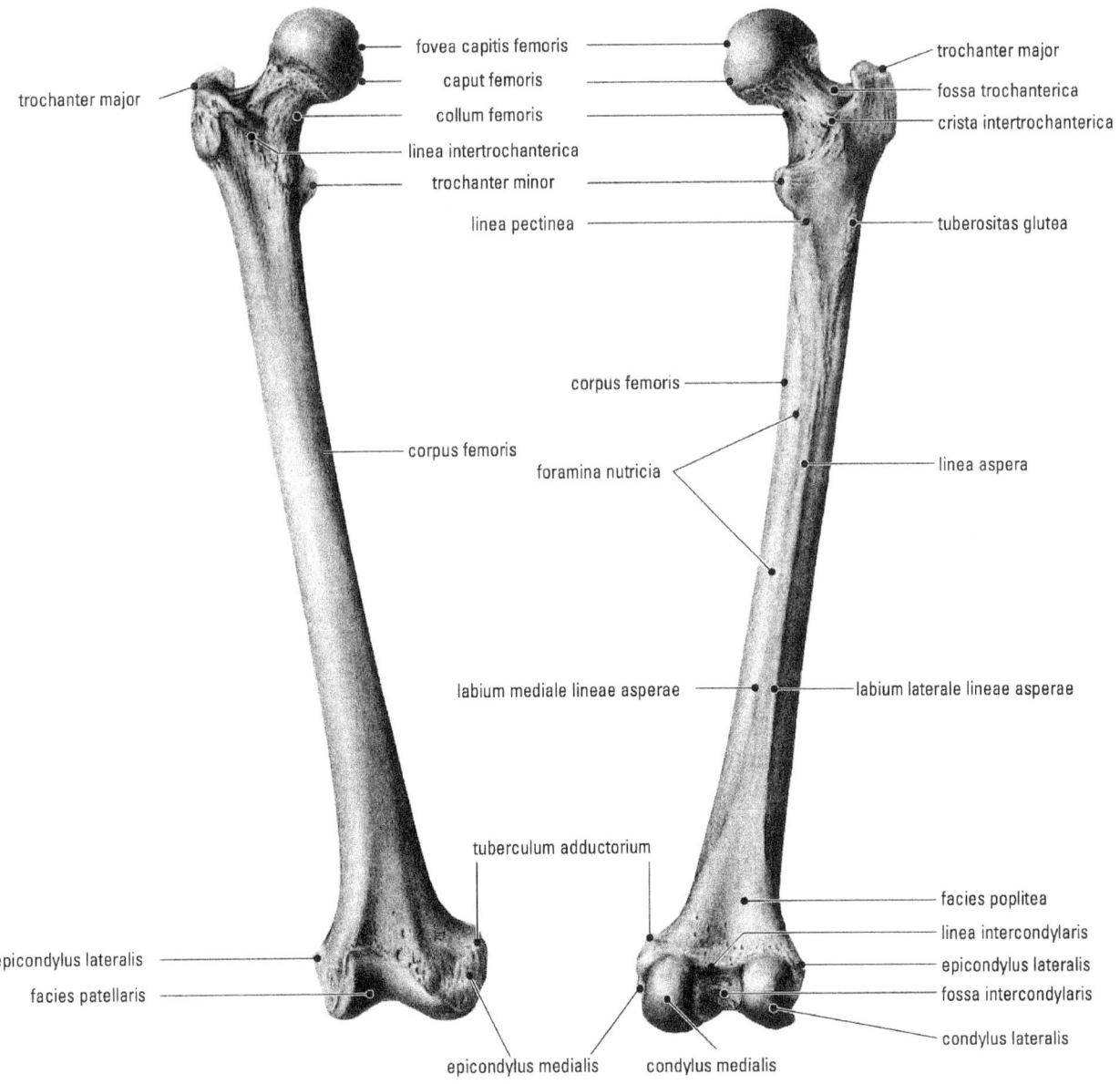

Fig. 11.4 *Ventraal aanzicht van het rechter femur.*   Fig. 11.5 *Dorsaal aanzicht van het rechter femur.*

Bij de overgang van collum in corpus van het os femur vinden we twee knobbels: de trochanter major, die zich lateraal bevindt en de trochanter minor, die zich mediaal-dorsaal bevindt en die naar distaal uitloopt in de linea pectinea. In doorsnede is de diafyse driehoekig met een gebogen fascies anterior, twee ronde fascies laterales en een scherpe linea aspera op de dorsale zijde. Aan deze scherpe linea aspera hechten zich zeer vele bovenbeenspieren. Deze linea aspera bestaat eigenlijk uit een laterale en een mediale lip (labium mediale). Beide lippen wijken distaal uiteen en begrenzen de knieholte (planum popliteum).

Aan de dorsale zijde van het caput femoris bevindt zich tevens een voedingsgat (foramen nutricium), waar een slagader en een ader doorheen lopen. De onderste epifyse bestaat uit twee gewrichtsknobbels (condyli femoris), die met de tibia articuleren en dorsaal van elkaar gescheiden zijn door de fossa intercondyloidea. Mediaal op de mediale condyl en lateraal op de laterale condyl vinden we twee epicondyli femoris.

11.3 Botten van knie en onderbeen

Het onderbeen (crux) bestaat uit twee botstukken, de tibia (scheenbeen) en de fibula (kuitbeen; fig. 11.6, 11.7 en 11.8). Deze twee botstukken zijn vrij onbeweeglijk met elkaar verbonden. Van de beide genoemde beenstukken staat alleen de tibia in verbinding met het femur (dijbeen).

De tibia

De tibia is een lang pijpbeen, waarvan de proximale epifyse veel sterker ontwikkeld is dan de distale. We onderscheiden de mediale en laterale knobbel (condylus medialis en lateralis). De bovenvlakte van de tibia is groot en is verdeeld in twee vlakken, voor de beide gewrichtsknobbels van het femur. Beide zijn van elkaar gescheiden door een tussenknobbel-verhevenheid (eminentia intercondyloidea).

Even onder de gewrichtsvlakte bevindt zich aan de ventrale zijde een sterk uitspringende knobbel. Die wordt gevormd door de tuberositas tibiae (scheenbeensdoorn) en lateraal een gewrichtsvlakje voor de fibula.

De tibia versmalt zich nu sterk en is in doorsnede driehoekig gebouwd, met twee scherpe zijden en een gladde vlakte. Van de drie zijden wijst er een naar voren, de crista tibiae (scheenbeenskam) en een naar de fibula, de crista interossea (tussenbeenskam). De gladde vlakte ligt aan de ventraal-laterale zijde en is zo glad, omdat daar geen spieren aanhechten. Deze vlakte is alleen bedekt door de huid. Het distale einde verbreedt zich weer en loopt aan de mediale zijde uit in een processus (uitsteeksel), de malleolus medialis (binnenenkel).

De laterale zijde van het uitsteeksel, naast de ondervlakte van de tibia is bedekt met kraakbeen en vormt dus een gewrichtsvlakte. Aan de laterale zijde bevindt zich ook een incisura fibularis (insnijding voor de fibula).

De fibula

De fibula draagt aan zijn proximale zijde een hoofdje (capitulum fibulae) als verbinding met de tibia, met daaronder een lichte inzinking aan de hals (collum fibulae).

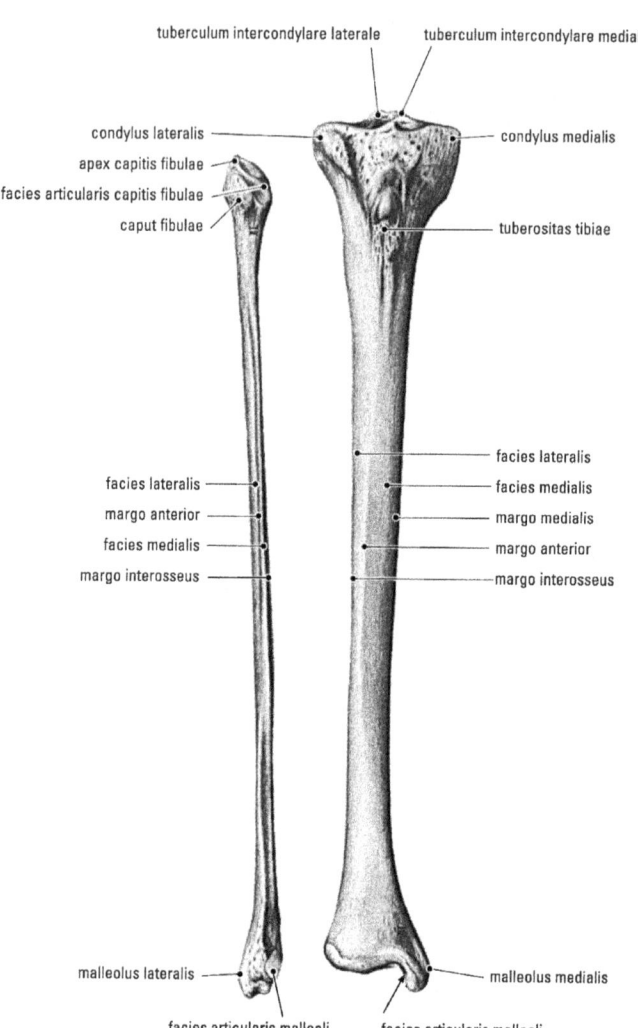

Fig. 11.6 *Ventraal aanzicht van de rechter tibia en fibula.*

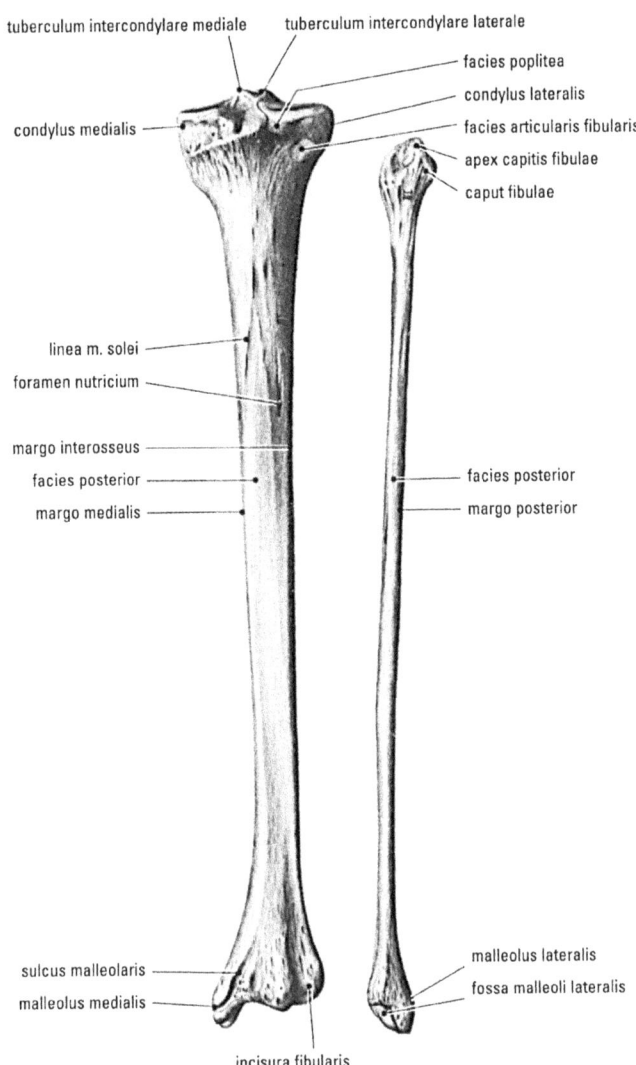

Het corpus vertoont enige scherpe zijden (o.a. de crista interossea fibulae). Het distale einde vormt de malleolus lateralis (buitenenkel), waarvan het mediale vlak met kraakbeen bekleed is. Verder bevindt zich daarboven nog een klein gewrichtsvlakje voor de onderste verbinding met de tibia.

Syndesmosis cruri

Tussen tibia en fibula is een vlies uitgespannen, dat van de crista interosseum tibiae naar de crista interosseum van de fibula verloopt en membrana interossea (tussenbeenvlies) genoemd wordt. Dit membrana interossea is een scheidingsvlak tussen de verschillende spiergroepen, dient ertoe het gewicht te sparen en is op te vatten als een syndesmosis (bindweefselverbinding) tussen tibia en fibula.

De patella

De knieschijf (patella) behoort noch tot het onderbeen, noch tot het bovenbeen. Het is een sesambeen. Sesambeentjes zijn kleine botstukjes, die we aantreffen in of bij de gewrichtskapsels. Hun aanwezigheid maakt het glijden van een pees over een gewricht gemakkelijker en daarmee dus de spierwerking.

Fig. 11.7   *Dorsaal aanzicht van de rechter tibia en fibula.*

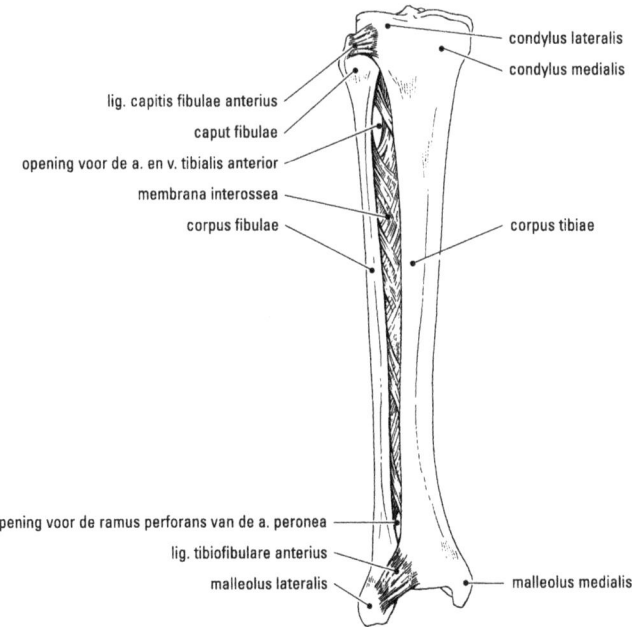

Fig. 11.8   *Verbindingen tussen de tibia en de fibula (ventraal aanzicht).*

11.4 Botten van enkel en voet

Het voetskelet bestaat uit drie delen (fig. 11.9 en 11.10):
- de tarsus of voetwortelbeenderen;
- de metatarsus of middenvoetsbeenderen;
- de digiti of tenen.

De voet is verder opgebouwd uit 26 botelementen:
- os talus;
- os calcaneus;
- os naviculare;
- os cuboideum;
- os cuneiforme I, II, III;
- 7 voetwortelbeentjes (ossa tarsalia);
- 5 middenvoetsbeentjes (ossa metatarsalia);
- 14 teenkootjes (falangen).

11.4.1 Os talus

De talus rust op de calcaneus en is het enige botstuk dat met het onderbeen in verbinding staat. Aan de bovenzijde van de talus bevindt zich een gewrichtsrol, de trochlea tali, die aan de ventrale zijde breder is dan aan de dorsale zijde.
Het voorste deel noemen we de kop of caput tali en deze is door een korte hals (collum tali) van de talus gescheiden. Aan de onderzijde van de talus zien we een groeve (sulcus tali), die van mediaal-achter naar lateraal-voor verloopt. Mediaal van deze groeve treffen we twee kleine gewrichtsvlakken aan en lateraal een grotere, die alle met de calcaneus articuleren.

11.4.2 Os calcaneus

De calcaneus is het grootste element van de voetwortel. Aan de calcaneus of het hielbeen onderscheiden we een corpus calcanei en een tuber calcanei (hielbeensknobbel). Aan de mediale bovenzijde van de calcaneus bevindt zich eveneens een uitsteeksel (sustentaculum tali), dat als steun voor de talus dient. Deze steun is nodig, omdat de talus in een zeer wankel evenwicht verkeert. Als deze steun er niet was, zou de talus van de calcaneus afglijden.
Aan de voorvlakte van de calcaneus bevindt zich een gewrichtsvlakte voor het os cuboideum. Aan beide zijden van de tuber calcanei, op de grens van het steunvlak, treffen we twee uitsteeksels aan, namelijk de processus medialis tuber calcanei en de processus lateralis tuber calcanei, waar verscheidene korte voetzoolspieren aanhechten.

11.4.3 Os naviculare

Met enige moeite kunnen we aan dit been de vorm van een scheepje waarnemen. Mediaal treffen we een uitsteeksel aan, het tuberositas ossis navicularis. Deze knobbel is duidelijk mediaal van de voet te voelen. Aan de laterale zijde bevindt zich nog een gewrichtsvlakte, bestemd voor het os cuboideum (teerlingbeen).

11.4.4 Os cuboideum

Het os cuboideum is zeer onregelmatig gevormd en heeft enigszins de vorm van een dobbelsteen, vandaar de naam teerlingbeen. Deze onregelmatige vorm wordt veroorzaakt, doordat het zich maar liefst met 5 beenstukjes verbindt. Aan de dorsale zijde vinden we een gewrichtsvlakte voor het os calcaneus (hielbeen), aan de mediale zijde twee voor het os naviculare (scheepvormig been) en het os cuneiforme (wiggebeen). Aan de ventrale zijde vinden we twee gewrichtsvlakten, respectievelijk voor het os metatarsale IV en V (middenvoetsbeentjes).
Over de onderzijde loopt een groeve, de sulcus m. peroneus longus, waarin de pees van de lange kuitbeenspier verloopt. De groeve wordt aan een zijde begrensd door een knobbeltje, de tuberositas ossis cuboideum.

11.4.5 Ossa cuneiformia

De drie ossa cuneiformia hebben de vorm van een wig. Het os cuneiforme 1, gerekend vanaf de mediale zijde, is het grootst. De drie ossa cuneiformia vormen met het os cuboideum de distale voetwortelrij.

11.4.6 Metatarsus (middenvoet)

De metatarsus bestaat uit vijf naar de vorm van pijpbeenderen gebouwde botstukken Het eerste is het kortst, maar overtreft in omvang de andere. Aan elk os metatarsale kunnen we een basis, een capitulum en een corpus onderscheiden. Het os metatarsale V vertoont lateraal aan de basis een knobbeltje, het tuberositas metatarsale quinti, waaraan zich de m. peroneus brevis vasthecht. Het 1e, 2e en 3e os metatarsale verbindt zich met respectievelijk het 1e, 2e en 3e os cuneiforme tot een gewricht. Het 4e en 5e os metatarsale verbinden zich met het os cuboideum. Aangezien de ossa metatarsalia niet in een horizontaal vlak naast elkaar liggen, maar het 1e en 5e lager liggen dan het 2e, 3e en 4e, is de voetrug van voren naar achteren en van buiten naar binnen, bolvormig, terwijl de voetzool in dezelfde richtingen holvormig is. We spreken dan ook van het voetgewelf.
Het overlangse gewelf is het grootst, begint bij de tuber calcanei als eerste steunpunt en loopt naar de kopjes van het 1e en 5e os metatarsale als tweede steunpunt. De laterale rand van dit voetgewelf is veel minder gekromd dan de mediale, die veel hoger is. Het hoogste punt van het mediale gewelf ligt op de grens van caput tali en het os naviculare. Ook in dwarse richting is de voet gewelfd.

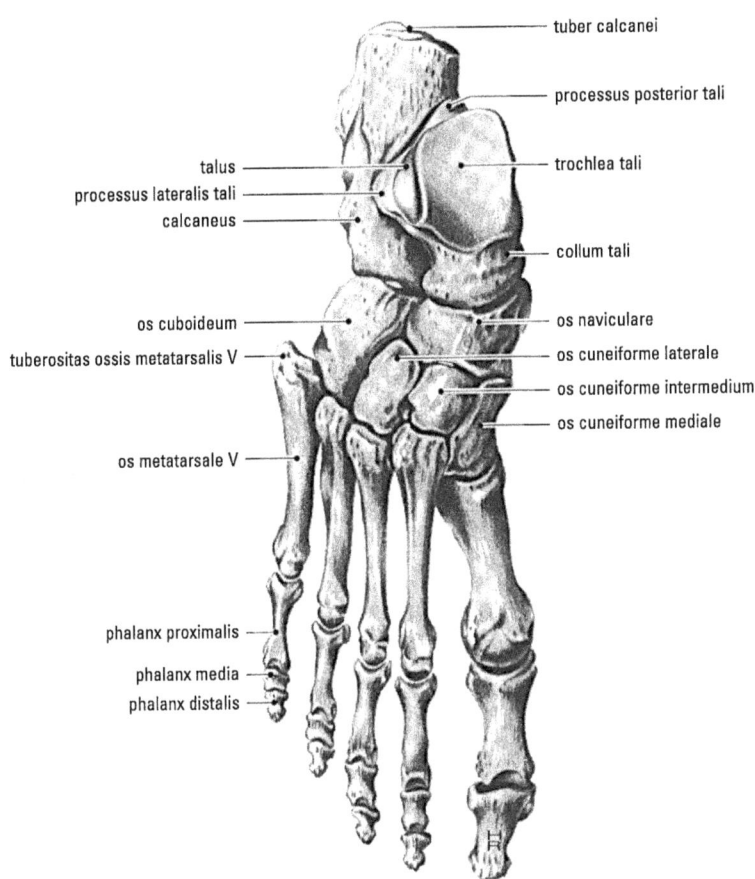

Fig. 11.9 Dorsaal aanzicht van het rechter voetskelet.

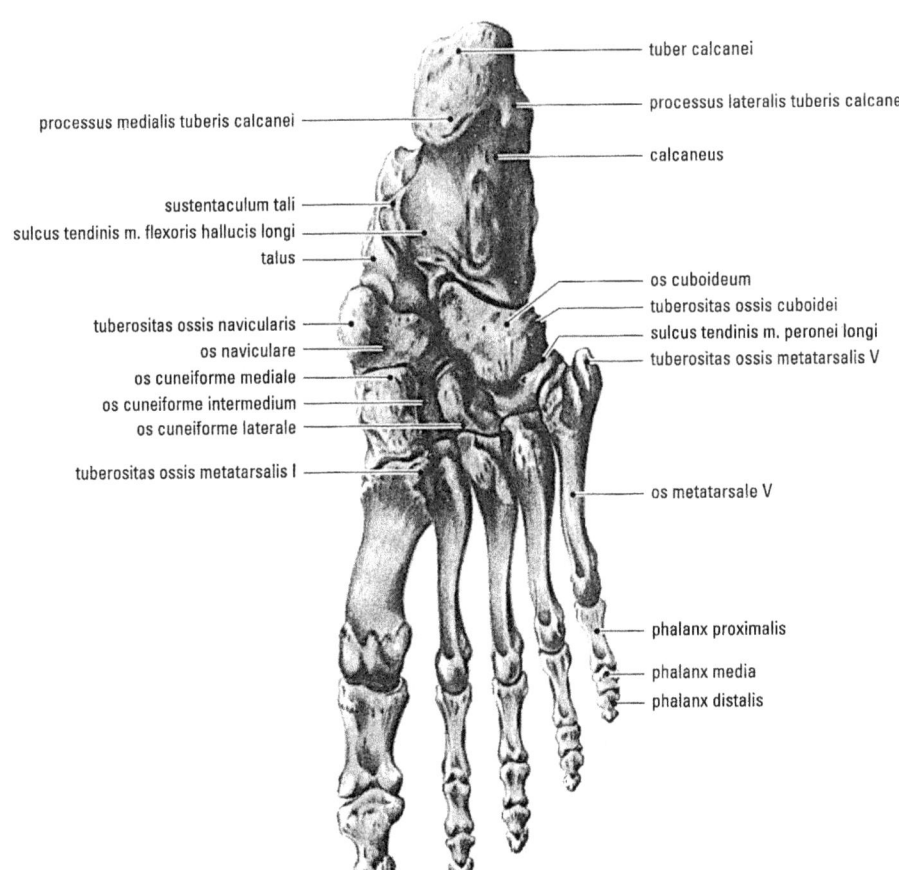

Fig. 11.10 Plantair aanzicht van het rechter voetskelet.

11.4.7 Digiti

Van de tenen of digiti, bezit de 1e (grote) teen twee kootjes (falangen), de overige drie. De grondfalangen (eerste teenkootjes), gerekend vanaf de ossa metatarsalia, zijn het langst. De eindkootjes bezitten een sponsachtig uiteinde dat vlak onder de nagel ligt. De tenen bestaan dus in totaal uit 14 kootjes, die kleine pijpbeentjes zijn. Niet tot de ossa tarsalia behoren de twee of drie ossa sesamoidea (sesambeentjes) die onder de grote teen zitten. Twee van deze sesambeentjes bevinden zich onder het kopje van het os metatarsale I, terwijl het derde (wanneer het althans aanwezig is) zich op de grens van het eerste en tweede kootje van de grote teen bevindt.

12 Skeletverbindingen van de onderste extremiteiten

Leerdoelen

Als u deze leerstof bestudeerd hebt, moet u de specifieke kenmerken kunnen noemen c.q. beschrijven van:

1 articulatio sacroiliaca (amfiartrose):
   - samenstelling, vorm en consequenties voor het bewegen;
2 articulatio coxae (nootgewricht):
   - samenstelling, vorm en consequenties voor het bewegen;
   - ligamenten (geen namen, maar wel de totale functie en in het bijzonder de remming van de bewegingen);
3 articulatio genus (draai-scharniergewricht):
   - samenstelling, vorm en consequenties voor het bewegen;
   - relatie stabiliteit, incongruentie gewrichtsvlakken, menisci;
   - ligamenten collaterales en cruciata;
4 articulatio talocruralis (bovenste spronggewricht als scharniergewricht):
   - samenstelling, vorm en consequenties voor het bewegen;
   - bestaan van ligamenten lateraal en mediaal (**niet** verder detailleren);
5 articulatio subtalaris en articulatio talocalcaneonavicularis (onderste spronggewricht als draaigewricht):
   - samenstelling, vorm en consequenties voor het bewegen;
   - richting van de pronatie-supinatie-as;
   - bestaan van ligamenten lateraal en mediaal (**niet** verder detailleren).

N.B.: U moet kunnen wijzen op het bestaan van diverse gewrichten tussen de voetwortelbeentjes onderling en de voetwortelbeentjes en de metatarsalia (alle amfiartrosen), te weten:
- articulationes metatarsophalangeae (morfologische kogelgewrichten);
- proximale interfalangeale gewrichten (scharniergewrichten);
- distale interfalangeale gewrichten (scharniergewrichten).

12.1 SI-gewrichten en symphysis pubica

SI-gewrichten
Deze gewrichten zijn besproken bij de wervelkolom (hoofdstuk 4).

Symphysis pubica
Aan de voorzijde van het bekken zijn de twee ossa pubica door middel van een discus van vezelig kraakbeen met elkaar verbonden. Deze verbinding noemen we de symfyse.

12.2 Het heupgewricht (articulatio coxae)

Het art. coxae (fig. 12.1 en 12.2) bevindt zich als het ware op het snijpunt van krachten die van de romp over het been naar de voet gaan. Deze krachtlijnen treffen elkaar in het bekken, waarin het heupgewricht als middelpunt in dit krachtenveld ligt. Dit vereist een tweeslachtigheid (ambivalentie) ten opzichte van dynamiek en statiek. Het gewricht moet aan deze twee tegengestelde principes voldoen.

Als we het art. coxae vergelijken met het art. humero-scapulare, dan valt direct een duidelijk verschil op. De gewrichtskom van het schoudergewricht is klein en vlak. De gewrichtskom van het heupgewricht daarentegen omgeeft zelfs zonder kraakbeenlip het caput femoris voor meer dan de helft. Met kraakbeenlip is dit ongeveer 2/3. Om deze reden wordt het art. coxae ook wel een nootgewricht (enarthrosis) genoemd. Deze voor het heupgewricht typische bouw zorgt ervoor dat dynamiek en statiek gecombineerd kunnen.

In zijn bouw komt de statiek van het heupgewricht al goed tot uiting. De bouw van de gewrichtskom, waarin os ilium, os pubis en os ischii samenkomen, voldoet aan alle voorwaarden van een kogelgewricht. Deze gewrichtskom (acetabulum) vormt met het caput femoris het art. coxae. Doordat er in opgerichte stand grote krachten op het heupgewricht inwerken, is de bovenzijde (het dak) van het heupgewricht het dikst. De halvemaanvormige facies lunata, het eigenlijke contactvlak tussen kom en kop, is hier het breedst. Het centrum van de kom, fossa acetabuli, ligt iets dieper en neemt niet daadwerkelijk aan het gewrichtsmechanisme deel. Hier vinden we het lig. capitis femoris waarin ook een bloedvat loopt voor de caput femoris. Ook deze band heeft geen duidelijke functie binnen het gewrichtsmechanisme. Zoals bij overige kogelgewrichten is ook hier de kom verbreedt door een ring van vezelig kraakbeen, het labrum acetabulare. De gewrichtskom omsluit daardoor de gewrichtskop voor 2/3, wat de statiek van dit gewricht ten goede komt. Het labrum acetabuli is craniaal het breedst en het sterkste ontwikkeld. Het hyalien kraakbeen past zich ook aan de belasting aan en is aan de bovenzijde het sterkst ontwikkeld. Verder wordt de fossa acetabuli opgevuld met een vetkussen.

De gewrichtskop is kogelvormig en congruent aan de gewrichtskom. Hierdoor heeft het heupgewricht geen hulpstructuren nodig. Ook de caput femoris is met hyalien kraakbeen bedekt, waarvan de dikte ook afhankelijk is van de belasting.

Door eerdergenoemde eigenschappen is het heupgewricht een bijzonder kogelgewricht (fig. 12.1 en 12.2).

12.2.1 Kapsel

Het kapsel van het heupgewricht staat eveneens in dienst van de statiek en de dynamiek en wijkt af ten opzichte van het schoudergewricht. In het schoudergewricht is het kapsel breed en dun, terwijl in het heupgewricht het kapsel dik en stevig moet zijn vanwege de stabiliteit. De ligging is zodanig, dat de bewegingen niet beperkt worden.

Het kapsel loopt van het os coxa (buiten het labrum acetabulare) naar de linea intertrochanterica aan de ventrale zijde en tot een vingerbreedte boven de crista intertrochanterica aan de dorsale zijde.

12.2.2 Ligamenten

De overmacht van de statiek in het heupgewricht komt ook tot uiting in het bandapparaat. Er zijn drie ligamenten die het art. coxae stabiliseren. Dit zijn:
- het ligamentum iliofemorale, een driehoekige band die loopt van de spina iliaca anterior superior naar de trochanter major en de linea intertrochanterica; dit verreweg het sterkst ontwikkelde ligament ligt ventraal van het gewricht en zorgt voor het achteroverkantelen van het bekken;
- het ligamentum ischiofemorale; dit loopt van het corpus ossis ischii naar het collum femoris;
- het ligamentum pubofemorale dat van de membrana obturatoria naar de linea intertrochanterica gaat.

Intracapsulair loopt nog het lig. capitis femoris van de incisura acetabula naar het caput femoris; en ten slotte is er de zona orbicularis: die rondom het collum femoris verloopt.

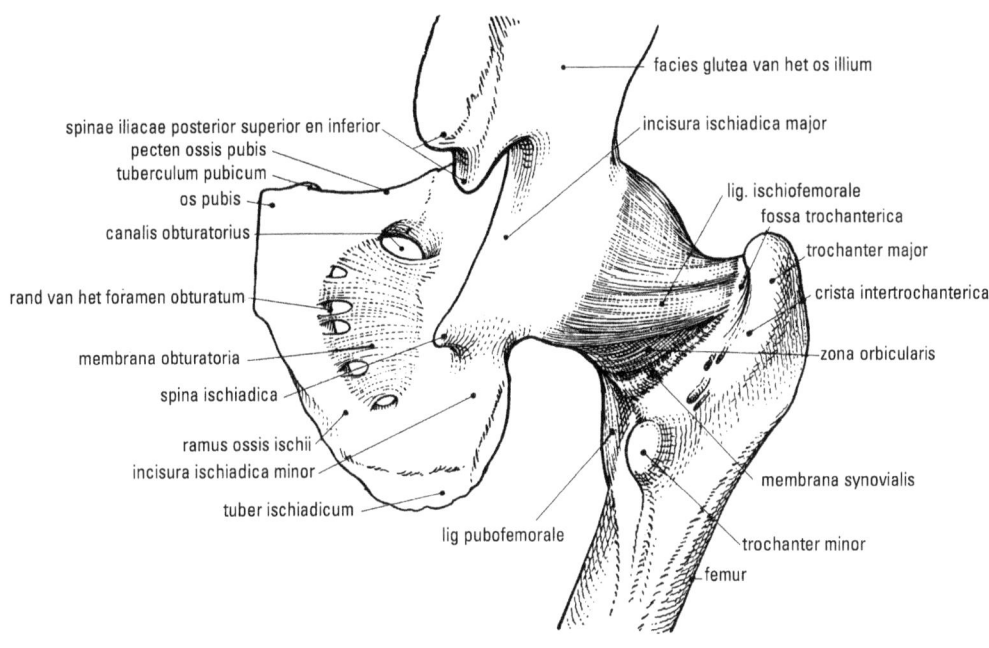

Fig. 12.1 *Dorsaal aanzicht van het heupgewricht (ontleend aan V. Pauchet en S. Dupret, 1959).*

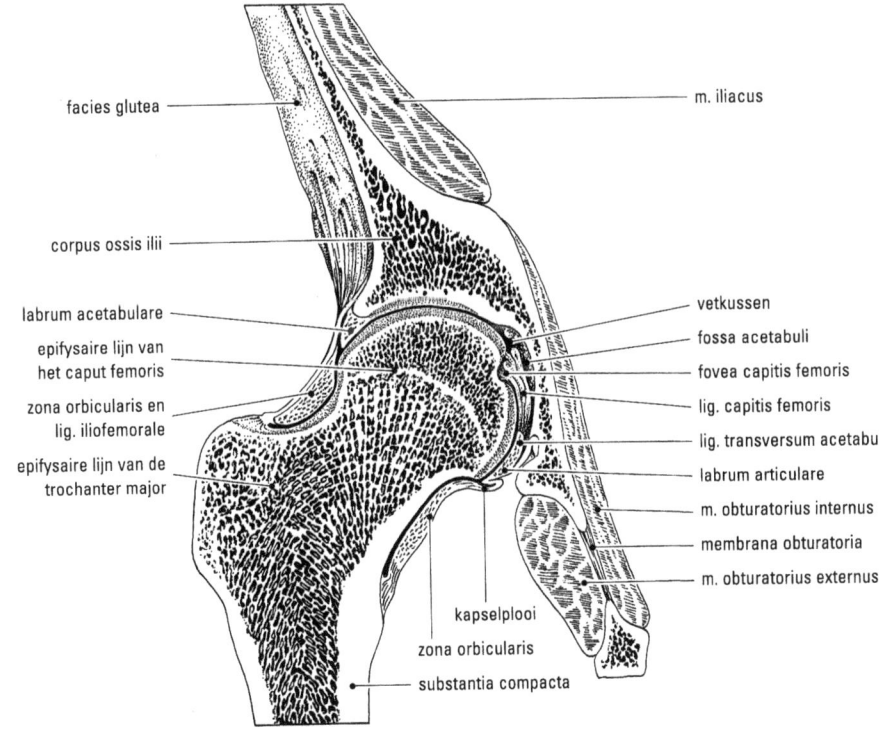

Fig. 12.2 *Frontale doorsnede door het midden van het heupgewricht. De verbeende epifysaire schijven in het caput femoris en de trochanter major zijn duidelijk zichtbaar.*

12.3 Het kniegewricht (articulatio genus)

Het kniegewricht (fig. 12.3 en 12.4) is niet alleen het grootste en meest gecompliceerde gewricht (art. complexa) van ons lichaam, maar ook het gewricht dat erg veel problemen en blessures kent. Dit vindt zijn oorzaak in het feit dat:
1 de as door de schacht van het femur schuin door dit botstuk loopt, wat ondanks het feit dat dit gecompenseerd wordt, in de loop der tijd toch een aantal artroseklachten doet ontstaan;
2 het bij het lopen belangrijk is, dat het standbeen bij elke stap gebogen wordt; het been, dat op dat moment het volledige lichaamsgewicht draagt, krijgt hierdoor in het kniegewricht een enorme mechanische belasting.

Het kniegewricht is niet alleen het grootste en meest gecompliceerde, maar het wordt ook gevormd door de twee grootste pijpbeenderen van ons lichaam, het femur en de tibia, die beide ook grote gewrichtsvlakken hebben. Het gewricht heeft verder een groot sesambeen, de patella, dat als het ware verweven zit met de sterke pees van de m. quadriceps femoris.
De gewrichtsvlakken worden gevormd door de beide femurcondylen, die dorsaal door de fossa intercondylaris gescheiden zijn. Deze twee condylen hebben beide een verschillende kromtestraal. Aan de voorzijde is deze minder dan aan de achterzijde, wat voor het functioneren van het kniegewricht belangrijk is. De femurcondylen articuleren met de enigszins vlakke tibiacondylen die het tibiaplateau vormen. Dit vlak is in het midden ruw en verheven (eminentia intercondylaris) en dient tevens voor de aanhechting van de kruisbanden (ligg. cruciata).
Tot het kniegewricht rekenen we ook de patella. Met een verticaal verlopende kamvormige lijst aan de dorsale zijde, grofweg in een mediaal en lateraal facet verdeeld, articuleert deze met de eveneens in de lengterichting gevormde zadelvormige inham aan de voorzijde van het femur tussen de femurcondylen (fig. 12.3 en 12.4).

12.3.1 Menisci

Uit het feit dat de femurcondylen en het tibiaplateau niet congruent zijn, kent het gewricht een aanpassing door twee vezelige, wigvormige, halvemaanvormige kraakbeenschijfjes, de menisci (fig. 12.3 en 12.4). De functie van deze menisci is:
– aanpassing van de incongruente gewrichtsvlakken;

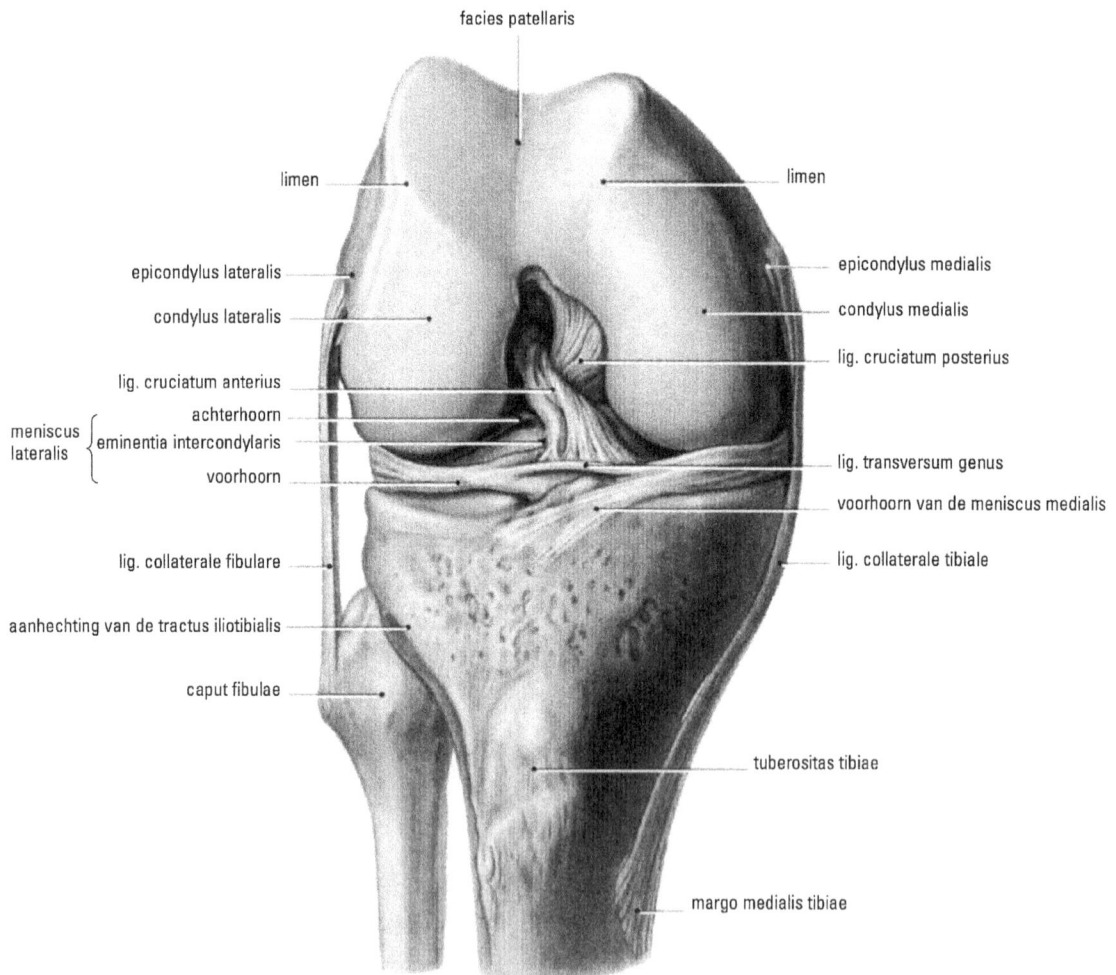

Fig. 12.3   Het kniegewricht (ontleend aan T. von Lanz en W. Wachsmuth, 1972). Ventraal aanzicht van een 90° gebogen knie. Het kapsel, de patella en het lig. patellae zijn verwijderd. Het limen is een lichte richel aan weerszijden van de facies patellaris van het femur.

- vergroting van de contactvlakken tussen de femurcondylen, waardoor de statiek van het gewricht aanmerkelijk wordt verbeterd;
- schokdemping;
- gelijkmatige verdeling van de krachten bij het lopen over de femur- en tibiacondylen, waardoor een betere stabiliteit ontstaat in iedere fase van het bewegingstraject;
- omdat ze zelf beweeglijk zijn op het tibiaplateau, ontstaat bij flexie van de knie een beweeglijke 'gewrichtskom'.

De C-vormige mediale meniscus is groter dan de laterale en minder gebogen (gekromd). Hij is beter bevestigd en daardoor vaker bij blessures betrokken. De laterale meniscus heeft de vorm van een bijna gesloten ring en is kleiner, sterker gebogen en beweeglijker dan de mediale. Beide menisci zijn aan de uiteinden verbonden met het gewrichtskapsel en in het centrum aan de eminentia intercondylaris. Bovendien zijn ze aan de ventrale zijde nog bevestigd aan het ligamentum transversum en aan de achterzijde met een vezelige structuur, het ligamentum meniscofemorale posterius, aan de achterste kruisband.

De beweeglijkheid en vervormbaarheid van de laterale meniscus is groter en als gevolg daarvan is de laterale meniscus minder snel aan beschadigingen onderhevig.

De menisci fungeren als bewegingsgeleiders en stabilisatoren, maar ook als drukverdelers, doordat zij het contactoppervlak tussen femur en tibia vergroten. Het verloop van de collagene vezelbundels is aangepast aan deze specifieke functies.

12.3.2 Kapsel

Het kapsel bestaat uit de membrana synovialis en de membrana fibrosa. De membrana synovialis scheidt het synovia (gewrichtssmeer) af, dat voor de voeding van het kraakbeen in

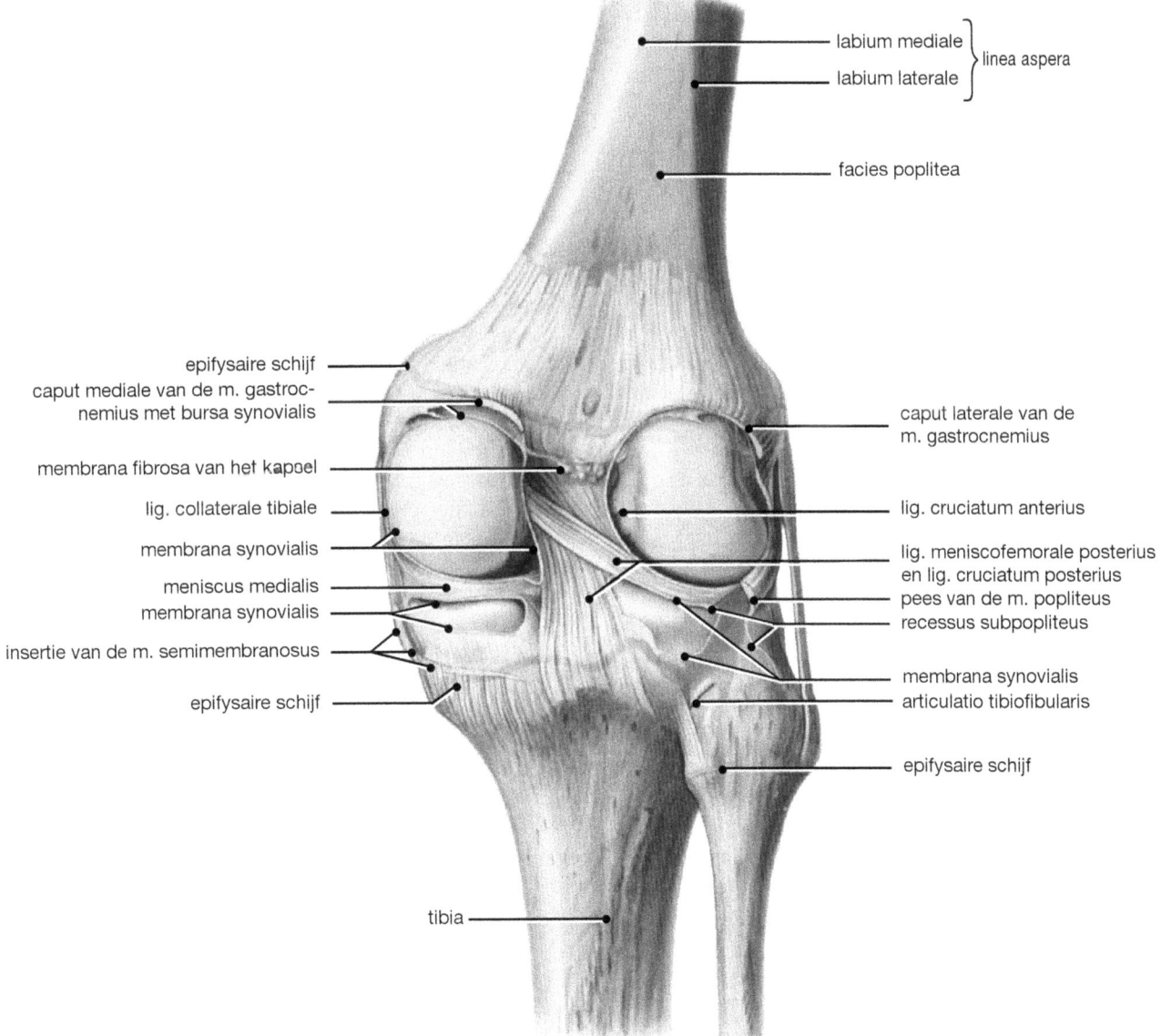

Fig. 12.4 *Dorsaal aanzicht van een gestrekte knie van een 15-jarige jongen met hierin aangegeven de aanhechting van de membrana synovialis van het kapsel.*

het gewricht zorgt. De membrana fibrosa bestaat meer uit fibreuze bundels die in een aantal vlakken verlopen. Het omhult het membrana synovialis.

Het gewrichtskapsel is op zo'n manier aan het bot bevestigd, dat lateraal de epicondylen (de inserties voor spieren), dorsaal de ruimte tussen de beide femurcondylen en op de tibia de eminentia intercondylaris erbuiten vallen (ze liggen dus niet binnen het gewricht, maar worden alleen door overhangende plooien bedekt). Hierdoor is het mogelijk de kruisbanden te bereiken zonder het kapsel te beschadigen.

Aan de ventrale zijde gaat het kapsel over de patella en is het aan de laterale zijde van de patella bevestigd. Proximaal vormt het kapsel de bursa suprapatellaris. Tevens is het kapsel een bijholte van de gewrichtsspleet en verder een reserveplooi bij maximale flexie.

12.3.3 De ligamenten

De ligamenten zorgen voor een passieve stabiliteit en een geleiding van de beweging. Naar de ligging ervan onderscheiden we een ligamentum mediale, een ligamentum laterale en de ligamenta cruciata.

Het lig. collaterale mediale, dat in wezen een oppervlakkige verdikking van het kapsel is, verloopt van de epicondylus medialis naar de mediale zijde van de schacht van de tibia (fig. 12.5 en 12.6).

Het lig. collaterale laterale dat extracapsulair verloopt van de epicondylus lateralis naar het capitulum fibulae dient als stabilisator van de buitenzijde van het kniegewricht.

Verder verlopen intracapsulair nog de ligg. cruciata. Het ligamentum cruciatum anterius (voorste kruisband) verloopt van de binnenzijde van de condylus lateralis femoris naar de voorzijde van het tibiaplateau en is gefixeerd aan de voorhoornen van de beide menisci. Het ligamentum cruciatum posterius verloopt van de laterale zijde van de condylus medialis femoris naar de achterzijde van het tibiaplateau en is gefixeerd aan de achterhoorn van de laterale meniscus. De achterste kruisband kruist, zoals de naam al aangeeft, achter de voorste langs. De kruisbanden moeten voorkomen dat het dijbeen verschuift ten opzichte van het scheenbeen en dat de knie te ver naar binnen of naar buiten draait. Verder dienen ze overstrekking tegen te gaan. De kruisbanden zijn veruit de stevigste ligamenten van het kniegewricht.

Het lig. patellae loopt van de voorzijde van de patella (en de onderrand van de m. quadriceps femoris) naar de tuberositas tibiae. De patella wordt verder nog verbonden met de tibia via een mediaal en een lateraal retinaculum (een aanhechtingspees versterkt met delen van de spierfascie).

12.3.4 De slijmbeurzen (bursae)

De bursae die ook de wrijving verminderen en een optimale beweeglijkheid van de spieren ten opzichte van hun omgeving mogelijk maken, zijn ophopingen van synovia tussen de membrana synovialis en de membrana fibrosa. Naast de eerder genoemde bursa suprapatellaris kennen we verder de niet-communicerende slijmbeurzen (bursae) zoals:
- bursa infrapatellaris;
- bursa subcutanea prepatellaris;
- bursa infrapatellaris profunda;
- bursa prepatellaris;
- een bursa onder de mediale kop van de m. gastrocnemius, de m. semimembranosus en de pees van de m. biceps femoris.

12.3.5 Het vetlichaam van Hoffa (corpus adiposum)

Het corpus adiposum intrapatellare ligt tussen het lig. patellae, een groeve tussen de beide femurcondylen en de synoviale membraan, en heeft als functie de wrijving te verminderen. Het vetlichaam kan hier ontstaan, doordat er voldoende ruimte is.

12.3.6 Gewrichten

Het kniegewricht kunnen we onderscheiden in:
1 Het articulatio femoro-tibialis: dit is de verbinding tussen de condyli femoris en het tibiaplateau (dat bestaat uit de mediale en laterale condylus tibiae en de eminentia intercondylaris – fig. 12.3 en 12.4).
2 Het articulatio femoro-patellaris: de verbinding tussen de achterzijde van de patella en de facies patellaris van het femur (fig. 12.5 en 12.6). De patella, die als sesambeen een onderdeel van het strekapparaat vormt, heeft via het lig. patellae een hechte bevestiging met de tuberositas tibiae en houdt daardoor dezelfde afstand van de patella tot de tuberositas. Het femur beweegt dus langs de patella.
3 Het articulatio tibio-fibularis (proximale): de verbinding tussen de tibia en het capitulum fibulae. De fibula neemt niet werkelijk deel aan het kniegewricht, terwijl de bewegingen in dit gewricht gering zijn. De gewrichtsvlakte van de tibia bevindt zich tegen de onderzijde van de condylus lateralis tibiae (fig. 12.3 en 12.4). De gewrichtsvlakte van de fibula bevindt zich aan de mediale zijde van het capitulum fibulae. Het gewrichtskapsel wordt door twee ligamenten versterkt namelijk door de lig. capituli fibulae anterior en posterior.

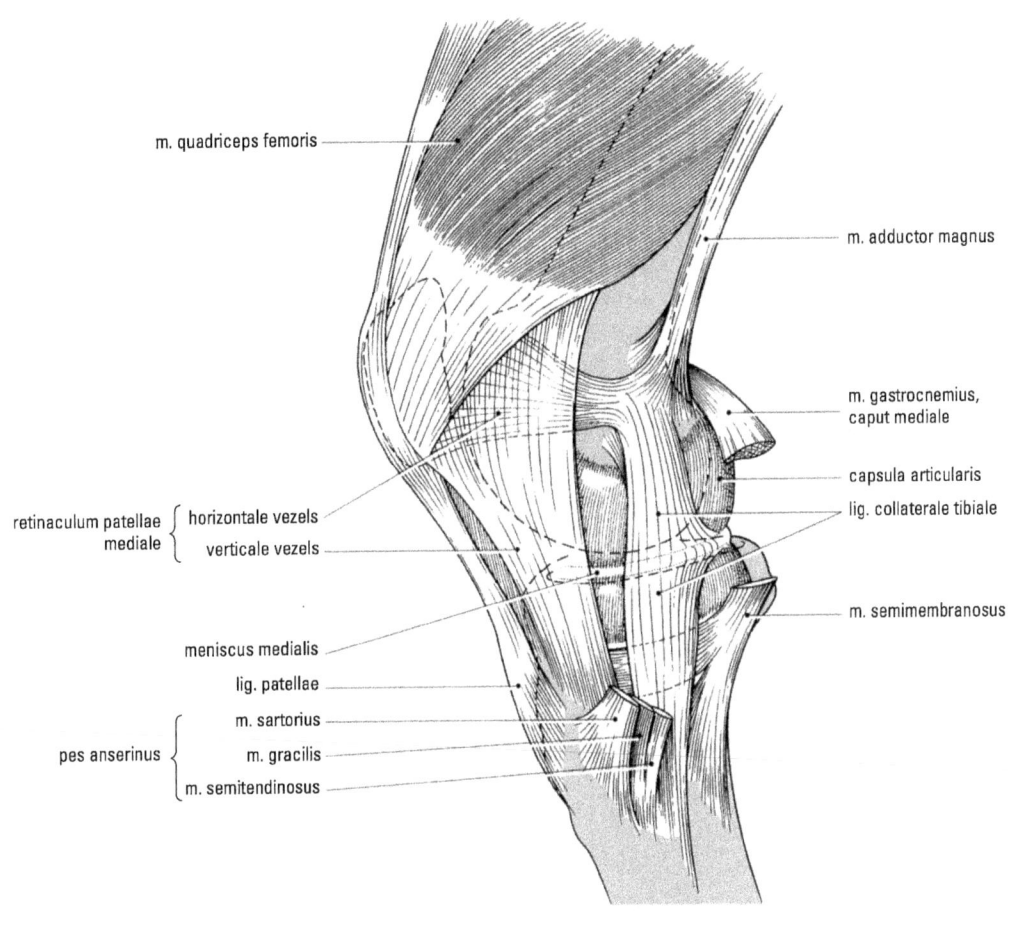

Fig. 12.5 Het kapsel en de ligamenten van het kniegewricht. Mediaal aanzicht.

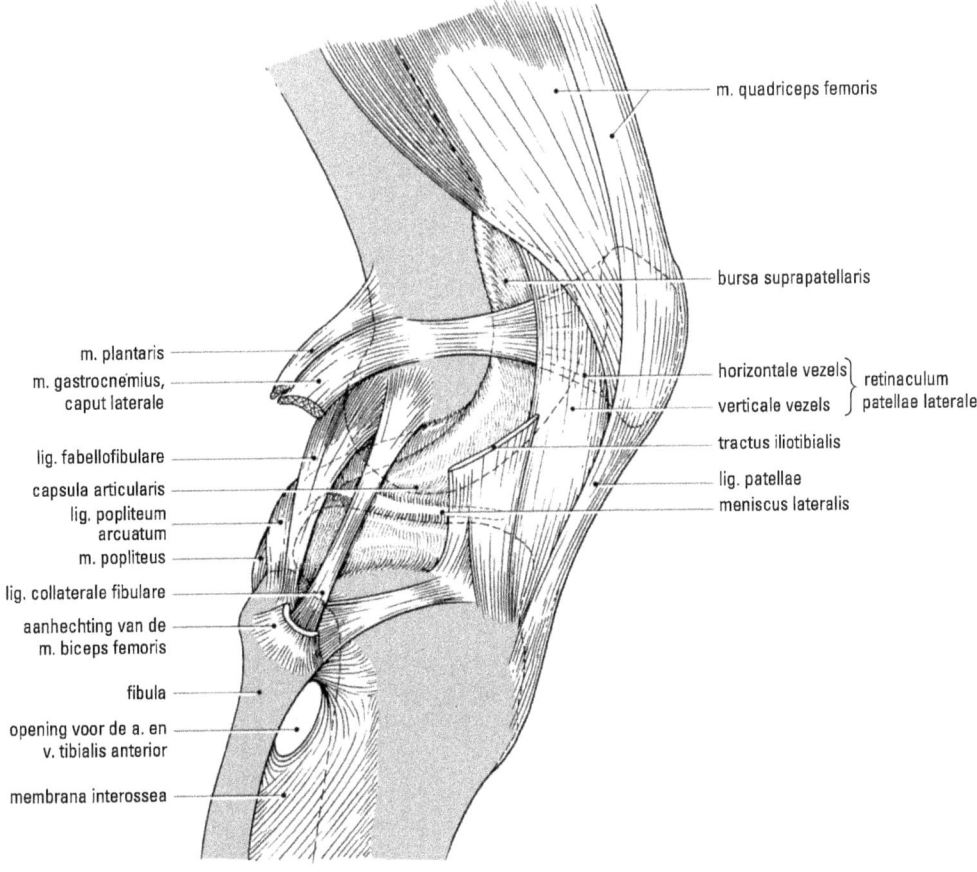

Fig. 12.6 Het kapsel en de ligamenten van het kniegewricht. Lateraal aanzicht.

12.4 Gewrichten van enkel en voet

De enkel is eigenlijk geen duidelijk omschreven anatomische structuur, maar meer een aanduiding van het overgangsgebied tussen onderbeen en voet. De ruime bewegingsmogelijkheden van de voet ten opzichte van het onderbeen, komen tot stand door een tweetal gewrichten in dit gebied, het art. talocruralis (bovenste spronggewricht) en het art. subtalare (onderste spronggewricht). In deze gewrichten werken de voetwortel en het onderbeen voorbeeldig samen om de stand van de voet voortdurend aan te passen. Hierdoor kan het lichaam zich onder de meest uiteenlopende omstandigheden over allerlei soorten oppervlakken verplaatsen. Zuiver anatomisch gezien vormt het bovenste spronggewricht de grens tussen onderbeen en voet.

12.4.1 Het bovenste spronggewricht (art. talocruralis)

Het bovenste spronggewricht (art. talocruralis) wordt, wat de gewrichtsvlakken betreft, gevormd door enerzijds het uiteinde van tibia en fibula, anderzijds de bovenzijde van de talus. Zoals duidelijk te zien en te voelen is, loopt de onderzijde van de tibia aan de mediale zijde uit in een korte, brede karakteristieke knobbel, de malleolus medialis. Het langere en slankere uiteinde van de fibula wordt malleolus lateralis genoemd en ligt aan de laterale zijde tegen de tibia.

Het uiteinde van tibia en fibula is aan elkaar verankerd door twee dwars verlopende gewrichtsligamenten of ligamenten. Aan de ventrale zijde is dat het lig. tibiofibulare anterius, aan de dorsale zijde het lig. tibiofibulare posterius (fig. 12.7 en 12.8). Deze

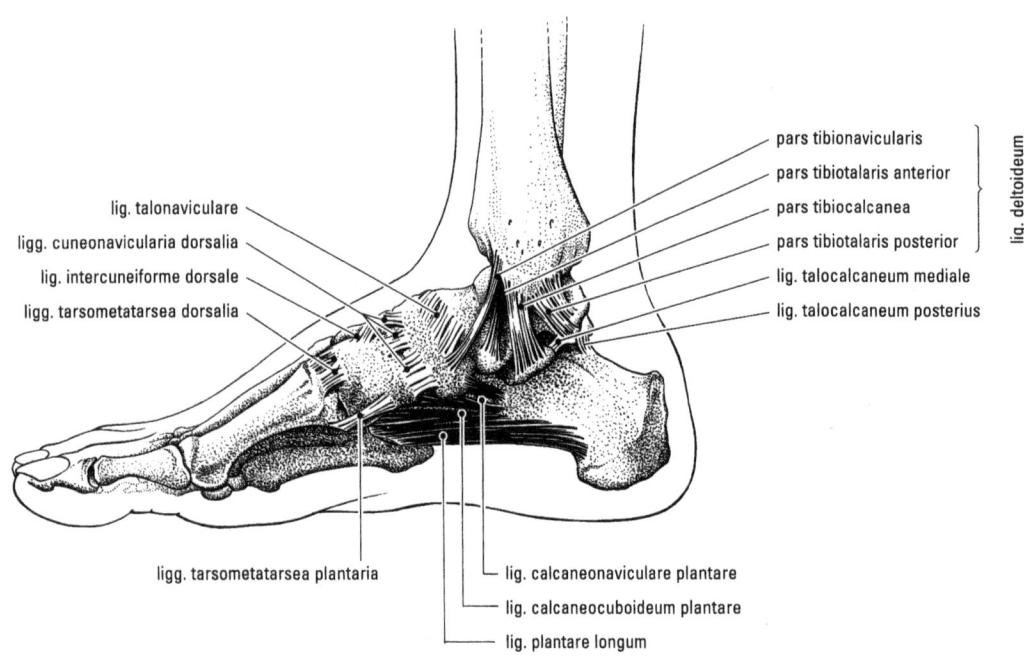

Fig. 12.7 Ligamenten van de voet. Mediaal aanzicht (naar Braus).

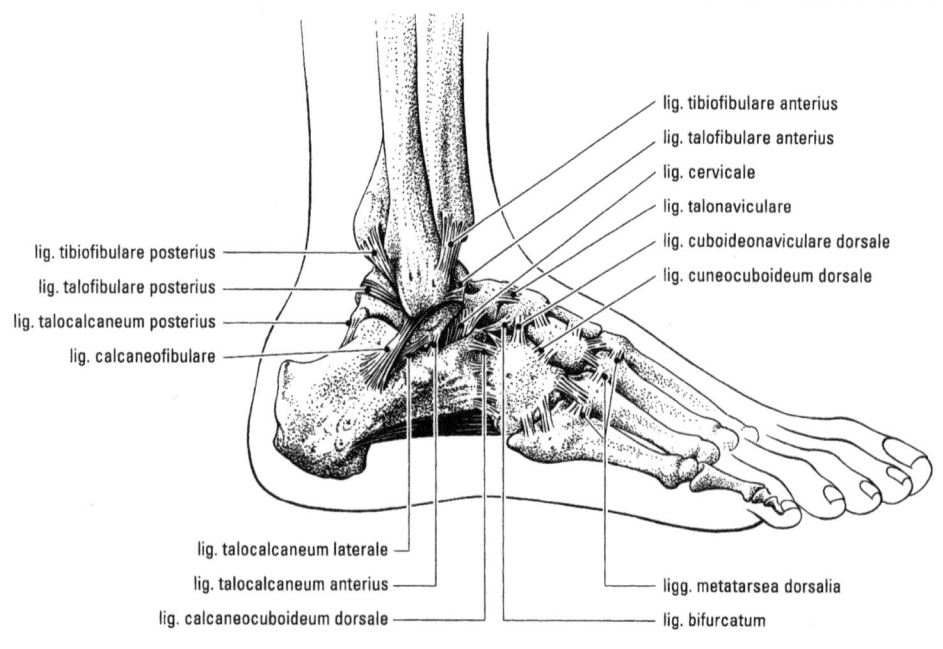

Fig. 12.8 Ligamenten van de voet. Lateraal aanzicht (naar Braus).

ligamenten zijn in feite een stevige verdikking van een bindweefselmembraan, de syndesmosis tibiofibulare, die de tibia en de fibula over de gehele lengte met elkaar verbindt.
Hoewel door deze structuren een straffe verbinding tussen tibia en fibula is gewaarborgd, blijkt er toch een geringe verplaatsing (en wel een draaibeweging) van de fibula ten opzichte van de tibia mogelijk. Doordat ze tegen elkaar aan liggen, vormen tibia en fibula zo een 'enkelvork', waarbinnen de bovenzijde van de talus heen en weer kan schuiven. Deze bovenzijde heeft de vorm van een halve schijf die zich van voor naar achter iets versmalt.
De talus wordt in de enkelvork gehouden door een aantal ligamenten, zowel aan de mediale zijde als aan de laterale zijde. Aan de mediale zijde gebeurt dat door het zeer brede en stevige lig. deltoideum, dat vanaf de malleolus medialis breed uitwaaiert en vasthecht aan de talus. Het loopt echter ook gedeeltelijk door naar het os calcaneus en naar het os naviculare
Aan de laterale zijde vindt fixatie plaats door drie ligamenten, die veel slanker zijn dan het lig. deltoideum. Dat zijn:
– het lig. talofibulare anterius, dat vanaf de malleolus schuin naar voren verloopt en vasthecht aan de talus;
– het lig. calcaneofibulare, dat vanaf de malleolus lateralis recht naar beneden verloopt naar de calcaneus;
– het lig. talofibulare posterius, dat vanaf de malleolus lateralis schuin naar achteren verloopt en vasthecht aan de talus.
Doordat de talus nauwkeurig omvat wordt door de enkelvork en hierin gefixeerd wordt door de ligamenten aan de mediale en laterale zijde, blijkt er bij benadering een vast bewegingspatroon mogelijk in het bovenste spronggewricht. Er is geen of nauwelijks enige beweging mogelijk in zijwaartse richting, maar wel in voor- en achterwaartse richting. Deze beweging bestaat dan uit een schommelbeweging van de talus om een as, die dwars door het bovenste spronggewricht verloopt en flexie/extensie-as (transversale as) wordt genoemd. Wordt de talus om deze as achterovergekanteld, wat gepaard gaat met het optrekken van de voet, dan spreken we van dorsale flexie. Bij deze beweging zet het iets dikkere, voorste gedeelte van de talus zich maximaal klem in de enkelvork. Hierbij vindt dan de geringe draaibeweging van de fibula ten opzichte van de tibia plaats, waarbij de syndesmosis maximaal opgespannen wordt. Deze dorsale flexie kan in het normale geval actief uitgevoerd worden over een hoek van 10°-20° en levert de meest stabiele stand van het bovenste spronggewricht op.
De beweging van de talus om de transversale as voorover noemen we plantaire flexie. Hierbij kantelt het achterste gedeelte van de talus zich in de enkelvork, wat gepaard gaat met het strekken van de voet. Aangezien dit achterste gedeelte iets smaller is, komt de talus iets ruimer te liggen in de enkelvork. De stabiliteit van het bovenste spronggewricht is in deze stand het kleinst en moet vooral gewaarborgd worden door ligamenten. In het normale geval kan plantaire flexie actief uitgevoerd worden over een hoek van 40°-50°.
Naast dit actief testen van de bewegingsmogelijkheden in het bovenste spronggewricht, kan ook een passief onderzoek naar de bewegingsuitslag worden uitgevoerd. Het belang en het nut van het actieve en passieve bewegingsonderzoek, vooral nadat een sportletsel is opgetreden, is informatie krijgen over een mogelijke bewegingsbeperking en over de plaats en het moment waar pijn optreedt in het bewegingsverloop. Hieruit kunnen dan conclusies getrokken worden over het al dan niet intact zijn van

anatomische structuren van het bovenste spronggewricht. Hierbij is het van groot belang de functie van het gekwetst geraakte gewricht te vergelijken met en dus in feite te toetsen aan de functie van het andere bovenste spronggewricht.

12.4.2 Het onderste spronggewricht (art. subtalare)

Het art. subtalaris (onderste spronggewricht) is een tamelijk ingewikkeld gewricht dat uit verschillende gewrichtjes is opgebouwd. Het wordt gevormd door de onderzijde van de talus en de bovenzijde van de calcaneus.
De stabiliteit van dit gewricht wordt gewaarborgd door het lig. talocalcaneo interosseum, een stevige gewrichtsband die ongeveer het midden van talus en calcaneus met elkaar verbindt. Daarnaast wordt het onderste spronggewricht aan de mediale en laterale zijde gestabiliseerd door dezelfde ligamenten, die ook het bovenste spronggewricht overspannen. Dat is aan de mediale zijde het lig. deltoideum, aan de laterale zijde het lig. calcaneofibulare.
Uit het feit dat deze ligamenten zowel het bovenste als het onderste spronggewricht overspannen, mag men terecht afleiden dat deze gewrichten in functioneel opzicht een sterke samenhang vertonen. In het onderste spronggewricht is, weer bij benadering, een bewegingspatroon mogelijk rond een as, die subtalare as (pro/supinatie-as) wordt genoemd. Deze as verloopt van ventraal-mediaal (binnen-voor) naar dorsaal-lateraal (buiten-achter) door het onderste spronggewricht. De kantelbeweging van de calcaneus om deze as naar de mediale zijde van het onderbeen toe, noemen we inversie van de voet. De kantelbeweging om deze as naar de laterale zijde van het onderbeen toe noemen we eversie van de voet.
Functioneel nauw verwant met het onderste spronggewricht, is het gewricht tussen de talus en naviculare (scheepvormig been), het talonaviculare gewricht. In dit gewricht blijkt een beweging van de middenvoet ten opzichte van de talus mogelijk om een as in de lengterichting van de voet. De beweging binnenwaarts noemen we adductie van de voet, de beweging buitenwaarts abductie van de voet. De bewegingen in het onderste spronggewricht en het talonaviculare gewricht vinden bij het normale bewegen altijd tegelijkertijd plaats. Inversie gaat dan gepaard met adductie, eversie met abductie van de voet. Dit komt omdat dezelfde spieren beide gewrichten overspannen. Het actief testen van de afzonderlijke bewegingen is dan ook niet zonder meer mogelijk, wel het uitvoeren van de gecombineerde bewegingen.
De totale bewegingsuitslag van de voet, waarbij de mediale zijde van de voet maximaal naar de mediale zijde van het onderbeen wordt opgetrokken, noemen we inversie van de voet. Dit is dus een combinatie van supinatie, adductie en een beetje plantaire flexie. De totale bewegingsuitslag van de voet, waarbij de buitenzijde van de voet maximaal naar de buitenzijde van het onderbeen wordt opgetrokken, noemen we eversie van de voet. Dit is dus een combinatie van pronatie, abductie en een beetje dorsale flexie. Bij inversie en eversie zijn overigens ook de gewrichtjes van de middenvoet betrokken. Voor de volledigheid moeten we vermelden dat de termen inversie en supinatie, evenals eversie en pronatie, nogal eens door elkaar gebruikt worden.

De hier gevolgde indeling is die van de terminologie die in de Duitstalige literatuur gebruikelijk is. De actieve inversie en eversie vertonen een sterke individuele spreiding. Het belangrijkste bij het actief testen is dan ook het vergelijken tussen links en rechts om bewegingsbeperkingen en eventueel pijn op het spoor te komen. Globaal kan men stellen: inversie 50°; eversie 10°; adductie 20°; abductie 10°.

12.4.3 Art. talocalcaneonavicularis

Het voorste deel van het art. talocalcaneonavicularis wordt gevormd door de gewrichtsvlakken van het os talus, os calcaneus en os naviculare. Soms noemen we het ook wel het voorste spronggewricht.

12.4.4 Gewrichtslijn van Chopart

De lijn tussen talus en calcaneus enerzijds en os naviculare en os cuboideum anderzijds, ook wel de gewrichtslijn van Chopart genoemd, vormt een amputatielijn van de middenvoet. Tussen middenvoet en voorvoet bevindt zich nog een andere amputatielijn, de lijn van Lisfranc.

12.4.5 Voetverbindingen

Al deze botdelen vormen met elkaar gewrichten die stevig door ligamenten met elkaar verbonden zijn en geven de voet een belangrijke stabiliteit. Het dikste ligament, de fascia- of aponeurose plantaris loopt van de calcaneus naar de kopjes van de ossa metatarsalia en is een belangrijke steun voor de lengtegewelven. Door de stand van de botten onderling is er een gunstige voor-achterwaartse gewichtsverdeling.

12.5 Voetvormen

De voeten zijn de meest verwaarloosde delen van het menselijk lichaam. Ze hebben echter wel een belangrijke functie bij het bedrijven van sport en in het bijzonder een dragende en voortbewegende functie. De grijpfuncties die de voet in oorsprong ook bezat, zijn door onbruik vrijwel verdwenen.

12.5.1 Voetgewelven

Door zijn bijzondere bouw en vorm is de voet architectonisch gezien bijzonder geschikt voor zijn functies.
In stand steunt de voet op drie plaatsen namelijk:
1 op het kopje van het os metatarsale I;
2 op het kopje van het os metatarsale V;
3 op de achter/onderzijde van het os calcaneus.

Deze drie steunpunten vormen ook de voetbogen:
– tussen 1 en 3 het mediale lengtegewelf (os talus, ossa cuneiforme, ossa metatarsalia I, II en III);
– tussen 2 en 3 het laterale lengtegewelf (os calcaneus, os cuboideum en ossa metatarsalia IV en V);
– tussen 1 en 2 het transversale gewelf.

Deze voetgewelven moeten een verende opvang van het lichaamsgewicht waarborgen bij het wandelen, lopen, hardlopen, springen enzovoort. Door verkeerd gebruik en verkeerd schoeisel worden de korte voetspieren (intrinsieke voetspieren) overbelast. De overigens normaal zeer sterke ligamenten worden daardoor insufficiënt, waardoor de voet en de tenen merkwaardige vormen kunnen gaan aannemen. De afwijkingen hebben grote consequenties voor de hele lichaamshouding (statiek).

12.5.2 De meest voorkomende voettypen en afwijkingen

1 De normale voet met gezonde gewelven:
  a voetafdruk met vijf teenvelden, voorste en achterste zoolveld met een verbindingsstrook;
  b van achteren gezien moet de lijn loodrecht door de achillespezen lopen.

2 De platvoet:
  a voetafdruk als een groot vlak;
  b insufficiënte korte voetspieren met overrekking van het bandapparaat en neiging tot pronatie van de voet (zie bij knikplatvoet); deze gaat gepaard met overbelasting van de lange voetspieren in het onderbeen (shin splints).

3 De holle voet:
  a voetafdruk in tweeën gedeeld (voor- en achterzijde);
  b korte voetpezen met klauwtenen en supinatie van de voet; gaat gepaard met beperkte schokdemping.

4 De knikplatvoet:
  a voetafdruk met mediale uitbochting;
  b pronatie van de voet, meestal in combinatie met een platvoet; de ligamenten aan de binnenzijde worden enorm belast, de schoenen zakken door naar mediaal; dit heeft ook consequenties voor de stand en belasting van de knie.

5 De spreidvoet
  Het dwarsgewelf wordt vanaf de tarsale botten naar de voorvoet steeds minder. Als de voorvoet doorzakt, ontstaat de spreidvoet. Dit gaat meestal gecombineerd met een soort knikvorming in de middenvoet. Omdat de voorvoet hierbij meer wordt belast, krijgen de tenen veelal een hamerstand.

Natuurlijk zijn er veel meer voettypen en aandoeningen van de voet. Het zou te ver voeren hier dieper op in te gaan. Wel zijn ze allemaal belangrijk, omdat er door kleinere afwijkingen extra drukpunten kunnen ontstaan. Eeltvorming, blaren, eksterogen en bursitiden zijn veel voorkomende pijnlijke aandoeningen die het gehele bewegingspatroon kunnen beïnvloeden. Ze zijn er vaak aanleiding toe dat zich elders blessures ontwikkelen.

13 Spieren van de onderste extremiteiten

Leerdoelen

Als u deze leerstof bestudeerd hebt, moet u van de volgende spieren of spiergroepen de hoofdfunctie(s) kunnen noemen, alsmede hun hoofdorigo en hoofdinsertie, tenzij anders is aangegeven:

1. M. psoas major (O2 – I3 – F2).
2. M. iliacus (O2 – I3 – F2).
3. M. tensor fasciae latae (O3 – I3 – F2).
4. M. gluteus maximus (O2 – I3 – F2).
5. M. gluteus medius en minimus (O2 – I3 – F2).
6. M. gracilis (O2 – I3 – F2).
7. M. pectineus (O2 – I2 – F2).
8. M. adductor brevis, longus en magnus (O2 – I2 – F2).
9. M. quadriceps femoris (O2 – I3 – F2):
    - m. rectus femoris (O3 – I3 – F2).
10. M. sartorius (O3 – I3 – F2).
11. Hamstrings/ischiocrurale groep:
    - m. biceps femoris (O3 – I3 – F2);
    - m. semitendinosus (O3 – I3 – F2);
    - m. semimembranosus (O3 – I3 – F2).
12. Strekgroep:
    - m. tibialis anterior (O2 – I3 – F2);
    - m. extensor digitorum longus (O2 – I2 – F2);
    - m. extensor hallucis longus (O2 – I2 – F2).
13. Peroneusgroep:
    - m. peroneus longus (O2 – I3 – F2);
    - m. peroneus brevis (O2 – I2 – F2).
14. Achterste spieren van het onderbeen, dorsale oppervlakkige laag.
15. M. triceps surae:
    - m. gastrocnemius (O2 – I3 – F2);
    - m. soleus (O2 – I3 – F2).
16. Achterste spieren van het onderbeen, dorsale diepliggende laag:
    - m. tibialis posterior (O2 – I2 – F2);
    - m. flexor hallucis longus (O2 – I2 – F2);
    - m. flexor digitorum longus (O2 – I2 – F2).

N.B.: U moet kunnen wijzen op het bestaan van de korte voetmusculatuur.

13.1 Spieren van bil en bovenbeen

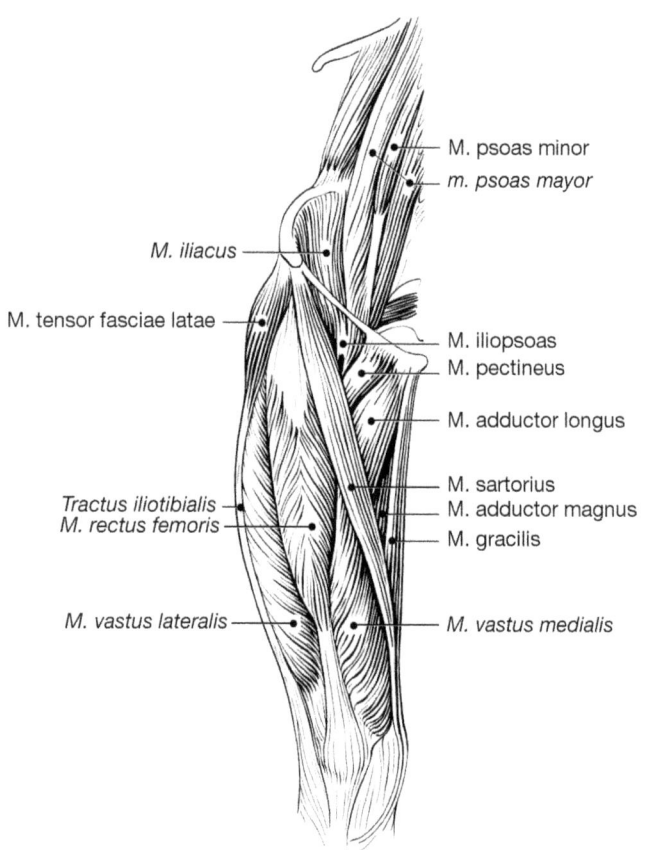

Fig. 13.1 Bovenbeen, ventraal aanzicht.

Het heupgewricht heeft niet alleen sterke ligamenten, maar is daarnaast ook uitgerust met een sterk spierkorset. Dit zorgt voor een balans van de stam (hoofd, hals en romp) en armen, en verder voor het voortbewegen in het heupgewricht dat zo typisch is voor de mens.

Bij deze inspanning zijn niet alleen de drie spiergroepen van het bovenbeen (flexoren, extensoren en adductoren) betrokken, maar ook de bilmusculatuur (mm. glutei). Zij zijn niet alleen actief bij het abduceren, maar hebben ook een belangrijke taak bij de stabilisatie van het bekken in het frontale vlak en gaan daardoor het kantelen van het bekken in dit vlak tegen bij de zwaaifase tijdens het lopen.

De m. gluteus maximus, de sterkste spier van ons lichaam, zorgt voor de extensie van de romp in het heupgewricht als we vanuit hurkzit tot stand komen, terwijl de m. iliopsoas, een zeer sterke flexor, zorgt voor de zwaaifase van het been bij het lopen.

In welke mate de statiek de dynamiek overheerst, wordt weergegeven in de verdeling van de krachten van de afzonderlijke spieren in de zes bewegingsrichtingen, die om de drie bewegingsassen plaatsvinden.

De flexoren en adductoren zijn wat betreft het ontplooien van kracht hun antagonisten (extensoren en abductoren) duidelijk de baas. Nog groter is het verschil tussen de exo- en endorotatoren. Hier scheelt het ongeveer een factor 10.

De flexoren, adductoren en exorotatoren (gluteaalmusculatuur) zijn de drie spiergroepen die voor de verdeling van krachten van betekenis zijn voor het pelvis.

Spieren die een functie hebben bij het heupgewricht kunnen we onderverdelen in:

1 Ventrale groep:
   flexoren
   – m. iliopsoas
   – m. rectus femoris
   – m. tensor fascia latae
   – m. sartorius
2 Dorsale groep:
   Retroflexoren (extensoren) – mm. glutei
3 Laterale groep:
   Abductoren
   – m. gluteus medius
   – m. gluteus minimus
4 Mediale groep:
   Adductoren
   – m. pectineus
   – m. gracilis
   – m. adductor brevis
   – m. adductor longus
   – m. adductor magnus

N.B.: Nevenfuncties worden bij de bespreking van de spieren afzonderlijk genoemd.

13.1.1 De ventrale groep

M. iliopsoas

Deze spier bestaat uit twee delen, de m. psoas major (grote lendenspier; psoa = lende) en de m. iliacus (darmbeenspier). Een derde spier, de smalle en kleine m. psoas minor, ligt op de m. psoas major, maar is in veel gevallen niet aanwezig. De ongeveer 4 cm dikke en langgerekte m. psoas major heeft met zijn oppervlakkige laag de origo aan het corpus van de 12e thoracale wervel en de 1e-4e lumbale wervel, met de diepe takken aan de processi transversi van dezelfde wervels. De vezels gaan samen met de vezels van de m. iliacus, die breed en plat zijn en de origo hebben op de fossa iliaca, onder de liesband (lig. inguinale of ligament van Poupart) door en hebben de insertie op de trochanter minor (zie fig. 5.5).

Functie: Mede vanwege het feit dat de m. iliopsoas zijn origo ver craniaalwaarts heeft, hoort hij tot de belangrijkste polyarticulaire spieren van ons lichaam. Niet alleen is hij een belangrijke anteflexor en exorotator van het been, maar hij kantelt ook het bekken om een transversale as voorover en heeft een belangrijke invloed op de lumbale lordose. De spier wordt bij het lopen, hardlopen en springen het meest belast. Daarnaast is het een tonische ofwel houdinggevende spier.

M. rectus femoris

Deze oppervlakkig gelegen spier (fig. 13.1) is een hoofd van de m. quadriceps femoris (vierhoofdige dijbeenspier). Deze oppervlakkige gelegen spier heeft zijn origo aan de spina iliaca anterior inferior en aan de bovenrand van het acetabulum. De spier is dubbelgevederd en polyarticulair. De spiervezels gaan enkele centimeters boven de patella (knieschijf) over in een eindpees die zijn insertie aan de tuberositas tibiae heeft.

Functie: Deze spier op het heupgewricht zorgt voor flexie en abductie. Het is een tonische spier, die tevens het bekken vooroverkantelt.

M. tensor fasciae latae
De m. tensor fasciae latae heeft met een korte pees de origo aan de spina iliaca anterior superior. Hij ligt net naast de m. gluteus medius. Net onder de trochanter major, die naast de tractus iliotibialis ligt, gaan de vezels over in de fascia latae, waar in de dorsale zijde ook nog de bovenste en middelste vezels van de m. gluteus maximus uitstralen. De fascia latae, een ongeveer 6 cm breed peesblad, loopt van de crista iliaca naar de laterale epicondylus van de tibia.

Functie: De tensor fasciae latae is verantwoordelijk voor anteflexie, abductie, endorotatie van het been, en voor ventrale flexie van het pelvis. Bij anteflexie van het been en bij ventrale flexie (vooroverkantelen) van het pelvis is de spier een synergist van de m. iliopsoas. Verder houdt hij de fascia latae samen met de gluteus maximus op spanning en ondersteunt hij daarmee tevens een extensie van het kniegewricht (art. genus).

M. sartorius
De m. sartorius is een ongeveer 50 cm lange, 4 tot 5 cm brede, parallelvezelige spier. Hij heeft de origo aan de spina iliaca anterior superior, gaat 'spiraalsgewijs' om de m. quadriceps femoris heen en heeft met een dunne, slanke pees de insertie aan mediale zijde van de condylus tibiae (fig. 13.1).

Functie: Hij vormt een van de takken van de pes anserinus, en is een bi-articulaire spier die het art. coxae en het art. genus overspant. Hij geeft in het art. coxae anteflexie en exorotatie, en in het art. genus flexie en endorotatie.

13.1.2 De dorsale groep

M. gluteus maximus
Deze spier die in continue wisselwerking verkeert met de al besproken m. iliopsoas, is een krachtige spier die een belangrijke functie heeft bij het handhaven van de opgerichte stand alsmede bij het lopen en springen. Hij heeft zijn origo aan de crista iliaca, het os sacrum, het os coccygis, de fascia thoracolumbalis en het lig. sacrotuberale. De insertie ligt voor het onderste deel aan de tuberositas glutea femoris, terwijl de beide andere delen (bovenste en middelste) uitstralen in de fascia latae.

Functie: De m. gluteus maximus zorgt voor:
– extensie van het been in het art. coxae, een beweging die we zien bij het omhoog komen vanuit bijvoorbeeld hurkzit, maar ook bij trappenlopen, springen en dergelijke;
– het achteroverkantelen van het bekken en hij is bij deze beweging een antagonist van de m. iliopsoas en de m. rectus femoris; hij remt daarbij continu het vooroverkantelen van het bekken en zorgt daardoor voor een goede balans.
De spier is een fasische of dynamische spier. Als hij niet voldoende getraind is, zal hij dan ook verzwakken. Hij heeft een waaiervormig verloop en op grond van zijn convergerend verloop naar de tuberositas glutea kan het onderste gedeelte adductie en exorotatie geven, terwijl het bovenste en middelste deel abductie geven.

M. semitendinosus
De m. semitendinosus (half-peesachtige spier) heeft zijn origo aan het tuber ischiadicum en zijn insertie aan de condylus medialis van de tibia, waar hij mede de pes anserinus vormt.

Functie: De spier geeft in het art. coxae extensie en adductie, achteroverkanteling van het bekken, en flexie en endorotatie van het onderbeen in het art. genus.

M. semimembranosus
De m. semimembranosus heeft via een brede platte pees eveneens de origo aan de tuber ischiadicum en de insertie aan de mediale condylus van de tibiae, aan het lig. popliteum en de fascia van de m. poplitei.

Functie: Deze is dezelfde als die van de m. semitendinosus.

M. biceps femoris
De biceps femoris wordt samen met de m. semitendinosus en de m. semimembranosus ook wel de hamstrengen (hamstrings) genoemd. De spier is tweehoofdig. Het caput longum heeft de origo evenals de 'semi'-spieren aan de tuber ischiadicum, en de caput breve heeft zijn origo aan de dorsale zijde van het femur. De biceps heeft zijn insertie via een gezamenlijke pees aan de caput fibulae.

Functie: De biceps femoris is een bi-articulaire spier die in het art. coxae extensie (retroflexie) en adductie geeft en tevens het bekken achteroverkantelt. In het art. genus geeft de spier flexie en exorotatie van het onderbeen.

13.1.3 De mediale groep

De grote groep bovenbeenspieren die betrekking heeft op de bewegingen in het art. coxae en die we hebben ingedeeld in een ventrale, dorsale, mediale en laterale groep, heeft als belangrijke hoofdfunctie respectievelijk anteflexie, extensie (retroflexie), adductie en abductie.
De mediale groep met als hoofdfunctie adductie bestaat uit de:
– m. pectineus;
– m. adductor longus;
– m. adductor brevis;
– m. adductor magnus;
– m. gracilis.

M. pectineus
Dit is een vierkante langgerekte platte spier die van alle adductoren het meest proximaal ligt. De spier heeft zijn origo aan het os pubis (pecten ossis pubis) en aan het tuberculum pubicum. Hij gaat direct naast de m. iliopsoas naar de dorsale zijde van het femur en heeft zijn insertie aan de trochanter minor.

M. adductor longus

De adductor longus is een driehoekig gevormde lange, platte spier. De origo zit aan het os pubis onder het tuberculum pubicum aan de ramus superior (bovenste tak) van het os pubis. De spiervezels gaan waaiervormig naar lateraal en caudaal. Zij hebben de insertie aan het middelste derde deel van de labium (lip) mediale van de linea aspera.

M. adductor brevis

De m. adductor brevis ligt onder de m. pectineus en de m. adductor longus. De spier heeft zijn origo aan de ramus inferior van het os pubis en zijn insertie aan de labium mediale van de linea aspera op de dorsale zijde van het femur. De insertie ligt boven de insertie van de m. adductor longus.

M. adductor magnus

De grootste en de diepst liggende spier van alle adductoren is de m. adductor magnus. De spier heeft de origo aan de ramus inferior van het os pubis, aan de ramus van het os ischii en aan het tuber ischiadicum. Hij breidt zich daarna waaiervormig uit en vormt daarmee de mediale begrenzing van het dijbeen. We onderscheiden twee volledig van elkaar gescheiden, sterke spiervezelbundels. Het bovenste deel heeft de insertie aan de labium mediale van de linea aspera; het onderste deel heeft de insertie met een lange pees aan de condylus medialis femoris en aan het tuberculum adductorium.

M. gracilis

De langste spier uit de adductorengroep is de m. gracilis. De spier heeft de origo aan de ramus inferior van het os pubis. De origo is plat en breed. Hij eindigt min of meer via een lange pees op de condylus medialis van de tibia en vormt daar met de pezen van de m. sartorius en de m. semitendinosus de pes anserinus (eendenpoot). Van alle adductoren ligt de spier het meest naar het mediale vlak toe.

Functie: De hoofdfunctie van alle adductoren is adductie van het afgevoerde been en flexie in het heupgewricht. Enkele adductoren geven daarnaast nog exorotatie (bijv. de m. pectineus, de m. adductor brevis en de m. adductor magnus, terwijl de onderste vezels van de m. adductor magnus (pars inferior) extensie van het femur geven.

13.1.4 De laterale groep

M. gluteus medius

De driehoekige m. gluteus medius heeft de origo op een 'sikkelvormig veld' op de ala ossis ilii tussen de linea glutea anterior en posterior. Voor het grootste deel ligt de spier onder de m. gluteus maximus en alleen het bovenste derde deel ligt ervoor. Hij heeft de insertie op de trochanter major.

Functie: De spier geeft abductie van het femur. De ventrale vezels geven flexie en endorotatie, en de dorsale vezels extensie en exorotatie.

M. gluteus minimus

Geheel bedekt door de m. gluteus medius heeft de m. gluteus minimus de origo op de ala ossis ilii tussen de linea glutea anterior en inferior en heeft via een brede pees de insertie aan de trochanter major.

Functie: Evenals de m. gluteus medius geeft de spier abductie van het femur. De ventrale vezels zorgen voor flexie en endorotatie, en de dorsale vezels voor extensie en exorotatie.

13.2 Spieren rond de knie

Voor de functionele stabiliteit van en voor de bewegingen in het kniegewricht, voor statiek en dynamiek, is een sterk spierkorset noodzakelijk. Ventraal is hiervoor de m. quadriceps femoris van belang. Verder zijn bepaalde spieren, die bewegingen uitvoeren in het art. coxae, ook actief bij de bewegingen in het articulatio genus. Het betreft hier de poly-articulaire spieren:
– m. sartorius;
– m. gracilis;
– de hamstrings;
– m. semitendinosus;
– m. semimembranosus;
– m. biceps femoris;
– m. quadriceps;
– m. rectus femoris (hoofd van de m. quadriceps);
– m. vastus medialis;
– m. vastus lateralis;
– m. vastus intermedius (mono-articulair).

De m. quadriceps femoris of vierhoofdige dijbeenspier

De m. quadriceps femoris bestaat uit vier hoofden, te weten:
– M. rectus femoris
  Deze oppervlakkig gelegen spier heeft zijn origo aan de spina

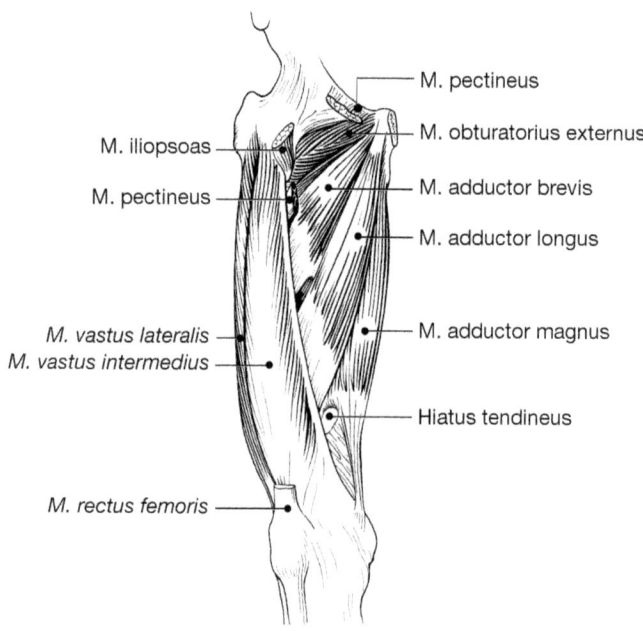

Fig. 13.2   *Bovenbeen, ventraal aanzicht.*

iliaca anterior inferior en aan de bovenrand van het acetabulum. De spier is dubbelgevederd en poly-articulair. De spiervezels gaan enkele centimeters boven de patella (knieschijf) over in een eindpees, die zijn insertie aan de tuberositas tibiae heeft. De functie van deze spier op het heupgewricht is flexie en abductie. Het is een tonische spier die tevens het bekken vooroverkantelt.

- M. vastus medialis
  De m. vastus medialis heeft de origo op de linea intertrochanterica (mediale gedeelte) en de labium mediale van de linea aspera. Hij eindigt met zijn spiervezels ten opzichte van de andere hoofden het meest distaal en vormt zich, bij contractie duidelijk zichtbaar en voelbaar naast de basis van de patella.
- M. vastus lateralis
  De m. vastus lateralis is de sterkste van alle hoofden. Hij heeft de origo aan de trochanter major, de linea intertrochanterica (lateraal gedeelte), de tuberositas glutea en de labium laterale van de linea aspera. Hij loopt spiraalsgewijs om het dieper gelegen hoofd, de m. vastus intermedius heen.
- M. vastus intermedius
  Deze laatste heeft de origo op de ventrale en laterale zijde van het femur onder de trochanter major-lijn en is dus een mono-articulair onderdeel van de m. quadriceps.

De gezamenlijke vier hoofden verenigen zich tot een brede sterke pees; slechts enkele kleinere pezen lopen aan beide zijden van de patella, die daar een verbinding mee vormen en hun eigen verloop naar de tuberositas tibiae hebben. Onder de patella vormen de hoofdstrengen van de pees het ligament patellae, dat inserteert aan de tuberositas tibiae.

Functie: De m. quadriceps femoris zorgt voor extensie van het onderbeen in het kniegewricht. Hij is actief bij het tot stand komen vanuit zit, bij lopen, hardlopen, en op- en afspringen. Ook voert hij een actieve remming uit (excentrische contractie) bij het 'opvangen' of remmen van een bepaalde belasting bij gebogen knieën.
Naast genoemde dynamische arbeid levert de m. quadriceps ook een belangrijke bijdrage bij de statiek. Hij voorkomt door contractie flexie in het kniegewricht in stand, wat vooral belangrijk is wanneer het lichaamszwaartepunt meer en meer achter de transversale as van het art. genus komt te liggen.

13.3 Spieren van enkel en voet

Spieren die de bewegingen in het enkelgewricht maken, zijn onder te verdelen in een ventrale, laterale en dorsale groep spieren.
De ventrale groep omvat de volgende spieren:
- m. tibialis anterior;
- m. extensor digitorum longus;
- m. extensor hallucis longus.

De laterale groep omvat:
- m. peroneus longus;
- m. peroneus brevis.

De dorsale groep omvat:
- m. triceps surae:
  • m. gastrocnemius;
  • m. soleus;
- m. plantaris;
- m. flexor digitorum longus;
- m. flexor hallucis longus;
- m. tibialis posterior.

13.3.1 De ventrale groep

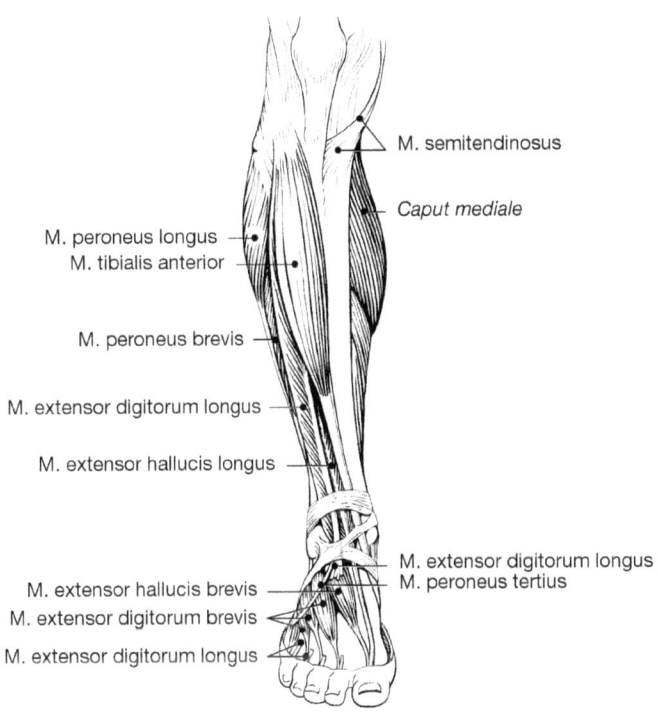

Fig. 13.3   Onderbeen, ventraal aanzicht.

M. tibialis anterior
De m. tibialis anterior heeft zijn origo aan de condylus en facies lateralis tibiae (de laterale of fibulaire zijde van de tibia) en aan de membrana interossea. De spier gaat in het onderste derde gedeelte met zijn kleinvezelige, prisma-achtige spierbuik over in een brede sterke pees die door een peesschede omgeven wordt. Deze pees gaat door het mediale vlak van het lig. retinaculum extensorum superius en inferius naar de mediale zijde van de voet en heeft de insertie aan het os cuneiforme I en de metatarsale I aan de plantaire zijde.

Functie: Bij het beweegbare onderbeen bestaat de functie van de spier uit een dorsale flexie (extensie), als we ervan uitgaan dat de eindpees in de sagittale as van het onderste spronggewricht ligt. Wijkt hij hier van af naar de tibiale of fibulaire zijde, dan geeft hij respectievelijk supinatie (hij heft de mediale zijde van de voetrand) en pronatie (hij heft de laterale zijde van de voetrand). Bij het standbeen beweegt de spier het onderbeen (crux) ventraal. Hij verricht bij lange afstandsmarsen (wandelmarsen) en langeafstandlopen (marathon) een aanzienlijke inspanning

(arbeid). Indien de spier bij extreme inspanningen vermoeid raakt, is de sporter niet meer in staat de punt van de voet voldoende te heffen en hij gaat dan enigszins strompelen.
Tot de veelzijde functie van de spier behoort tot slot nog zijn invloed op het dwarsgewelf van de voet, waarbij de spier samen met de lange pees van de m. peroneus longus in de vorm van een stijgbeugelachtige lus het gewelf steun geeft.

M. extensor digitorum longus

De m. extensor digitorum longus (lange strekker van de tenen) ligt van de extensoren het meest lateraal. Proximaal ligt hij tegen de m. tibialis anterior aan (waarmee hij bij een sterke contractie van zijn vezels onderhuids langwerpig, opzwelt), terwijl distaal de m. hallucis longus (lange strekker van de grote teen) zich tussenbeide voegt.
De spier heeft zijn origo aan de condylus lateralis, het caput fibulae, aan de margo anterior fibulae en de membrana interossea. Ongeveer in het midden van het onderbeen gaat de platte spier over in een pees die zich nog voor het retinaculum extensorum splitst in vier pezen voor de 2e-5e teen. Deze pezen zijn door een peesschede omgeven en hebben hun insertie aan de mediale en distale falangen van de 2e-5e teen.

Functie: Bij het beweegbare been bestaat de functie uit extensie en heffen van de 2e-5e teen, en uit dorsale flexie in het bereik van het bovenste spronggewricht en pronatie in het onderste spronggewricht. Bij het standbeen is de spier een synergist van de m. tibialis anterior en de m. hallucis longus bij ventrale flexie van het onderbeen (dorsale flexie van de voet).

M. extensor hallucis longus

De m. extensor hallucis longus heeft met zijn platte spierbuik de origo aan de facies medialis fibulae en de membrana interossea. De spier gaat bij de voorste begrenzing over in een pees (die eveneens door een peesschede omgeven is) door het mediale vlak van de retinaculum extensorium en heeft de insertie aan de basis van de distale falangen van de grote teen.

Functie: De dubbelgevederde spier is, zoals zijn naam al aangeeft, een sterke extensor van de grote teen. Verder geeft hij dorsale flexie van de voorvoet en is hij synergist bij ventrale flexie van het onderbeen (dorsale flexie van de voet).

13.3.2 De laterale groep

M. peroneus longus

De m. peroneus longus is een sterke dubbelgevederde spier. Hij heeft zijn origo aan het caput fibulae, de facies lateralis fibulae (het proximale 2/3 deel) en de condylus lateralis tibiae. De spier bedekt de onder hem liggende peroneus brevis en loopt met de pees van deze spier onder de malleolus lateralis door. Hier worden beide pezen gefixeerd door het retinaculum extensorium superius en inferius. Deze geven een verdikking van de fascia cruris te zien. Onder het retinaculum scheiden beide pezen zich. De pees van de m. peroneus longus gaat door de sulcus tendinis m. peronei (groeve onder het uitsteeksel van de calcaneus) in

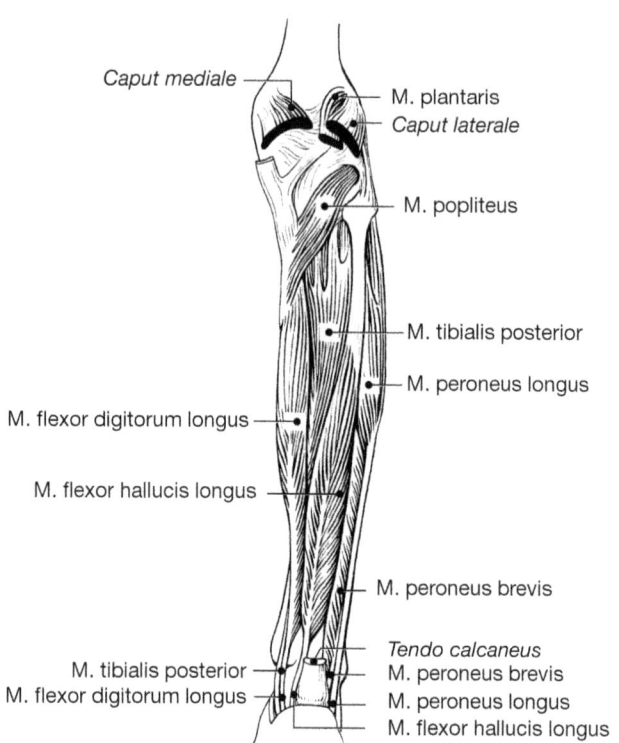

Fig. 13.4 Onderbeen, dorsaal aanzicht, diepere spieren.

een grote boog naar de plantaire zijde van de laterale voetrand. Hij loopt door een groeve van het os cuboideum (canalis plantae ossis cuboidei) schuin naar ventraal om in de buurt van de mediale voetrand direct naast de insertie van de m. tibialis anterior aan de basis van het os metatarsale I en os cuneiforme I te insereren. Door deze nauwe verbinding vormt de spier de al eerder genoemde stijgbeugel met de m. tibialis anterior.

Functie: De spier zorgt voor plantaire flexie, pronatie en abductie van de voet, en hij geeft ondersteuning van het voetskelet. Bij sterke plantaire flexie van de voet, bijvoorbeeld bij een sterke pedaaltrap of bij tenenstand, zijn de contouren van de spier onder de huid goed zichtbaar.

M. peroneus brevis

De m. peroneus brevis heeft zijn origo aan de facies lateralis fibulae (het distale 2/3 gedeelte) en aan het septum intermusculaire. Hij wordt, zoals eerder beschreven, bedekt door de m. peroneus longus en gaat met de pees van laatstgenoemde spier onder het retinaculum door. Van hieruit gaat de pees van de m. peroneus brevis naar de laterale voetrand en insereert hij aan het sesambeentje van het os metatarsale V (tuberositas ossis metatarsalis V). Verder loopt nog een aftakking naar de dorsale aponeurose van de kleine teen.

Functie: De functie van de spier komt overeen met die van de m. peroneus longus, wat neerkomt op plantaire flexie, pronatie en abductie van de voet, en ondersteuning van het voetskelet.

13.3.3 De dorsale groep

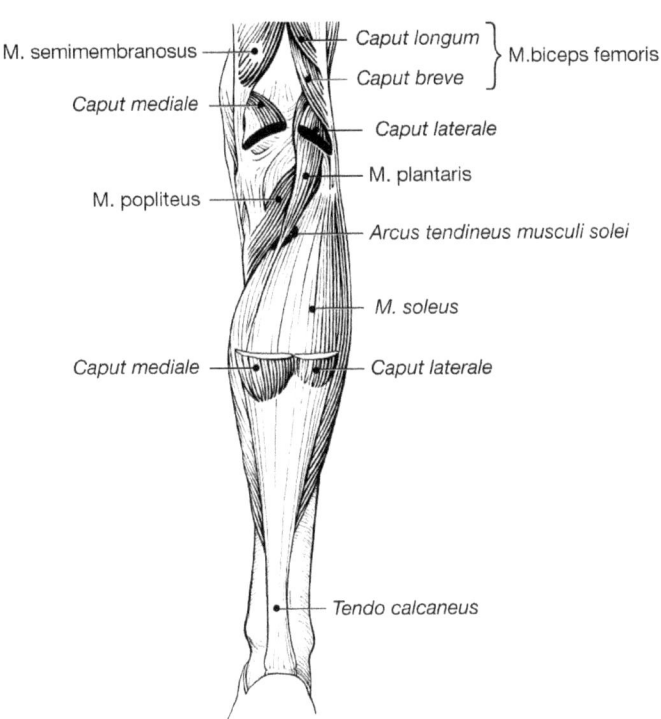

Fig. 13.5   Onderbeen, dorsaal aanzicht.

De flexorengroep aan de dorsale zijde van het onderbeen bestaat uit twee groepen, waarvan er een oppervlakkig ligt en de andere dieper.
De oppervlakkige laag bestaat uit:
- m triceps surae:
  • m. gastrocnemius;
  • m. soleus;
- m. plantaris.

De diepe laag bestaat uit:
- m. popliteus;
- m. tibialis posterior;
- m. flexor digitorum longus;
- m. flexor hallucis longus.

De plantaire flexoren van de voet verrichten in vergelijking met de dorsale flexoren (extensoren) veel meer arbeid. De zeer sterk ontwikkelde kuitmusculatuur, met de m. gastrocnemius en de eronder liggende m. soleus, hebben hierin het grootste aandeel. Beide spieren worden in de literatuur vaak samen de driehoofdige kuitspier, of m. triceps surae, genoemd.

M. gastrocnemius

De m. gastrocnemius heeft met zijn laterale en mediale hoofd de origo op de epicondylus medialis en lateralis femoris. Nadat de beide hoofden zich samenvoegen, gaat de spier met zijn sterke spiervezels en spierbundels naar distaal en ongeveer in het midden van het onderbeen gaan deze vezels over in een eindpees, de achillespees. Deze pees wordt steeds smaller en heeft de insertie aan het tuber calcanei. Hij laat de bovenzijde van het os calcaneus vrij en tussen de pees en het os calcaneus ligt verder nog een slijmbeurs (bursa), die voorkomt dat de pees niet beschadigd wordt door het schuren over het ruwe botstuk. Bij goed getrainden is de begrenzing van onder andere het mediale hoofd en de achillespees direct onder de huid goed zichtbaar.

Functie: De spier zorgt voor plantaire flexie, supinatie en adductie van de voet, en flexie van het onderbeen in het kniegewricht.

M. soleus

De m. soleus wordt vooral in het proximale gedeelte van het onderbeen volledig bedekt door de m. gastrocnemius. De spier ontleent zijn naam aan de vorm van de zeetong of schol en dient vooral in het proximale deel als een soort glijlager voor de m. gastrocnemius. De spier heeft de origo aan de dorsale zijde van het caput fibulae, het daarop volgende derde gedeelte van de facies posterior van de fibulae en de tibiae, en inserteert via de achillespees aan het tuber calcanei. De spiervezels lopen echter veel verder door dan de spiervezels van de m. gastrocnemius alvorens over te gaan in de pees. Het is dan ook om die reden dat de spierbuik naast het proximale gedeelte van de achillespees, goed zichtbaar is.

Functie: De m. soleus zorgt voor plantaire flexie, supinatie en adductie van de voet.

M. plantaris

Aan de mediale zijde van de m. soleus loopt de lange platte pees van de m. plantaris, die de origo heeft op de condylus lateralis femoris en aan het dorsale deel van het kniekapsel. De insertie heeft deze spier aan de mediale rand van de achillespees.

Functie: De spier is verantwoordelijk voor plantaire flexie, supinatie en adductie van de voet.
De m. gastrocnemius, de m. soleus en de m. plantaris worden gerekend tot de oppervlakkige flexoren van de voet. Naast de bewegingen zoals het afwikkelen van de voet bij het lopen, sprinten en springen heeft deze groep ook een belangrijke functie bij het handhaven van de statiek. De groep zorgt er namelijk voor dat bij lopen en staan het lichaam niet voorovervalt.

Tot de diepe spieren van de flexorengroep rekenen we de m. popliteus, de m. tibialis posterior, de m. flexor digitorum longus en de m. flexor hallucis longus.

M. popliteus

De m. popliteus komt van de laterale femurcondyl (vlak voor de laterale knieband) en gaat achter om de knie schuin naar beneden naar de mediale achterzijde van de tibia. De spier loopt in het kniegewrichtskapsel, waarbij de pees gedeeltelijk aanhecht aan de laterale meniscus en dan intracapsulair loopt. Vooral in de beginfase van de kniebuiging en bij endorotatie van de knie ontplooit deze spier activiteit.

Functie: De spier is een kniekapselspanner die bovendien bij flexie de laterale meniscus naar achteren trekt.

M. tibialis posterior
De m. tibialis posterior heeft de origo op de facies posterior tibiae, de facies medialis, de membrana interossea cruris en de fascia cruris. In het proximale deel is de spier dubbelgevederd en in het distale deel enkelgevederd. Juist proximaal van de malleolus medialis gaat de spier over in een brede eindpees die de pees van de m. flexor digitorum longus kruist. Aan de dorsale zijde van deze malleolus loopt de pees in een duidelijk waarneembare groeve en wordt hij door een ligament dat de malleolus met het os calcaneus verbindt, op zijn plaats gehouden. De eindpees van de m. tibialis posterior heeft zijn insertie aan het tuberositas ossis navicularis. Vanuit dit punt gaat een aantal takken van de pees naar de ossa cuneiforme.

Functie: De spier geeft supinatie en adductie van de voet, terwijl de plantaire flexie eigenlijk gering is. Hij geeft verder wel ondersteuning aan het mediale voetgewelf.

M. flexor digitorum longus
De dunne spoelvormige m. flexor digitorum longus heeft de origo aan de facies posterior tibiae en de fascia cruris. In het onderste derde gedeelte van het onderbeen gaan de spiervezels over in een pees die door een peesschede wordt omgeven en om de malleolus medialis heen naar de voetzool loopt, waar de pees zich splitst in vier eindpezen die naar de basis gaan van de distale falangen 2e-5e digiti.

Functie: De spier geeft flexie van de 2e-5e digiti en inversie van de voet. Bij plantaire flexie is hij enigszins een synergist van de m. triceps surae en de m. tibialis posterior. Bij de 'grijpfunctie' (het aanpassen van de voet aan de voetbodem) is hij nauwelijks betrokken.

M. flexor hallucis longus
De m. flexor hallucis longus is in feite de sterkste flexor van de diepere laag. De gevederde spier heeft de origo aan de facies posterior fibulae (het distale 2/3 deel), het septum intermusculaire en de fascia cruris. De spier gaat over in een ronde pees die door een peesschede omgeven wordt, en loopt door een groeve in de talus onder de malleolus medialis naar de voetzool. Hier kruist hij de pees van de m. flexor digitorum longus en heeft hij de insertie aan de basis van de distale falangen van de grote teen.

Functie: De spier zorgt voor flexie van de grote teen, inversie en steun van het voetskelet.

13.4 Intrinsieke voetspieren

De korte spieren van de voet liggen zowel in de voetrug (dorsum pedis) als aan de voetzool (planta pedis).
De spieren van het dorsum pedis zijn de m. extensor digitorum brevis en de m. extensor hallucis brevis. Beide ontspringen van de calcaneus. De pezen van de lange extensoren lopen over deze spieren heen.
Aan plantaire zijde kunnen we drie groepen spieren onderscheiden:
- spieren van de grote teen (m. abductor hallucis, m. flexor hallucis brevis, m. adductor hallucis);
- spieren van de kleine teen (m. opponens, m. flexor en m. abductor digiti minimi);
- middelste spieren (mm. lumbricales, m. quadratus plantae, mm. interossei, m. flexor digitorum brevis).

Alle spieren van de voetzool worden bedekt door de aponeurosis plantaris.

14 Bewegingen van de onderste extremiteiten

Leerdoelen

Als u deze leerstof bestudeerd hebt, moet u niet alleen de bewegingen kunnen noemen c.q. beschrijven, maar moet u ook kunnen aangeven welke vorm spieractie bij die bewegingen komt kijken. U moet dat kunnen doen voor:

1 Articulatio coxae:
 • bewegingen met assen.
2 Articulatio genus:
 • bewegingen met assen.
3 Articulatio pedis:
 • bewegingen met assen.

Verder moet u de structuren kunnen aangeven die zichtbaar en/of palpabel zijn, en die van direct belang zijn voor reliëf en contour van het normaal menselijk organisme.

14.1 Bewegingen in bekken en heupgewricht

14.1.1 Bewegingen in het bekken

Het bekken bekleedt een centrale rol bij houding en beweging van het lichaam. Zowel bij de bewegingen van de onderste extremiteiten, als bij de rompbewegingen gaat het bekken mee. De bekkenbewegingen worden beïnvloed door de spieren van de romp, de buik/rugspieren, en de spieren van het heupgewricht. Het bekken kan niet alleen voorover- en achteroverkantelen, en links en rechts kantelen, maar ook lichte torsiebewegingen van de bekkenhelften ten opzichte van elkaar maken. Het voorover- en achteroverkantelen gebeurt om een frontale as. Het links en rechts kantelen gebeurt om een sagittale as. Hierbij ontstaan bochten in de wervelkolom.
Als de linker en rechter helft ten opzichte van elkaar kantelen, ontstaan er dorsaal bewegingen in de sacro-iliacale verbindingen en ontstaan ventraal bewegingen in de symfyse.
Torsie van het bekken ten opzichte van de wervelkolom vindt plaats als de frontaal-transversale as door het schoudergewricht niet meer in lijn loopt met de as door het heupgewricht. Deze assen staan dan onder een hoek met elkaar.

14.1.2 Bewegingen in het heupgewricht

Om een frontale (transversale) as treffen we de volgende bewegingen aan:
1 anteflexie: 120° (bij lichte abductie 165°); remming gebeurt door de dorsale bovenbeenspieren en de voorste buikwand;
2 retroflexie: 15°; bij een grotere retroflexie kantelt het bekken voorwaarts; remming gebeurt door het lig. iliofemorale en ook enigszins door het lig. ischiofemorale en pubofemorale.

Om een sagittale as vinden verder plaats:
3 abductie: 60° (bij gebogen knie is verdere abductie mogelijk); het lig. pubofemorale remt deze beweging voornamelijk;
4 adductie: 30°; remming door het lig. iliofemorale.

Om een longitudinale as zien we:
5 exorotatie: 15° bij gebogen been tot 60°; remming door lig. iliofemorale;
6 endorotatie: 35° bij gebogen been tot 40°; remming door het lig. iliofemorale en het lig. ischiofemorale.

Het heupgewricht is een drieassig gewricht (kogelgewricht). De assen lopen door het middelpunt van het caput femoris. Er kan in drie vlakken van de ruimte bewogen worden:
– (ante)flexie/extensie (retroflexie) om een frontale as in een sagittaal vlak;
– ab- en adductie om een sagittale as in een frontaal vlak;
– endo- en exorotatie om een frontale as in een transversaal vlak.

De grootte van de bewegingsuitslagen is afhankelijk van de stand van het gewricht waarin de uitslag wordt opgenomen. Actief of passief onderzoek met de zwaartekracht mee geeft grote verschillen. De bewegingen worden vooral geremd door ligamenten. Vooral het lig. iliofemorale geeft bij een gestrekte heup veel remming. Bij gebogen benen (anteflexie) is dit ligament ontspannen en kunnen er grotere bewegingsuitslagen plaatsvinden. Het pelvis (bekken), maar ook de wervelkolom zal in de eindbewegingen meegaan. Bij anteflexie kantelt het bekken achterover en bij retroflexie voorover. Bij ab- en adductie kantelt het bekken zijwaarts en ontstaat er een bocht in het frontale vlak (scoliose van de wervelkolom). Ook kunnen de spieren de bewegingen remmen. De hamstrings hebben bijvoorbeeld een remming op de anteflexie van een gestrekt been (passieve insufficiëntie).

Anteflexie
Voor anteflexie vanuit een normale uitgangshouding zijn de volgende spieren verantwoordelijk:
– m. rectus femoris;
– m. iliopsoas;
– m. sartorius;
– m. gluteus minimus, voorste vezels;
– m. pectineus.
Bij anteflexie vanuit een geretroflecteerde positie zijn ook de adductoren actief.

De mate van de bewegingsuitslag is niet alleen afhankelijk van de contractiekracht van de anteflexoren, maar ook in grote mate van de stand van de knie en de daarmee gepaard gaande rekking van de ischiocrurale spieren. Bij anteflexie met gestrekte knie geven deze spieren een sterke rekkingsweerstand. Daardoor krijgt men een geringere bewegingsuitslag dan bij anteflexie met een gebogen knie (passieve insufficiëntie van de ischiocrurale spieren).
Het grote aantal blessures in de bovenbeenspieren aan de achterzijde, vooral bij voetballers is onder andere toe te schrijven aan bijvoorbeeld het schieten van de bal, doordat een explosieve anteflexie in de heup gepaard gaat met een strekking van de knie. Hierdoor worden de ischiocrurale spieren zeer sterk gerekt. Bij een slechte warming-up (rekken) of bij vermoeidheid komt een verrekking van de ischiocrurale spieren nogal eens voor.

Retroflexie
Voor retroflexie (extensie) van de heup vanuit anteflexie zorgen:
– m. gluteus maximus;
– m. adductor magnus; de adductor geeft buiten het aanvoeren vanuit anteflexie van het been een sterke retroflexie;
– m. semimembranosus;
– m. semitendinosus;
– m. gluteus medius, achterste vezels;
– m. biceps femoris, caput longus;
– m. quadriceps femoris.
De adductor magnus is niet de enige synergist bij het uitvoeren van deze beweging, ook het gezamenlijke aandeel van de overige spieren is niet onaanzienlijk.
De buitengewoon hoge contractiekracht bij het strekken van de heup is nodig bij onder andere het handhaven van de normale stand (rechthouden van de romp) en het voortbewegen. Bij alle snelheidssporten waar vanuit anteflexie een sterke extensie in de heup volgt, worden deze strekkers sterk belast. Dit geldt ook bij het neerkomen na een sprong (excentrische contractie).

Retroflexie vanuit de normale stand
Retroflexie vanuit normale stand wordt bewerkstelligt door:
– m. gluteus maximus;
– m. gluteus minimus.
De gezamenlijke contractiekracht is veel minder dan bij de anteflexie. Door verkorting van verschillende strekkers van de heup en de daarmee gepaard gaande slechte uitgangspositie, leveren de strekkers bij deze beweging veel minder arbeid (bijv. m. adductor magnus).
Ook wordt de retroflexie sterk beperkt door het ligamentaire apparaat rond het heupgewricht. Vooral het ligament iliofemorale werkt deze beweging tegen. Slechts bij vooroverbuigen van de romp is een grotere retroflexie mogelijk.

Abductie van het bovenbeen vanuit de normale stand
Vanuit normale stand spelen bij abductie van het bovenbeen de volgende spieren een rol:
– m. gluteus medius;
– m. rectus femoris; deze bi-articulaire spier oefent bij abductie van het been een kracht uit in het bereik van de abductie-as;
– m. gluteus maximus, pars tractus iliotibialis – m. tensor fasciae latae;
– m. gluteus minimus;
– m. sartorius.
De mogelijkheid om veel kracht te leveren is belangrijk bij het stabiliseren van het bekken in zijwaartse richting, zoals bij het lopen. Bij het naar voren bewegen van het heen tijdens het lopen (zwaaifase), stabiliseren de abductoren van het standbeen het bekken in zijwaartse richting (isometrische contractie).

Adductie vanuit abductie
Bij adductie van het bovenbeen vanuit abductie werken de volgende spieren:
– m. adductor magnus;
– m. adductor longus;
– m. adductor brevis;
– m. semimembranosus;
– m. iliopsoas;
– m. biceps femoris, caput longum;
– m. semitendinosus;
– m. pectineus;
– m. gracilis.
De gezamenlijke contractiekracht van de adductoren is zeer groot. Een groot gedeelte daarvan komt voor rekening van de mm. adductores. De uitzonderlijk grote kracht, vooral statisch, speelt samen met de abductoren een wezenlijk rol bij het dynamisch evenwicht in het frontale vlak. Als dit evenwicht verstoord raakt, krijgt men afwijkingen in de statiek en problemen bij het gaan.

Endorotatie
Endorotatie van het been wordt bewerkstelligd door:
– m. tensor fasciae latae;
– m. gluteus minimus;
– m. rectus femoris.
Bij endorotatie is veel minder kracht nodig dan de kracht die

nodig is voor de andere bewegingen in het heupgewricht. Anteflexie in het heupgewricht verbetert de uitgangspositie van de spieren en daarmee mogelijk een stijging van de contractiekracht.

Exorotatie
Bij exorotatie van het been spelen een rol:
– m. gluteus maximus;
– m. gluteus medius;
– m. obturatorius;
– m. gemelli (biceps coxae);
– m. adductor magnus;
– m. rectus femoris.

De contractiekracht die nodig is bij exorotatie is ongeveer vergelijkbaar met de kracht die nodig is bij de andere bewegingen in het heupgewricht. In tegenstelling tot de endorotatie en abductie verbetert de exorotatie niet door anteflexie van het been. Tijdens de zwaaifase bij het lopen is de voet iets naar buiten gedraaid (exorotatie onderbeen). Dit komt doordat de tonus van de exorotatoren groter is dan van die van de endorotatoren.

14.2 Bewegingsmogelijkheden van de knie

Er kunnen bewegingen plaatsvinden om twee assen: de x-as is de transversale as (as van flexie en extensie) en de y-as is de longitudinale as waar omheen rotaties van het onderbeen kunnen plaatsvinden.
De straal van de condylen wordt naar achteren toe kleiner (spiraalvormig). In strekstand zijn de kniebanden daarom opgespannen. Naarmate de knie verder wordt geflecteerd, krijgen de ligamenten gedeeltelijk meer speling, waardoor rotaties kunnen plaatsvinden.
De bewegingsuitslagen zijn flexie (125°) en extensie (0°). Dit wordt gemeten vanuit de neutrale stand.
Hyperextensie (0°-15°) komt voor bij mobiele kniegewrichten, bij meer dan 15° spreken we van hypermobiliteit en dat is dus pathologisch.
Rotaties kunnen dus alleen plaatsvinden bij een gebogen knie. De endorotatie bedraagt 30° en de exorotatie varieert, afhankelijk van de mate van buiging tussen 0° en 40° en wordt geremd door de achterste vezels van de mediale collaterale band en het lig. cruciatum anterior (voorste kruisband).

Bij extensie van de knie draaien de femurcondylen in een spiraalvormige beweging om steeds verschillende assen (zowel dwars door de femurcondylen als in lengterichting door de tibia) op de condylus medialis het os femur langzaam naar buiten (rotatie en translatie). In de eindfase van de extensie rolt het os femur op de tibiacondylen (rollen en translatie). Hierbij worden de beide menisci door de druk van de femurcondylen naar voren geschoven, de mediale als de minst beweeglijke, minder dan de laterale meniscus. Zij liggen dan als een wig tusen de femurcondylen en de tibia en hebben hierdoor een remmende werking, waarbij ook de vervormbaarheid van de menisci een rol speelt. Bovendien bestaat in deze positie het grootste glijcontact door de kleinere kromming van de femurcondylen in hun voorste deel.
Een functioneel belangrijke fase bij de extensie is de slotrotatie. Hoewel deze slechts 5° bedraagt, kan het standbeen hierdoor het lichaamsgewicht dragen.
Maximale stabilisatie wordt verder verkregen door het totale bandapparaat en door het mediale hoofd van de m. gastrocnemius, de m. semimembranosus, de m. biceps femoris, de spieren die de pes anserinus vormen (m. sartorius, m. semitendinosus en m. gracilis) en de tractus iliotibialis. Door de spiraalsgewijze beweging tussen tibia en femur is in iedere fase van de beweging een hoge stabiliteit gewaarborgd.
In de strekstand steekt de bovenste rand van de patella uit boven de gewrichtsvlakken van het art. femoropatellare.

Bij flexie in het kniegewricht is de beweging tussen tibia en femur tegengesteld aan die van de extensie. De menisci worden nu naar achteren geschoven en de tibia wordt geëndoroteerd. Is de knie gebogen, dan is het contact tussen de patella en het femur het sterkst. De patella wordt door de m. quadriceps lateraal meer tegen het femur gedrukt, dan mediaal. Het bandapparaat is in deze stand gedeeltelijk ontspannen, waardoor rotatie in het kniegewricht mogelijk wordt.

14.2.1 Extensoren van de knie

De extensoren van de knie zijn:
– m. quadriceps femoris;
– m. rectus femoris (bi-articulair).

Alle bewegingen (sporten) waarbij de knie krachtig gestrekt moet worden, (springen, lopen, tillen vanuit hurkzit enz.) vereisen een sterke contractie van de m. quadriceps femoris.
Als de m. quadriceps femoris door extensie van het heupgewricht gestrekt wordt, geeft dit een grotere contractiekracht van de knie. Indien de heup echter gebogen is, geeft dit een kleinere voorspanning van de m. rectus femoris, waardoor de contractiekracht minder zal zijn.

14.2.2 Flexoren van de knie

De flexoren van de knie zijn:
– m. semimembranosus;
– m. semitendinosus;
– m. biceps femoris;
– m. gracilis;
– m. sartorius.

De mm. ischiocrurales (m. biceps femoris plus m. semimembranosus plus m. semitendinosus) geven zowel een flexie van de knie als een strekking van de heup. De grootste contractiekracht wordt gegeven wanneer de spieren voorspanning hebben, bijvoorbeeld het afzetbeen bij sprint.

14.2.3 Endorotatoren van het onderbeen

De spieren die zorgen voor de endorotatie van het onderbeen zijn:
- m. semimembranosus;
- m. semitendinosus;
- m. sartorius;
- m. gracilis.

14.2.4 Exorotatoren van het onderbeen

Bij exorotatie van het onderbeen werken de:
- m. biceps femoris;
- m. tensor fasciae latae.

14.3 Bewegingen van enkel en voet

14.3.1 Bewegingen in het bovenste spronggewricht

Het bovenste spronggewricht is een zuiver scharniergewricht (de frontaal/transversale as gaat door de beide malleoli heen). De bewegingen die mogelijk zijn in het art. talocruralis zijn plantaire flexie en dorsale flexie. De ligamenten hebben een bijzondere klinische betekenis (enkeldistorsie).

Plantaire flexie van de voet
Voor de plantaire flexie van de voet zorgen:
- m. gastrocnemius;
- m. soleus;
- m. flexor hallucis longus;
- m. flexor digitorum longus;
- m. tibialis posterior;
- m. peroneus longus;
- m. peroneus brevis.

De contractiekracht bij de plantaire flexie wordt voor 9/10 geleverd door de triceps surae (m. gastrocnemius en m. soleus). De overige vijf spieren zijn echter wel functioneel bij de beweging van de voet. Zij zijn kort, hebben een kleine lastarm en brengen de voet op de ondergrond in een goede uitgangspositie om de m. triceps surae in de gelegenheid te stellen arbeid te verrichten.

Dorsale flexie van de voet
De spieren die een rol spelen bij dorsale flexie van de voet zijn:
- m. tibialis anterior;
- m. extensor digitorum longus;
- m. peroneus tertius;
- m. extensor hallucis longus.

14.3.2 Bewegingen in het onderste spronggewricht

Het onderste spronggewricht (art. subtalare) is een verbinding tussen de onderzijde van de talus en de bovenzijde van de calcaneus. De bewegingen die hier moeten plaatsvinden zijn:
- eversie: heffen van de laterale voetrand;
- inversie: heffen van de mediale voetrand.

De zuivere beweging in het onderste spronggewricht (kantelen van het hielbeen) vindt niet alleen passief plaats, maar ook wanneer de voet zich moet aanpassen aan de ondergrond.

Pronatie van de voet
Pronatie van de voet wordt bewerkstelligd door:
- m. peroneus longus;
- m. peroneus brevis;
- m. extensor digitorum longus;
- m. peroneus tertius.

De grootste contractiekracht komt voor rekening van de mm. peroneus longus en brevis. De overige twee spieren zorgen voor aanpassing van de voet aan de ondergrond.

Supinatie van de voet
Voor supinatie van de voet zorgen:
- m. gastrocnemius;
- m. soleus;
- m. tibialis posterior;
- m. flexor hallucis longus;
- m. flexor digitorum longus;
- m. tibialis anterior.

Samen met de evertoren zorgen de invertoren voor een optimale voetaanpassing. Bij sporten waar fijne voetbewegingen gewenst zijn, spelen ze een belangrijke rol.
Naast de al genoemde bewegingen in het bovenste en onderste spronggewricht zijn nog ab- en adductie van de voet mogelijk, maar deze gaan meestal gepaard met supinatie en pronatie.

14.3.3 Bewegingen van de voorvoet

In de voorvoet kan een adductie- en abductiebeweging plaatsvinden. Omdat de bewegingen in genoemde gewrichten veelal gelijktijdig plaatsvinden met bewegingen in andere gewrichten, ontstaan min of meer gecompliceerde bewegingen zoals inversie en eversie.

Algemeen
In de voet treffen we evenveel bewegingsmogelijkheden aan als in de hand. Wel zijn de fijn gecoördineerde bewegingen en de kracht, in het bijzonder die van de kleine voetzoolspieren, grotendeels verdwenen (dat heeft te maken met het opsluiten van de voet in de schoen en het lopen op een vlakke ondergrond). Alle tenen kunnen buigen, strekken en spreiden. Voor de grote en de kleine tenen zijn er zelfs aparte spiertjes om ad- en abductie te geven, en flexie en extensie (grijpfunctie). Bij kinderen zijn deze functies nog aanwezig, maar bij de meeste volwassenen ontbreken ze. Spieren die in de voet zelf ontspringen en aanhechten, zijn intrinsieke voetspieren. Voor het begrijpen van de functies en aandoeningen en voor de verzorging van de voeten, moet de sportmasseur in ieder geval van het bestaan ervan weten.
Belangrijker voor de loopfunctie zijn de lange spieren. Ze ontspringen op afstand van de voet (extrinsieke voetspieren). Voor

het lopen, de balans en het aanpassen aan de ondergrond zijn diverse spieren noodzakelijk om alle bewegingen, die we bij de bouw van de voet leerden, te kunnen maken.

De lichaamsbalans met betrekking tot de langdurige opgerichte stand vraagt van de voet een groot steunvlak dat door de voetzolen tot stand wordt gebracht. Doordat in stand het been vaak geëxoroteerd is, wordt dit nog versterkt. Ondanks het feit dat de statiek domineert, moet de beweging (dynamiek) ook duidelijk aanwezig zijn. Vanwege de tweeslachtigheid tussen statiek en dynamiek moet de voet goed door het gewrichtencomplex van bovenste en onderste spronggewricht functioneel met het kniegewricht verbonden zijn. Dit wordt onder andere door de lange flexoren bewerkstelligd, die ook voor de opgerichte stand zorgdragen.

In stand wordt het lichaamsgewicht in het bovenste spronggewricht (art. talocruralis) via het os talus op de dorsale en ventrale zijde van de voet overgebracht.
Wanneer de loodlijn van het lichaam (te meten vanuit de buitenste gehoorgang) in stand in het steunvlak valt, bevindt het lichaam zich in een labiel evenwicht. In een ontspannen uitgangshouding is dit circa 2 cm voor het os naviculare. In rust is deze loodlijn niet constant, maar beweegt hij zich om een middelpunt. De spierbalans zorgt hierbij voor een compensatie.
In de huid van de voet bevinden zich zeer veel zintuigcellen (sensoren of receptoren), die de informatie van de voetzool registeren. De bouw van het onderhuids bindweefsel van de hiel en de tenen heeft de vorm van een drukkamer. Hierin ligt vetrijk bindweefsel omgeven door stevig collageen bindweefsel. De elastische vervormbaarheid van het weefsel van de voetzool zorgt voor een schokdemping.

De belasting op de voetzool hangt af van de stand van de voeten en de lichaamshouding. Het afvlakken van de voetbogen door bijvoorbeeld het lichaamsgewicht geeft extra trekkrachten op de plantaire ligamenten en spieren. Ook geeft dit bepaalde trekbelastingen op de voorvoet onder andere in de afzetfase. De ligamenten en de spierpezen zorgen voor een goede statiek van de voetgewelven. Het verloop van de spieren, pezen en ligamenten geeft aan welk voetgewelf gesteund wordt. De korte voetzoolspieren (korte flexoren) geven steun aan de lengtegewelven, terwijl de lange flexoren vanwege de vele dwarse spiervezels, zorgen voor een goede stand van het dwarse gewelf.
Naast de passieve structuren zorgen vooral ook de spieren voor een functionele stabiliteit. Zij reageren reflexmatig op de oneffenheden in de bodem.

Plantaire en dorsale flexie in het bovenste spronggewricht hebben ook bewegingen van de fibula tot gevolg.
Bij dorsale flexie 'drijft' de 'talusrol', die aan de voorzijde breder is, de enkelvork (syndesmose) uit elkaar. De fibula beweegt zich proximaalwaarts, maakt enigszins een endorotatie en gaat dan van de tibia af.
Bij plantaire flexie gaat de fibula naar distaal, in de richting van de tibia en maakt deze een lichte exorotatie. Omdat de fibula een star botstuk is, hebben eerdergenoemde bewegingen ook invloed op het proximale gewricht tussen de tibia en de fibula. In tegenstelling tot de onderarm, waar bij pro- en supinatie de radius om de ulna draait, is deze beweging bij het onderbeen een combinatie van beweging in het kniegewricht en de voet. Dit is vooral gunstig bij stabilisatie, want de tibia en fibula zorgen voor overdracht van het lichaamsgewicht op de voet.

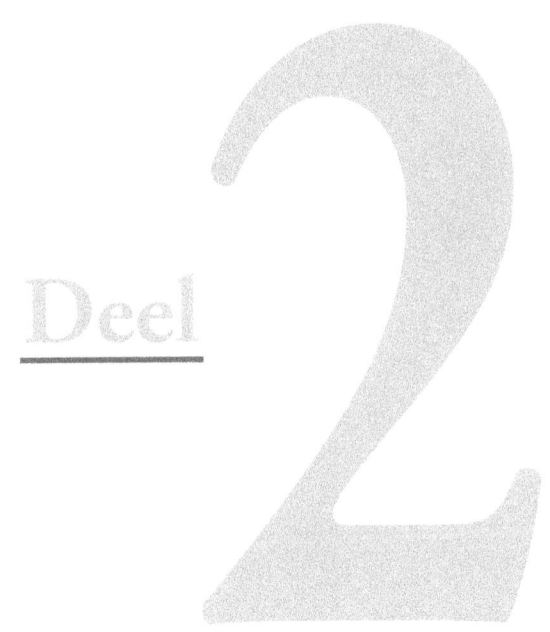

Deel 2

Fysiologie

15 Zenuwstelsel

Leerdoelen

Als u deze leerstof bestudeerd hebt, moet u in staat zijn om de indeling en functie te kunnen beschrijven van:

1. Het animale zenuwstelsel:
   - functies die de cel in staat stelt gericht op veranderingen te reageren (prikkelbaarheid, prikkelgeleiding en beweging).
2. Het centraal zenuwstelsel:
   - (het deel van het zenuwstelsel dat zich bevindt binnen de schedel en het wervelkanaal).
3. Het perifeer zenuwstelsel:
   - (12 paar hersenzenuwen en 32 paar ruggenmergszenuwen).
4. Het vegetatief zenuwstelsel:
   - (autonoom of onwillekeurig werkend deel van het zenuwstelsel).
5. (Ortho)sympathisch zenuwstelsel:
   - (antagonist van de parasympathicus, over het algemeen zet dit systeem organen aan tot toename van activiteit).
6. Parasympathisch zenuwstelsel:
   - (antagonist van de sympathicus met voornamelijk een dempende functie op orgaanactiviteit).

Anatomisch bekeken hebben beide systemen een centraal en een perifeer deel. Hun werking beïnvloedt alle onwillekeurige organen. Hun taak is bewaking van het milieu interieur. De nervus vagus (10e hersenzenuw) is de bekendste perifere zenuw van het parasympathische systeem. Hij bedient de meeste organen in de hals, thorax en buik.

7. Reflexmechanisme op ruggenmergniveau:
   - reflexboog van een peesreflex (van peeslichaampje of spierspoeltje via achter- naar voorhoorn van het ruggenmerg, tot het motorische eindplaatje en de spiercontractie).
8. Monosynaptisch (i.v.m. reflexsnelheid).
9. Multisynaptisch (tragere respons).
10. Myotatische reflex (in relatie tot het bewaken van de lichaamshouding).
11. Hersenen (cerebrum, cerebellum, truncus cerebri, medulla spinalis):
    - functie van de hersenschors in relatie tot willekeurige bewegingen;
    - functie van het cerebellum in relatie tot spiertonusregulatie, evenwicht en coördinatie;
    - hersenstam als zetel van vitale centra (o.a. ademcentrum);
    - medulla spinalis als reflexverwerkend orgaan (geleidingsbanen).
12. Omhulling van het centraal zenuwstelsel:
    - van binnen naar buiten: het weke hersenvlies, het spinnenwebvlies (tussen deze twee vliezen het hersenvocht of liquor cerebrospinalis), en het harde hersenvlies. Zowel het ruggenmerg als de hersenen hebben holten waarin het liquor stroomt.

15.1 Inleiding

Prikkelbaarheid is een van de grondeigenschappen van het leven. In principe wordt dit in iedere cel bewerkstelligd. Bij hogere levenswezens en bij mensen is het zenuwstelsel zo ingedeeld, dat het signalen kan opnemen, verwerken en geleiden, respectievelijk een zinvolle reactie hierop kan geven. Door directe of indirecte stuur- en regelmechanismen wordt het lichaam steeds op nieuwe opgaven voorbereid. Hierbij moet het uitwendige en inwendige milieu goed gecoördineerd worden. Wanneer één lid van de keten uitvalt, treden storingen in het organisme op.

15.1.1 Topografische indeling

We kunnen het zenuwstelsel op de volgende manier topografisch indelen:
- het centrale zenuwstelsel (CZS):
  - grote hersenen;
  - tussenhersenen;
  - hersenstam;
  - kleine hersenen;
- ruggenmerg;
- het perifere zenuwstelsel:

- 12 paar hersenzenuwen;
- 31 of 32 paar ruggenmergszenuwen;
- sympathische grensstreng;
- receptoren.

15.1.2 Functionele indeling

De indeling van het zenuwstelsel naar functie ziet er als volgt uit:
- het cerebrospinale systeem (animale zenuwstelsel, willekeurig) zorgt voor de relatie met de buitenwereld door zintuiglijke waarnemingen en bewegingen;
- het autonome systeem (vegetatieve zenuwstelsel, onwillekeurig) zorgt voor de instandhouding van het lichaam, zoals spijsvertering en circulatie. Hierbij onderscheiden we een (ortho)sympathisch en een parasympathisch zenuwstelsel.

15.2 Het centrale zenuwstelsel

De hersenen (fig. 15.1) hebben zich ontwikkeld vanuit het craniale gedeelte van de neurale buis, dat een aantal verwijdingen (hersenblaasjes) vertoont. Zo hebben zich de volgende delen ontwikkeld:
- het prosencephalon (voorhersenen) dat bestaat uit:
  - de tussenhersenen (diencephalon), waaruit ook de oogbekers ontstaan (oogzenuw en netvliezen);
  - grote hersenen (cerebrum), aan weerszijde uitlopend in hemisferen, eindblazen of eindhersenen (telencephalon);
- het mesencephalon (middenhersenen);
- het rhombencephalon (ruitvormige verbreding van het centrale kanaal) dat bestaat uit:
  - het verlengde merg (medulla oblongata);
  - pons en kleine hersenen (cerebellum).

Medulla oblongata, pons en mesencephalon worden samen vaak de hersenstam (truncus cerebri) genoemd.
Vanuit de zijwanden van het prosencephalon ontstaan de hemisferen (halve bollen), die aan weerszijden boven de hersenstam liggen. De hemisferen of eindblazen heten telencephalon (eindhersenen). De beide grote hemisferen bestaan uit vele windingen en groeven en vormen arealen (vlakken of kwabben). Slechts een klein gedeelte hersenen ligt aan de oppervlakte. Een groot gedeelte ligt dieper tussen de groeven (fig. 15.2).

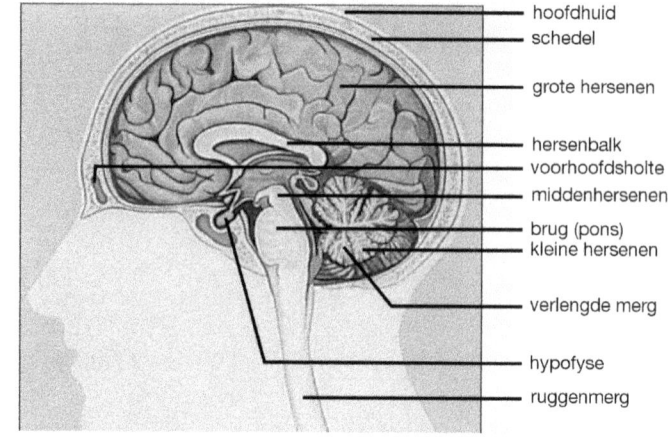

Fig. 15.1 Mediane doorsnede van het hoofd.

15.3 Grote hersenen

Het cerebrum bestaat uit twee helften (hemisferen), die door een balk (corpus callosum) met elkaar in verbinding staan (fig. 15.3). Elke hemisfeer bevat de volgende kwabben:
- voorhoofdskwab (frontale kwab);
- wandkwab (pariëtale kwab);
- slaapkwab (temporale kwab);
- achterhoofdskwab (occipitale kwab).

Binnen de hemisferen van de grote hersenen bevinden zich twee zijventrikels (hersenkamers – fig. 15.4).

15.3.1 Grijze stof

Aan de buitenzijde van het cerebrum bevindt zich de hersenschors (cortex), die bestaat uit grijze stof. Horizontale lagen van zenuwcellen en horizontale vezels worden radiair doorkruist door axionen en dendrieten. Hierdoor krijgen we een buitengewoon grote verdeling van de zenuwprikkels en daardoor een afwisselend aanbod van informatie aan iedere zenuwcel.
In de hersenschors zijn alle sensorische, motorische, maar ook het psychische vermogen van het individu aanwezig. Ieder zintuig heeft zijn eigen gewaarwordingsgebied ofwel zintuigcentrum. Er zijn verder specifieke schorsvelden:
- de sensibele schors (o.a. druk en pijn);
- de sensorische schors die verdeeld is in:
  - optische schors (zien);

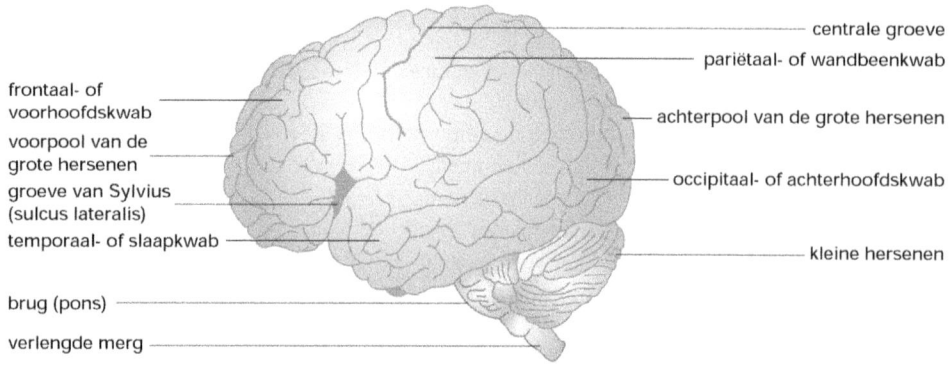

Fig. 15.2 De menselijke hersenen van links gezien.

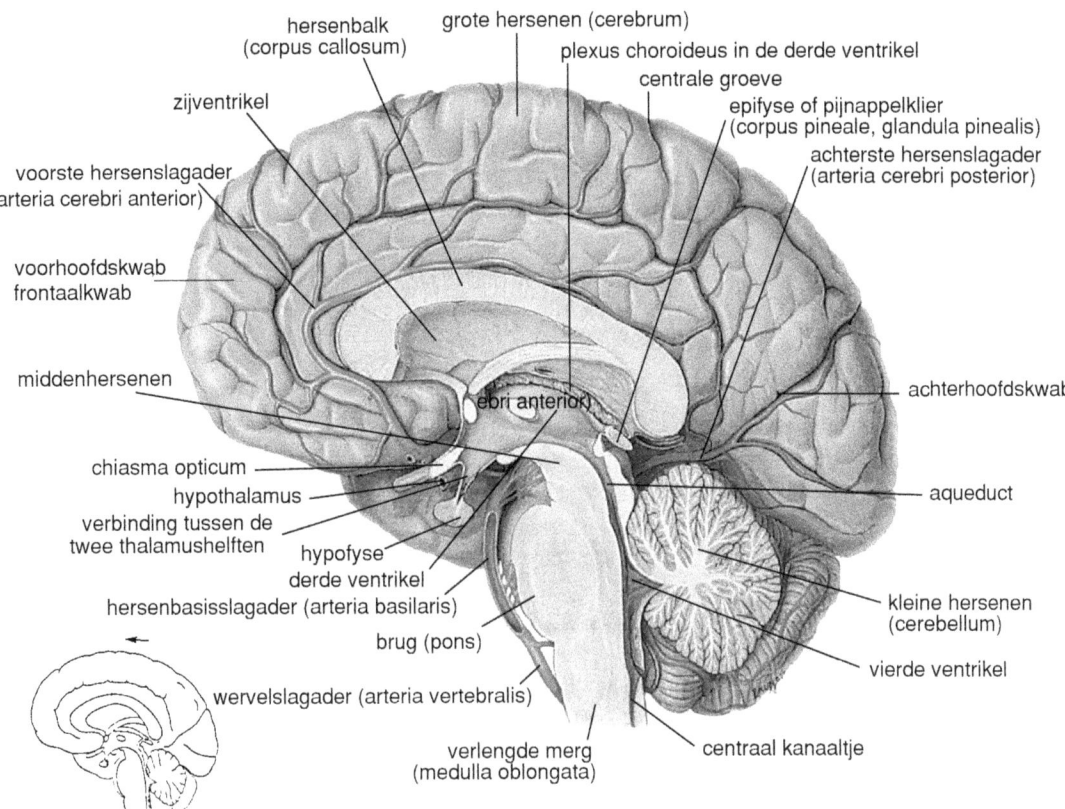

Fig. 15.3 *Rechter hersenhelft, tussenhersenen en hersenstam.*

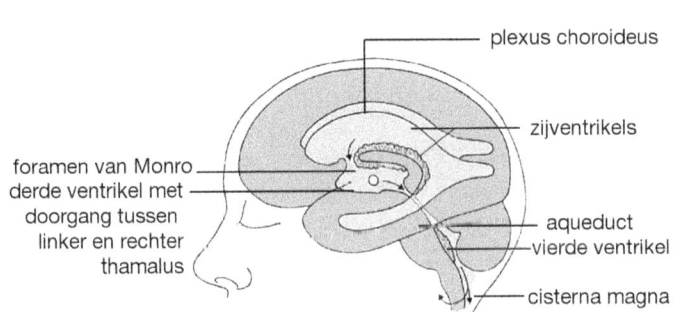

Fig. 15.4 *Het ventrikelsysteem.*

- auditieve schors (gehoor);
- motorische schorsvelden;
- associatieve schorsvelden.

We kunnen ervan uitgaan, dat in het corticale vlak informatie ontvangen en verwerkt wordt, die op grond van eigen ervaringen wordt beoordeeld.
Corticale activiteiten worden ook met vegetatieve prestaties gecombineerd. Ze kunnen daardoor gezamenlijk niet gerangschikte prestaties activeren, maar worden omgekeerd ook door hen beïnvloed.

15.3.2 Witte stof

Het inwendige van het cerebrum wordt ook wel witte stof (merg) genoemd. De witte stof van de hemisferen bestaat uit merghoudende zenuwvezels die we kunnen verdelen in drie categorieën:

- Een sterk systeem verbindt de schors van de grote hersenen met de dieper gelegen delen en met het ruggenmerg. De efferente banen lopen vanaf de hersenschors en beïnvloeden in eerste instantie de motoriek; bijvoorbeeld de piramidebaan. Andere vezels gaan naar de ganglia van de hersenstam en de hersenstam. Afferente banen gaan via de thalamus naar de somatisch-sensibele hersenschors, maar ook naar de kleine hersenen.
- Associatievezels vormen het grootste gedeelte van de witte stof. Zij vormen de verbindingen tussen de verschillende schorsgebieden.
- Er is ook nog een systeem aanwezig, dat door de hersenbalk beide hemisferen met elkaar verbindt.

Tussen grote en kleine hersenen bevindt zich verder nog de pons (brug) met verbindingen voor de coördinatie van houding en beweging.

15.4 De tussenhersenen

De tussenhersenen bestaan uit de thalamus en de hypothalamus, die rondom het derde ventrikel liggen, ingeklemd tussen beide hemisferen van de grote hersenen. Via een smal kanaal staat de derde ventrikel in verbinding met de vierde ventrikel.

15.4.1 Thalamus

De thalamus is een centraal schakel- en coördinatiecentrum. Het staat in dienst van de opstijgende sensibele en afdalende extra-piramidale, motorische banen.

De thalamus is, op enkele prikkels na, het centrale omschakelcentrum voor alle afferente vezels.

De thalamus wordt ook wel de 'poort naar het bewustzijn' genoemd. Het is niet alleen een doorschakelstation, maar ook een integratie- en coördinatiecentrum. Verschillende elementaire gewaarwordingen zoals pijn, zin en welbehagen worden al in de thalamus gekarakteriseerd. Gewaarwordingen zoals pijn, koude en warmte worden waarschijnlijk in de thalamus al bewust. Door zijn verbinding met het extrapiramidale, motorische systeem speelt het een belangrijke rol in 'expressieve bewegingen'.

Van betekenis is de thalamus ook als onderdeel van het reticulair actieve systeem (dat in de hersenstam ligt). Over de thalamus kan de gehele hersenschors niet-specifiek geprikkeld worden of specifiek slechts enkele delen ervan, zodat het mogelijk is om opmerkzaamheid op bepaalde gebeurtenissen te richten.

15.4.2 Hypothalamus

De hypothalamus functioneert als endocrien controle- en regelorgaan (vegetatieve functies). Het controleert ademhaling, temperatuur, bloedsomloop, de activiteiten van maag-darmtractus en het seksuele leven. Het bevat een warmte-, honger- en dorstcentrum. De hypothalamus staat zowel in verbinding met de hypofyseachterkwab als met de hypofysevoorkwab.

Verbindingen worden verder gevormd naar talrijke andere hersencentra. Ook bestaat er een verbinding naar het limbische systeem.

15.4.3 Het limbische systeem

Dit systeem vormt het grensgebied tussen hersenstam en grote hersenen, en is een functioneel gedeelte van de hersenschors. Het systeem ligt als een ring om de balk, de tussenhersenen en de basale ganglia (fig. 15.5).

Het limbische systeem staat in verband met affecthandelingen en affectieve gevoelens zoals woede, angst, vreugde en lust. Het speelt een rol in de regeling van de onbewuste gedragingen, vitale reacties en emotioneel gedrag.

Basale ganglia

In de diepte van beide hemisferen liggen nog kernen van zenuwlichamen (basale ganglia), die betrokken zijn bij de regeling van onwillekeurige bewegingen en de spierspanning (tonus). Het zijn onderdelen van het extrapiramidale systeem.

In de basale ganglia worden de projectiebanen uit de schors in een kleine ruimte samengebracht. De basale ganglia zijn in de motorische regelprocessen opgenomen en ze zijn van aanmerkelijk belang voor ingestudeerde en instinctieve bewegingen. Over de thalamuskernen beïnvloeden ze de activiteit in de motorische schors en ze zijn van belang bij het op gang brengen en beëindigen van bewegingen. Algemeen is men de mening toegedaan, dat de basale ganglia vooral actief zijn bij de programmering van bewegingen aan de contralaterale zijde.

Verder spelen de basale ganglia een belangrijke rol bij langzame, doelgerichte bewegingen. De talrijke onwillekeurige bewegingen die tijdens een bewust voorgenomen beweging uitgevoerd worden, komen op hun conto. Ook zorgen ze voor het economisch verlopen van bewegingen, zodat ook training tot dit complex behoort.

Men kan ervan uitgaan, dat alle acties van de basale ganglia en de lagere kernen eerst over de hersenschors geschakeld worden en dan naar de periferie gaan. Alle motorische centra staan onder invloed van de motorische hersenschors. Het functioneren van de mens hangt af van een intact piramidaal systeem. Door dit systeem worden lagere kernen geprikkeld en van daaruit afdalend naar het ruggenmerg en de spinale zenuwen.

15.5 Hersenstam en kleine hersenen

15.5.1 Kleine hersenen

De kleine hersenen (cerebellum) zijn door drie hersenstelen met de hersenstam verbonden (fig. 15.6 en 15.7). Ze vertonen talrijke dwarsverlopende kronkelingen en ze beschikken over een smalle grijze massa en een uitgebreide opslag wit merg. Dit wijst al op een grote hoeveelheid neurale schakelingen, die zowel binnen als buiten het centrum liggen. Alle afferenten bereiken op het laatst de centrale cellen in de kleine hersenen, direct of indirect.

Het synaptische schakelsysteem van de neuronen in de schors van de kleine hersenen is zeer complex. In principe kunnen we een prikkeloverdracht (input) en een prikkeluitgang (output) onderscheiden.

De merghoudende vezels die in het merg van de kleine hersenen aanwezig zijn, kunnen we naar hun functie verdelen als projectie- en associatievezels. De projectievezels dienen de verdere geleiding. Ze verbinden de kleine hersenen met het ruggenmerg en de overige delen van de hersenen.

De kleine hersenen krijgen informatie uit het hele bereik van de grote hersenen en zijn parallel verbonden met het gehele motorische systeem.

Functie: De functie van de kleine hersenen bestaat uit de coördinatie van de lichaamshouding en de beweging, onder andere door het evenwicht te handhaven en de controle over spiertonus te houden.

Van het vestibulairapparaat ontvangt het informatie over de stand van het hoofd in de ruimte en over de bewegingen van het hoofd. Hierdoor kunnen de kleine hersenen bij voorbaat al ervoor zorgen dat het evenwicht in stand gehouden wordt.

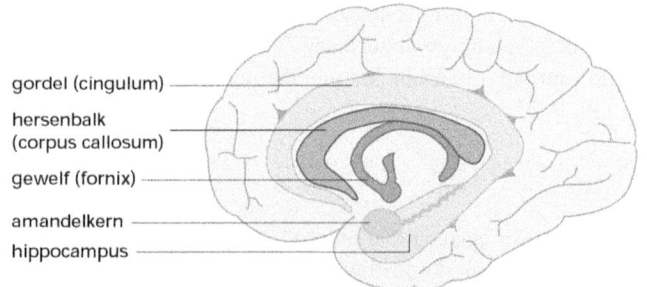

Fig. 15.5   *Limbisch systeem (in donkergrijs weergegeven).*

Het cerebellum zorgt door middel van de efferenten voor een adequate spierspanning in stand en bij het gaan. Dit gebeurt door een samenspel tussen agonisten en antagonisten. Het cerebellum wordt daartoe voor iedere uit te voeren beweging parallel met voorrang geïnformeerd. Door remmingsreflexen (inhibitie) kan het al regelend en modificerend, het piramidale en het extrapiramidale systeem beïnvloeden.

Indien willekeurige bewegingen niet volgens plan verlopen wordt het cerebellum vanuit de periferie direct geïnformeerd, waardoor het corrigerend kan ingrijpen. Zo kunnen alle bewegingen probleemloos en met precisie uitgevoerd worden. Een uitval van de kleine hersenen veroorzaakt geen uitvallen van de willekeurige bewegingen, maar geeft wel een behoorlijke storing in de uitvoering van de beweging (dronkemansgang).

15.5.2 De hersenstam

Tot de hersenstam rekenen we pons (brug), medulla oblongata en de mesencephalon (fig. 15.6 en 15.7).

15.5.3 Pons

De pons ligt tussen de medulla oblongata en de middenhersenen, en ligt voor de kleine hersenen. Het gaat hierbij om een brede band dwarsverlopende vezels. Er komen vezels van de cortex (schors), die daar overgeschakeld zijn op een tweede neuron en dan met contralaterale hemisferen van de kleine hersenen kruisen.

Het rhombencephalon vormt de bodem van de 4e ventrikel en bevindt zich achter de dorsale vlakken van de pons en de medulla oblongata. De middenhersenen bevinden zich tussen de pons en het diencephalon. In het bereik van de hersenstam liggen de kernen van de hersenzenuwen. In de hersenstam liggen belangrijke kerngroepen, waaronder de formatio reticularis.

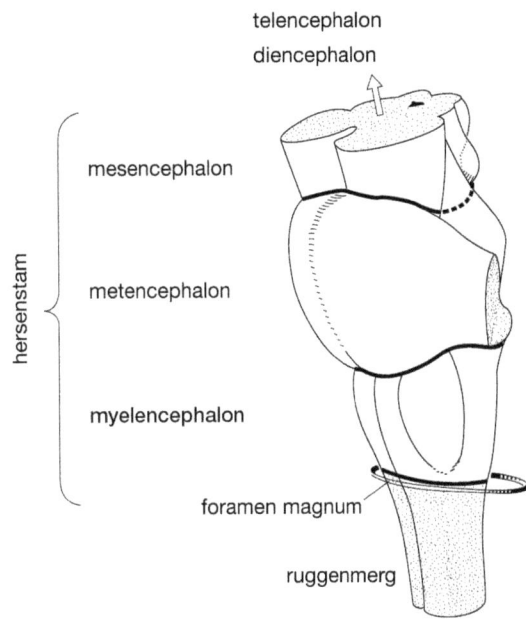

Fig. 15.6 *In de schedelholte gelegen delen van het centrale zenuwstelsel.*

15.5.4 Formatio reticularis

In dwarsdoorsnede zien we tussen de afzonderlijke kerngebieden en de opstijgende en afdalende banen diffuus verstrooide kernen van verschillende grootte met een uitgestrekt vezelnetwerk. Deze formatio reticularis strekt zich uit van het ruggenmerg door de medulla oblongata en de pons tot aan het mesencephalon.

Het bevat afferenten van het ruggenmerg, kernen van de hersenzenuwen, van de kleine hersenen en van de hemisferen van de grote hersenen. Hij stuurt impulsen naar dezelfde centra. Hij beïnvloedt de spinale motoriek en heeft ook nog autonome functies.

Andere kernen van de formatio reticularis worden geprojecteerd op de thalamus, die op zijn beurt weer informatie van andere centra bevat. Men neemt aan dat de formatio reticularis mede

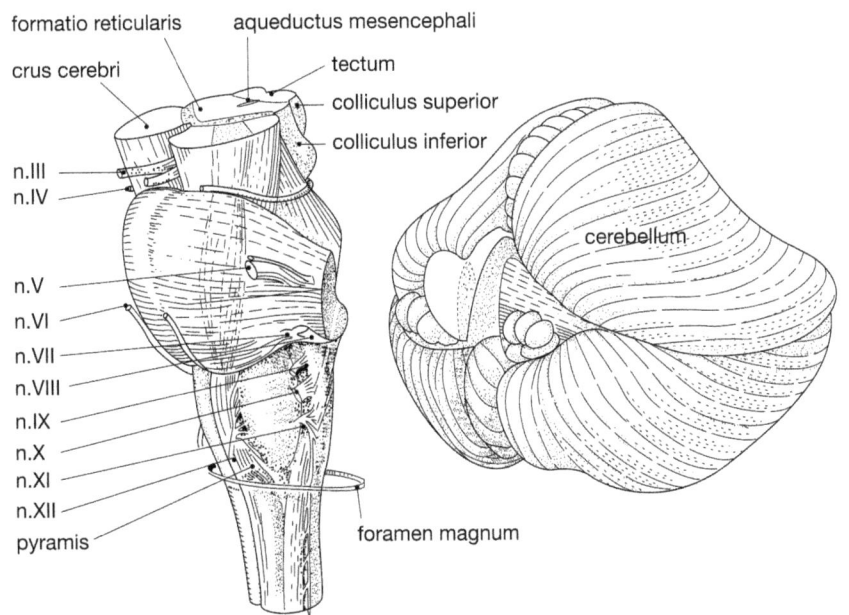

Fig. 15.7 *Ventrolateraal aanzicht van de hersenstam. Uittredende hersenzenuwen. Het cerebellum is losgemaakt van de hersenstam en is aan de rechterzijde apart weergegeven.*

verantwoordelijk is voor de waaktoestand en de toestand van het bewustzijn (waak- en slaapritme).

15.5.5 Medulla oblongata

De medulla oblongata (het verlengde merg) ligt vanaf de eerste cervicale zenuw tot aan de brug en gaat direct over in het ruggenmerg. Hier ligt een aantal belangrijke centra: ademcentrum, vasomotorisch centrum, braakcentrum en hoestcentrum.
Aan de ventrale zijde ligt de kruising tussen de piramidebanen. Aan de dorsale zijde worden de opstijgende banen van de achterstreng dikker. Daar vinden ook de overschakelingen plaats naar het tweede neuron van de banen van de achterstrengen. Door de hersenstam lopen alle banen van en naar het ruggenmerg. Omdat de kernen van de hersenzenuwen ook in dit gebied liggen, krijgen we hier vele omschakelingen en dwarsverbindingen tussen de afzonderlijke kerncentra en de hogere centra.

15.5.6 Vestibulair systeem

Hoe complexer de motoriek is, hoe gedifferentieerder de evenwichtsreacties moeten zijn. In het rhombencephalon bevindt zich een centrum dat als taak heeft het evenwicht in een driedimensionale ruimte te handhaven.
De receptoren hiervoor liggen in het labyrint van de binnenzijde van het oor. Het evenwichtscentrum staat door middel van de 8e hersenzenuw in verbinding met de kleine hersenen. De kleine hersenen geven informatie door aan het extrapiramidale systeem, waardoor de ruggenmergmotoriek beïnvloed wordt.
Op deze manier vormen de kernen van het vestibulair systeem samen met de kleine hersenen bepaalde informatiestromen die voor het evenwicht en de tonus van de nek- en lichaamsspieren van groot belang zijn.

15.6 Hersenzenuwen

We kennen 12 paar hersenzenuwen. De bouw hiervan wijkt sterk af van de ruggenmergszenuwen. Ze ontspringen in de hersenstam, die als het ware tussen de grote en kleine hersenen enerzijds en het ruggenmerg anderzijds in ligt (fig. 15.6 en 15.7). Alle prikkels komen dus langs deze plaats en vormen daar via onze zintuigen (oren, ogen en mond) verbindingen met de buitenwereld. Ook de motorische functies van het aangezicht worden door deze zenuwen geregeld.
De belangrijkste hersenzenuwen zijn:
- 2e hersenzenuw = oogzenuw (n. opticus);
- 5e hersenzenuw = drielingzenuw (n. trigeminus), dit is een gevoelszenuw;
- 7e hersenzenuw = aangezichtszenuw (n. facialis);
- 8e hersenzenuw = gehoor- en evenwichtszenuw;
- 10e hersenzenuw = zwervende zenuw (nervus vagus). Deze verzorgt belangrijke organen in de borstholte, (middenrif) en bovenbuik. Het is de enige hersenzenuw die buiten het hoofd komt. Hij is een belangrijke parasympathische zenuw (zie autonoom zenuwstelsel).

15.7 Ruggenmerg en perifere innervatie

Het ruggenmerg (medulla spinalis) is een bestanddeel van het centrale zenuwstelsel (CZS) en ligt caudaal aan tegen het verlengde merg. Het loopt tot ongeveer de tweede lendenwervel (fig. 15.8).
Het ruggenmerg zorgt voor de verbinding met de periferie. Het perifere zenuwstelsel verbindt verschillende weefsels met het CZS en geeft daar de prikkels door. We noemen dit het willekeurig zenuwstelsel, omdat het organisme met deze voorzieningen in de gelegenheid is om zich willekeurig te bewegen en zich aan reacties uit de omgeving aan te passen.
Het ruggenmerg ligt in het wervelkanaal en eindigt ongeveer ter hoogte van L2, dat wil zeggen het bevindt zich niet in het gehele wervelkanaal. Het blijft dus in lengte achter bij de openingen tussen de wervels (foramina intervertebrale) waar we de wortels

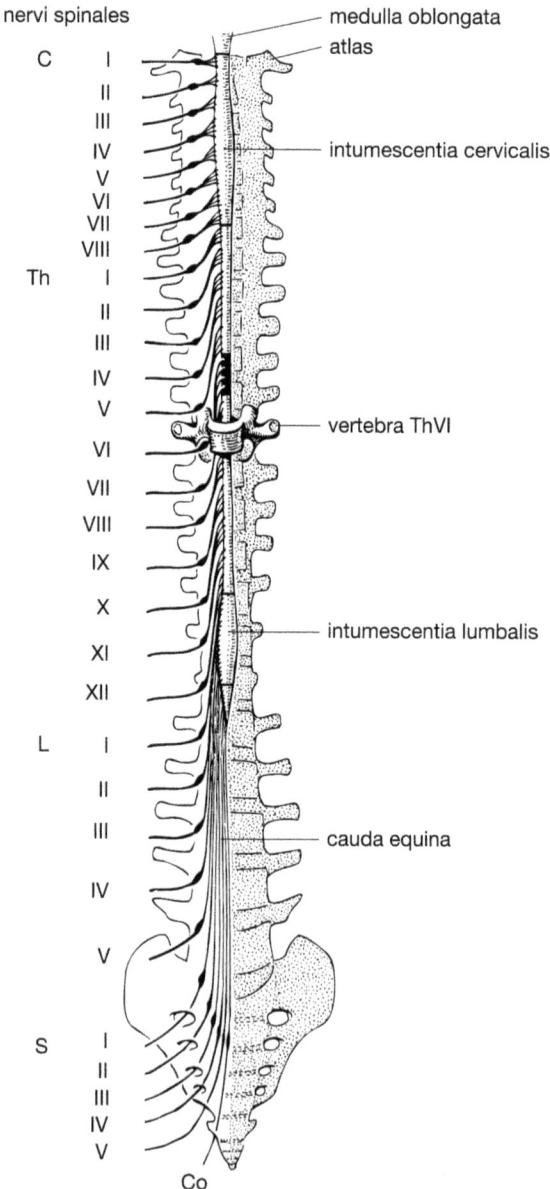

Fig. 15.8 *Ventraal aanzicht van het ruggemerg en de spinale zenuwen. Iets caudaal van het zesde thoracale ruggenmergsegment bevindt zich de zesde borstwervel.*

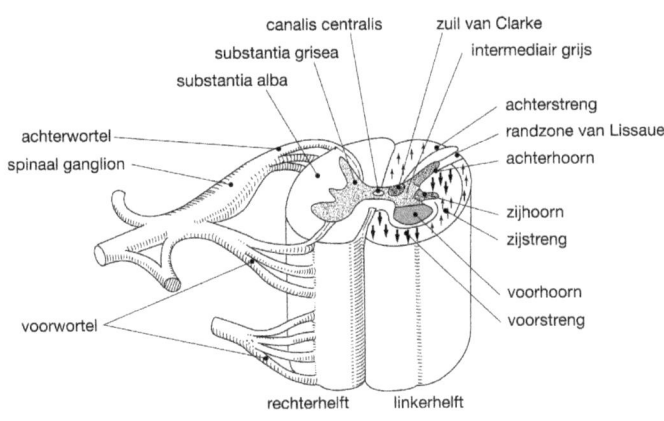

Fig. 15.9 *De grijze en witte stof van het ruggemerg op thoracaal niveau. Aanzicht schuin van voren.*

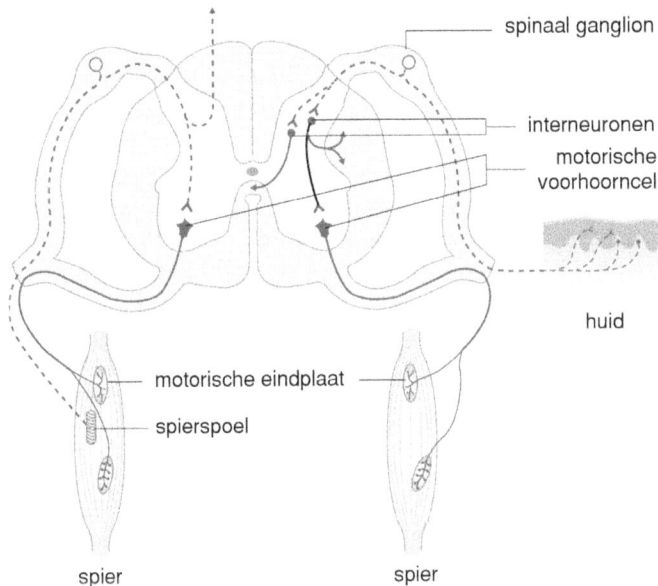

Fig. 15.10 *Reflexen van het ruggenmerg. Links: spierrekkingsreflex (proprioceptief, monosynaptisch, bineuronaal; bijv. kniepeesreflex, achillespeesreflex enz.). Rechts: huid- of corneareflex (exteroceptief, polysynaptisch, polyneuronaal; bijv. buikhuidreflex, cremasterreflex, voetzoolreflex enz.).*

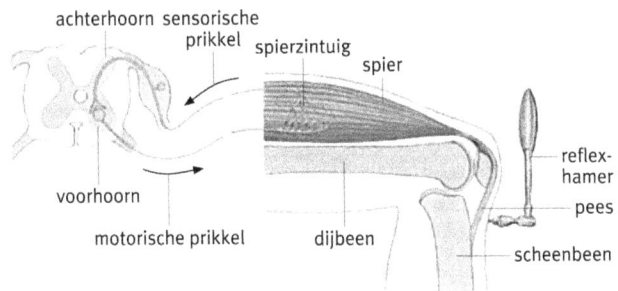

Fig. 15.11 *De kniepeesreflexboog.*

van de spinale zenuwen aantreffen. Dit wil zeggen dat in het wervelkanaal beneden L1 alleen nog spinale zenuwen lopen (de cauda equina, paardenstaart) en dat deze gedeeltelijk een langere weg af moeten leggen, voordat ze het hun toegekende foramen intervertebrale van het wervelkanaal kunnen verlaten.

15.7.1 Grijze stof

De dwarsdoorsnede van het ruggenmerg vertoont een grijze stof, waarbij de concentratie zenuwcellen in de vorm van een vlinderfiguur liggen (fig. 15.9). Hierin bevinden zich ook uitlopers zonder myelineschede. De afferente vezels vanuit de periferie eindigen in de achterhoorn van het ruggenmerg, waar ze overgeschakeld en verder geleid worden. De efferente vezels beginnen in de voorhoorn van het ruggenmerg en geleiden de impulsen naar de periferie (spieren) in de vorm van alfa- en gamma-motoneuronen.

De achterhoorn is het sensorische ingangsstation, de voorhoorn is het spinale motorische regelcentrum. De zijhoorn is het spinale centrum van de sympathische regelkringen.

Verbindingen van de neuronen tussen elkaar en impulsen van hogere centra maken het mogelijk om complexe motorische bewegingspatronen uit te voeren. Men zou kunnen zeggen, dat op ruggenmergniveau een groot aantal elementaire houdings- en bewegingspatronen ter beschikking staat, dat naar behoefte geactiveerd kan worden.

15.7.2 Spinale reflexboog

Niet alle impulsen worden naar de hersenschors doorgezonden. We spreken van reflexen wanneer er reacties op een prikkel plaatsvinden voordat of zonder dat men zich die prikkel bewust wordt. Reflexen hebben in het algemeen een beschermende functie. De weg waarlangs de reflex loopt, noemen we een reflexboog. Er zijn enkelvoudige en meervoudige reflexen, onvoorwaardelijke en voorwaardelijke reflexen (fig. 15.10):
- enkelvoudige reflex zonder schakelneuron (monosynaptisch, monosegmentaal), het is een snelle (korte) reflex zoals de kniepeesreflex (myotatische reflex – fig. 15.11);
- samengestelde reflex met schakelneuron (multisynaptisch, multisegmentaal), het is een ingewikkelde reflex zoals bij klieractiviteiten;
- onvoorwaardelijke reflex: deze is erfelijk, zoals de zuigreflex, grijpreflex en dergelijke;
- voorwaardelijke, aangeleerde reflex, zoals het water in de mond krijgen als men over lekker eten leest.

Veel van de spinale reflexbogen zijn wat betreft hun betekenis en functie nog niet geheel onderzocht. Hiertoe behoort ook de Renshaw-inhibitie, die een spinaal terugkoppelmechanisme (feedback-) voorstelt, met als doel om een ongecontroleerd heen en weer schommelen van de motoneuronenactiviteit tegen te gaan.

15.7.3 Witte stof

De opstijgende banen liggen aan de achterzijde en vormen daar de witte stof. Ze geleiden de prikkels naar hoger gelegen centra. De afdalende banen liggen aan de voorzijde en vormen er de witte stof. Zij zijn de banen van het piramidale en extrapiramidale systeem.

15.7.4 Perifere zenuwen

We onderscheiden 31 of 32 paar ruggenmergszenuwen (spinale zenuwen), die uit een bepaald segment van het ruggenmerg komen. Er zijn 8 cervicale, 12 thoracale, 5 of 6 lumbale, 5 sacrale zenuwen en 1 nervus coccygeus. De 1e cervicale zenuw ontspringt tussen het os occipitale en de atlas, de 1e thoracale wervel tussen de 1e en 2e borstwervel en de 5e sacrale zenuw verlaat het wervelkanaal samen met de n. coccygeus door de hiatus sacralis. Op twee plaatsen vormen de ruggenmergszenuwen een vlechtwerk (plexus): in het halsgebied en in het lendengebied.
Een perifere zenuw bestaat uit een afferente en efferente baan. De vezels komen zowel van het animale, als van het vegetatieve zenuwstelsel. De motorische voorhoorn en de sympathische zijhoorn zijn direct met schakelneuronen verbonden met de achterhoorn. Het sensibele deel van de zenuw loopt door het spinale ganglion voordat het de spinale zenuw ingaat. De spinale zenuw wordt samengesteld uit twee delen: de voorwortel (radix ventralis) en achterwortel (radix dorsalis), en splitst zich kort na het uittreden weer in een dorsale tak (ramus dorsalis) en een ventrale tak (ramus ventralis). Iedere tak bevat motorische, sensibele en vegetatieve zenuwvezels en is dus een gemengde zenuw. Vegetatieve vezels voegen zich via de grensstreng van de sympathicus erbij (fig. 15.12).
Naar de dwarsgestreepte spieren gaan somatomotorische zenuwvezels, de snel geleidende alfa- en gamma-neuronen, die respectievelijk de spiervezels en de intrafusale vezels van de spierspoelen innerveren. Bij deze innervatie speelt ook de informatie uit de zintuigcellen in de huid, de spieren, de pezen en het gewrichtskapsel een belangrijke rol. Zo kan het organisme zich willekeurig bewegen en zich aanpassen aan reacties uit de omgeving.

15.8 Hersen- en ruggenmergsvliezen

De hersenen en het ruggenmerg worden door drie vliezen omgeven (fig. 15.13):
- dura mater (harde hersen/ruggenmergsvlies);
- arachnoidea (spinnenwebvlies);
- pia mater (zachte hersen/ruggenmergsvlies).

De ruimte tussen de pia mater en de arachnoidea (subsaranoidale ruimte) is gevuld met de liquor cerebrospinalis. De dura mater van het ruggenmerg is door de epidurale ruimte gescheiden van de wanden van het wervelkanaal. De epidurale ruimte is gevuld met vet en een venennetwerk. De dura mater is slechts aan het occiput bevestigd en 'zwemt' als het ware in het ruggenmergkanaal. Dit vlies moet elke beweging van de wervel-kolom kunnen

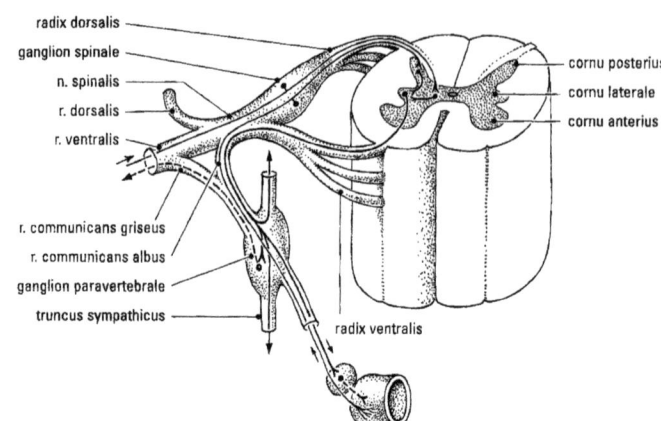

Fig. 15.12 Het ruggemerg met uittredende en binnentredende viscerale zenuwvezels.

volgen en kan zich over een afstand van ongeveer enkele centimeters bewegen. De ruggenmergszenuwen (spinale zenuwen) worden bij het uittreden van het ruggenmerg omgeven door een manchet van de dura mater, die eindigt in het spinale ganglion.

Het hersenvocht (liquor cerebrospinalis) bevindt zich in de vier hersenventrikels en wordt daar in de plexus choroideus geproduceerd. Via openingen in het dak en de zijwand van de vierde ventrikel stroomt de liquor naar het centrale kanaal van het ruggenmerg en vooral naar de subarachnoidale ruimte. Daar en bij de uittreedplaatsen van de spinale zenuwen wordt het afgevoerd naar bloed en lymfe. De liquor heeft een beschermende functie, werkt als warmtebuffer, zorgt voor aanvoer van voeding (glucose) en voor afvoer van afvalproducten.

15.9 Het autonome zenuwstelsel

Het centrale en het perifere gedeelte zijn hierbij niet zo scherp gescheiden als bij het animale zenuwstelsel. Centra liggen niet alleen in hersenen en het ruggenmerg, maar ook daarbuiten. Het autonome zenuwstelsel kunnen we verdelen in het (ortho)sympathisch, het parasympathisch en het intramurale zenuwstelsel.

15.9.1 Het sympathische zenuwstelsel

De sympathische zenuwen hebben hun oorsprong in de zijhoorns van het thoracale ruggenmerg en het eerste lendensegment. Zij verlaten het ruggenmerg via de voorhoorns. Perifeer bestaat het sympathische zenuwstelsel uit de grensstrengen (paravertebrale ganglia) van hals tot stuit, een aantal ingewandsganglia en zenuwen die de verschillende organen innerveren (fig. 15.14).
Het (ortho)sympathische zenuwstelsel zet het lichaam paraat (stimulatie hartactie en ademhaling, verhoging bloedglucosegehalte, verhoogde spieractiviteit, stressreactie) en remt de activiteit van het spijsverteringskanaal. Het heeft dezelfde functie als het hormoon adrenaline.

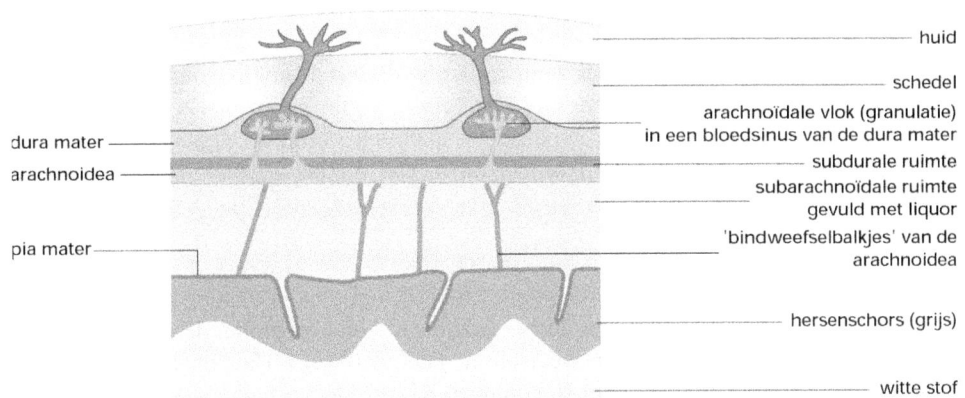

Fig. 15.13 *Schema van de drie hersenvliezen.*

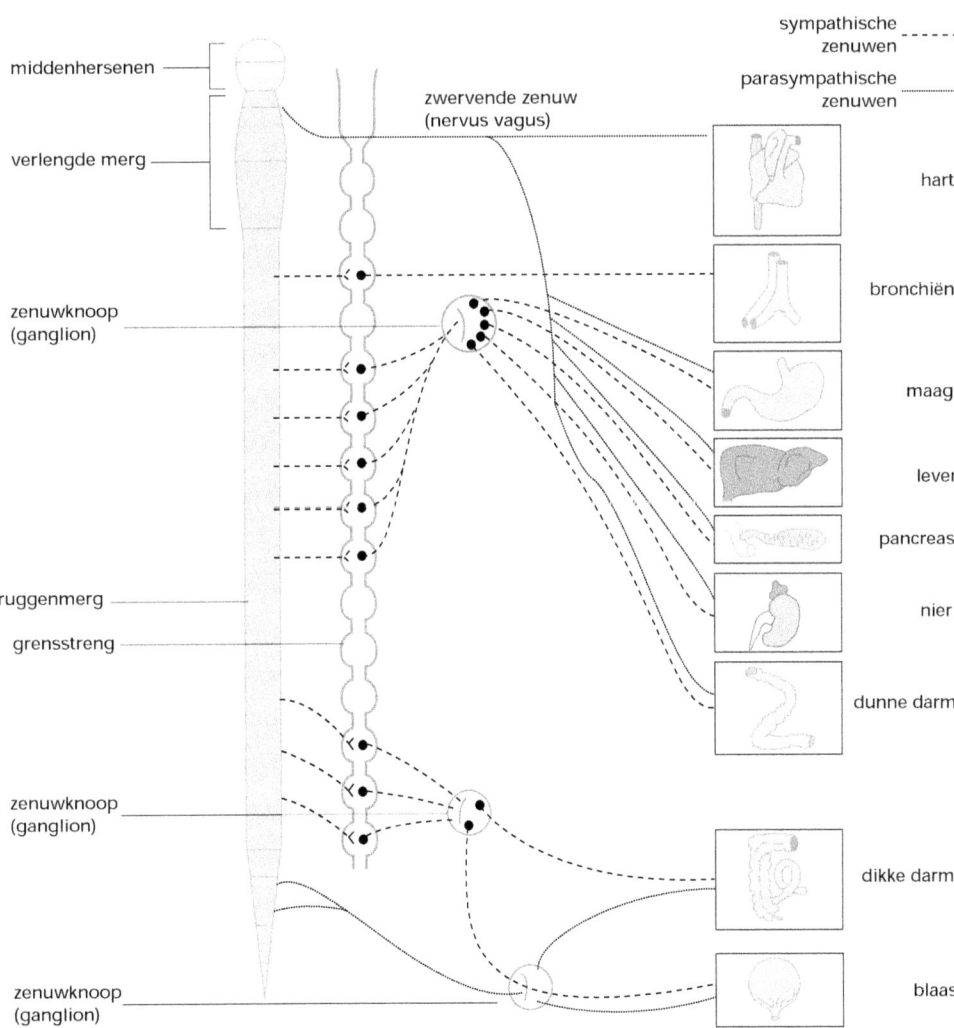

Fig. 15.14 *Het vegeta zenuwstelsel.*

15.9.2 Het parasympathische zenuwstelsel

Het centrale deel ligt in de hersenstam (verlengde merg) en in het sacrale ruggenmerg. Van daaruit gaan parasympathische zenuwen naar alle organen, waar ook sympathische zenuwen naartoe lopen. De belangrijkste parasympathische zenuw is de nervus vagus (10e hersenzenuw). Sacrale zenuwen gaan vooral naar het rectum, de blaas en de geslachtsorganen (fig. 15.14).
Het parasympathische zenuwstelsel is de antagonist van het sympathische zenuwstelsel en zorgt vooral voor de instandhouding van het organisme: herstel, rust en opslag. Het activeert de spijsvertering.

15.9.3 Intramurale systemen

Groepjes zenuwcellen in de wand (murus) van sommige geïnnerveerde organen verwerken de sympathische en parasympathische impulsen en impulsen vanuit de organen zelf. Het zijn dus perifere integratiecentra van het vegetatieve zenuwstelsel.

15.10 Receptoren

Zie voor de behandeling van de receptoren deel I, hoofdstuk 1 Cel- en weefselleer, paragraaf 1.3.7 Huidzintuigweefsels. Zie ook deel II, hoofdstuk 22.

16 Stofwisseling

Leerdoelen

Als u deze leerstof bestudeerd hebt, moet u:

1. De energiehuishouding kunnen verklaren:
   - het doel van het in stand houden van de levensprocessen, grondstofwisseling en arbeidsstofwisseling;
   - verbranding van koolhydraten, vetten en eiwitten levert voor 25% mechanische energie en voor 75% warmte-energie; afgifte van de warmte is afhankelijk van klimaat en arbeid.
2. De voedingsstoffen en hun eindproducten kunnen noemen:
   - koolhydraten worden afgebroken tot enkelvoudige suikers, vetten tot vetzuren en glycerol en eiwitten tot aminozuren; dit zijn de zogenaamde dissimilatieprocessen.
3. Kunnen verklaren wat anabolisme en katabolisme inhouden:
   - stofwisselingsprocessen op celniveau; we onderscheiden opbouwstofwisseling tijdens rustfase en afbrekende stofwisseling om energie vrij te maken om arbeid te verrichten.
4. De spierstofwisseling kunnen verklaren, en dan vooral de anaërobe a-lactische energieleverantie, de anaërobe lactische energieleverantie en de aërobe energieleverantie.

16.1 Inleiding

Het fosfaatsysteem (ATP en CP) is de snelst beschikbare energiebron voor de spier. Het is niet afhankelijk van zuurstof, dus er ontstaat geen vertraging door zuurstoftransport via longen en bloed. Zowel ATP als CP liggen in de spiervezel opgeslagen op de locatie waar de contractie plaatsvindt.

ATP is de feitelijke energieleverancier. Het molecuul splitst hierbij in ADP en P. Het wordt direct weer hersteld doordat het CP zich splitst in C en P. De vrijgekomen energie wordt gebruikt om het ATP weer op te bouwen (krachtsexplosie en 100 meterloop).

De resynthese (herstel) van CP kost energie en afgebroken voedingsstoffen (vooral glucose). De glucose wordt hierbij verbrand zonder gebruik van zuurstof. Als restproduct ontstaat melkzuur (lactaat) in het bloed, waardoor vermoeidheid ontstaat (de grens van de melkzuurtolerantie bij 400- en 800-meterlopers).

Bij inspanningen die langer dan drie minuten duren, wordt zuurstof gebruikt om glucose volledig te verbranden. De intensiteit van de inspanning gaat dan omlaag, maar kan langer volgehouden worden (duurprestatie, bijv. triatlon). De energie hiervoor wordt via een groot aantal chemische reacties met veel enzymen aëroob vrijgemaakt in de mitochondriën. Naast zuurstof is hiervoor brandstof nodig in de vorm van glucose en vetten, en zelfs alcohol kan hierbij als brandstof dienen. Als er te weinig van deze brandstoffen aanwezig zijn kunnen ook eiwitten gebruikt worden.

16.2 Energiehuishouding

Metabolisme of stofwisseling is het geheel van biochemische reacties, waarbij stoffen worden omgezet in andere stoffen. Behalve voor de opbouw en afbraak van weefsels is energie nodig voor transport tussen organen, voor membraantransport, voor geleiding van prikkels en voor spiercontracties.

In zijn eenvoudigste vorm kan het menselijk organisme beschouwd worden als een warmte- en energiebron die per dag al naar gelang de prestatie die geleverd moet worden, 8000-24.000 kJ verbruikt. In dezelfde hoeveelheid moet het organisme energie in de vorm van voeding aangeboden worden.

Het lichaam moet niet alleen groeien en zichzelf onderhouden, maar het heeft ook energie nodig om de lichaamstemperatuur op een bepaald niveau te houden.

16.2.1 Energieleverantie

De spieren kunnen alleen werken als er voldoende energie voorhanden is. Energie is altijd nodig wanneer een evenwichtstoestand verstoord wordt. Er komt energie vrij als iets zich naar een evenwichtstoestand toe beweegt.

Het lichaam krijgt zijn energie aangeboden in gebonden vorm: de voedingsstoffen. Door de moleculen van deze voedingsstoffen in kleinere brokstukken te breken, komt energie vrij, die dus vastgelegd was in deze bindingen.

Vrije energie komt onder andere voor als:
- warmte;
- beweging;
- elektriciteit.

Deze vrijkomende energie kan ook dienen voor de opbouw van lichaamseigen stoffen, en kan op die manier weer overgaan in gebonden vorm. De transformatie van gebonden vorm in vrije vorm vereist gecompliceerde chemische processen. De transformatie van de ene vorm van vrije energie in de andere gaat veel directer, vaak zelfs langs zuiver fysische weg.

16.2.2 De energiehuishouding in het lichaam

De energie voor de verrichtingen wordt opgenomen als gebonden energie in de voedingsstoffen. De hoeveelheid energie die de voedingsstoffen bevatten, geven wij aan door hun calorische waarde (de hoeveelheid warmte, uitgedrukt in calorieën) die vrijkomt bij volledige verbranding van een gram van die stof in zuivere vorm. De calorische waarde geeft dus de hoeveelheid energie aan, die niet alleen als warmte kan vrijkomen, maar ook in andere vormen voorkomt. We gebruiken de calorische waarde, omdat deze het eenvoudigst te meten is. Omdat het bij de calorie echter maar om weinig energie gaat, gebruiken we meer de kilocalorie (kcal). In het huidige stelsel meten we in joules in plaats van in calorieën (1 kcal = 4,186 kjoule).
De calorische verbrandingswaarden van de verschillende voedingsstoffen zijn:
- 1 gram koolhydraten levert 17,1 kJ (4,1 kcal);
- 1 gram vet levert 38,92 kJ (9,3 kcal);
- 1 gram eiwit levert 17,1 kJ (4,1 kcal).

Door chemische processen, waarbij oxidatieprocessen, (toevoeging van zuurstof) een primaire rol spelen, worden de voedingsstoffen afgebroken tot kleine deeltjes, waarbij de gebonden energie in vrije vorm wordt omgezet.
Overigens is voor de verbranding van vetten veel meer zuurstof nodig dan voor de verbranding van koolhydraten. Dat kan worden aangetoond door de volgende formules:
- afbraak van koolhydraten:
  $C_6H_{12}O_6 + 6O_2 \rightarrow 6CO_2 + 6H_2O +$ energie (38ATP);
- afbraak van vetten:
  $C_{17}H_{35}COOH + 23O_2 \rightarrow 16CO_2 + 16H_2O +$ energie (130ATP).

Een gedeelte van de vrijgemaakte energie komt vrij in de vorm van warmte (75%). Een ander gedeelte (25%) kan voor bepaalde verrichtingen gebruikt worden. In dat geval wordt de energie eerst weer in chemische vorm gebonden, in een blijkbaar gemakkelijk te verwerken vorm. Deze gemakkelijk verwerkbare vormen zijn de energierijke fosfaatverbindingen. Dit zijn verbindingen, waarvan de belangrijkste het adenosine-trifosfaat (ATP) is. ATP wordt voortdurend aangemaakt.
ATP is de universele stof die bij splitsing door enzymen, uiteindelijk de energie levert aan de cel. Bij splitsing ontstaan adenosine-difosfaat (ADP) + fosfaat + energie (fig. 16.1).
Nadat de eerste hoeveelheid is verbruikt (ca. 3 sec.) ontstaat dus een afvalproduct, het ADP, dat overigens weer wordt gebruikt om opnieuw ATP te maken. Van het ADP kan overigens nogmaals een fosfaatgroep worden afgesplitst, waarbij weer energie vrijkomt en adenosine-monofosfaat (AMP) overblijft.

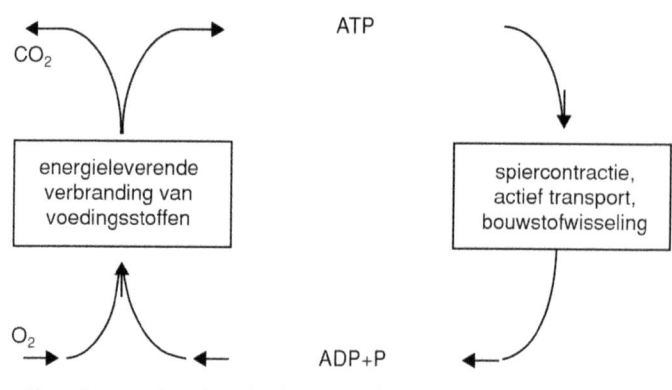

Fig. 16.1   Energieproductie en resynthese.

16.2.3 De hoogte van de totale stofwisseling

Voor iedere levensverrichting is energie vereist, doorgaans in de vorm van ATP. Om de ATP-voorraad op peil te houden, zal dus steeds energie vrijgemaakt moeten worden uit de voedingsstoffen. De snelheid waarmee deze energie wordt vrijgemaakt, zal afhangen van de intensiteit van de levensverrichtingen op een bepaald moment. Men heeft onderscheid gemaakt tussen twee typen van stofwisseling, waarvan de hoogte van geheel verschillende factoren afhankelijk is.

De grondstofwisseling of het basaal metabolisme
Dit is het calorieënminimum van de stofwisseling, waarbij het organisme normaal functioneert en waarbij de levensfuncties nog net op peil worden houden. De grondstofwisseling bedraagt per dag ongeveer 7100 kJ (1700 kcal) bij 70 kg lichaamsgewicht.
De grondstofwisseling wordt uit de verbruikte hoeveelheid uitgeademde zuurstof berekend. Tijdens de bepaling ervan moet de persoon rusten en moet hij of zij nuchter zijn. De grondstofwisseling bij de vrouw is lager dan bij de man.

Arbeidsstofwisseling
Als iemand arbeid verricht, moet hij daarvoor een bepaalde hoeveelheid energie vrijmaken. Deze hoeveelheid is altijd groter dan de hoeveelheid energie die de arbeid zelf vereist. Dat komt doordat van energie die uit zijn gebonden vorm wordt vrijgemaakt, een gedeelte vrijkomt in de vorm van warmte. Daarom heeft men het begrip nuttig effect ofwel rendement ingevoerd; dit is het percentage van de totaal vrijgemaakte energie dat gebruikt wordt voor het verrichten van arbeid. Het rendement bedraagt 25-35%. De hoogte van de arbeidsstofwisseling hangt af van de zwaarte van de te verrichten arbeid. Omdat hij eveneens de grondstofwisseling bevat, is hij dus ook afhankelijk van de bij het basaal metabolisme genoemde factoren.

16.2.4 Afvalproducten

De koolhydraten verbranden volledig tot koolzuur en water. De eiwitten verbranden tot water, ureum en een aantal andere producten, terwijl de vetten ook volledig verbranden tot koolzuur en water.
De orgaanstelsels die aan de stofwisseling deelnemen zijn:
- ademhaling:
  - opname van O_2;
  - afgifte van CO_2;
- spijsvertering:
  - opname van voedsel;
  - afbraak van voedsel;
- circulatie:
  - (lymfe);
  - transport van O_2 – CO_2 – voedingsstoffen en afvalproducten;
- uitscheidingsorganen:
  - longen (koolzuur);
  - nieren (urine);
  - huid (transpiratievocht – warmte);
  - darmen (feces).

De warmteafgifte is afhankelijk van het klimaat en de geleverde arbeid.

16.3 Voedingsstoffen

16.3.1 Koolhydraten

Al naar gelang hun opbouw onderscheiden we de koolhydraten in:
- monosacharide (bijv. glucose, fructose en galactose);
- disacharide (maltose, sacharose, lactose);
- polysacharide (zetmeel, glycogeen, cellulose).

Per dag bedraagt de benodigde hoeveelheid koolhydraten ± 6 gram per kg lichaamsgewicht.
In het verteringsproces worden de koolhydraten omgezet in glucose. Glucose kan direct in de bloedbaan worden opgenomen. Een deel van het beschikbare glucose wordt in de lever en een ander deel wordt in het spierweefsel opgeslagen in de vorm van glycogeen, onder invloed van insuline (uit de pancreas). Het glycogeen kan te allen tijde weer in glucose worden omgezet. Dat gebeurt onder invloed van adrenaline (uit het bijniermerg) en glucagon (uit de pancreas).

16.3.2 Eiwitten

Proteïnen zijn eenvoudige eiwitten (polypeptiden), die zijn opgebouwd uit grote moleculen. Proteïnen zijn verbindingen van eiwitten met een andere organische stof. De dagelijkse behoefte eiwit bedraagt 1 gram per kg lichaamsgewicht.
De eiwitten worden afgebroken tot aminozuren (synoniem: peptiden). Bepaalde aminozuren zijn noodzakelijk voor het leven (essentieel), andere slechts gedeeltelijk en weer andere zijn vervangbaar (niet-essentieel). Als niet alle essentiële aminozuren in voldoende mate aanwezig zijn, spreken we van onvolwaardige eiwitten (bijvoorbeeld gelatine). Als in volwaardige eiwitten de essentiële aminozuren voorkomen in een verhouding conform de lichaamsbehoefte, dan spreken we van eiwitten met een hoge biologische waarde. Daartoe behoren vooral de dierlijke eiwitten.
De geresorbeerde aminozuren komen met het poortaderbloed in de lever en worden daar gebruikt voor de synthese van lichaamseiwitten en voor de opbouw van kliersecreten en hormonen.
Wanneer eiwitten gaan voorzien in de energiebehoefte en dit blijft toenemen, dan neemt ook de uitscheiding van calcium in de urine toe. Dit calcium moet worden gecompenseerd en dit gebeurt door mobilisatie van calcium uit het skelet. Hierdoor neemt bij onvoldoende opname de botsterkte af (osteoporose).
De afvalstof van eiwitafbraak is ureum.

16.3.3 Vetten

Vetten komen voor als bouwstof en als energieleverancier, en ze liggen als reservevoedsel in het onderhuids bindweefsel opgeslagen. De dagelijkse behoefte bedraagt ongeveer 0,7 gram per kg lichaamsgewicht.
De meeste vetten zijn verbindingen van glycerol en vetzuren: triglyceriden, fosfolipiden en sterolen. Ze komen als triglyceriden voor in het spijsverteringskanaal en worden, nadat ze door galzure zouten zijn geëmulgeerd, afgebroken tot glycerol en drie vetzuren. De vetzuren kunnen we indelen in verzadigde en onverzadigde vetzuren. Verzadigde vetzuren leiden tot een hoog cholesterolgehalte in het bloed.
Fosfolipiden zijn belangrijke bouwstenen van de membranen van de cel. Tot de sterolen, die zijn afgeleid van het cholesterol, behoren de geslachtshormonen, de bijnierschorshormonen en de in vet oplosbare vitaminen.
De vetten worden geresorbeerd in de lymfevaten en bereiken via de lymfe het bloed. Het vet wordt in het onderhuids bindweefsel opgeslagen, in de myelinescheden van zenuwen en als steunvet rondom de nieren en achter het oog.
Oxidatie van vet levert energie op, maar kan ook in de cel worden opgeslagen als ATP. De energieproductie waarbij vetten worden verbrand, komt pas na ongeveer een half uur op gang, waarbij de belasting submaximaal of iets daaronder moet zijn.

16.4 De celstofwisseling

We kunnen aan de celstofwisseling (celmetabolisme) twee aspecten onderscheiden: opbouwstofwisseling of anabolisme en bedrijfsstofwisseling of katabolisme:
- Anabolisme omvat de processen die voor de opbouw van het lichaam dienen. Hiertoe behoren de groei en het herstel van het lichaam, wat dus neerkomt op de vermenigvuldiging en vernieuwing van cellen. Als bouwstoffen dienen voornamelijk de aminozuren, mineralen en water. Aminozuren worden benut voor de opbouw van lichaamseigen eiwitten. Er worden vooral tijdens de groei nieuwe cellen en tussenstof (bij steunweefsels) geproduceerd.

- Katabolisme omvat de processen om energie vrij te maken. Daartoe dienen voornamelijk koolhydraten en vetten. Deze stoffen worden daarvoor geheel afgebroken tot water en koolzuur. De energie is in de cel nodig voor de opbouw van allerlei stoffen, kern- en celdeling, opname en afgifte van stoffen. Daarnaast is energie nodig voor mechanische arbeid, elektrische arbeid en voor de handhaving van de lichaamstemperatuur.

De verbranding in de cellen wijkt op een aantal punten af van gewone verbrandingsprocessen in het dagelijks leven. In de cel vindt verbranding plaats bij betrekkelijk lage temperaturen. Dit wordt mogelijk gemaakt door de biokatalytische werking van enzymen. Ook de snelheid en de wijze van verbranding in de cellen is anders. Het proces verloopt langzaam en in een aantal stappen, waarvoor telkens een apart enzym nodig is.
Enzymen zijn altijd eiwitten en bevatten vaak een niet-eiwitgedeelte, een zogenaamd co-enzym. Van de meeste vitaminen is bekend dat het co-enzymen zijn. Enzymen zijn dus specifiek voor een reactie en worden daarnaar vernoemd. De werking van een enzym is te vergelijken met een slot-sleutelmechanisme. Na de desbetreffende reactie komt het enzym onveranderd weer te voorschijn.
De activiteit van de enzymen is afhankelijk van de temperatuur en de zuurgraad (pH).

16.5 De spierstofwisseling

De belangrijkste energierijke verbinding is het ATP. De verbrandings- of oxidatieprocessen, die met zuurstof (aëroob) of zonder zuurstof (anaëroob) kunnen plaatsvinden, brengen dus energie voort (fig. 16.2). De hoeveelheid energie werd vroeger uitgedrukt in calorieën. Een calorie is de hoeveelheid warmte die nodig is om een gram water een graad in temperatuur te doen stijgen. Tegenwoordig is deze warmte-eenheid de joule (1 kcal = 4,186 kjoule).

16.5.1 Fosfaatpool

De hoeveelheid ATP in en rond de spier is heel klein, genoeg voor maar een paar seconden spieractiviteit. Daarom is er een tweede direct te gebruiken energierijke fosfaatverbinding in de spiercel beschikbaar, het creatinefosfaat (CP). Tezamen is de voorraad voldoende voor ongeveer tien seconden maximale inspanning (het anaërobe a-lactische systeem).
Bij een 100 meter sprint komt dus de bodem van de fosfaatpool in zicht. Extra creatinefosfaat, beschikbaar door gebruik van creatine heeft hierop dus een gunstig effect.
Resynthese van ATP en CP vindt plaats door het aanzwengelen van twee andere energiesystemen: het melkzuursysteem en het zuurstofsysteem, zoals hierboven al beschreven.

16.5.2 Het melkzuursysteem

Het melkzuursysteem heeft enkele seconden nodig om op gang te komen. Restproduct van de verbranding zonder zuurstof is het melkzuur of lactaat (het anaërobe lactische systeem).
Lactaat wordt ofwel verder afgebroken in het zuurstofsysteem ofwel teruggevormd tot glucose. Dat gebeurt ook tijdens inspanning in niet-actieve spieren.
In actieve spieren, waar lactaat zich ophoopt, verslechtert als gevolg van de verhoogde zuurgraad de enzymwerking. De inspanning zal dan niet meer op dezelfde intensiteit kunnen worden volgehouden.

16.5.3 Het zuurstofsysteem

Als toeschouwer gebruiken we voornamelijk aërobe vetverbranding (ruim 70%) en de rest is aërobe verbranding van glucose. De fosfaatpool en het melkzuursysteem staan op de 'waakvlam'. Bij een plotselinge actie gebruiken we de eerste 30 seconden de fosfaatpool en daarna het melkzuursysteem. In die periode bouwen we de zogenaamde 'zuurstofschuld' op, omdat deze systemen uiteindelijk met het zuurstofsysteem moeten worden hersteld.
Als het zuurstofsysteem goed op gang is gekomen en de behoefte aan zuurstof in evenwicht is met het aanbod, spreken we van

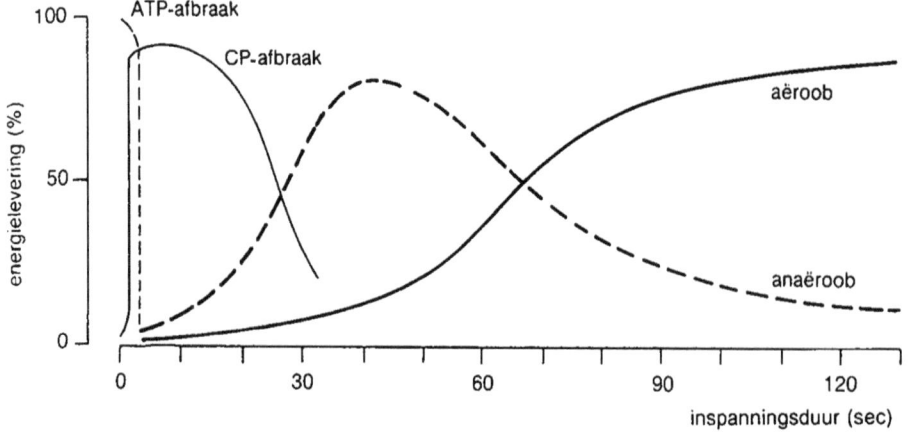

Fig. 16.2 *Relatieve bijdrage van de verschillende energiesystemen aan de totale energieproductie in de eerste minuten van lichte inspanning.*

een 'steady state'. Wordt er nog meer gevraagd, bijvoorbeeld tijdens een tussensprint, dan springt het melkzuursysteem bij. Uiteindelijk zal ook dat systeem op topniveau draaien. De productie van melkzuur heeft tot gevolg dat de concentratie van melkzuur zowel in de spier als in het bloed oploopt. Het punt waarop dat duidelijk het geval is, wordt (onterecht) de anaërobe drempel genoemd. Het is een omslagpunt, waarin zowel zuurstofsysteem en melkzuursysteem op topniveau draaien en waarbij het lactaat onvoldoende verwerkt kan worden. Deze 'verzuringsgrens' verschilt per individu en is ook door training te beïnvloeden.

17 Spijsvertering

Leerdoelen

Als u deze leerstof bestudeerd hebt, moet u:

1. De onderdelen van het spijsverteringskanaal kunnen noemen, te weten de mondholte (tong, gebit, speekselklieren), de keelholte met huig en strottenklepje, slokdarm, maag, dunne darm en dikke darm.
2. De hoofdfunctie kunnen noemen van:
   - mond (opslag van voedsel, gedeeltelijke vertering);
   - maag (maagsappen met enzymen, maagportier);
   - dunne darm (twaalfvingerige darm met alvleeskliersap en gal, dunne darm met darmvlokken waardoor een groot resorptieoppervlak ontstaat, bloedvaatjes met voedingsstoffen via poortader naar de lever);
   - dikke darm (peristaltiek vochtresorptie, darmbacteriën zoals colibacterie die van belang is voor vitamine K-vorming);
   - lever (eiwitstofwisseling maakt aminozuren tot lichaamseigen eiwitten, suikerstofwisseling, opslag in de vorm van glycogeen, vetstofwisseling restproduct gal, filter voor gifstoffen zoals alcohol en medicijnen, vorming van trombine, het bloedeiwit dat een functie vervult bij de stolling).
3. Kunnen aangeven wat assimilatie is (het omzetten van voedingsstoffen in bouwstoffen, ook wel opbouwstofwisseling of anabolisme genoemd).
4. Kunnen aangeven wat dissimilatie inhoudt (afbraakstofwisseling of katabolisme van voedingsstoffen waardoor energie vrijkomt; brandstoffen hierbij zijn primair koolhydraten, secundair vetten en tertiair eiwitten; eiwitten zijn voornamelijk bouwstoffen; de opname en afgifte van water is hierbij van groot belang als oplosmiddel van mineralen, eiwitten, hormonen, bloedlichaampjes, voedingsstoffen, afvalproducten enz.; en handhaving van lichaamstemperatuur).
5. De functie van vitaminen in het algemeen kunnen noemen (het zijn onderdelen van enzymen die als katalysator werken bij stofwisselingsprocessen).
6. De functie van mineralen kunnen noemen (mineralen en sporenelementen hebben dezelfde functie als vitaminen; de behoefte is kleiner; vitaminen en mineralen verhogen de prestatie niet, tekorten leiden wel tot conditie- en weerstandsverlies; belangrijkste bron is het voedsel; hiervoor is gevarieerde voeding noodzakelijk; vitamine D wordt in de huid gemaakt onder invloed van de zon en is van belang voor de opbouw van bot; bekende vitaminen zijn A, B en C, die in groenten en fruit voorkomen, terwijl vitamine B ook in granen, vlees en vis voorkomt).

17.1 Het spijsverteringskanaal

Het spijsverteringskanaal (tractus digestivus) is een lange met een slijmvlies beklede slang, waar in meer of mindere mate klieren aan toegevoegd zijn. De producten van deze klieren dienen voor de afbraak (vertering) van de opgenomen voedingsmiddelen, die alleen in de vorm van chemisch eenvoudige bestanddelen gebruikt kunnen worden.

Onder vertering verstaan we het verkleinen van de ingenomen voedingsstoffen, het oplossen in water en de afbraak door enzymen in eenvoudige bestanddelen, die door het slijmvlies van het maag-darmkanaal opgenomen kunnen worden.

Tot het spijsverteringskanaal rekenen we de mondholte (cavum oris), het middelste en onderste gedeelte van de keelholte (pharynx), de slokdarm (oesophagus), de maag (ventriculus, gaster), de twaalfvingerige darm (duodenum), de dunne darm (intestinum tenue), de lever (hepar), de alvleesklier (pancreas), de dikke darm (colon) en de endeldarm (rectum – fig. 17.1).
Het spijsverteringskanaal heeft de volgende functies:
– opname van voedsel;
– op motorisch gebied:
  • het mechanisch verkleinen van de voedingsstoffen;
  • transport van de kleine voedingsbrokstukken;
– op secretorisch gebied:
  • het oplossen van voedingsstoffen in water;
  • secretie van enzymen en slijm;
– vertering:
  • de ontleding van voedingsstoffen met behulp van enzymen in kleine bestanddelen die geresorbeerd en vervoerd kunnen worden;
– resorberen:
  • resorptie van de bij de ontleding ontstane eenvoudige eindproducten;
– uitscheiding:
  • uitscheiding van stoffen (onverteerbare slakken) die niet meer door het organisme gebruikt kunnen worden.

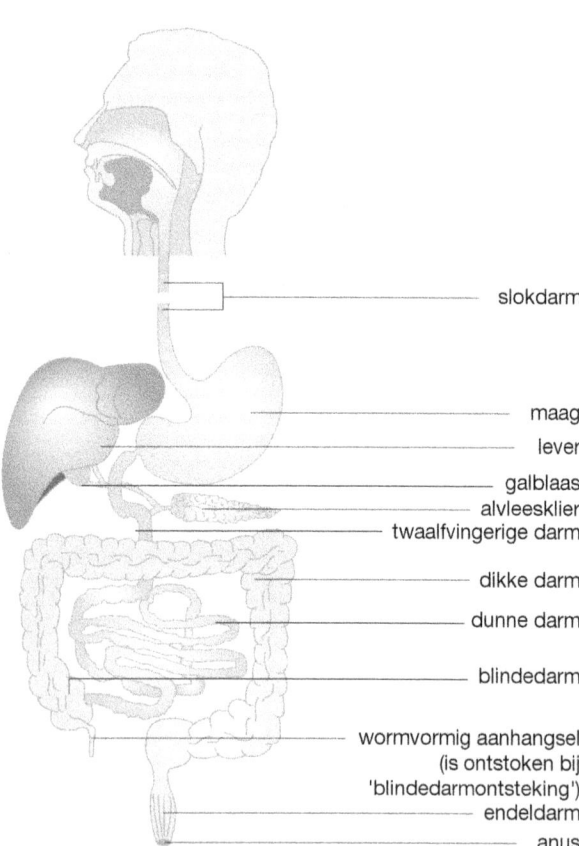

Fig. 17.1   Het verteringsstelsel.

17.1.1 Enzymen

Enzymen, vroeger fermenten genoemd, zijn eenvoudige organische verbindingen van proteïne of met een proteïnekarakter, die bepaalde chemische reacties aanzienlijk kunnen versnellen zonder er direct aan deel te nemen. Er zijn ongeveer 700 verschillende enzymen bekend.

Een aantal enzymen zorgt voor de vertering van voedsel in het maag-darmkanaal en een aantal regelt de stofwisselingsprocessen van de cel. De enzymen werken specifiek in op eerder genoemde substanties in de verschillende fasen van de stofwisseling en bestaan steeds uit carriersubstantie (apo-enzym) en een targetgroep (co-enzym). De enzymen worden genoemd naar de stoffen die ze splitsen of de reactie die ze bevorderen. De naam van het enzym eindigt altijd op -ase (tabel 17.1). De werking van het enzym is verder afhankelijk van de temperatuur (de optimale temperatuur bedraagt voor de meeste enzymen 37 °C) en van de zuurgraad (pH).

Bij het verteringsproces moeten de voedingsmiddelen verkleind en opgelost worden in water.

De koolhydraten worden tot eenvoudige suikers afgebroken, de vetten tot vrije vetzuren en glycerine, en de eiwitten tot aminozuren.

Tabel 17.1   *Spijsverteringsenzymen*

spijsverterings-enzymen	eiwitten	koolhydraten	vetten
speeksel		amylase	
maagsap	pepsine		
alvleesklier	trypsine	amylase	lipase
(Gal)			(emulgering)
dunne darm	peptidase	disacharidase lactase maltase	

17.1.2 Water

Water is van groot belang als bouwstof voor het lichaam en is tevens belangrijk als transportmiddel bij elke verplaatsing van stoffen in ons lichaam. Ons lichaam bevat 60-65% water. Drievierde gedeelte (75%) van het in het lichaam aanwezige water bevindt zich in het binnenste van de cellen (intracellulair) en slechts eenvierde deel (25%) bevindt zich daarbuiten (extracellulair). Hiervan komt ongeveer drie liter toe aan het bloedplasma, terwijl ongeveer negen liter tussen de cellen circuleert. We scheiden water af in de longen in de vorm van waterdamp, in de nieren in de vorm van urine, door de huid in de vorm van zweet en door de darmen met de feces. De hoeveelheid water die we dagelijks nodig hebben is ongeveer 2,5-3 liter. Het water helpt onder andere ook bij het regelen van de lichaamstemperatuur door via zweet in damp over te gaan.

17.2 Onderdelen van het spijsverteringskanaal

Het spijsverteringskanaal bestaat uit de volgende onderdelen:
- de mond;
- de keelholte;
- de slokdarm;
- de maag;
- de dunne darm;
- de dikke darm;
- spijsverteringsklieren als:
  - speekselklieren;
  - alvleesklier (pancreas);
  - lever (hepar).

17.2.1 Mond en keel

De mond dient om voedsel op te nemen, het fijn te maken en het met speeksel te vermengen. Door het kauwen wordt de oppervlakte van het voedsel vergroot, waardoor de spijsverteringssappen er beter op kunnen inwerken. Het speeksel dat door drie paar speekselklieren wordt geproduceerd (± 1,5 liter per dag) heeft een oplossende werking op de koolhydraten.

17.2.2 De slokdarm (oesophagus)

De slokdarm is een gespierde buis, die zich achter de luchtpijp bevindt. De taak van de slokdarm is ervoor te zorgen dat het voedsel in de maag terechtkomt. Dit gebeurt door middel van ontspanning en contractie van spiertjes in de slokdarm. Voor en achter het voedsel samentrekkend stuwen deze spiertjes de spijsbrij naar de maag (peristaltiek). Ook de zwaartekracht speelt hierbij een rol. Vanuit de slokdarm komt het voedsel in de maag.

17.2.3 De maag (ventriculus of gaster)

De maag is een peervormige zak en ligt links boven in de buikholte tegen het middenrif (diafragma) aan. De maagwand bestaat grotendeels uit spieren met aan de binnenzijde een dik slijmvlies (bescherming). In dit slijmvlies bevinden zich de maagsapklieren die het maagsap produceren, dat voor de vertering van voedsel zorgt. De weg van de maag naar de twaalfvingerige darm wordt afgesloten door de portierspier (pylorus). Deze laat steeds kleine porties voedsel door. De werking van de portierspier berust op de zuurgraad in de twaalfvingerige darm. In het maagsap, dat onder invloed van het voedsel in de mond en onder invloed van het parasympathische zenuwstelsel afgescheiden wordt, treffen we allerlei enzymen aan, die het voedsel helpen verteren, en verder nog enkele andere stoffen. Per etmaal wordt ongeveer 1,5 liter maagsap afgescheiden.

17.2.4 De dunne darm

Dit is in feite het belangrijkste deel van het maag-darmkanaal. De tot eenvoudige bestanddelen ontlede voedingsstoffen worden door de epitheelcellen van de dunne darm opgenomen. De dunne darm bestaat uit:
- de twaalfvingerige darm (duodenum);
- de nuchtere darm (jejunum);
- de kronkeldarm (ileum).

De twaalfvingerige darm (duodenum)

In het afdalend gedeelte van de twaalfvingerige darm monden behalve een afvoerbuis van de galblaas ook een afvoerbuis van de pancreas uit.
De galzure zouten spelen een belangrijke rol bij de vetvertering:
- ze maken van de vetten een emulsie, waardoor de lipase er beter op kan inwerken;
- ze activeren de lipase en bevorderen daardoor de vetvertering.

Het pancreassap bevat nog andere enzymen die op het voedsel inwerken. Zo werkt amylase in op de koolhydraten en trypsine op de eiwitten. Verder bevinden zich in de twaalfvingerige darm de zogenaamde kliertjes van Brunner, die meewerken aan de neutralisatie van de zure spijsbrij.

De dunne darm

Het vrije gedeelte van de dunne darm is beduidend langer dan de twaalfvingerige darm. In het algemeen vindt de opname van voedingsstoffen plaats door diffusie. In het slijmvlies, dat zeer sterk geplooid is, bevinden zich op de plooien een groot aantal darmvlokken. Door dit groot aantal plooien wordt het oppervlak van de spijsvertering enorm vergroot. In de darmvlokken bevinden zich lymfevaten, waaromheen zich een uitgebreid haarvatennet bevindt.
De taken van de dunne darm zijn:
- voortbewegen en samenkneden van voeding;
- het afscheiden van darmsappen door de darmsapklieren; het darmsap bevat water, slijm en enzymen; de enzymen splitsen koolhydraten, eiwitten en vetten;
- het opnemen van verteringsproducten in bloed en lymfe.

17.2.5 De dikke darm

De dikke darm (colon) bestaat uit drie delen:
- een opstijgend deel;
- een dwars deel;
- een afdalend deel.

In de dikke darm worden geen verterende darmsappen meer geproduceerd. De dikke darm speelt een rol bij het handhaven van de vochtbalans (er wordt namelijk veel water onttrokken, zodat de fecesmassa steeds vaster wordt). Ook wordt slijm gemaakt, dat een rol speelt bij het verder schuiven van de massa die gedeeltelijk niet door de darmwand is opgenomen en onverteerbaar is. In de feces bevinden zich miljoenen bacteriën, sommige hiervan (o.a. colibacterie) vormen vitamine K, dat nodig is voor de bloedstolling.

17.3 De spijsverteringsklieren

17.3.1 Speekselklieren

In de mondholte monden drie paar grote speekselklieren uit (fig. 17.2):
- de oorspeekselklieren (glandulae parotideae);
- de onderkaaksspeekselklieren (glandulae submandibulares);
- de ondertongspeekselklieren (glandulae sublinguales).

Overal in het slijmvlies van de mondholte bevinden zich verder nog kleinere speeksel- en slijmklieren. Samen geven deze klieren 1,5 liter speeksel af met amylase, dat zetmeel afbreekt.

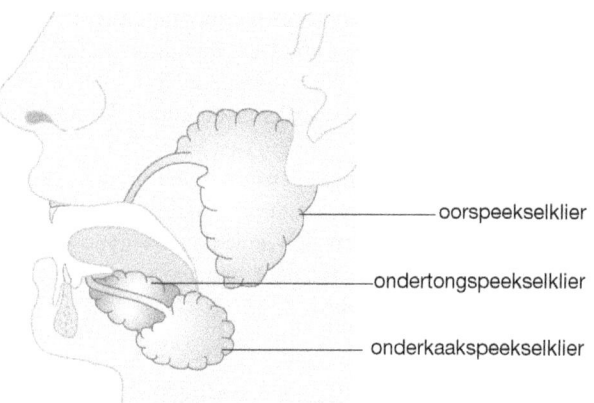

Fig. 17.2 *Ligging van de speekselklieren.*

17.3.2 Alvleesklier (pancreas)

Exocriene functie

In een dag wordt ongeveer 0,5-1,5 liter pancreassap afgescheiden. Dit sap komt via een buis in de twaalfvingerige darm. De vorming van pancreassap wordt door de nervus vagus nerveus en door de bij vertering in de maagwand gevormde stoffen humoraal opgewekt. De trogvormige klieren van de pancreas produceren een sap dat enzymen bevat (amylase) voor de splitsing van koolhydraten in glucose, enzymen (trypsine) voor de splitsing van eiwitten in aminozuren, en enzymen (lipase) voor de splitsing van vetten in vrije vetzuren en triglycerine. Verder vinden we in het pancreassap natriumbicarbonaat. Dit sap reageert alkalisch en neutraliseert de zure spijsbrij.

Endocriene functie

Buiten het pancreassap scheidt de pancreas (eilandjes van Langerhans) ook nog enkele hormonen af:
- insuline, belangrijk bij de suikerstofwisseling (zet glucose om in glycogeen);
- glucagon, een antagonist van het insuline (zet glycogeen om in glucose).

17.3.3 De lever (hepar)

De lever vervult een belangrijke rol bij de stofwisseling. De voedingsstoffen die door de darmwand worden opgenomen, worden door de poortader (vena portae) getransporteerd naar de lever. Hier wordt het bloed gefiltreerd. De voor het lichaam nuttige stoffen worden opgeslagen of omgezet in andere stoffen die voor het lichaam belangrijk zijn. De schadelijke stoffen worden eruit gehaald.

De lever produceert ongeveer 1 liter gal per 24 uur en heeft een belangrijke rol in de homeostasis en het constant houden van de samenstelling van het bloed. De galkleurstof (bilirubine) ontstaat bij de afbraak van hemoglobine uit de afgestorven erytrocyten, waarbij ijzer wordt vastgehouden. Deze afbraak vindt vooral in het beenmerg, in de milt en in de lever plaats.

De hoofdfuncties van de lever zijn:

1. vasculaire functie en afweer: de lever functioneert als een soort bloeddepot en in de embryonale periode worden er erytrocyten aangemaakt; witte bloedcellen, die onderdeel uitmaken van het Reticulo-Endotheliale-Systeem (RES) zorgen voor afweer tegen ziektekiemen en andere lichaamsvreemde stoffen;
2. secretie: per dag wordt ongeveer 1 galvloeistof gemaakt, opgeslagen en uitgescheiden; gal is een goudgele, in de galblaas door oxidatie groen wordende vloeistof, die water, slijm, cholesterol, galzure zouten en galkleurstoffen bevat;
3. metabole functie: verschillende stoffen worden aan bepaalde zuren gebonden en in deze onschadelijke vorm aan het bloed afgegeven (ontgiftende werking); zij worden door de nieren verwijderd.

De lever zorgt voor de opbouw en afbraak van eiwitten. De aminozuren die niet voor de opbouw van de celeiwitten worden gebruikt, worden gesplitst in ammoniak en een rest waaruit suikers kunnen worden gevormd. De ammoniak wordt omgezet in ureum (ontgiftende werking), dat in het bloed komt en door de nieren wordt uitgescheiden. Ook kunnen zo nodig in de lever niet-essentiële aminozuren worden gemaakt, terwijl vele van de eiwitten in het bloedplasma hier worden gevormd:
- plasmaeiwitten (o.a. albumine);
- vitamine A;
- protrombine (onder invloed van vitamine K);
- fibrinogeen;
- andere stollingsfactoren.

Verder zorgt de lever voor:

4. hormoonafbraak;
5. opslag: vitaminen (A, B12, D) worden opgeslagen, net als andere stoffen zoals ijzer en koper, die niet kunnen worden uitgescheiden;
6. stofwisseling: indien de bloedsuikerspiegel te hoog is, wordt glucose onder invloed van insuline in de lever opgeslagen als glycogeen (glycogenese). Het glycogeen kan vanuit de lever weer worden omgezet in glucose door het glucagon en het adrenaline (glycogenolyse). Ook kan glucose uit aminozuren en vetten worden gevormd (gluconeogenese).

17.4 Assimilatie en dissimilatie

Onder stofwisseling of metabolisme verstaan we alle chemische reacties binnen het lichaam, waarbij stoffen omgezet worden in andere stoffen. We doelen hiermee op het totaal van opbouw- en afbraakprocessen. Deze processen vinden plaats met behulp van zeer bepaalde enzymen. De stofwisselingsprocessen kunnen, naar hun betekenis voor het organisme, in twee groepen worden ingedeeld.

17.4.1 Anabolisme of assimilatie

Dit is het totaal van alle opbouwende chemische processen. De bouwstenen die uit de voeding worden verkregen, worden samengevoegd tot lichaamseigen stoffen. Eiwitstructuren en protoplasma, die afgebroken waren, worden weer opgebouwd. Anabole processen kosten energie.
Deze opbouwprocessen hebben verschillende functies:
– vorming van de stoffen waaruit het organisme is opgebouwd, in het bijzonder eiwitten;
– vorming van nuttige stoffen, die de cel naar buiten afgeeft, en in het bijzonder enzymen en hormonen; we spreken van secretie;
– vorming van energierijke verbindingen voor de opslag van energie, in het bijzonder glycogeen (dierlijk zetmeel), vet en energierijke fosforverbindingen.

17.4.2 Katabolisme of dissimilatie

Het katabolisme omvat alle afbrekende stofwisselingsprocessen. Uit de voeding verkregen brandstoffen of energierijke verbindingen die onderdeel uitmaken van de cel, worden afgebroken tot klein-moleculaire stoffen. Bij deze afbraak komt energie vrij, die in moleculaire bindingen besloten lag. Die energie kan weer voor anabole processen worden gebruikt.
Het grootste deel van de katabole processen bestaat uit verbrandingsprocessen, waarbij zuurstof verbruikt wordt en koolzuur met waterstof wordt afgegeven. Deze zuurstof wordt van buitenaf aangevoerd via de ademhaling. Dit wordt ook wel het aërobe proces genoemd. Eventueel vindt afbraak zonder zuurstof plaats. In dit laatste geval spreken we van een anaëroob proces.

De processen die in het lichaam plaatsvinden, zijn dus ingewikkelde processen en omvatten het totaal van het opnemen van voedingsstoffen, het verbranden, het verteren en de uitscheiding. Dit alles is nodig, omdat elke vorm van leven energie nodig heeft voor de eigen instandhouding, voor groei, voor reparatie en voor beweging. De energie die door deze stofwisseling geproduceerd wordt, komt voor een groot gedeelte als warmte vrij (lichaamstemperatuur) en ook als energierijke verbindingen, die in de cellen worden opgeslagen.

17.5 Vitaminen en mineralen

17.5.1 Vitaminen

Vitaminen zijn organische stoffen die het lichaam zelf niet kan aanmaken, maar die in kleine hoeveelheden voor het lichaam noodzakelijk zijn. Daarom zijn het essentiële voedingsmiddelen. Vele vitaminen zijn bestanddelen van enzymen en moeten derhalve in de voeding worden opgenomen.
Gebrek aan vitaminen leidt in het uiterste geval tot deficiëntieziekten, maar ook als de aanvoer van vitaminen niet optimaal is, kunnen gezondheid (weerstand tegen infectieziekten) en prestatievermogen achteruit gaan.
Vitaminen zijn deels oplosbaar in water en deels in vet. Alle in water oplosbare vitaminen worden nauwelijks in het lichaam opgeslagen. De toevoer moet aangepast worden aan de behoefte.

Vitamine A (in vet oplosbaar)
Deze vitamine komt voor in melk, boter en eidooier, en in de vorm van caroteen in wortelen en groente. Caroteen wordt in de lever omgezet tot vitamine A. Vitamine A (retinol) is noodzakelijk voor de groei en voortplanting en voor de instandhouding van het epitheel. Bij gebrek kan het tot nachtblindheid leiden.

Vitamine B1 (in water oplosbaar)
Deze vitamine komt voor in:
– het vliesje van de rijst;
– de kiem en de buitenste laag van de graankorrel (dus veel in volkoren brood, bruinbrood en granen enz.);
– biergist;
– melk.
Vitamine B1 (thiamine) speelt een rol bij de verbranding van koolhydraten, maar ook bij andere stofwisselingsprocessen in de spieren. Bij gebrek aan vitamine B1 kan beriberi of zenuwontsteking ontstaan.

Vitamine B2 (in water oplosbaar)
Deze vitamine komt voor in:
– biergist;
– lever;
– melk.
Vitamine B2 (riboflavine) vormt de actieve groep van een aantal enzymen dat betrokken is bij de ademhaling, en is verder belangrijk voor de groei.

Vitamine B12
Deze vitamine komt vrijwel uitsluitend voor in dierlijke voedingsmiddelen.
Vitamine B12 (cobalamine) is een stof die voor de aanmaak van de erytrocyten onontbeerlijk is. Het bewerkstelligt de opbouw van de aminozuren. Avitaminose geeft bloedarmoede en verkeerde aanmaak van de erytrocyten.

Vitamine C (in water oplosbaar)
Deze vitamine komt voor in:
- de meeste verse vruchten, groenten en melk;
- aardappelen.

Vitamine C (ascorbinezuur) speelt een rol bij de celademhaling, bij de vorming van bijnierhormonen, bij de afbraak van aminozuren en de opname van ijzer in de darm. Het heeft een anti-oxidatief effect op diverse andere vitaminen. De positieve invloed bij de afweer tegen griepinfecties en kanker is nog omstreden. Avitaminose veroorzaakt scheurbuik.

Vitamine D (in vet oplosbaar)
Vitamine D (calciferol) regelt de fosfaatspiegel van het bloed en is verantwoordelijk voor de normale verkalking van been en tanden. Het komt voor in: melk; boter; eigeel en vis (haring en tonijn).
Uit provitaminen kan door het zonlicht (UV) vitamine D in de huid worden aangemaakt. Avitaminose veroorzaakt rachitis.

Vitamine E (in vet oplosbaar)
Deze vitamine komt voor in tarwekiemen en geperste oliën daarvan. Verder komt het voor in planten en in het eigeel. Vitamine E (tocopherol) is onder andere nodig voor de voortplanting en werkt zuurstofsparend bij ademhalingsprocessen. Het werkt in het bijzonder voor vetzuren anti-oxidatief.

Vitamine K (in vet oplosbaar)
Deze vitamine komt voor in groene groenten en planten en in tomaten. Verder wordt vitamine K gevormd door bacteriën in de dikke darm. Vitamine K (phyllochinon) is nodig voor de vorming van protrombine in de lever en dit is nodig voor het stollingsproces van het bloed.

17.5.2 Mineralen

Alle mineralen die met het voedsel opgenomen worden, dienen:
- voor de opbouw van de verschillende weefsels en cellen;
- als bestanddeel van belangrijke stoffen zoals enzymen en vitaminen;
- om de osmotische druk en de zuurgraad van het bloed zoveel mogelijk constant te houden.

Belangrijke mineralen zijn natrium (Na), chloor (Cl), kalium (K), calcium (Ca), fluor (F), magnesium (Mg) en fosfor (P). Opname gebeurt als zouten: keukenzout (NaCl), calciumchloride (CaC_2), calcium- en magnesiumfosfaat en ijzerzouten. Omdat de zouten in elektrische stroom geleiden als ze in water zijn opgelost, worden ze ook wel elektrolyten genoemd.
In de normale voeding komen ze voldoende voor. Bij grote inspanningen kan door grote verliezen onder andere een tekort aan kalium, magnesium, ijzer en zout (natrium en chloride) ontstaan.

17.5.3 Sporenelementen

Dit is een groot aantal (metaal)elementen dat in kleine hoeveelheden in ons lichaam voorkomt. Sporenelementen maken deel uit van enzymen, maar de betekenis van veel sporenelementen is nog niet eenduidig bekend. Wel bekend is de functie van jodium, koper, mangaan, kobalt en zink.
Bij gewone voedings- en trainingsomstandigheden zullen geen tekorten optreden. Slechts problemen van tekorten aan jodium (struma) zijn genoegzaam bekend.

18 Hart en bloedsomloop

Leerdoelen

Als u deze leerstof bestudeerd hebt, moet u de volgende kenmerken van hart en bloedsomloop kunnen verklaren:

1 De bouw van het hart.
   Het hart is een holle spier die uit twee boezems boven bestaat en twee kamers onder (twee spieren), gescheiden door een fibreuze ring met vier doorgangen waarin zich kleppen bevinden. De linker en rechter harthelft (een boezem en een kamer) zijn van elkaar gescheiden door een wand (septum). Het hart heeft een eigen bloedvoorziening via de kranscirculatie (coronaircirculatie). Het hart is de pomp van een dubbel circulatiesysteem (lichaams- en longcirculatie).
2 Het prikkelgeleidingsysteem.
   Autoritme onder invloed van het zenuwstelsel (nervus vagus vertragend en nervii accelerans versnellend. De 'pacemaker' zit op de wand van het rechter atrium (sinusknoop). Prikkelgeleiding en prikkelversterking over de hele hartspier van de ventrikels verloopt via de bundel van His en de vezeltjes van Purkinje.
3 Diastole – systole.
   Bloeddruk (norm bovendruk 100 + leeftijd, onderdruk 70-90 mm Hg).
   Tijdens inspanning stijgt de bovendruk, de onderdruk doet dat niet. De systolische bloeddruk is de hoogste en die noemen we de bovendruk. De diastolische noemen we ook de onderdruk.
4 Frequentie.
   De rustpols is afhankelijk van trainingstoestand, sekse, gewicht en gezondheid, en ligt tussen de 40 en 60 slagen per minuut.
5 Slagvolume.
   Dit is de hoeveelheid bloed die door de linker hartkamer in de circulatie wordt gepompt, variërend van 50-100 ml ongetraind en in rust, tot 100-120 ml getraind. Bij inspanning loopt deze op tot waarden in de buurt van 200 ml per slag.
6 Hartminuutvolume (HMV).
   Frequentie × slagvolume in rust 5 à 6 liter per minuut; bij inspanning 20 à 30 liter.
   Contractiekracht en prestatie van het hart hangt af van leeftijd sekse, aanleg, gezondheid en trainingstoestand. Bij getrainden kan het HMV tijdens belasting oplopen tot 5 à 6 maal het rustniveau.
7 Invloed van het autonome zenuwstelsel op de functie van het hart (zie prikkelgeleiding).
8 Bloedvoorziening van het hartweefsel (zie bouw van het hart).
9 Uitwisseling van stoffen tussen bloedvaten en interstitiële ruimte.
   Homeostase is het constant houden van het milieu interieur, transport van opgeloste stoffen (voedingsstoffen en afvalstoffen) in twee richtingen door een membraanwand onder invloed van druk- en zuigkrachten. Dergelijk membraantransport geschiedt op basis van zowel de bloeddruk als filtratiedruk door poriën in de bloedvatwanden, en op basis van diffusie en osmose door de semipermeabele celwanden.
10 Regulatie bloedverspreidingssysteem (arteriën – arteriolen – capillairen – venen).
   Dit is afhankelijk van de activiteit van het individu. Tijdens hardlopen zit er veel bloed in de beenvaten en minder in het spijsverteringsgebied. De regeling hiervan gebeurt via vasoconstrictie en vasodilatatie van de arteriolen waardoor de capillairbedden meer of minder gevuld worden.
11 Bouw en eigenschappen (functie) van grote arteriën, kleine arteriën, arteriolen, capillairen en venulen.
   Een arterie heeft elastische wanden. De kleinere arteriën heten arteriolen of weerstandsvaten (vaten die kunnen verwijden en vernauwen) en daardoor veel of weinig bloed kunnen bevatten. Capillairen of haarvaten vormen het stroombed waarin uitwisseling van stoffen plaatsvindt. De wand van de capillairen bevat glad spierweefsel waardoor ze kunnen verwijden of vernauwen en daardoor dus evenals de arteriolen veel of weinig bloed zullen bevatten. Venen zijn de aderen die het bloed naar het hart terug voeren. Venulae zijn de kleinere aderen.
12 Factoren kunnen noemen die de terugstroom van het bloed beïnvloeden.
13 De spierpomp.
14 Het klepmechanisme in de aderen.
15 De aanzuigende werking van het hart.
16 De kracht (persdruk) van het hart op de arteriën.
17 De negatieve druk in de thorax tijdens inademing.

18.1 Hart en bloedsomloop

Het hart en bloedsomloopsysteem verbindt alle lichaamsorganen tot een functionele eenheid. Dit systeem moet primair de biljoenen cellen van de verschillende lichaamsweefsels voorzien van voedingsstoffen en andere doelwitstoffen zoals zuurstof, warmte en hormonen. Verder zorgt het voor het transport van stofwisselingsafval.
Het hart is de drijvende kracht voor de bloedsomloop; het bloed vormt het transportmiddel, de bloedvaten de transportwegen.
De bloedvaten die het bloed vanaf het hart vervoeren zijn de arteriën, bloedvaten die het bloed naar het hart toevoeren zijn de venen. De arteriën vervoeren meestal zuurstofrijk bloed, de venen zuurstofarm bloed. Uitzondering vormen de longarteriën. Deze vervoeren zuurstofarm bloed, terwijl de longvenen zuurstofrijk bloed vervoeren. De kleine arteriën of arteriolen zorgen voor de regeling van de bloedstroom, en in de dunwandige capillairen vindt de uitwisseling van stoffen plaats. De bloedsomloop bestaat uit een grote omloop ofwel lichaamsbloedsomloop en een kleine omloop, de longenbloedsomloop. Beide systemen zijn in vorm van een '8' achter elkaar geschakeld, waarbij in het centrum het hart ligt, dat door zijn pompwerking het bloed de arteriën in pompt. De arteriën transporteren het bloed naar de organen, de spieren, de huid en de hersenen.

De grote bloedsomloop begint in de linker kamer (ventrikel) door middel van de aorta en voorziet in de grote omloop of lichaamscirculatie. Het bloed wordt weer teruggevoerd naar de rechter boezem door de bovenste en onderste holle ader. De kleine bloedsomloop (longenbloedsomloop) begint in de rechter kamer waar de longslagader zit en eindigt in de linker boezem. De kleine bloedsomloop zorgt ervoor dat het koolzuurrijke bloed naar de longen wordt vervoerd waar het door diffusie weer omgevormd wordt tot zuurstofrijk bloed (fig. 18.1).
Naast de grote en kleine bloedsomloop kennen we nog de 'poortaderbloedsomloop'. Deze voert het bloed dat met voedingsstoffen verrijkt is van de verteringsorganen naar de lever. De lever heeft een belangrijke rol in de suikerstofwisseling en is eveneens belangrijk bij de vet- en eiwitstofwisseling. Hij zorgt verder voor de aanmaak en afbraak van bloed, en voor de ontgifting van schadelijke stoffen. Als het bloed de lever gepasseerd is, komt het bloed in de leverader en via de onderste holle ader in de rechter boezem.
Hart en bloedvaten moeten zich continu instellen op de behoefte van spieren en organen. Deze dynamische aanpassing aan veranderde stofwisselingsactiviteiten van het lichaam vragen van het hart een hogere belasting en een verhoogde bloedverdeling ten gunste van de meer belaste organen, die bewerkstelligd wordt door de kleine arteriën of de arteriolen.

18.1.1 Bouw van het hart

Het hart is een holle spier, die door samentrekking van zijn spierlaag het bloed uit de hartholten perst (dubbele zuig-perspomp). Het hart ligt in een aparte sereuze holte van de borstkas in het hartzakje (pericard) tussen de beide longhelften. De punt

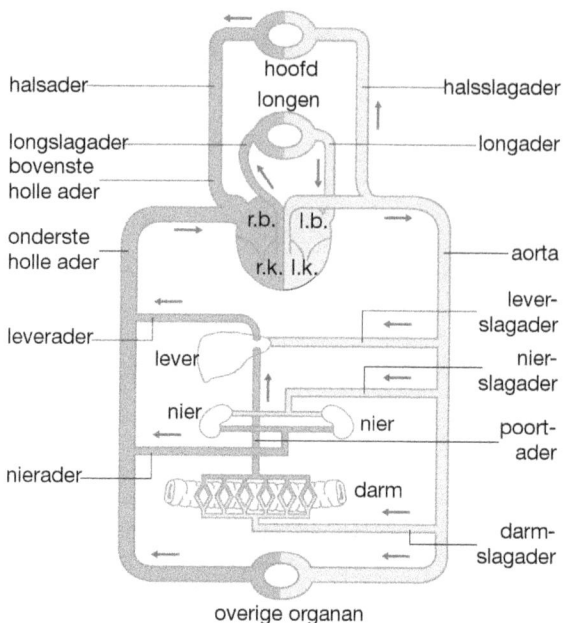

Fig. 18.1   *links: zuurstofrijk bloed; rechts: zuurstofarm bloed.*

van het hart ligt tegen het diafragma aan en de as van het hart loopt van rechts boven achter naar links onder voor. De grootte van het hart komt overeen met de vuist van de betreffende persoon. Deze hangt echter verder af van een aantal factoren zoals, ouderdom, geslacht, constitutie, en van het uithoudingsvermogen. Bij een ongetraind iemand bedraagt het gewicht ± 300 gram en is het volume ± 750 ml. Bij vrouwen liggen deze waarden iets lager. Door training kan men deze grootheden aanmerkelijk doen toenemen.
Het hart heeft vier hartholten, twee boezems (atria) en twee kamers (ventrikels). De boezems zijn van de kamers gescheiden door een fibreuze ring (anulus fibrosus). De linker en rechter harthelft zijn volkomen van elkaar gescheiden door het septum. Ondanks het feit dat ze van elkaar gescheiden zijn, vormen het linker en rechter gedeelte een functionele eenheid die ervoor zorgt dat de bloedstroom in de vaten gewaarborgd blijft. Het bloed stroomt altijd van de boezems naar de kamers. De richting van de bloedstroom wordt geregeld door slibvormige atrioventriculaire kleppen tussen de boezems en kamers. Tussen de linker boezem en linker kamer zit een tweeslibvormige klep, de mitralisklep, en tussen rechter boezem en rechter kamer een drieslibvormige klep, de tricuspidalisklep. De slibvormige kleppen zijn met peeskoordjes aan de papillairspiertjes van de kamerwand verbonden, waardoor de kleppen niet terug kunnen slaan naar de boezems.
Tussen de kamers en de arteriën zitten halvemaanvormige kleppen, de aorta- en pulmonalisklep. Ook deze kleppen zorgen ervoor dat de bloedstroom in een enkele richting gegarandeerd is en verhinderen de terugstroom van het bloed in de kamers. In de rechter boezem monden twee venen uit, namelijk de bovenste holle ader en de onderste holle ader (vena cava superior en inferior). Zij voeren het zuurstofarme, veneuze bloed terug in het hart. Uit de rechter kamer ontspringt de arteria pulmonalis en uit de linker de aorta.

De aorta heeft een belangrijke taak bij de bloeddruk. De wand is, evenals bij andere grote arteriën, zeer elastisch en kan uitrekken op het moment dat het hart een grote hoeveelheid bloed uitstoot (windketelfunctie). Op deze manier kunnen de grote vaten tijdelijk een grotere hoeveelheid bloed herbergen. De wanden van de vaten willen door hun elasticiteit weer in de oude toestand terug en zorgen op deze manier voor een betere drukverdeling. De verwijding van de aorta plant zich als het ware voort over alle elastische arteriën. Dit is de polsgolf.

18.1.2 Bouw van de hartwand

De wand is opgebouwd uit drie lagen (fig. 18.2):
- de binnenste laag, het endocard, bekleedt de hartholten en vormt tevens de hartkleppen;
- de hartspier, of het myocard;
- de buitenste sereuze laag, het epicard.

Het hart is omgeven door het pericard (hartzakje). Tussen het pericard en het epicard bevindt zich een met vloeistof gevulde glijspouw, die het hart in staat stelt zonder wrijvingsweerstand in het hartzakje te bewegen.

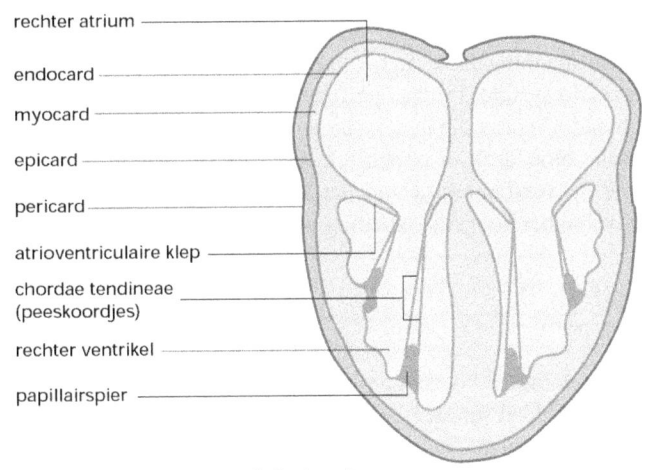

Fig. 18.2 *Bouw van de hartwand.*

18.1.3 Het myocard

Het sterkste gedeelte van het hart is de middelste spierlaag. Deze spierlaag is opgebouwd uit hartspiercellen die, evenals de skeletspiercellen, een dwarse streping vertonen. Ze zijn echter aanzienlijk dunner en korter, en netwerkachtig met elkaar verbonden door dwarsverbindingen. Ook hebben de hartspiercellen een aanzienlijk groter aantal mitochondriën. De hartmusculatuur is onwillekeurig en heeft een eigen prikkelgeleidingssysteem, waardoor contractie totstandkomt. Het autonome zenuwstelsel regelt het ritme van de contractie. Dit kan versneld (sympathicus) of vertraagd (parasympathicus, n. vagus) worden. Door meer arbeid te verrichten, zoals bij sport, zal de hartspier in omvang toenemen.

Als er van het hart overmatige arbeid wordt vereist, zal op de eerste plaats de hartholte groter worden (dilatatie) en ten slotte de hartwand in dikte toenemen (hypertrofie). Voor zijn arbeidsprestatie heeft het hart een aanzienlijke hoeveelheid zuurstof en voedingsstoffen nodig. De dikte van het myocard van de linker kamer is twee keer zo groot als die van de rechter kamer, omdat de eerste meer moet presteren. Er moet niet meer bloed worden weggepompt, maar het moet wel onder voldoende druk in een groot aantal organen en dus in een groter vaatbed worden gepompt.

18.1.4 Het epicard

De buitenste laag van het hart vormt een gladde bekleding, te vergelijken met een buikvlies dat over de in de buik gelegen ingewanden ligt. Het epicard vormt het viscerale blad, terwijl het pericard het pariëtale blad vormt. Tussen beide ligt de glijspleet van het hartzakje. Dit bevat een beetje vloeistof, waardoor de beide bladen wel ten opzichte van elkaar kunnen verschuiven, maar niet los kunnen komen.

18.1.5 Grote circulatie of lichaamscirculatie

Het zuurstofrijke, lichtrode, slagaderlijke bloed stroomt van de linker kamer via de aorta door de arteriën (van organen, armen en benen) naar alle lichaamscellen, waar uitwisseling van stoffen plaatsvindt. Via de afvoerende vaten (venen ofwel aders) wordt nu het zuurstofarme bloed via de onderste en bovenste holle ader naar de rechter boezem gestuurd.

18.1.6 Kleine circulatie of longcirculatie

Vanaf de rechter kamer wordt het zuurstofarme bloed in de longslagader gepompt. In de linker en rechter long vindt gasuitwisseling plaats. Via de longader komt het zuurstofrijke bloed in de linker boezem. Via de linker boezem en linker kamer is de kringloop compleet.

18.1.7 Coronaircirculatie

Dit is de bloedvoorziening van het hart zelf. Vlak na het ontspringen van de aorta, takken de linker en rechter kransslagader zich af. Deze verspreiden zich over het gehele hart, zodat de hartspier van bloed wordt voorzien. Via de kransaders wordt het zuurstofarme bloed teruggevoerd naar de onderste holle ader. De bloedvoorziening van het hart is apart genoemd, maar alle organen hebben natuurlijk voor hun werking een eigen bloedvoorziening. Het kan gebeuren dat door ziekteprocessen de bloedvaten van de hartspier dichtslibben, waardoor gedeelten van de hartspier van bloed verstoken blijven (hartinfarct).

18.2 Prikkeling en prikkelgeleiding

Het hart reageert op de 'alles of niets'-wet. Tussen twee afzonderlijke prikkels ligt een refractaire periode, tijdens welke iedere nieuwe prikkel geen resultaat boekt. De prikkels die noodzakelijk zijn voor de contractie van de hartspier worden door het hart zelf gevormd. Dat noemen we de automatie van het hart. Deze automatie ontstaat in het prikkelgeleidingssysteem. De prikkelvorming gaat uit van de sinusknoop, ook wel de gangmaker (pacemaker) van het hart genoemd. De prikkel bereikt via de musculatuur van de boezems, die hierdoor tot contractie worden aangezet, de AV-knoop, volgt dan de bundel van His en loopt via twee takken van deze bundel (rechter en linker bundeltak) en de vezels van Purkinje naar de hartpunt, waar hij zich vervolgens verdeelt over de kamerspier, die hierdoor weer tot contractie wordt gebracht (fig. 18.3).

De prikkelgeleiding en contractiefase van het hart kan zichtbaar worden gemaakt door middel van een elektrocardiogram (ECG). In een ECG worden toppen op verschillende afstanden van elkaar gevonden, die alle met een letter gekenmerkt worden en het P, Q, R, S-complex genoemd worden (fig. 18.4 en 18.5). De P-top geeft de tijd en grootte weer van de prikkeling van de boezem. In de afstand P-Q ligt de duur van de prikkeloverdracht naar de kamer. De verhoudingsgewijze lange tijd van de prikkeloverdracht van boezem naar kamer is zeer belangrijk voor een goede hartfunctie omdat de contractie van boezem en kamer niet gelijktijdig moet plaatsvinden, maar na elkaar. Het QRS-complex komt overeen met de uitbreiding van de prikkel over de kamer. Gedurende de afstand S-T plant de prikkel zich over de gehele kamerwand voort. Op het moment van de T-top treffen we de refractaire periode (herstelfase) aan, waarin (nog) geen nieuwe prikkels kunnen plaatsvinden.

18.2.1 Arbeidsfase van het hart

De werkzaamheid van het hart wordt gekenmerkt door een ritmische opeenvolging van contractie (systole) en relaxatie (diastole). Bij een rustfrequentie van 75 slagen per minuut bedraagt de tijd van een hartcyclus (systole-diastole-hartpauze) 0,8 seconde.
Fasen van de hartcyclus:
1 isovolumetrische contractiefase: de ventrikel contraheert, de druk in de ventrikel stijgt, maar is nog niet hoog genoeg om de kleppen te doen opengaan; in deze fase verandert het volume binnen de ventrikel niet, vandaar isovolumetrische fase;
2 ejectiefase: de druk in de ventrikel is zo hoog geworden dat de kleppen opengaan en bloed in de aorta of arteria pulmonalis wordt uitgepompt;
3 isovolumetrische relaxatiefase: de ventrikelwand verslapt, de druk daalt weer zodat de kleppen sluiten. Tijdens de verdere drukdaling zijn de kleppen gesloten, vandaar isovolumetrische fase;
4 vullingsfase van de ventrikels: de druk in de ventrikels is zo laag geworden dat de AV-kleppen opengaan; vanuit de atria worden de ventrikels eveneens gevuld in drie fasen.

18.3 Functie van het hart

Het hart is de pomp achter de gehele circulatie. Het bloed stroomt voornamelijk door drukverschillen. De contractie van

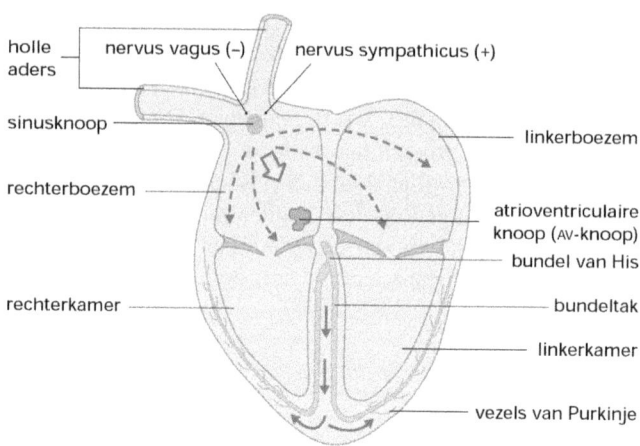

Fig. 18.3   Prikkel- en geleidingssysteem van het hart.

de hartwand wordt systole en de verslapping diastole genoemd. Bij iedere hartslag volgt na de boezemsystole de kamersystole.

18.3.1 Diastole van beide boezems

Het bloed wordt uit de grote aderen nabij het hart aangezogen. Deze ontspanningsfase van het hart duurt ongeveer tweemaal zo lang als de systole. In deze periode vult het hart zich dus weer met bloed. De druk die in deze periode wordt gemeten, is de diastolische bloeddruk of onderdruk. De druk die gemeten wordt tijdens de contractiefase van het hart, waarbij de druk in de bloedvaten het hoogst is, noemen we de systolische druk.

18.3.2 Systole van beide boezems (diastole kamers)

De kleppen tussen boezem en kamer (AV-kleppen) openen zich, waarbij het bloed van de boezem naar de kamer stroomt. Op hetzelfde moment zien we de diastole van beide kamers (waarvan de wand verslapt), die zich met bloed vullen. De kleppen aan de uitgang van de kamer (halvemaanvormige kleppen) zijn gesloten.

18.3.3 Systole van beide kamers

Iedere kamersystole begint met het aanspannen van de kamerwand (aanspanningsfase). De AV-kleppen gaan dicht, waarbij de verkorting van de papillairspieren verhindert dat de kleppen doorklappen. Meteen hierna wordt het bloed via de semilunairkleppen (halvemaanvormige) vanuit de rechter kamer in de longslagader en vanuit de linker kamer in de aorta gepompt.

18.3.4 Bloeddruk

De elastische aortawand zet de ritmisch pulserende bloedstroom om in een niet volledige bloedstroom (windketelfunctie). Als het bloed uit de linker kamer in de aorta wordt geperst, ontstaat er een drukgolf, die de wand van de aorta eventjes uitrekt. Men

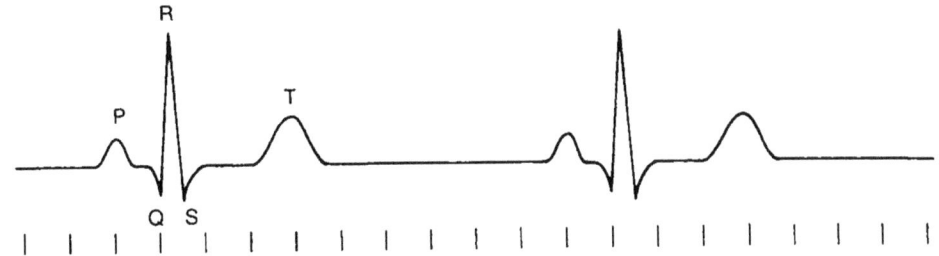

Fig. 18.4 Een registratie van de elektrische ontlading van de hartspier: een elektrocardiogram (ECG). Hieraan zijn verschillende toppen te onderscheiden: de P-top geeft het verloop van de prikkel over de atria weer, het QRS-complex het verloop over de ventrikels en de T-top het ontspannen van de ventrikels.

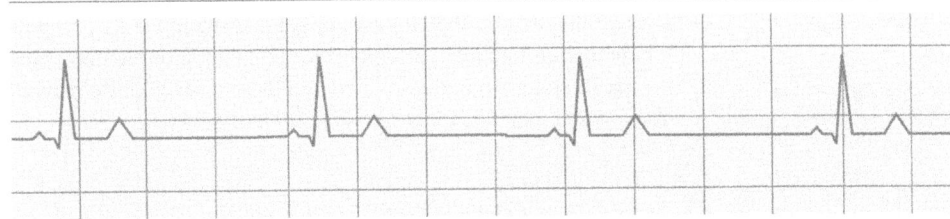

Fig. 18.5 Elektrocardiogram (ECG).

kan de polsgolf voelen door een vinger op een oppervlakkige arterie te leggen. De systolische en diastolische bloeddruk wordt aan de bovenarm gemeten en deze bedraagt ongeveer 120/80 mm Hg voor een twintigjarige. De arteriële bloeddruk wordt reflectoir geregeld vanuit de hersenstam (verlengde merg). De in de hersenstam opgewekte reflexen hebben invloed op hart, arteriën, venen en hypofyse.

Factoren waar de arteriële bloeddruk van afhankelijk is, zijn onder andere de vulling van het vaatsysteem, de hartarbeid, de elasticiteit van de arteriewanden, de perifere weerstand (d.i. de weerstand die wordt ondervonden in de arteriolen en capillairen) en ten slotte de viscositeit van het bloed (inwendige wrijving).

18.3.5 Receptoren

In de bloedbaan zit een aantal bloeddrukreceptoren, onder andere in de aorta en de halsslagader, die signalen oppakken en hun informatie via sensibele zenuwen doorgeven aan het verlengde merg. Vanuit dit centrum wordt hart- en bloedvatenstelsel geregeld.

18.4 Hartfrequentie

De hartfrequentie bedraagt in rust 60-80 slagen per minuut. Een aantal factoren zoals leeftijd, lichaamstemperatuur, lichaamsbelasting, emoties, dag- en nachtritme, trainingstoestand enzovoort, kan de hartfrequentie beïnvloeden.

De hartfrequentie wordt geregeld vanuit het verlengde merg (medulla oblongata). Een verhoogde activiteit van de orthosympathicus geeft een verhoging van de hartfrequentie. Een verhoogde activiteit van de parasympathicus (o.a. van de nervus vagus) geeft een daling van de hartfrequentie.

Het centrum in het verlengde merg ontvangt signalen van receptoren in hart, bloedvaten en spieren, en reageert hierop met een verandering van de hartfrequentie.

De bloedstroom wordt geregeld via beïnvloeding van de hartprestatie en van de diameter van de bloedvaten (perifere weerstand) door middel van vasoconstrictie en vasodilatatie. Het sympathische zenuwstelsel veroorzaakt in het algemeen een vasoconstrictie, omdat het de gladde spieren in de vaatwand doet samentrekken. Vasodilatatie is altijd passief en vindt plaats door vermindering van de prikkel van het sympathische zenuwstelsel en de aanwezigheid, vaak lokaal, van vaatverwijdende stoffen (CO_2-spanning in het bloed, kalium-ionen, melkzuur, adrenaline, enz.). De bloedvaten van zeer belangrijke organen zoals het hart en de hersenen worden niet door het autonome zenuwstelsel beïnvloed. De bloedvoorziening naar de hersenen is constant, ongeacht de mate van inspanning.

18.5 Slagvolume

Met het slagvolume (SV) wordt de hoeveelheid bloed bedoeld die bij iedere contractie van de kamer in de bloedbaan gepompt wordt. In rust bedraagt deze ongeveer 70 ml en hij kan zich bij belasting aanzienlijk verhogen.

De grootte van het slagvolume hangt nauw samen met de grootte van het hart. Volgens de wet van Frank Starling is de grootte van het slagvolume en van de contractiekracht:

1 Evenredig met de initiële lengte van de hartspiervezels. Deze lengte hangt af van de vulling van de kamer, als ook van een verhoogd veneus bloedaanbod door onder andere het spierpompmechanisme bij verhoogde lichaamsactiviteit. Ook de frequentie heeft invloed op de contractie. Hoe hoger de frequentie is, hoe groter de contractiekracht.
2 Afhankelijk van de druk die in de arteriën heerst – perifere weerstand.
3 Afhankelijk van de sympathicus tonus.

18.6 Hartminuutvolume (HMV)

Dit volume duidt de hoeveelheid bloed aan die per minuut door het hart in de bloedbaan wordt gepompt. Het volume is het product van hartfrequentie (HF) en slagvolume (SV).

Bij iedere contractie pompt het hart ongeveer 70-100 ml bloed de aorta in en dit gebeurt onder normale omstandigheden ongeveer 70 maal per minuut. In rust bedraagt het HMV ongeveer 5 liter (70×70 ml = 4900 ml). Onder invloed van belasting kan dit oplopen tot wel 20 à 25 liter/min. De maximale frequentie bedraagt ongeveer 200 slagen/min en het maximale slagvolume ongeveer 150 ml.

Ongetrainden bereiken bij belasting dit volume hoofdzakelijk door een stijging van de hartfrequentie, de getrainden in eerste instantie door toename van het slagvolume. Energetisch gezien geniet de laatste vorm de voorkeur vanwege een verminderd zuurstofverbruik.

18.7 Transportmechanismen

18.7.1 Uitwisseling van stoffen

Omdat de wanden van de arteriën en venen zo dicht zijn en geen stoffen doorlaten, is de wand van het bloedcapillair uitstekend geschikt voor de uitwisseling van stoffen, vanwege poriën en 'venstertjes' in de wand.

De uitwisseling tussen capillair en interstitiële ruimte (interstitium) gebeurt onder invloed van drukverschillen tussen de hydrostatische (mechanische) bloeddruk en de colloïd-osmotische druk. In het arteriële deel van een capillair is de hydrostatische druk groter dan de colloïd-osmotische druk, in het veneuze deel is dit omgekeerd. Dit houdt in dat in het arteriële deel stoffen vanuit de bloedbaan naar het interstitium gaan en in het veneuze deel stoffen vanuit het interstitium naar de bloedbaan.

Grote moleculaire stoffen in het interstitium, die de plasmamembraan niet kunnen passeren, worden via het lymfesysteem getransporteerd.

Hydrostatische (mechanische) bloeddruk

Na passage van de precapillaire sphincters komt het bloed in het capillair. In het begin van een capillair is de hydrostatische (mechanische) bloeddruk 30-40 mm Hg. Met de passage via het capillaire netwerk naar de veneuze zijde van het capillair zakt de mechanische bloeddruk naar ongeveer 10 mm Hg. Van hieruit verzamelt het bloed zich via diverse venulen en venen in de vena cava superior en inferior, die het bloed naar de rechter boezem voeren, en zakt de bloeddruk naar een waarde van ongeveer 0 mm Hg.

Colloïd-osmotische druk

Bepaalde eiwitmoleculen binnen de bloedbaan zorgen voor een negatieve druk en ontwikkelen daarbij een aanzuigende werking op de vloeistof. Bij een normale eiwitconcentratie (7g/100ml) in het bloed ontstaat een negatieve druk van circa 20-25 mm Hg.

18.7.2 Diffusie

Hierbij gaat het om een uitwisseling van stoffen, die op het niveau van concentratieverschillen plaatsvindt. Essentiële factoren bij deze uitwisseling van stoffen zijn de temperatuur, de grootte van de moleculen van die stof, de grootte van het uitwisselingsoppervlak en het concentratieverschil.

18.7.3 Filtratie/reabsorptie

Bij filtratie wordt vloeistof met opgeloste stoffen door een permeabele wand geperst. Reabsorptie wil zeggen dat stoffen vanuit het interstitium onder invloed van druk weer door de permeabele wand naar het bloed getransporteerd worden.

18.7.4 Actief transport

Hieronder verstaan we het actieve transport van vloeistof of vaste stoffen door een membraan van endotheelcellen. In het bijzonder worden eiwitmoleculen op deze manier vanuit de capillairen door de vaatwand naar het interstitium getransporteerd (blaasjestransport).

18.8 De grote bloedvaten

18.8.1 Arteriën

De arteriën zijn de grote aanvoerende bloedvaten (slagaders) naar de diverse organen. Ze worden ook genoemd naar de organen waar ze heen leiden. De wand van een arterie bestaat uit drie lagen, waarvan de binnenste uit endotheel (*intima*), de middelste (*media*) uit elastisch bindweefsel en de buitenste (*adventitia*) uit collagene en elastische vezels bestaat. De media van de middelgrote en kleine arteriën (arteriolen) bevat vooral gladde spiercellen; door hun contractie kan het lumen (holte van een bloedvat) zich vernauwen (vasoconstrictie). De arteriën worden geïnnerveerd door het autonome zenuwstelsel.

18.8.2 Arteriolen

Door vernauwing (vasoconstrictie) en verwijding (vasodilatatie), wat voornamelijk een eigenschap is van de arteriolen, kan in het lichaam een gunstige bloedverdeling worden verkregen. Onder wisselende omstandigheden hebben verschillende delen van het organisme meer of minder bloed nodig. In rust is er bijvoorbeeld meer bloed in het maag/darmgebied, terwijl bij arbeid veel bloed naar de spieren wordt gevoerd.

18.8.3 Capillairen

Capillairen of haarvaten zijn de fijnst vertakte bloedvaatjes. In dit grote stroombed van bloedvaatjes vindt de uitwisseling van stoffen plaats. Afgegeven worden O_2 en voedingsstoffen, terwijl CO_2 en afvalstoffen worden opgenomen (transport van water met opgeloste stoffen van het ene medium naar het andere).
Door osmose- en diffusieprocessen kunnen, omdat de vaatwand zeer dun en permeabel is, deze uitwisselingen plaatsvinden.

18.8.4 Venen

Venen zijn de aders die het bloed terugvoeren naar het hart. Venulae zijn de kleine aders. In de aders zitten kleppen, die ervoor zorgen dat het bloed niet terug kan stromen. Het zijn als het ware ventielen die het bloed alleen maar naar boven toe doorlaten en niet naar beneden. Als deze kleppen onvoldoende werken, dus insufficiënt zijn, ontstaan spataders. De grote aders liggen naast de slagaders. De aders en de kleine aders worden ook wel capaciteitsvaten genoemd, omdat zij ongeveer 75% van het circulerende bloed bevatten. De inhoud kan nog toenemen door verwijding van deze vaten.

Het bloed stroomt dus uit alle delen van het lichaam, vaak tegen de zwaartekracht in, naar het hart. Een aantal factoren zorgt voor deze terugvoer:

1 de druk die nog over is in de venen na het drukverval in de arteriën, arteriolen en capillairen;
2 de negatieve druk in de borstkas; hierdoor is de druk in de grote venen van de borstkas laag; bij inademing wordt de druk nog meer negatief ten opzichte van de buitenlucht;
3 de systolische aanzuiging van het hart;
4 spanningswisselingen in de spieren waardoor de capillairen door de spieren worden leeggedrukt naar het veneuze stelsel (het spierpompmechanisme);
5 op plaatsen waar venen langs arteriën liggen, wordt de veneuze stroming bevorderd door de 'polsgolf';
6 drukverhoging in de buikholte; bij inademing neemt de druk in de buikholte toe door de benedenwaartse beweging van het diafragma (middenrif), waardoor drukverhoging optreedt in het veneuze systeem van de buikholte.

19 Bloed en lymfe

Leerdoelen

Als u deze leerstof bestudeerd hebt, moet u onderstaande onderdelen kunnen verklaren:

1 Functies van het bloed.
 Transportmedium, (aanvoer van zuurstof, voedingsmiddelen, hormonen enzovoort, en afvoer van afvalstoffen zoals onder andere warmte en koolzuurgas). Bloed speelt een rol bij de afweer (leukocyten en lymfocyten) en bij bloedstolling (trombocyten).
2 Volume en samenstelling.
 Volume 7,5% van het lichaamsgewicht, samenstelling 60% plasma en 40% vaste delen zoals bloedcellen (erytrocyten, leukocyten, trombocyten met ieder hun eigen functie, in het bijzonder de functie van ijzer voor de erytrocyten).
3 Bescherming en het principe van stolling en antistoffen.
 Stolling bij een wond komt deels door vaatkramp en deels door stolselvorming tot stand (trombocyten, fibrinedraden, vitamine K).
4 Bloedcellen (geen leeftijd en aantallen, zie volume en samenstelling).
5 Bloedplasma (bloed zonder bloedcellen).
6 Bloedeiwitten in relatie tot de colloïd-osmotische druk.
 Colloïden zijn eiwitten, het bloed bevat bepaalde eiwitten die verantwoordelijk zijn voor de osmotische zuigkracht waardoor vocht zich door de celwand kan verplaatsen naar een gebied waar de eiwitconcentratie hoger is. Hierdoor wordt de homeostase hersteld in een weefsel.
7 Samenstelling weefselvocht.
 Constantheid van samenstelling (homeostase) is het streven van het systeem. Door activiteiten ontstaan voortdurend veranderingen op celniveau. Deze worden waargenomen door ons vegetatieve zenuwstelsel (dorstgevoel). Samen met het hormoonstelsel onderneemt het vegetatieve systeem acties om het evenwicht te herstellen.
8 Functie lymfe en lymfesysteem.
 Lymfe is een vrij heldere vloeistof die stroomt in lymfevaatjes die als capillairen beginnen in de weefselspleten en darmvlokken. Het is een met de aderen te vergelijken (kleppen) afvoersysteem voor voedselresten die niet door het bloedvaatstelsel worden afgevoerd. Bijvoorbeeld voor vocht dat zich na een trauma in het weefsel ophoopt of voor een teveel aan eiwitten. Vanuit de darmvlokken worden vetten vervoerd. De lymfevaten vormen steeds grotere vaten die uiteindelijk uitmonden via onder andere de ductus thoracicus in het aderlijke systeem ter hoogte van het sleutelbeen. Daarnaast speelt het een rol bij de afweer tegen binnengedrongen infectieuze micro-organismen. Het systeem bevat hiervoor knopen of klieren op bepaalde kritieke plaatsen van het lichaam waar zich lymfatisch weefsel bevindt met lymfocyten.

19.1 Het bloed

Op grond van de specifieke samenstelling en voortdurende circulatie verbindt het bloed de verschillende organen tot een functionele eenheid.

19.1.1 Functies van het bloed

De functies die het bloed vervult, zijn:
– transportmedium;
– regeling homeostasis;
– bescherming.

Transportfunctie
De transportfunctie van het bloed heeft diverse specifieke taken (fig. 19.1):
- gastransport, het vervoer van zuurstof uit de longen naar de lichaamscellen, alsmede de afvoer van koolzuurgas uit het weefsel naar de longen;
- vervoer van voedingsstoffen naar de lichaamscellen (koolhydraten, vetten en eiwitten);
- vervoer van afvalproducten (stofwisselingsslakken) die bij de stofwisseling zijn ontstaan;
- vervoer van hormonen, vitaminen, elektrolyten en water;
- warmtetransport; het bloed zorgt niet alleen voor het vervoer van warmte die bij de stofwisseling ontstaan is, naar de lichaamsoppervlakte, maar ook voor een verdeling van deze warmte over het gehele organisme, teneinde de temperatuur overal constant te houden. Op grond van de hoge specifieke warmte van het in het bloed aanwezige water (plasma) heeft het bloed een extra rol in de warmteregulatie.

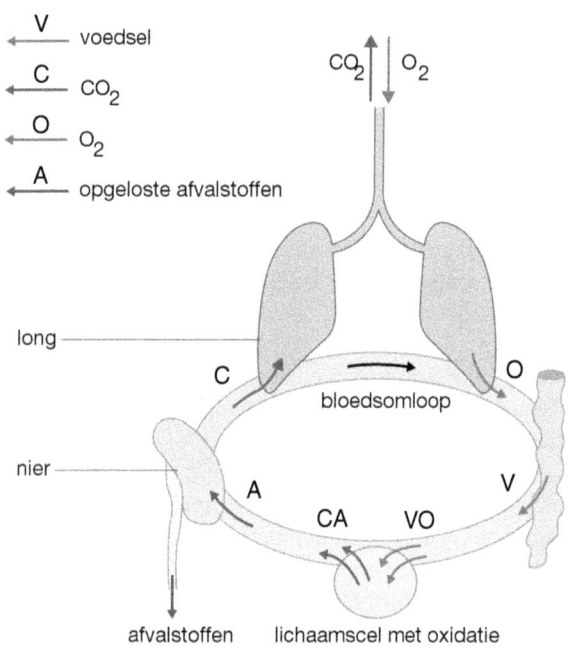

Fig. 19.1 *Cellen die geen contact hebben met het uitwendig milieu zijn voor aanvoer en afvoer aangewezen op diffusie vanuit en naar de bloedsomloop.*

Regeling homeostasis
Net zo belangrijk als de transportfunctie en nauw daarmee verbonden, is het constant houden van het chemisch fysiologisch-dynamisch evenwicht (homeostasis). Door een binding aan te gaan met de bij de stofwisseling ontstane waterstofionen met de buffercapaciteit van het bloed, wordt de pH (zuurgraad) relatief constant gehouden. Het constant houden van de zuurgraad is belangrijk voor het functioneren van de enzymen.
Ook wordt de concentratie van opgeloste stoffen (osmotische druk) geregeld.

Bescherming
Bloed heeft ook twee beschermende functies, te weten:
- bloedstolling; de bloedstolling van beschadigde bloedvaten gebeurt door een complex van samenhangende reacties die het organisme beschermen tegen een levensbedreigend bloedverlies;
- afweerfunctie; door het transport van antilichamen en afweercellen zorgt het bloed voor een afweermechanisme, respectievelijk voor eliminatie van lichaamsvreemde stoffen en ziektekiemen.

19.1.2 *Volume en samenstelling*

Het bloed bestaat uit:
- 45% vaste bestanddelen:
  • erytrocyten (rode bloedlichaampjes) voor gastransport;
  • leukocyten, zoals granulocyten, lymfocyten en monocyten (witte bloedlichaampjes) voor de afweer;
  • trombocyten (bloedplaatjes) voor de bloedstolling;
- 55% bloedplasma (bloedvloeistof), met daarin fibrinogeen voor de bloedstolling en serum voor het transport; in het serum zit verder:
  • glucose;
  • vrije vetzuren;
  • aminozuren;
  • stofwisselingsslakken;
  • hormonen, enzovoort.

Zoals bovenstaande opsomming weergeeft, is het bloed uit verschillende bestanddelen opgebouwd, die alle een specifieke functie vervullen.

Tabel 19-1 *Bloedbestanddelen en hun functie*

bloed	bestanddeel	functie
bloedplasma 55%	water	oplosmiddel, transport, warmtebuffer;
	eiwitten	colloïd-osmotische druk buffer, stolling, transportmiddel;
	zouten	
	hormonen	
bloedcellen 45%	rode bloedcellen	gastransport
	witte bloedcellen	afweer
	bloedplaatjes	stolling

Het bloedvolume hangt samen met het lichaamsgewicht en met de trainingstoestand, en bedraagt voor een volwassen persoon ongeveer 5 liter bloed en vormt ongeveer 7-8% van zijn lichaamsgewicht. Het volume van de vaste bestanddelen (cellen) wordt hematocriet genoemd en bedraagt bij een volwassene circa 45. Dit getal kan toenemen door een verhoogd aantal bloedcellen (tijdens ziekte, tijdens inspanning of door gebruik van EPO) of door afname van de hoeveelheid bloedplasma, zoals bijvoorbeeld bij veel zweten.

Het overige bestanddeel is het bloedplasma (55%) dat uit een eiwit- en elektrolytrijke vloeistof bestaat. Het bloedserum bestaat uit bloedplasma waar fibrinogeen (bloedstolling) uit verwijderd is.

Het plasma bestaat uit:
- 90% water;
- 7-8% eiwitten;
- elektrolyten, waaronder natrium, kalium en chloorionen;
- glucose;
- hormonen en stofwisselingsproducten.

De bloedeiwitten die hoofdzakelijk in de lever gevormd worden, bestaan uit het albumine, globuline en fibrinogeen. Door de chemisch-fysiologische eigenschappen maken de plasma-eiwitten veel essentiële functies mogelijk:
- regeling van het watertransport en de waterhuishouding door de colloïd-osmotische druk; het albumine, waar deze druk voor een groot gedeelte van afhangt, heeft op grond van een grote affiniteit met water een groot bindingsvermogen hiervoor;
- transport voor talrijke stoffen zoals hormonen, enzymen enzovoort;
- ze spenderen eiwitten voor de verschillende weefsels van het organisme; samen met de aminozuren uit de voeding zijn de plasma-eiwitten de belangrijkste celbouwstenen;
- buffercapaciteit;
- bloedstolling onder invloed van het fibrinogeen;
- afweerfunctie.

Het globuline herbergt voor de specifieke afweerfunctie van ons lichaam verschillende antilichamen en wordt daarom ook wel het immuunglobuline genoemd.

Het wateraandeel van het plasma zorgt voor een goede uitwisseling van stoffen tussen het bloed en de interstitiële en de intracellulaire ruimte. Het grootste gedeelte van water bevindt zich in de cellen: de intracellulaire hoeveelheid bedraagt ongeveer 30 liter bij een volwassene. De interstitiële vloeistof (10 liter) en de plasmavloeistof (4 liter) vormen het waterreservoir van de extracellulaire ruimte.

Homeostase

Hoewel in principe alleen het weefselvocht als inwendig milieu dienst doet, wordt toch steeds vaker het weefselvocht samen met het bloed als inwendig milieu beschouwd. Dit milieu moet constant van samenstelling zijn wat betreft:
- bloedbestanddelen;
- temperatuur;
- osmotische waarde;
- zuurgraad.

Het hoeft geen betoog dat hierbij ook de nieren een zeer belangrijke rol vervullen.

19.1.3 Bloedlichaampjes

Erytrocyten

Deze rode bloedlichaampjes vormen het grootste gedeelte van de cellulaire bloedbestanddelen. Hun aantal bedraagt gemiddeld ongeveer 6-7 miljoen per mm^3. De rode bloedlichaampjes zijn hele kleine platte schijfjes (doorsnede 7-8 μm), die sterk vervormbaar zijn (wat een passage door het nauwe capillairbed mogelijk maakt). Ze hebben geen kern en geen mitochondrieën, en hebben daardoor een levensduur van circa 120 dagen. Ze worden aangemaakt in het rode beenmerg van de platte beenderen. In de jeugd gebeurt dit in de lange pijpbeenderen. De afbraak van de erytrocyten gebeurt in de milt en de longen.

Een belangrijk bestanddeel van de erytrocyt is het hemoglobine (Hb). Dit is een complexe verbinding van eiwit (globine) en een ijzerhoudende kleurstof (haem), die de rode kleur van het bloed tot gevolg heeft.

In het centrum van de haem-groep zit een ijzeratoom. Dat ijzer bindt graag zuurstof. Het hemoglobine bezit 4 haem-groepen, die dus elk 1 zuurstofmolecuul aan zich kunnen binden. De zuurstoftransportcapaciteit van het bloed hangt af van het absolute hemoglobinegehalte, dat het zuurstoftransporterende vermogen in principe verveertigvoudigt. Gemiddeld genomen bedraagt het Hb-gehalte bij de man 16 gram per 100 ml bloed (16 g%), tegenwoordig uitgedrukt in mmol/liter (9,9 mmol/l). Bij de vrouw is 14,5 g% gelijk aan 9 mmol/l.

Naast het zuurstoftransport kan het hemoglobine ook koolzuurgas aan zich binden. Beide transportfuncties zijn nauw met elkaar verbonden: het met zuurstof gebonden hemoglobine (oxyhemoglobine) geeft overeenkomstig de natuurkundige wet zuurstof (O_2) af naar een plaats met lagere concentratie (weefsel) en wordt daarbij tot een gereduceerd hemoglobine gevormd, dat gemakkelijk koolzuurgas (CO_2) opneemt, dat in een hoge concentratie in het weefsel aanwezig is. Een gedeelte van het koolzuurgas wordt ook gebonden in het plasma.

Het hemoglobine heeft ook een bufferfunctie. Als zuurstof aan het hemoglobine gebonden is, bindt het hemoglobine als een wezenlijk sterk zuur tweemaal zoveel alkali als in een gereduceerde vorm. Bij reductie van het hemoglobine wordt alkali vrijgemaakt en worden de zuren (o.a. melkzuur), die bij bepaalde vormen van inspanning gevormd worden, geneutraliseerd.

Leukocyten

De witte bloedlichaampjes worden voor een deel aangemaakt in het beenmerg en voor een deel in de lymfatische organen (bijv. thymus, lymfeklieren, lever en milt). Het aantal leukocyten bedraagt circa 6000-8000 per mm^3. De leukocyten kunnen we naar hun kleuring of korreling onderscheiden in de volgende soorten:
- granulocyten;
- monocyten die in het beenmerg worden aangemaakt;
- lymfocyten die in de lymfeklieren worden geproduceerd.

De belangrijkste functie van de leukocyten is de biologische afweerfunctie. Deze bestaat uit de volgende twee systemen:
1 Het humorale afweermechanisme.
   De in het bloed aanwezige eiwitten kunnen antistoffen vormen. Hierbij zijn de lymfocyten belangrijk.
   Dit specifieke afweersysteem stelt het lichaam in staat om

gedurende een lange tijd lichaamsvreemde eiwitten (antigenen) te herkennen en hiertegen afweerstoffen, zogenaamde antilichamen, te maken, die de lichaamsvreemde eiwitten binden. Het vormen van antilichamen en immuunglobulinen vraagt enige tijd en vindt hoofdzakelijk plaats in de lymfatische organen.

2 Het cellulaire afweermechanisme.
Vooral de granulocyten en de monocyten spelen bij de verdediging van ons lichaam tegen schadelijke stoffen en ziektekiemen een belangrijke rol. Deze cellen hebben twee eigenschappen:
– op grond van chemische prikkels die van wonden en ontstekingshaarden uitgaan (chemotaxis), gaan de cellen door de bloedvatwand (diapedese) en dringen ze in het weefsel door;
– de schadelijke stoffen worden door het cellichaam omsloten, en door enzymen opgelost en onschadelijk gemaakt (verteerd). Bij deze actie vervetten en degenereren de granulocyten, waardoor er etter (pus) ontstaat.

Naast de afweerfunctie schijnen de leukocyten nog een rol te spelen bij de vorming van nieuwe capillairen. Door het vrijkomen van een hormoonachtige signaalstof, het zogenaamde angiotropine, genereren ze ook knopvorming van bloedvaten en regelen ze daardoor de ontwikkeling van het vaatsysteem.
De bij duurbelastingen goed waarneembare inspanningsleukocytose – wetenschappers hebben verhoogde aanmaak van leukocyten waargenomen van 60.000 per mm^3 – heeft in hoge mate een aandeel in een verbeterde perifere vascularisatie.

Trombocyten
De bloedplaatjes zijn zeer kleine, kernloze cellen. Ze spelen een belangrijke rol bij de bloedstolling. De bloedstolling verloopt over een opeenvolging van complexe, van elkaar afhankelijke reacties, die een beschadiging van een bloedvat herstelt. Bij een beschadiging van het weefsel, waarbij bloedvaten stuk gaan worden de volgende herstellingsprocessen waargenomen:
– bij het ontstaan van een beschadiging van een bloedvat ontstaat voor en achter de vaatwandwond een vasoconstrictie, die tot een lokale daling van de bloeddruk leidt;
– parallel hieraan komt het in het gebied van de wondranden tot de vorming van een aanvankelijk nog reversibel trombocytenpropje dat ontstaat doordat het bij de beschadiging van het bloedvat onder andere tot een openscheuren van het endotheel komt, waarbij de daaronder gelegen collageenlaag blootgelegd wordt;
– zo gauw trombocyten in contact komen met collageen verbindt ze zich hiermee en vormt zich ADP, dat het verbinden met meerdere bloedplaatjes vraagt en zo snel een verdere afdichting bewerkstelligt;
– hierna begint de eigenlijke bloedstolling.

Bloedstolling
Het stollingsproces dat tot fibrinevorming leidt, bestaat uit een serie complexe van elkaar afhankelijke specifieke processen: vaatcontractie, aggregatie van trombocyten en het eigenlijke bloedstollingsproces.
Uit de trombocyten worden verschillende trombocytenfactoren vrijgemaakt, die met plasmafactoren en calcium de protrombinevormingsfactor vormen. Hierdoor wordt de omzetting van het in de lever onder invloed van vitamine K gevormde enzym protrombine naar trombine op gang gebracht. Trombine wordt door het in het bloed aanwezige fibrinogeen gekatalyseerd tot het onoplosbare fibrine dat door polymerisatie een dicht kleverig netwerk vormt.
Als er al in het bloedvat een bloedstolsel ontstaat, spreken we van trombose. Een afsluitende trombus (bloedprop) in de kransslagaders heeft een hartinfarct tot gevolg. Als een gedeelte van een trombus loslaat en via het bloed naar andere lichaamsdelen wordt getransporteerd en daar voor afsluiting zorgt, is er sprake van een embolie. Zo kan uit de rechter harthelft een trombus naar de longen schieten en een longembolie veroorzaken. Overigens kunnen ook vetdruppels (bij een botbreuk) of gasbellen (bij sportduiken) een embolie veroorzaken.
Door toediening van anticoagulantia (bloedverdunners) wordt trombose zo veel mogelijk voorkomen. Het lichaam beschikt ook zelf over zo'n blokkerende stof: het heparine.

19.2 Lymfe

Lymfe is een heldere, vrijwel kleurloze vloeistof die uit water bestaat met resten van voedingsstoffen die niet door de cellen zijn opgenomen, en afvalstoffen. De concentratie zout is ongeveer gelijk aan die van het plasma. Het eiwitgehalte is echter lager dan dat van het plasma, maar hoger dan dat van het weefselvocht. Lymfe bevat ook: hormonen, enzymen, antistoffen en leukocyten. Verder bevat het veel vet, afkomstig uit het maag- en darmkanaal, vooral na een vetrijke maaltijd.
De lymfe wordt niet voortgestuwd door een orgaan, zoals bij de bloedsomloop. De voortstuwing vindt plaats onder de druk die op het weefsel staat en door samentrekking van de skeletspieren. In de lymfevaten zitten ook kleppen.
We hebben gezien dat bij de bloedvaten de wand zo dun is, dat water met de daarin opgeloste stoffen daar doorheen kan gaan. Dit vocht wordt door de in de arteriële capillairen aanwezige druk (hydrostatische druk of bloeddruk) uit de capillairen geperst (waarbij ook enige eiwitlekkage optreedt) en komt in de omliggende weefsels. We noemen dit het weefselvocht dat de cellen omspoelt (fig. 19.2). De cellen nemen hieruit de voedingsstoffen en de zuurstof op die ze nodig hebben. Ze geven afvalstoffen en koolzuur af. Een gedeelte van dit weefselvocht wordt door de aderlijke capillairen (venulen) opgenomen, exclusief het gelekte eiwit. Het andere gedeelte (2 liter per 24 uur), dat voor minder dan 2% eiwit bevat, blijft in de weefselspleten en verzamelt zich in kleine buisjes. Dit zijn de lymfevaten. Ze vormen het begin van het lymfatische stelsel. De vloeistof hierin noemen we lymfe.

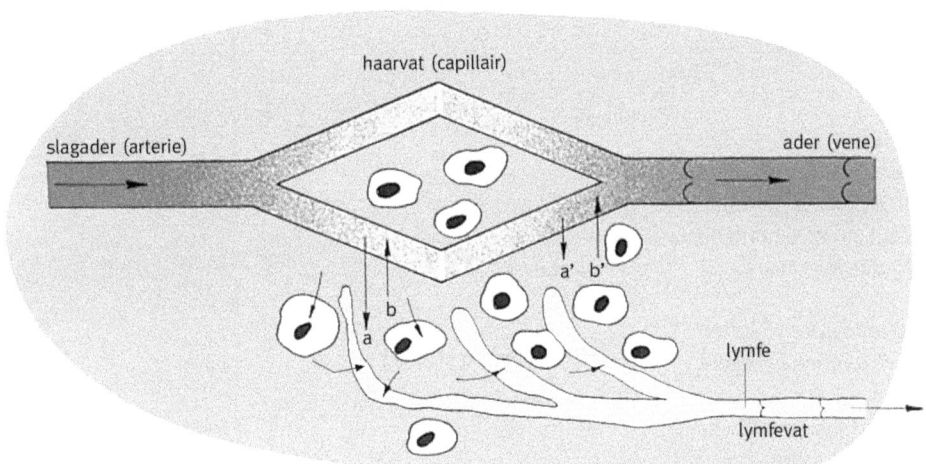

Fig. 19.2 *Schematische voorstelling van het ontstaan van weefselvocht en lymfe: a. bloeddruk: ca. 35 mm Hg = ca. 4,7 kPa; b. colloïd-osmotische waarde: ca. 25 mm Hg = ca. 3,3 kPa; a' bloeddruk: ca. 15 mm Hg = ca. 2,0 kPa; b' colloïd-osmotische waarde: ca. 25 mm Hg = ca. 3,3 kPa*

19.2.1 *Lymfesysteem*

Het lymfatische vatennet begint in het interstitium. In het interstitium zien we de zogenaamde prelymfatische kanaaltjes die een specifieke vezelrangschikking hebben, die de interstitiële vloeistof in een bepaalde richting leiden, dat wil zeggen naar het tapse begin van het lymfevatnet, het initiële lymfevat. De prelymfatische kanaaltjes hebben geen wandstructuur. Het initiële lymfevatsysteem (lymfecapillairen, terminale lymfevaten) beschikt daarentegen over een specifieke bouw van de wand met een dakpansgewijs gerangschikt endotheel, dat daarmee een slechts weinig ontwikkelde membraan vormt met daartussen openingen. De netwerkachtige, in het interstitium uitgespannen initiële lymfevaten worden door speciale filamenten (Anchoring Filaments) open gehouden en met het weefsel verankerd. Hoe sterker de dilatatie van het weefsel door een oedeem, hoe groter de trekkracht op deze filamenten en daarmede de opening van de lymfecapillairen. Verschillende organen in het lichaam beschikken over lymfevaten. Van het centrale zenuwstelsel bestaat nog geen duidelijk beeld over de drainagemogelijkheden. Hiernaar wordt nog onderzoek gedaan.

In de huid, maar ook in de verschillende slijmvliezen bevindt zich een oppervlakkige capillairlaag en tevens een dieper gelegen lymfevatnet, dat door precollectoren, waarin we kleppen aantreffen, gevormd wordt.

Het initiële lymfevat onderscheidt zich van het precollector hierin:
- het bezit geen kleppen;
- de basaalmembraan is nog sterk dakpansgewijs van vorm, waarin zich openingen bevinden;
- er bevindt zich geen musculatuur in de wand.

Vanaf het niveau van de precollectoren bestaat de wand uit drie lagen te weten endotheel, glad spierweefsel en adventitia. Hierin bevinden zich ook kleppen die het lymfevat segmentaal verdelen en door de ventielwerking, de lymfestroom sturen. De precollectoren gaan over in de collectoren, die groter zijn en uit een sterke laag glad spierweefsel bestaan. De collectoren eindigen in de regionale lymfeknopen, bijvoorbeeld in de lies of oksel.

De anatomische structuur die daarna het grootst is, is de lymfestam (truncus). Zo eindigen beide iliacale lymfestammen Y-vormig in de melkborstgang. Deze samenstroming, waarin ook de lymfe van het darmkanaal door de darmlymfecollectoren stroomt, wordt ook wel de cisterna chyli genoemd.

De ductus thoracicus mondt uit in de linker halsvenendriehoek, die gevormd wordt door de vena jugularis en de vena subclavia (fig. 19.3A en B).

De lymfe van de rechter arm, de rechter zijde van de hals, het rechter rompkwadrant, en de rechter gezichtshelft stroomt in de rechter halsvenendriehoek. Het zijn de grote lymfestammen zoals de ductus thoracicus en de ductus lymfaticus dexter, die op de plaats waar ze uitmonden in de venendriehoek (vena cava) vele anatomische varianten te zien geven.

In alle lymfevaten op het niveau van de precollectoren vinden we lymfekleppen en glad spierweefsel, die vegetatief geregeld worden.

Het gedeelte van het lymfevat, dat zich tussen twee lymfevatkleppen bevindt, noemen we lymfangion. Ieder lymfangion wordt door het vegetatieve zenuwstelsel gestuurd, waarvan 'pacemakerachtige' impulsen een contractie bewerkstelligen. Daarbij gebeurt de nerveuze sturing van het lymfevatsysteem door de sympathische en parasympathische takken van het vegetatieve zenuwstelsel.

Verschillen tussen bloed en lymfe:
- bloed:
  - stroomt snel;
  - heeft een eigen pompsysteem;
  - kent een gesloten kringloop;
  - staat vocht af aan de weefsels
- lymfe:
  - stroomt langzaam;
  - geen eigen pompsysteem;
  - heeft een begin- en een eindpunt;
  - brengt vocht terug van weefsel naar bloed.

In het verloop van de vaten zitten lymfeknopen, die als taak hebben:
- vorming van lymfocyten;
- filtreerorgaan;
- fagocytose;
- vorming van antilichamen.

Bij inspanning neemt de lymfeproductie van 2,5 tot 3 liter 10-15 keer toe. Door de spierpomp is ook de afvoer 5-15 maal hoger. Ook na afloop van inspanning is de lymfeproductie nog enigszins verhoogd. Het uitlopen, uitfietsen, ofwel een cooling-down is dan ook uit het oogpunt van lymfeafvoer sterk aan te bevelen.

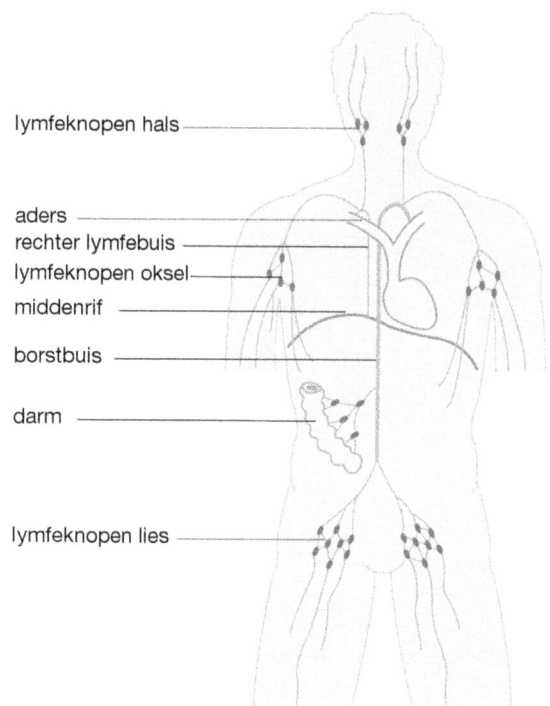

Fig. 19.3 A *Lymfevatstelsel met lymfeknopen.*

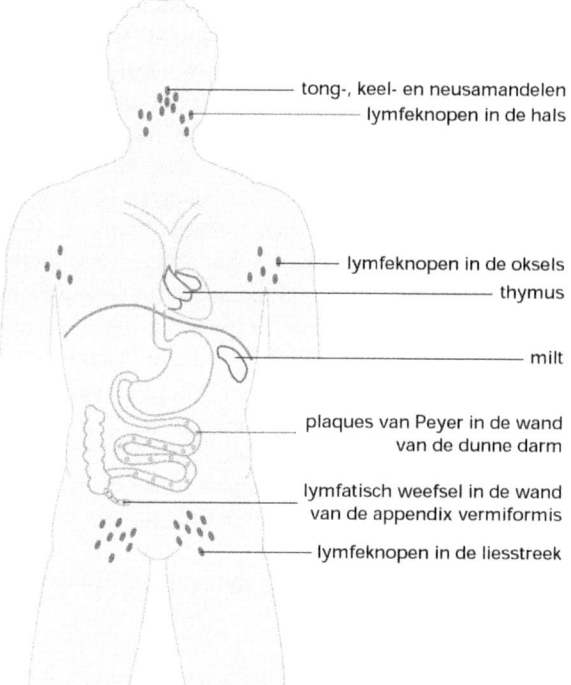

Fig. 19.3 B *Lymfoïde weefsels.*

20 Ademhaling

Leerdoelen

Als u deze leerstof bestudeerd hebt, moet u de volgende onderdelen kunnen beschrijven:

1 De volgende delen van het luchtwegkanaal en in grote lijnen de functies ervan:
   - strottenhoofd (stembanden);
   - neusholte (ruiken, bevochtigen, afweer, stoffilter);
   - keelholte (slikken, strottenklepje, buis van Eustachius);
   - luchtpijp (slijmvlies, kraakbeenringen);
   - bronchiën, bronchioli, alveoli;
   - longkwabben, pleurabladen (borstvlies en longvlies);
   - gaswisseling, in- en uitademingslucht;
   - dode ruimte, geen ventilatieoppervlak, wel luchtmenging;
   - longen, de ligging en de bouw:
     - thorax;
     - middenrif;
     - twee, respectievelijk drie kwabben;
   - mechanische ademhalingsbewegingen:
     - diafragma;
     - tussenribspieren, buikspieren en hulpademhalingsspieren;
     - inademing actief, uitademing passief.
2 Longvolumina:
   - inspiratoir reservevolume;
   - expiratoir reservevolume;
   - ademteug;
   - residu;
   - vitale capaciteit;
   - begrip 1-secondewaarde.
3 Frequentie – ademminuutvolume:
   - volwassenen 12 tot 14 maal per minuut = 5-10 liter lucht.
4 Gaswisselingsproces (luchtsamenstelling):
   - inademingslucht 20,9% zuurstof, uitademingslucht 14,5% zuurstof;
   - stikstof blijft onveranderd 79%, waterdamp afhankelijk van de vochtigheid van de lucht.
5 Regulatie ademhaling, ademcentrum in de hersenstam, nervus vagus.
6 De aanpassing van de ademhaling, via de chemoreceptoren, tijdens inspanning, meer CO_2 is prikkel voor het ademcentrum.

20.1 Ademhaling

Voor de afbraak van voedingsstoffen en het transport van direct voor het gebruik benodigde energie (ATP) heeft de mens zuurstof nodig. De aanwezigheid van zuurstof maakt de energieleverende afbraakprocessen in het lichaam mogelijk. Bij de oxidatie (afbraak) van de voedingsstoffen ontstaan energie, water en koolzuurgas. De opname van zuurstof en de afgifte van koolzuurgas vormt het middelpunt van gaswisseling, die we ademhaling noemen.
We onderscheiden een uitwendige en een inwendige gaswisseling. De uitwendige gaswisseling vindt plaats in de longen en wordt gekenmerkt door de opname van zuurstof en de afgifte van koolzuurgas.
De inwendige gaswisseling – meer als weefsel- of celgaswisseling aangeduid – omvat de opname van zuurstof uit het bloed in het interstitium en de afgifte van het bij de celstofwisseling ontstane koolzuurgas aan het bloed.
De longen staan derhalve aan het begin en einde van deze kringloop, waarin de bloedsomloop een wezenlijke rol speelt. Het gaswisselingsproces vindt naast de longen ook in de oppervlakte van de huid plaats, maar dit betreft slechts 2% van de gaswisseling in de longen.
Naast het verrijken van het veneuze bloed met zuurstof heeft de

gaswisseling in de longen door de afgifte van koolzuurgas nog een belangrijke functie voor het mede constant houden van de zuur-base-huishouding en hierdoor de pH (zuurgraad) van het organisme.

20.2 Ademhalingswegen

De luchtweg bestaat uit: neusholte (of mondholte), de luchtpijp, de bronchus, en de bronchioli die uitmonden in de alveoli (longblaasjes), waar uiteindelijk de gaswisseling plaatsvindt.

20.2.1 Neusholte

De neusholte staat aan de achterzijde in verbinding met de keelholte (fig. 20.1) en is met slijmvlies bekleed. Dit slijmvlies bestaat onder andere uit epitheel en vele slijmklieren, die steeds slijm afscheiden. Het ademen door de neus heeft verschillende voordelen:
- door het neustussenschot en de neusschelpen is de weg, die de lucht af moet leggen, langer, waardoor de ingeademde lucht warm en vochtig kan worden;
- stofdelen kunnen worden verwijderd door het neusslijmvlies en de trilharen;
- in het slijmvlies zitten stoffen met een bacteriedodende werking;
- door het reukzintuig kunnen schadelijke stoffen worden ontdekt.

De neus staat in verbinding met vier paar neusbijholten (sinus paranasales), die ook met neusslijmvlies zijn bedekt. Deze fungeren als klankruimte bij de stemvorming en zorgen mede voor de voorverwarming van de ademlucht.

20.2.2 Keelholte (pharynx)

De belangrijkste functie van de keelholte is het slikken (spijsvertering). Op de grens van de mond-keelholte ligt het strottenhoofdklepje (epiglottis). Dit wordt reflectoir afgesloten, zodat er geen voedsel in de luchtpijp kan komen. Verder mondt in de keelholte links en rechts de buis van Eustachius uit, die in verbinding staat met het middenoor. Deze buis kan bij verkoudheid dicht gaan zitten.

20.2.3 Strottenhoofd (larynx)

Deze ligt op de overgang van de keelholte en de luchtpijp (fig. 20.2). De slokdarm ligt achter de luchtpijp. De belangrijkste functie van het strottenhoofd is de stemvorming. Door de stembanden die in het strottenhoofd liggen en door gebruikmaking van de luchtbeweging van de lippen en de tong, kunnen we allerlei geluiden produceren (praten, zingen, enz.). In de keelholte en het strottenhoofd kan door prikkeling de hoestreflex worden opgewekt.

20.2.4 Luchtpijp (trachea)

De luchtpijp bestaat uit halvemaanvormige kraakbeenbogen, die de luchtweg open houden (fig. 20.2). De wand bestaat uit glad spierweefsel dat bedekt is met een slijmvlies. De buis is verder bekleed met het trilhaarepitheel. Bij prikkeling van het slijm-

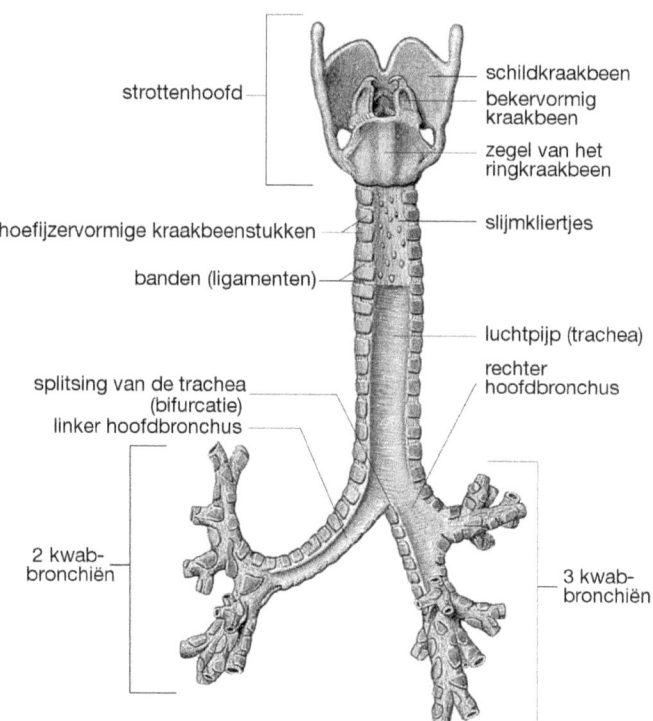

Fig. 20.2 Strottenhoofd (larynx), luchtpijp (tracea) en luchtpijptakken; van dorsaal.

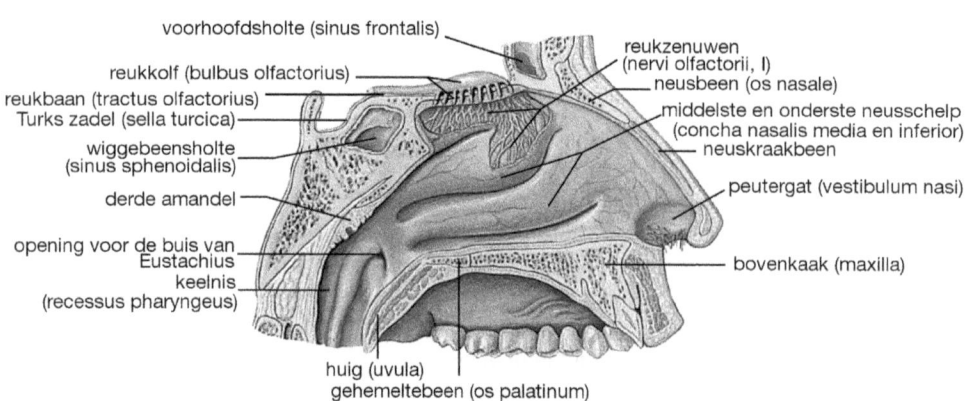

Fig. 20.1 Neusholte gezien vanuit het midden.

vlies ontstaat het hoesten. De luchtpijp splitst zich in twee takken, de hoofdbronchiën, die elk naar een long lopen. Aan de linker zijde verdeelt de hoofdbronchus zich in twee takken, omdat de kleinere linker long maar uit twee kwabben bestaat, de rechter bronchus verdeelt zich in drieën voor de drie kwabben rechts. De vertakkingen worden steeds talrijker, zodat we uiteindelijk kunnen spreken van een 'longboom'. De kleine takjes monden uit in de alveoli (longblaasjes), waar de uitwisseling van zuurstof en koolzuurgas plaatsvindt, de zogenaamde gaswisseling.

20.2.5 De longen

De longen zijn als het ware twee elastische zakken die miljoenen longblaasjes (alveoli) bevatten, waarin de gaswisseling moet plaatsvinden. De linker long bestaat uit twee en de rechter long bestaat uit drie longkwabben. Elke kwab is weer onderverdeeld in segmenten. Door de steeds verdere verdeling wordt het longoppervlak enorm groot gemaakt, zodat de gaswisseling in de alveoli gemakkelijk kan plaatsvinden. De longen zijn bekleed met een dubbellagig vlies, de pleurabladen. Het buitenste vlies (borstvlies) is bevestigd aan de borstwand en aan het middenrif (diafragma). Het binnenste vlies is het longvlies dat bevestigd is aan de longen. De ruimte tussen de beide vliezen, de pleuraholte, is gevuld met een lymfe-achtige stof, waardoor de beide vliezen soepel ten opzichte van elkaar kunnen bewegen. Er heerst in die ruimte ook wat onderdruk, waardoor verhinderd wordt dat de pleurabladen los van elkaar komen. Vergroot de borstholte zich, dan neemt de thoraxwand het buitenste vlies mee. Het binnenste vlies moet dan wel volgen waardoor de longen de bewegingen volgen en zich vol lucht zuigen bij inademing (inspiratie), terwijl ze door hun elasticiteit weer terugveren bij uitademing (expiratie). Omdat de gaswisseling in de longen in alveoli plaatsvindt en verder in de cellen, zijn dit in feite de functionele elementen van de longen (fig. 20.3).
De wand van de alveolen bestaat uit een korfachtig elastisch vezelnet, dat omgeven is door een veelvoud van capillairen.
Op basis van de elastische vezels kan een alveole zich bij inademing vergroten en verkleinen bij het uitademen. De gaswisseling tussen de alveolaire lucht en het bloed van het art. pulmonalis vindt plaats in de kleinste capillairen. Op grond van een zeer nauw contact tussen het bloed en de alveolaire lucht – de diffusieweg (die uit de alveolaire en de capillaire membraan bestaat) bedraagt circa 1μm – kan onder invloed van spanningsverschillen de gaswisseling door diffusie optimaal verlopen.
De gaswisseling wordt bepaald door:
– de grootte van het spanningsverschil van zuurstof, respectievelijk koolzuurgas;
– de beschikbare alveolaire capaciteit;
– de toestand van de alveolaire capaciteit.
Zuurstof zal in het bloed worden opgenomen totdat de partiële druk van de zuurstof in het bloed en de partiële druk van de zuurstof in het longblaasje gelijk is. Op dezelfde manier zal zo veel koolzuur worden afgegeven in het bloed, dat de partiële druk van het koolzuur en van het longblaasje gelijk is.

20.2.6 Het ademmechanisme

De ademhaling (ventilatie) vindt plaats door volumeverandering van de ruimte in de borstkas. Door het aanspannen van het diafragma, dat daarbij afvlakt, en een gelijktijdige heffing van de ribben komt het tot een vergroting van de intrathoracale ruimte. De vergroting van deze ruimte geeft een negatieve intrapulmonale druk ten opzichte van de buitenlucht waardoor via eerdergenoemde ademhalingswegen de lucht naar binnen stroomt (inademing). De inademing is in wezen een actief proces dat door contractie van de thoracale ademhalingsspieren en het diafragma wordt teweeggebracht.
De uitademing daarentegen is een overwegend passieve aangelegenheid, doordat de long die gedurende de inademing gerekt is, door de eigen elasticiteit weer in de uitgangspositie terugveert.

20.2.7 Ademhalingsspieren

Bij de ademhaling maken we onderscheid tussen de borst- en de buikademhaling. Bij de borstademhaling komt de vergroting van de ruimte in de thorax tot stand door het heffen van de ribben die gewrichtjes met de thoracale wervels vormen. De buitenste tussenribspieren (mm. intercostali externi) zorgen hiervoor.

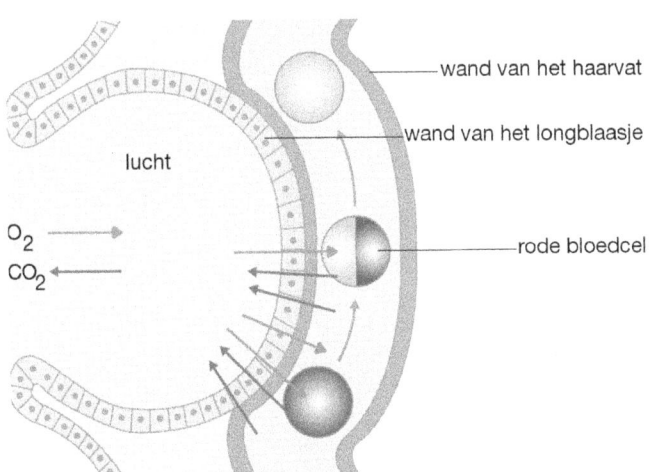

Fig. 20.3 *Schematische voorstelling van de diffusie van zuurstof en koolstofdioxide in een longblaasje.*

De ribben draaien hierbij om de lengteas naar buiten, wat een transversale en sagittale vergroting van de diameter geeft en daardoor dus een volumevergroting (fig. 20.4). Het weer naar beneden gaan van de ribben bij de uitademing – normaal een passief proces – gebeurt bij een geforceerde ademhaling (bijv. bij verhoogde lichaamsactiviteit) door de binnenste tussenribspieren (mm. intercostali interni).

Centraal bij de buikademhaling staat het diafragma, een horizontale platte spier die de borst- en buikholte van elkaar scheidt. Bij contractie vlakt dit als een koepel gevormd diafragma zich af, waardoor de ruimte in de borstholte groter wordt; in ontspannen toestand keert de spier tot zijn rustlengte terug, vormt het diafragma weer de eerdergenoemde koepel en verkleint het volume in de borstkas.

In het algemeen vinden de adembewegingen van borst- en buikademhaling niet afzonderlijk plaats, maar gaan ze samen. In rust neemt de buikademhaling circa 70% van de totale ademhaling voor zijn rekening.

De spieren van de borst- en buikademhaling noemen we ademhalingsspieren, te weten:
- het middenrif of diafragma;
- de halsspieren;
- de mm. intercostalis externi.

Bij een versterkte (geforceerde) in- en/of uitademing zijn naast de ademhalingsspieren nog hulpademhalingsspieren actief. Deze worden actief op het moment dat hetademminuutvolume groter wordt dan 50 l. Tot de hulpademhalingsspieren tijdens inademing rekenen we alle spieren die heffing van de ribben geven. Dit zijn onder andere:
- m. sternocleidomastoideus;
- mm. scaleni;
- m. pectoralis major.

Tot de hulpademhalingsspieren tijdens uitademing rekenen we vooral de buikspieren. Dit zijn onder andere:
- m. rectus abdominis;
- m. obliquus externus abdominis;
- m. obliquus internus abdominis.

Bij contractie geven deze detractie van de ribben en daarmee over de zogenaamde buikpers een verkleining van de intrathoracale ruimte.

20.3 Longvolumina

Bij een verruiming van de thorax zullen de longen meer gerekt worden, waardoor de ruimte in de longen groter wordt. Aangezien de hoeveelheid lucht die in de longen aanwezig is, gelijk blijft, zal de druk in de longen lager worden.

In rust is – in overeenstemming met een alveolaire ventilatie van 6 l/min – de ademhalingsarbeid bij een frequentie van 15 ademteugen/min het kleinst. In rust worden de ademhalingsfrequentie en het ademvolume reflectorisch zo geregeld, dat dit een minimum aan arbeid vraagt.

In rust gebruikt de ademhaling ongeveer 1% van de totale zuurstofopname. Bij een vermoeiende lichamelijke inspanning kan dit oplopen tot circa 12%.

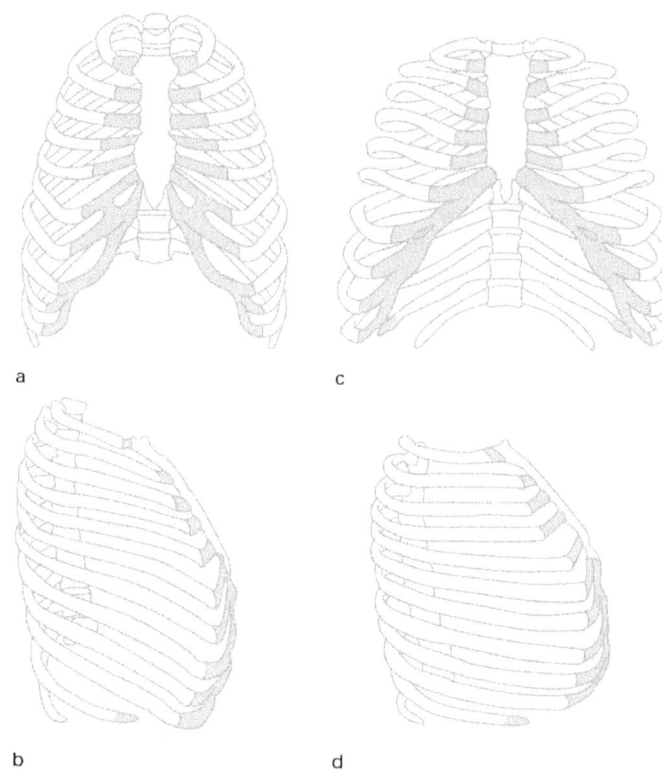

Fig. 20.4 *De verschillende standen van de borstkas tijden in- en uitademing: a. borstkas van voren gezien na diepe uitademing; b. borstkas van opzij gezien na diepe uitademing; c. borstkas van voren gezien na diepe inademing; d. borstkas van opzij gezien na diepe inademing. Tijdens het inademen gaan de ribben omhoog en opzij.*

Voorwaarde voor zuurstofopname en koolzuurafgifte in de alveolen is de continue vernieuwing van de alveolaire lucht door de ventilatie volgens de diffusiewetten. De bij de afzonderlijke adembewegingen geactiveerde luchtvolumina kunnen door middel van spirometrie gemeten worden. Daarbij maakt men onderscheid tussen statische en dynamische ventilatiegrootheden van de longen.

Bij een statische grootte van de ventilatie gaat het om de functie waarbij de tijd buiten beschouwing blijft.

De longvolumina hierbij zijn (fig. 20.5):

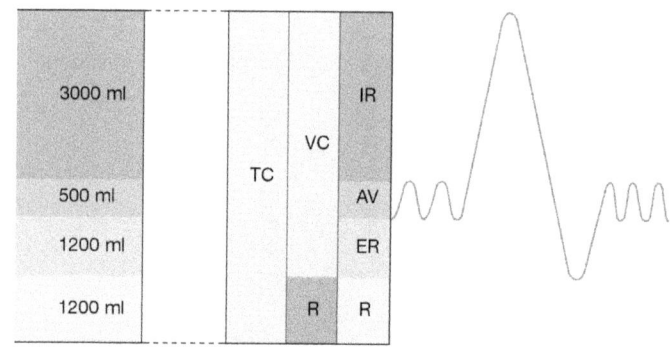

Fig. 20.5 *Longvolume en vitale capaciteit. TC totale capaciteit; VC vitale capaciteit; R residulucht; IR inspiratoire reserve; AV ademvolume; ER expiratoire reserve.*

- ademvolume (AV) of teugvolume: de hoeveelheid lucht die normaal wordt ingeademd (0,5 liter);
- inspiratoir reservevolume (IRV): de hoeveelheid lucht die na een normale inademing maximaal ingeademd kan worden (2 liter);
- expiratoir reservevolume (ERV): de hoeveelheid lucht die na een normale uitademing maximaal uitgeademd kan worden (1,5 liter);
- residuale volume (RV): de restlucht die na een maximale uitademing nog in de longen achterblijft (1,2 liter);
- vitale capaciteit (VC): de hoeveelheid lucht die na maximale inademing maximaal kan worden uitgeademd (AV + IRV + ERV); afhankelijk van lengte en bouw ca. 4-8 liter);
- totale longcapaciteit (TL): dit is de maximale hoeveelheid lucht die de longen kunnen bevatten en deze is dus VC + RV.

De afzonderlijke longvolumina zijn afhankelijk van leeftijd, geslacht, trainingstoestand en van lichaamsgrootte en -gewicht. Als we uitgaan van overeenkomstige criteria liggen deze waarden bij vrouwen gemiddeld 10% lager.

De vitale capaciteit – deze bedraagt gemiddeld 4,5 liter – wordt vaak als een gewenste grootte van de longfunctie in het sportmedisch onderzoek genomen. De waarde hiervan voor de beoordeling van het prestatievermogen is echter gering. Als vuistregel wordt in het algemeen genomen dat een maximaal zuurstofopnamevermogen (VO_2max) van 4 liter of meer – als bruto criterium voor het uithoudingsvermogen en het cardiopulmonale systeem – een VC van minstens 4,5 liter veronderstelt.
In tegenstelling tot het residuale volume – dat zich tussen het vijfentwintigste en zestigste levensjaar tot ca. 30% van de totale capaciteit vergroot – neemt de vitale capaciteit bij het ouder worden af en bedraagt die met zestig jaar nog ongeveer de helft van de capaciteit tijdens de jeugd. Dit komt door een afname van de elasticiteit van de borstkas en van de longen.
Bij een dynamische grootte van de ventilatie speelt, in tegenstelling tot de statische, de tijdfactor wel een rol. De hoeveelheid lucht die we per minuut inademen, noemen we het ademminuutvolume (AMV). Deze hoeveelheid is afhankelijk van het ademvolume en het aantal ademteugen per minuut: AMV = Af × AV.
Voor de bepaling van de dynamische ventilatie worden onder andere de ademstoottest en ademgrenswaardetest gebruikt.

20.3.1 De ademstoottest

De ademstoottest, ook wel de test van Tiffeneau of de 1-secondecapaciteit genoemd, geeft informatie over het luchtvolume dat na maximale inademing in 1 seconde uitgeademd kan worden. Een normaalwaarde voor deze test bedraagt voor een dertigjarige 80% van zijn VC; personen met een VC van 5 liter of hoger scoren minder, namelijk 70-75%.
Door de ademstoottest kunnen ook obstructieve ventilatiestoringen met een verhoogde bronchiale weerstand vastgesteld worden.

20.3.2 De ademgrenswaardetest

De ademgrenswaardetest geeft een indruk van het ventilatorische prestatievermogen van het ademhalingssysteem. Het onderzoek van deze waarde vindt plaats door een maximale snelle en diepe in- en uitademing gedurende 10 seconden. De gevonden waarde rekent men om per minuut, via frequentie × diepte × 6. Dit is het ventilatorisch prestatievermogen per minuut. Voor een dertigjarige bedraagt dit ongeveer 160 l/min. Goed getrainde duursporters bereiken waarden van circa 400 l/min.
Als we de grenswaarde van het ademminuutvolume (AMV) aftrekken, dan houden we de ademreserve over, die bij een goed getrainde sporter bijna tweemaal zo groot is als bij een ongetrainde.
Omdat zelfs bij zeer intensieve belastingen de ademgrenswaarde niet bereikt wordt, is deze niet als prestatiebeperkend te beschouwen.

20.3.3 Ademminuutvolume

Het ademminuutvolume is het product van de ademfrequentie en het ademteugvolume. Bij lichamelijke belasting moet de ademhaling zich aan een grotere zuurstofbehoefte van het lichaam aanpassen. Het AMV wordt door het ademhalingscentrum in het verlengde merg van de hersenen zo geregeld, dat de zuurstofbehoefte van de lichaamscellen op elk tijdstip voldoende gedekt is.
In rust bedraagt het AMV 6-8 l/min. Tijdens belasting stijgt het AMV bij ongetrainden tot 100-120 l/min, bij goed getrainde duursporters kan dit oplopen tot ongeveer 250 l/min.
De ademfrequentie bedraagt in rust ongeveer 12-16 bij een volwassene en 20-25 bij een jeugdige. Bij intensieve belasting kunnen frequenties bereikt worden van 40-50, bij topsporters zelfs 60. Jeugdigen hebben een hogere maximaalfrequentie. Deze bedraagt ongeveer 70 bij zeer intensieve inspanningen.

20.4 Ventilatie

20.4.1 Ventilatie van longen en dode ruimte

De alveolaire ventilatie wordt gekenmerkt als dat gedeelte van de ventilatie, dat in de longblaasjes aan de gaswisseling deelneemt. Het verschil tussen de totale ventilatie en de alveolaire ventilatie is de dode-ruimteventilatie.
De dode ruimte is het gedeelte van de luchtwegen, dat niet aan de gaswisseling deelneemt (neusholte, keelholte, bronchiën, bronchioli).
Er wordt onderscheid gemaakt tussen een anatomische en een functionele dode ruimte. De anatomische dode ruimte is het deel tot aan de grens van de bronchiolen en alveolen, de functionele dode ruimte is de totale ruimte waar geen gaswisseling plaatsvindt, en als gevolg daarvan ook de alveolairen die wel deel uitmaken van de ventilatie, maar niet gevasculariseerd zijn. De

ventilatie en doorbloeding in de alveolen wordt zo geregeld, dat bijvoorbeeld in rust de slecht geventileerde delen reflectorisch vergaand ook niet doorbloed worden. Hierdoor wordt een verlaging van de arteriële zuurstofverzadiging tegengegaan. Vanwege de functionele dode ruimte wordt aan het arteriële terugstromende bloed naar het hart 1-2% veneus bloed toegevoegd.

Het volume van de anatomische dode ruimte bedraagt bij een volwassene ongeveer 150 cc. Dit houdt in dat bij een ademteug van 500 cc, slechts 350 cc aan de alveolaire gaswisseling deelneemt. Aan de andere kant houdt dit in dat bij elke uitademing 150 cc in de anatomische dode ruimte achter blijft.

20.4.2 De alveolaire gaswisseling

De ingeademde lucht bestaat uit 79% stikstof, 20,96% zuurstof en 0,04% koolzuur. Het stikstof neemt als energieloos gas niet aan de gaswisseling deel. Omdat het zuurstof door de alveolaire capillaire membraan in het bloed diffundeert en omgekeerd het koolzuurgas uit bloed naar de alveolen, heeft de alveolaire lucht een andere samenstelling. Het zuurstofgehalte bedraagt nu nog maar 14-15%, terwijl het koolzuurgehalte aanmerkelijk hoger ligt, 5-6%. Verder wordt de uitgeademde lucht in de anatomische dode ruimte vermengd met de ingeademde lucht die hier is achtergebleven zodat de eerder gevonden waarden nu 16% zuurstof en 4% koolzuurgas worden.

Bij inademing wordt ongeveer 1/5 deel van het zuurstof in het bloed opgenomen. De gaswisseling is een passief proces.

Bepalend voor de gaswisseling tussen de alveolaire lucht en het bloed is de partiële zuurstofdruk (pO_2) en koolzuurdruk (pCO_2), waardoor zuurstof in bloed, respectievelijk koolzuur uit het bloed in de alveolaire lucht gediffundeerd wordt.

De diffusiecapaciteit in de longen voor zuurstof hangt naast de grootte van het diffusievlak ook af van de tijd dat het bloed contact heeft met de lucht in de alveolairen. De diffusiecapaciteit neemt bij belasting toe vanwege het meer opengaan van capillairen, die eerder niet geopend waren.

20.4.3 Het gastransport

Na de ventilatie, doorbloeding en diffusie vormt het gastransport in het bloed de eindfase van de gaswisseling. Omdat zuurstof slecht oplosbaar is in water (plasma) wordt slechts een zeer klein gedeelte van de benodigde zuurstof opgelost in het plasma en naar de cellen vervoerd. Het grootste gedeelte wordt gebonden aan het hemoglobine in de erytrocyten en vervoerd.

De zuurstofverzadiging van het bloed bedraagt in rust ongeveer 98%. Bij zeer intensieve belastingen kan dit iets minder zijn, omdat het bloed dan sneller stroomt en de tijd dat het bloed contact maakt met de alveolaire lucht kleiner is.

De zuurstofbindingscurve geeft aan hoeveel procent van de hemoglobinemoleculen bij een bepaalde partiële zuurstofdruk aan zuurstof gebonden zijn. Bij een normale partiële alveolaire zuurstofdruk van 100 mm Hg (13,3 kPa) is nagenoeg het volledige volume hemoglobine verzadigd met zuurstof (98%).

In het bovenste gedeelte verloopt de bindingscurve zo vlak, dat ook relatief grote schommelingen van het zuurstofgehalte in de lucht (o.a. op grote hoogte) de pO_2 in het bloed nauwelijks beïnvloeden.

In het weefsel loopt de curve echter stijl. Hierdoor blijft ook bij een vergrote zuurstofafgifte, zoals dit in de weefselcapillairen het geval is, het verval van de pO_2 in het bloed gering en wordt voldoende zuurstof naar het interstitium gediffundeerd.

Bij belasting wordt de bindingscurve 'naar rechts verschoven'. Deze verschuiving vindt plaats door een verhoging van de lichaamstemperatuur, een toename van pCO_2 en een daling van de pH-waarde in het bloed. Deze 'rechtsverschuiving' bewerkstelligt een gunstiger afgifte van zuurstof naar het weefsel en beperkt de zuurstofverzadiging in de longen nauwelijks.

20.4.4 Aanpassing van de ademhaling bij inspanning

Dit gebeurt via het parasympathische zenuwstelsel (nervus vagus). De impulsen hiervoor ontstaan in het ademcentrum, dat in de hersenstam (verlengde merg) ligt. Het ademritme past zich aan bij een wisselende behoefte, waarbij vooral een verhoogd koolzuurgehalte in het bloed een belangrijke rol speelt. Als er door arbeid een grotere hoeveelheid zuurstof wordt verbruikt, stijgt de koolzuurspanning in het bloed.

De aanwezige chemoreceptoren in de aortaboog en in het gebied van de splitsing van art. carotis communis informeren het ademcentrum over veranderingen van het koolzuurgehalte in het bloed.

Het ademcentrum wordt niet alleen door deze receptoren geïnformeerd, maar kan ook beïnvloed worden door centra in de hersenschors (cortex). Verder ontvangt het ademcentrum vooral aan het begin van een belasting informatie van rekgevoelige receptoren in de spieren en pezen van de ademhalingsspieren.

Indien het ademcentrum geprikkeld wordt, vindt vanzelf een aanpassing van de ademhaling plaats, opdat het evenwicht hersteld wordt. Naast inspanning geeft ook opwinding of angst een snellere ademhaling. Nervositeit kan op deze manier het ademhalingsmechanisme beïnvloeden en kan zo tot hyperventilatie (te weinig koolzuur in het bloed) leiden.

Door hyperventilatie daalt het CO_2-gehalte en daarmee de zuurgraad van het bloed. Dat is bij zware inspanning gunstig vanuit homeostatisch oogpunt. In rust en bij lichte inspanning is dat echter niet altijd gunstig. Het gaat dan ook met allerlei bijverschijnselen gepaard, zoals tintelingen en verkramping van de vingers.

21 Uitscheiding

Leerdoelen

Als u deze leerstof bestudeerd hebt, moet u de volgende onderdelen kunnen beschrijven:

1 Bouw (macroscopisch) en ligging van de nieren.
   Boonvormige organen dorsaal boven in de buikholte aan weerszijden van de wervelkolom. Nierschors, merg en bekken, ureter, blaas, urethra.
2 Functie – waterhuishouding via de nieren – urinewegen.
   Nefronen als filterorgaantjes van het bloed, afvalstof en overmaat aan vocht = urine, ongeveer 1,5 liter per etmaal.
3 De aanpassing van de algemene waterhuishouding.
   De mens bestaat voor 2/3 deel uit water (bloed-, weefsel- en celvocht, urine, zweet). Water dient als oplosmiddel, het speelt een rol bij het constant houden van de temperatuur. Vochtverlies bij inspanning is afhankelijk van de temperatuur, luchtvochtigheid, duur en intensiteit van de inspanning en kleding. Bij langdurige inspanning (> 4 uur) ontstaat ook verlies van mineralen. Men moet drinken voordat dorstgevoel ontstaat. 1% vochtverlies heeft al een negatief effect op de prestatie. Meer dan 6% vochtverlies geeft al uitdrogingsgevaar (coma).

21.1 Uitscheiding

De uitscheiding dient om stoffen, die bij de stofwisseling ontstaan zijn en niet meer gebruikt kunnen worden, te verwijderen. Tot de voornaamste uitscheidingsorganen behoren de:
– longen, die koolzuur en water uitscheiden (zie ademhaling);
– nieren, die voor de uitscheiding van urine zorgen;
– lever, die gal uitscheidt;
– huid, die zweet uitscheidt;
– endeldarm, die onverteerbare bestanddelen uitscheidt.

De nieren zorgen voor de uitscheiding van stoffen, die in opgeloste toestand verwijderd kunnen worden zoals:
– afbraakproducten, waaronder ureum, dat ontstaat bij de afbraak van aminozuren;
– water;
– overtollige stoffen zoals zouten, hormonen en vitaminen; door uitscheiding van deze stoffen, waaronder zich tevens zuur of alkalisch reagerende stoffen bevinden, houden de nieren mede de samenstelling en de zuurgraad van het bloed zo constant mogelijk;
– ingenomen stoffen zoals geneesmiddelen.

21.2 De bouw van nieren en urinewegen

Onder het urine-uitscheidend orgaan, verstaan we een complex van de volgende organen (fig. 21.1):
– de nieren;
– het nierbekken;

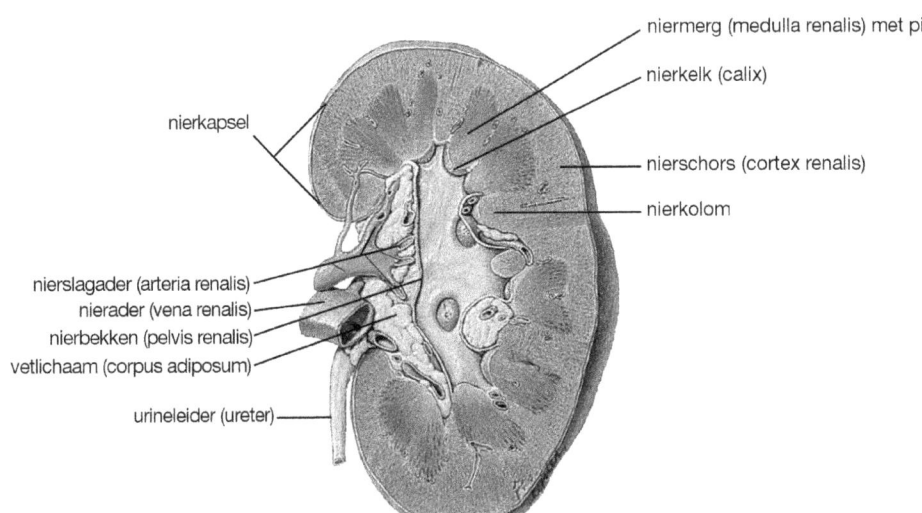

Fig. 21.1 *Overlangse doorsnede van een nier(ren).*

- de urineleider of ureter;
- de blaas;
- de urethra.

21.2.1 Nieren

De nieren zijn twee boonvormige organen, die retroperitoneaal (niet door het buikvlies omgeven) in de buikholte liggen tegen de diepe laag van de rugspieren, links en rechts van de wervelkolom. Zij liggen ingebed in een dik vetkapsel, dat omgeven is door een bindweefselvlies, de fascia renalis, waardoor zij op hun plaats gehouden worden De hilus (holle zijde) is de plaats waar de arteria renalis (nierslagader) de nier binnenkomt en de vena renalis (nierader), lymfevaten en ureter de nier verlaten. De bloedvaten worden door de bijbehorende zenuwen begeleid. De rechter nier ligt onder de lever en de linker onder de milt.
Boven elke nier rust een kapje, de bijnier. Dit is een klier met interne secretie. Verder wordt de nier omgeven door een dun kapsel van straf fibrillair bindweefsel. Dit geeft de nier een glanzend uiterlijk. Macroscopisch bestaat de nier uit een schorslaag (cortex) aan de buitenzijde, een meer naar binnen gelegen merglaag en het nierbekken.

21.2.2 Bouw

Macroscopisch

De nierschors is vrij smal en heeft een gespikkeld uiterlijk door de talrijke nierlichaampjes (lichaampjes van Malpighi).
De merglaag (medulla) bevat 10-20 nierpiramiden waarvan de toppen, de mergpapillen, uitsteken in de centrale holte, het nierbekken (pyelum = pelvis renalis). Het nierbekken vormt om de uitstulpingen van de mergpapillen een zelfde aantal smalle uitstulpingen in de merglaag, de nierkelkjes.
Vanuit de piramiden ontspringen kleine buisjes die de urine aan het nierbekken afgeven. Het nierbekken heeft de vorm van een trechter en gaat geleidelijk over in de ureter, de urineleider.
De urineafvoerwegen, zoals het nierbekken, de ureter en de urineblaas, zijn bekleed met een zogenaamd overgangsepitheel. Rondom het nierbekken is wat glad spierweefsel aanwezig dat zich voortzet in de spierlagen van de ureter.

Microscopisch

De functionele eenheid van de nier is het nierkanaaltje of het nefron en elke nier bezit ruim 1.000.000 van deze orgaantjes. Het zijn kleine filtreerorgaantjes die voor de productie van urine zorgen. Het nierkanaaltje of nefron bestaat uit (fig. 21.2):
- lichaampje van Malpighi, dat bestaat uit glomerulus en het kapsel van Bowman;
- tubulus contortus I (gekronkeld buisje van de eerste orde);
- lis van Henle;
- tubulus contortus II (gekronkeld buisje van de tweede orde);
- verzamelbuisje (ductus colligens).

De lichaampjes van Malpighi en de tubulus contortus I en II bevinden zich in de schors; de lissen van Henle en de verzamelbuisjes liggen in het merglaag.

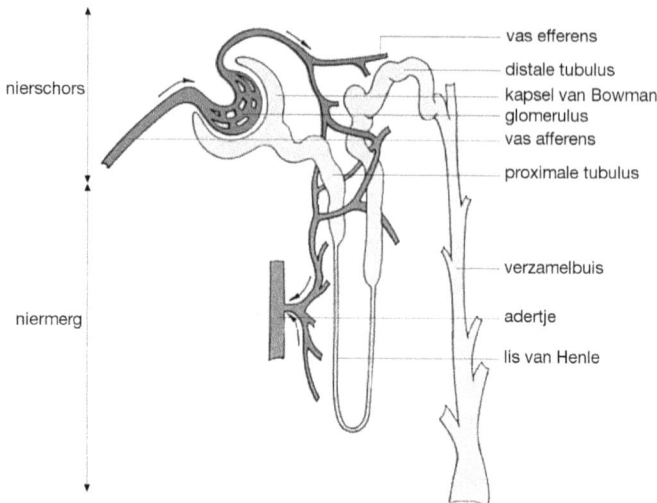

Fig. 21.2   Schema van een nefron.

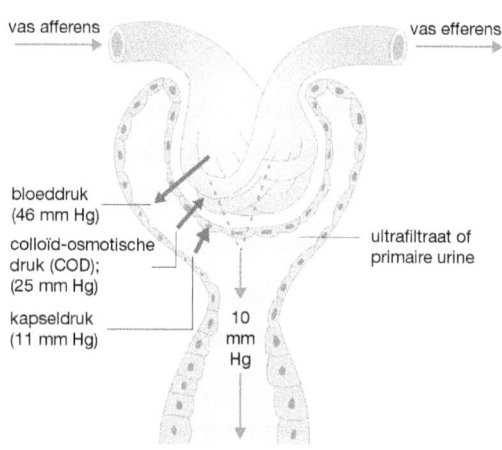

Fig. 21.3   Ultrafiltratie in het kapsel van Bowman.

De functies van de verschillende delen van het nefron zijn:
- Lichaampje van Malpighi (fig. 21.3).
  Dit zorgt voor ultrafiltratie van het bloed. Water en alle opgeloste stoffen gaan door het membraan van de glomerulus en het kapsel van Bowman naar de tubulus contortus I, maar colloïden worden tegengehouden, evenals natuurlijk de bloedcellen. Het filtraat (primaire urine) heeft nagenoeg dezelfde samenstelling als het bloedplasma zonder de eiwitten. De filtratiedruk is het verschil tussen de bloeddruk (50 mm Hg) en de colloïd-osmotische druk (25 mm Hg). De filtratiedruk bedraagt in dit geval 25 mm Hg.
- Tubulus contortus I.
  Deze zorgt voor resorptie vanuit de tubulus, wat wil zeggen dat glucose (100%), het grootste gedeelte van het water (85%) en aminozuren (100%) weer aan het bloed worden teruggegeven. Met andere stoffen (de typische afbraakproducten) is dit niet het geval. De urine, die via de verzamelbuizen naar het nierbekken gaat, heeft dus een andere samenstelling dan de primaire urine.

- Lis van Henle.
Zorgt voor resorptie door het tegenstroomprincipe.
- Tubulus contortus II.
Na/K-uitwisseling; regeling van de zuurgraad.
- Verzamelbuis.
H_2O (water) resorptie tot eindconcentratie van de urine volgens het tegenstroomprincipe.

21.2.3 De urineleiders

De urine wordt vanuit het nierbekken door peristaltische bewegingen in de urineleider (ureter) naar de blaas gebracht. De urineleiders lopen langs de achterste buikwand naar beneden tot onder in het kleine bekken, en liggen, evenals de nieren zelf, in hun hele verloop retroperitoneaal.

21.2.4 Blaas

De blaas (vesica urinaria) is een hol orgaan met een wand van gladde spieren, van binnen bekleed met overgangsepitheel en een slijmvlies dat in netvormige plooien ligt. De wand van de blaas kan zich binnen bepaalde grenzen aanpassen. Bij het uitzetten van de blaas verstrijken deze plooien. Tot een vulling van circa 400 ml blijft de druk nagenoeg gelijk. Een grotere vulling geeft vrij snel een toename van de druk en stimuleert de rekreceptoren in de blaaswand. Deze informatie geeft via het ruggenmerg een remming van de sympathicus en een stimulatie van de parasympathicus. Deze laatste bevordert de contractie in de blaaswand. Er treedt nu een bewustwording op van een gevoel van een volle blaas. Hierdoor kan de urinelozing willekeurig onder invloed van de grote hersenen aangezet of uitgesteld worden. De urineleiders monden achter in de blaas uit aan de onderzijde; zij lopen schuin door de wand heen, zodat zij bij een gevulde blaas vanzelf worden dichtgedrukt; spanning in de blaas veroorzaakt dus geen stuwing in ureter en nierbekken.

21.2.5 Urethra

De urethra vormt een verbinding tussen blaas en buitenwereld en ontspringt aan de onderzijde van de blaas. De urethra wordt door twee lusvormige sluitspieren gesloten. De binnenste is onwillekeurig, de buitenste willekeurig.
Ontlediging van de blaas gebeurt door het ontspannen van de buitenste willekeurige spier.

21.3 Functie van de nieren

De hoeveelheid urine die per dag door de mens wordt uitgescheiden, bedraagt ongeveer 1,5 liter. Dit is sterk afhankelijk van transpireren en drinken, maar ook van de bloeddruk. De totale bloeddoorstroming door de nieren bedraagt ongeveer 1250 ml/minuut. De hoeveelheid ultrafiltraat die per minuut gevormd wordt, bedraagt 125 ml. Dit wordt voor het overgrote deel weer geresorbeerd.
Per dag wordt ongeveer 1,5 liter urine geproduceerd.
De nieren staan onder hormonaal toezicht, terwijl ook het zenuwstelsel mede de nierfunctie bepaalt.

21.3.1 Bestanddelen van de urine

Normale bestanddelen van de urine zijn:
- water;
- zouten;
- vitamine C;
- hormonen;
- afvalproducten.

21.3.2 Taken van de nieren

De nieren hebben de volgende taken:
- waterhuishouding; de nier speelt een belangrijke rol bij de waterhuishouding van het lichaam;
- evenwicht van de zouthuishouding; het evenwicht tussen natrium- en kaliumzouten in het lichaam is grotendeels afhankelijk van de nieren;
- regeling van de osmotische druk; door de uitscheiding van zouten hebben de nieren invloed op de osmotische druk van lichaamsvloeistoffen;
- regeling van het zuur-base-evenwicht; door de vorming van passende zouten kunnen de nieren een overschot aan zure of alkalische bestanddelen uitscheiden;
- regeling ten aanzien van het bloedvolume;
- beïnvloeding van de bloeddruk door het hormoon renine, dat gevormd wordt door speciale cellen in de tubulus contortus II.

21.4 Waterhuishouding

We verliezen voortdurend vocht aan de omgeving. Alleen de afgifte via de huid en via de feces is in principe stabiel (tabel 21.1). Afhankelijk van de omgeving en de inspanning kunnen grote verschillen optreden in het vochtverlies. Het vochtverlies via urine is bij een groter verlies minder, maar er zal om het evenwicht te herstellen ook meer vocht opgenomen moeten worden.
Normaliter hebben we om de vochtbalans in evenwicht te houden een behoefte aan 2,5 liter vocht. Via vast voedsel komt gemiddeld 1 liter naar binnen. We moeten dus 1,5 liter drinken (tabel 21.1).
Het dorstgevoel stimuleert ons om te gaan drinken. De factoren die het dorstgevoel opwekken, zijn:
- afname interstitieel vocht en intercellulair vocht;
- toename colloïd-osmotische druk.
Dit zijn dezelfde factoren die ook de ADH-productie stimuleren.

Tabel 21-1 *Vochtverlies bij warm weer en bij inspanning*

	normale temperatuur	hoge temperatuur	zware inspanning
huid	300	300	300
luchtwegen	650	250	700
feces	150	150	150
zweet	200	1500	6000
urine	1500	1300	600
totaal vochtverlies	2500 ml	3500 ml	7750 ml

Een droge mond en keel spelen een beperkte rol bij het dorstgevoel. Naast het dorstgevoel voelen we vaak de behoefte aan zout (hartige hapjes). Maar over het algemeen krijgen we per dag tien tot twintig maal zoveel zouten binnen als werkelijk nodig is. Dat kan tot een verhoogde bloeddruk leiden.

In de praktijk blijkt overigens dat het dorstgevoel ons onder warme omstandigheden in de steek laat. We drinken vaak te weinig, waardoor we met een vloeistoftekort aan inspannende activiteiten beginnen. Dat kan tot prestatieverlies en/of warmtestuwing leiden.
Een tekort van 1% heeft al een negatief effect op de prestatie. Meer dan 6% vochtverlies geeft aanleiding tot disregulatie, waarbij de zweetproductie wordt beperkt. Dat leidt uiteindelijk tot warmtestuwing, soms in de vorm van een zogenaamde hitteberoerte, waarbij een coma en stollingsproblemen optreden.
Bij (herhaalde) zeer langdurige inspanningen (> 4 uur), in het bijzonder onder warme omstandigheden, ontstaat ook een tekort aan mineralen. Vooral het zoutverlies is dan van belang.

22 De huid

Leerdoelen

Als u deze leerstof bestudeerd hebt, moet u de volgende onderdelen kunnen beschrijven:

1 De bouw van de huid (epidermis, corium, subcutis):
- de vijf lagen van de epidermis, waarvan de buitenste een hoornlaag van dode cellen en de onderste drie lagen levende cellen; cellen worden vervangen door afschilfering;
- lederhuid of corium bestaat uit een bindweefselnetwerk met capillairen, zenuwen, receptoren en klieren (zweet en talg), waardoor een soepele huid ontstaat; oudere huid heeft minder vochtbindend vermogen, minder elastische en meer collagene vezels (rimpels).
2 Nagels, haren en spieren:
- de nagel dient ter bescherming van de gevoelige vingertoppen; tegendruk bij pincetgreep;
- haargroei tot bepaalde lengte, dan uitval (hoofdhaar wordt het langst);
- haaruitval niet synchroon waardoor geen kale plekken, behoudens leeftijd en aanleg; de huid bevat dwarsgestreepte spieren voor de mimiek en gladde spieren voor huidrimpeling bij koude (contractie van haarspiertjes).
3 Huidfuncties:
- sensoriek, zweetregulatie (warmtehuishouding), emotionele uitingen (blozen), bescherming (afweersysteem via onder andere mestcellen met histamine en aanwezigheid van afweercellen als lymfocyten) en stootopvang of buffer tegen binnendringen van bacteriën en chemische stoffen, pijnregistratie, huidademhaling, vorming vitamine D;
- mede bepalend voor de lichaamscontouren (onderhuids vetweefsel).
4 De algemene aanpassing van de waterhuishouding en warmteregulatie tijdens inspanning (zie hoofdstuk 21 'Uitscheiding', paragraaf 4).

22.1 Bouw van de huid

De huid is een belangrijk orgaan. Het omhult en bekleedt ons lichaam, en vormt als het ware een barrière tussen het inwendige milieu en de buitenwereld.
De huid is 1-4 mm dik en is opgebouwd uit 3 lagen (fig. 22.1):
- de epidermis of opperhuid, die klieren en haren vormt;
- de dermis (corium) of lederhuid, met bloedvaten, lymfevaten, zenuwen en zintuigcellen;
- de hypodermis (subcutis) of onderhuids bindweefsel, waarin onder andere het vetweefsel ligt.

22.1.1 De epidermis

De epidermis vormt de buitenste laag van de huid en bestaat uit epitheel in de vorm van plaat- of plaveiselepitheel. Zowel de oppervlakkige laag als de laag die aan het corium grenst, vertonen verhevenheden en inzinkingen.
De fijne tekening in de huid, het huidreliëf, wordt aan de voetzool en in de handpalm (waar geen haren worden aangelegd) veroorzaakt door fijne lijsten, die voor ieder mens een karakteristiek verloop hebben. Bij oude mensen verliest de huid een deel van haar elasticiteit en vermindert het onderhuidse

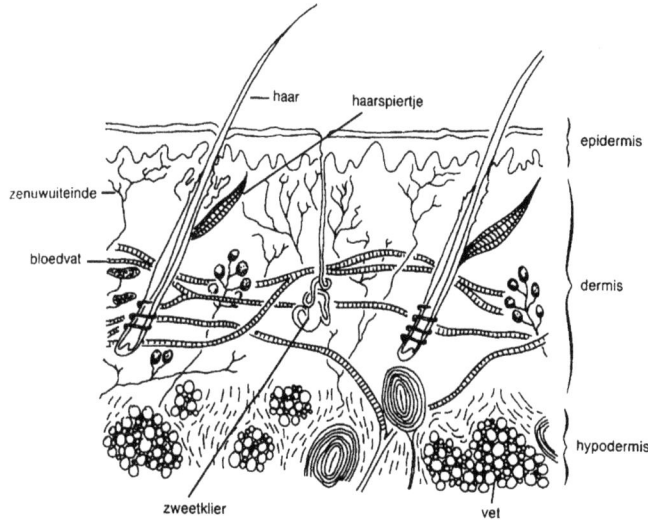

Fig. 22.1 *Dwarsdoorsnede door de huid.*

vetweefsel: de huid wordt te wijd (rimpels; onderkin).
Aan de onderzijde van de opperhuid dringt het corium in de vorm van een groot aantal papillen in de opperhuid naar binnen; in deze papillen liggen bloedvaten of zintuigen. Omgekeerd dalen de zweetklieren, die door het epitheel van de epidermis

gevormd worden, vrij ver in het corium. Dit is eveneens het geval voor de haarwortels en de talgklieren.

De epidermis bestaat uit twee lagen, de stratum corneum (hoornlaag) en de laag van Malpighi (slijmlaag), die weer uit verschillende sublagen bestaat. De onderste, de stratum germinativum (matrix of kiemlaag), is hiervan de belangrijkste.

In de matrix worden de cellen aangemaakt. Deze schuiven geleidelijk naar de oppervlakte, waarbij ze steeds meer afgeplat worden en uiteindelijk verhoornen. In deze cellen wordt ook het huidsmeer (talg) afgescheiden, dat in de dieper gelegen kliertjes wordt aangemaakt.

De epidermis is vaatloos. Wel liggen in deze laag pigmentkorreltjes (melanine), die samen met de dikte van de huid en de doorbloeding de kleur bepalen. De verhoornde cellen worden door wrijving steeds afgestoten. Door de aanmaak van cellen wordt de oppervlakkige laag steeds weer vernieuwd.

22.1.2 De dermis (corium)

Omdat de papillen van het corium reiken tot in de epidermis, ontstaat een stevige bevestiging van beide lagen op elkaar. In het corium wordt veel bindweefsel aangetroffen, dat als het ware een netwerk vormt. Het bindweefsel bevat vezels die voor de stevigheid zorgen en vezels die elastisch zijn. In deze laag bevinden zich bloedvaten (capillairen), zenuwen, receptoren en huidkliertjes. Het corium gaat geleidelijk over in de subcutis.

22.1.3 De hypodermis (subcutis)

In de subcutis worden tussen de bindweefselvezels talrijke vetcellen aangetroffen, waarvan de hoeveelheid afhangt van de plaats in het lichaam waar het voorkomt, de leeftijd en het geslacht. De gemiddelde dikte van de huid is 2 mm.

22.2 Adnexa van de huid

22.2.1 Nagels

Nagels bestaan uit hoorn. Zij komen uit een huidplooi aan de achterzijde, de nagelplooi (fig. 22.2). De zijkanten noemen we nagelwallen of nagelriemen. Het huidgedeelte waar de nagel op rust, heet nagelbed. De achterrand van de nagel, onder de nagelplooi, heet nagelwortel. Onder deze nagelwortel worden uit cellen van de laag van Malpighi de nagels gevormd. Nagels vormen een bescherming van de uiteinden van vingers en tenen, en bevorderen bovendien het tastvermogen.

22.2.2 Haren

Haren worden overal op de huid gevonden. Er zijn twee soorten, te weten lange haren die snel uitvallen (hoofdhaar), en korte haartjes die niet uitvallen (armen en benen).

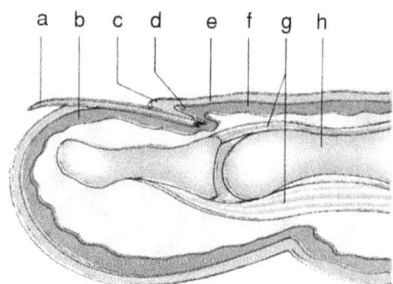

Fig. 22.2 Lengtedoorsnede door een vingertop waarbij te zien is hoe de nagel is ingebed in de binnenste laag van de opperhuid (zgn. moederlaag): a. nagel; b. nagelbed; c. nagelriem (de rand van de nagelwal); d + e. buitenste opperhuidlagen (van buiten naar binnen: hoornlaag, heldere laag en korrellaag); f. moederlaag van de huid; g. pezen; h. bot (voorlaatste kootje).

Hoewel de haren ver binnendringen in de lederhuid, zijn ze toch vanuit de epidermis gevormd. Waar zich een haar bevindt, is de laag van Malpighi als het ware ingedeukt.

Een haar wordt voor een gedeelte omgeven door een haarzakje. Het deel van zo'n haar dat in het haarzakje zit, heet haarwortel en het deel dat naar buiten uitsteekt haarschacht. De bodem van het haarzakje bezit een bovenwaartse instulping, de haarkiem, die ook tot de laag van Malpighi behoort en voor de vorming van het haar zorgdraagt. Een haar bestaat dan ook uit afgestorven cellen van de laag van Malpighi.

Aan de haren zitten kleine spiertjes. Bij afkoeling worden de haartjes rechtop gezet, waardoor er een isolerende luchtlaag ontstaat, die het lichaam tegen afkoeling beschermt (kippenvel). Twee functies van de haren zijn dus belangrijk, namelijk:
- de zintuigfunctie (tast);
- de functie bij de warmteregulatie (al is dit bij de mens functioneel van weinig belang).

22.2.3 Huidklieren

Klieren zijn te definiëren als organen die stoffen produceren. Deze definitie gaat ook op voor de klieren van de huid. Klieren worden tot epitheelweefsel gerekend, omdat zij ontstaan door instulping van epitheel. We kennen:
- Twee soorten zweetklieren: dit zijn buisvormige klieren die van de opperhuid tot diep in het corium doordringen. Daar vormen ze een winding (glomerulus) waaromheen bloedvaten lopen. Men schat het aantal op 2 miljoen, die gemiddeld 1 liter zweet per etmaal afscheiden. Ze scheiden vooral water af (99%), waarin allerlei stoffen worden afgevoerd, zoals mineralen, ureum, elektrolyten enzovoort. De zweetklieren spelen ook een belangrijke rol bij de regulatie van de lichaamstemperatuur. De kleine zweetklieren komen verspreid over het lichaam voor, terwijl de grote zweetklieren, ook wel apocriene klieren of geurklieren, zich bevinden in de oksels, rond de anus, geslachtsorganen en tepels.
- Talgklieren: de trosvormige talgklieren monden uit in het haarzakje. Zij scheiden een vettig secreet af, talg, dat haren en hoornlaag vet en soepel houdt. De huid is daardoor bijzonder waterafstotend.

- Cerumenklieren: de klieren die het smeer (cerumen) in de gehoorgang maken.
- Melkklieren: deze zijn te vinden in de borsten, waarvan de grootte echter voornamelijk wordt bepaald door vet- en bindweefsel.

22.2.4 De kleur van de huid

Voor de masseur is de kleur van de huid belangrijk. Voor de arts is de huid een belangrijk hulpmiddel om aandoeningen te diagnosticeren.
De kleur van de huid komt tot stand door de samenwerking van drie factoren:
- de eigen kleur van de huid, die lichtgeel is;
- er zitten gele tot bruine pigmentkorrels in de cellen van de onderste delen van de slijmlaag; bij donkere rassen zijn het er veel en bij deze rassen komen ze ook in het corium voor; bij lichte rassen gebeurt dat weinig;
- de bloedvaten uit het corium schemeren door; bij blanken wordt de huidkleur voornamelijk hierdoor bepaald; zij varieert dus zeer sterk met de doorbloeding (vergelijk de kleur van een hand die een tijdje omhoog gestoken is maar met die van de andere, die omlaag gehouden was!).

Het pigment van de huid beschermt ons tegen zonnestraling, waarin vooral de ultraviolette stralen in te grote dosis schadelijk zijn (zij worden ook uitgezonden door een hoogtezon).
In de huid zitten melaninekorrels, die onder invloed van ultraviolette stralen worden geactiveerd (bruining). Rode mensen hebben meer rode pigmentkorrels. Een moedervlek is een opeenhoping van zwarte pigmentkorrels. Zomersproeten worden veroorzaakt doordat er meer bruin pigment wordt aangemaakt.

22.2.5 Receptoren

De receptoren zijn eindzenuwen of cellen, die als ontvangststations fungeren om allerlei prikkels op te vangen en informatie door te geven naar het centrale zenuwstelsel, waar deze bewust wordt.

Pijn
De pijn wordt opgevangen door prikkeling van de vrije uiteinden van de gevoelszenuwen. Van pijn en pijngeleiding is nog maar heel weinig bekend. Pijn kan door allerlei prikkels worden opgewekt, maar waarom de ene mens veel beter tegen pijn kan dan een ander is voor een groot deel onbekend.

Gevoel- en tastzin
Door druk wordt de huid vervormd. In de huid liggen allerlei druk- en rekgevoelige opnemers, die de informatie doorgeven naar de hersenen (lichaampje van Vater-Pacini, tastlichaampje van Meissner). In sommige delen van de huid liggen enorm veel druk- en tastreceptoren zoals in de vingertoppen en in de lippen. Andere delen hebben weinig tastpunten (rug). Ook de haartjes zijn van belang voor de tastzin.

Warmte en koude
Verder liggen in de huid receptoren die gevoelig zijn voor de temperatuurschommelingen en die een belangrijke functie vervullen bij de regulatie van de lichaamstemperatuur.

22.3 Functies van de huid

De huid heeft de volgende functies:
1 bescherming:
   - bescherming tegen uitdroging en tegen binnendringen van vuil en schadelijke stoffen;
   - de huid past zich aan door dikker te worden bij overmatige druk (eeltvorming en nagelvorming) en geeft daardoor bescherming; de elastische bouw geeft ook nog mechanische bescherming bij stoten;
2 als zintuig:
   - de huid heeft een belangrijke zintuigfunctie, namelijk gevoel, tast, smaak, temperatuur enzovoort; bij de massage geeft de huid belangrijke informatie door;
   - de huid waarschuwt voor gevaar van buitenaf (pijn); we zouden anders heel gemakkelijk gewond kunnen raken;
3 warmteregulatie:
   - de huid is van groot belang bij de warmteregulatie; door vasoconstrictie en vasodilatatie kan de huid meer of minder warmte afstaan;
   - uitscheidende functie van stoffen bij het transpireren;
   - in de onderhuid ligt een stapeling van vetweefsel, dat een isolerende functie heeft bij het vasthouden van de lichaamstemperatuur; tevens dient dit onderhuids vet bij uithongering als reservevoedsel.
4 ademhaling:
   - de huid kan kleine hoeveelheden zuurstof absorberen uit de lucht (huidademhaling).

Per dag lekt er ongeveer 350 ml vocht door de huid naar buiten. Deze hoeveelheid staat los van de omgevingstemperatuur en de kleding.

Het is erg belangrijk onderscheid te maken tussen zweetproductie en zweetverdamping. Als het geproduceerde zweet niet verdampt, kan het zweet van het lichaam afdruipen. Maar daarmee kan geen warmte worden afgegeven. In een warme omgeving kan het lichaam warmte moeilijk afgeven via geleiding en straling. De zweetverdamping is dan de enige manier om warmte kwijt te raken. Als de vochtigheidsgraad in warme omgevingen hoog is, wordt het dus wel heel erg moeilijk om warmte kwijt te raken (fig. 22.3).

22.4 Warmteregulatie

Bij de mens is de lichaamstemperatuur over het algemeen hoger dan de omgevingstemperatuur. De temperatuur is in de kern van het lichaam circa 37°C. De functie van de warmteregulatie is de warmteproductie en de warmteafgifte onder verschillende omstandigheden gelijk te houden.

22.4.1 Warmteproductie

Alle stofwisselingsprocessen gaan gepaard met warmteproductie. Dit gebeurt al met alle onwillekeurige processen bij het basale metabolisme. Bij alle vormen van arbeid wordt extra warmte geproduceerd. Bij spierarbeid wordt ongeveer 75% van de energie omgezet in warmte.
De bloedvaten in de huid kunnen samentrekken (vasoconstricteren) in een koude omgeving, waardoor minder bloed naar de huid gaat. In een warme omgeving verwijden (vasodilateren) de bloedvaten in de huid en vindt een grotere bloedtoevoer naar de huid plaats, waardoor warmte goed aan de omgeving kan worden afgegeven. De aanpassing door middel van kleding is bij de beperking van de warmteafgifte natuurlijk ook van belang.

22.4.2 Warmteafgifte

Over het algemeen is de lichaamstemperatuur hoger dan die van de omgeving en is er warmteverlies. Dit gebeurt (fig. 22.4):
- via de longen, waar de ingeademde lucht steeds wordt opgewarmd;
- met het eten en drinken, waarbij vooral koude drank in het lichaam eerst op temperatuur moet worden gebracht;
- via de huid.

Warmteafgifte via de huid is het belangrijkste. Dit kan door:
- straling als de meest directe en belangrijkste afgifte van warmte aan de omgeving;
- stroming; vooral als er beweging plaatsvindt, is er door de snelheid van de beweging, maar ook door wind, een grotere warmteafgifte;
- geleiding; dit is de directe warmteoverdracht van het ene object op het andere, zoals bij het liggen op een koude ondergrond;
- verdamping; door verdamping van vocht (zweet) wordt een grote hoeveelheid warmte aan het lichaam onttrokken. In rust

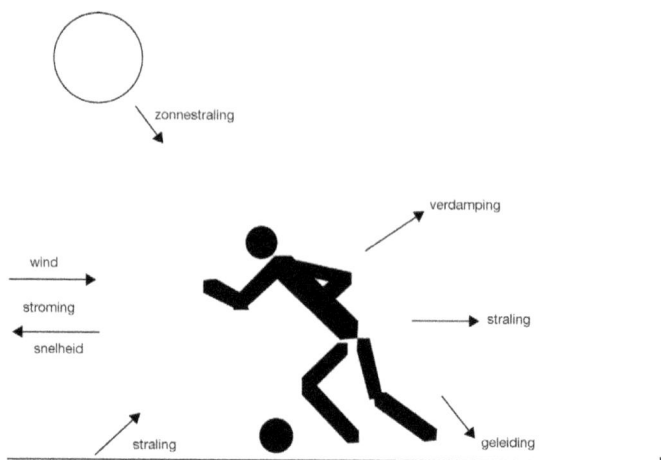

Fig. 22.3   Factoren bij warmte-uitwisseling tussen mens en omgeving.

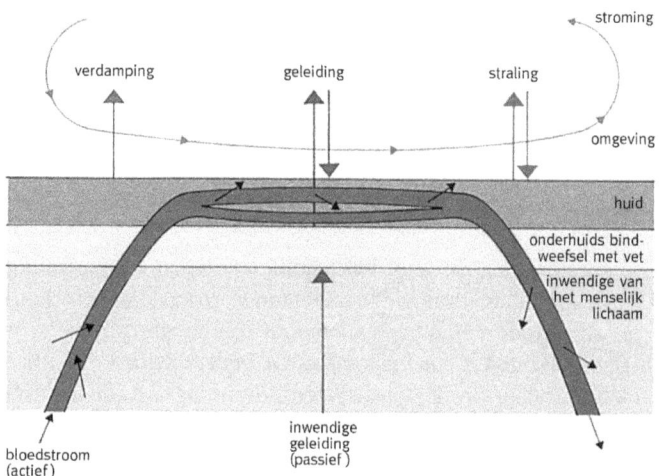

Fig. 22.4   Schema van het warmtetransport.

is er al een niet voelbare transpiratie. De zweetproductie is minimaal circa 1 liter per dag. Bij verhoging van de buitentemperatuur of bij extra arbeid kan de zweetproductie oplopen tot maximaal 10 liter per dag.

Deze vier mogelijkheden van warmteafgifte kunnen door verschillende factoren worden beïnvloed:
- De grootte van het lichaamsoppervlak: kinderen koelen aanmerkelijk sneller af dan volwassenen, omdat ze in verhouding tot de inhoud een groot lichaamsoppervlak bezitten. Ook kan het lichaamsoppervlak bewust verkleind worden door in elkaar te kruipen. Het tegen elkaar kruipen geeft (alleen daardoor al) een verminderde warmteafgifte.
- De oppervlakte temperatuur, die wordt verhoogd door vasodilatatie.
- De buitentemperatuur.
- De beweging van de lucht.
- Het vochtgehalte van de lucht.
- De kleding.

22.4.3 De centrale warmteregulatie

De warmteregeling gebeurt voornamelijk door reflexen, die totstandkomen door twee centra in het zenuwstelsel, die als een soort thermostaat bij de centrale verwarming werken; een in de grote hersenen en een in het verlengde merg.
Als er 'warm' of 'koud' bloed langs deze centra stroomt, dan wordt de warmteafgifte of de extra warmteproductie zoals hierboven beschreven geregeld. Ook de warmte- en koudereceptoren in de huid geven prikkels naar deze centra (fig. 22.5).

22.4.4 Koude omgeving

Om extra warmte te produceren, wordt de stofwisseling verhoogd door rillen en klappertanden. Ook wordt bij koude de tonus van de spieren hoger, waardoor de grondstofwisseling toeneemt. Willekeurig gaan we bij koude stampvoeten en met de armen slaan om de spierarbeid te verhogen. Ook de bloedverdeling en het hartminuutvolume wordt aangepast om de kerntemperatuur op 37°C te handhaven. De huiddoorbloeding zal daardoor afnemen.

22.4.5 Warme omgeving

Om extra warmte af te kunnen voeren, wordt de doorbloeding van de huid vergroot. Ook neemt de zweetproductie toe.

Beperking van de inspanning en aanpassing van de kleding zijn daarbij belangrijke maatregelen.

22.4.6 Inspanning

Bij inspanning komt ten minste 75% van de geproduceerde energie vrij als warmte. Dit heeft tot gevolg dat de temperatuur van de actieve spieren en van de lichaamskern hoger wordt. De kerntemperatuur stijgt bij inspanning tot ongeveer 38,5°C. Deze temperatuursverhoging is gunstig voor allerlei intracellulaire enzymatische processen en dus heel functioneel.
Een hogere stijging wordt voorkomen door meer warmte af te geven via de hierboven beschreven processen.

22.4.7 Koorts

Als het warmteregulatiecentrum in de hypothalamus invloed ondervindt van in het bloed aanwezige pyrogene (koortsverwekkende) stoffen, loopt de lichaamstemperatuur op. Er kunnen giftige stoffen vrijkomen uit uiteenvallende leukocyten, maar ook restanten van dode micro-organismen zijn endotoxinen.

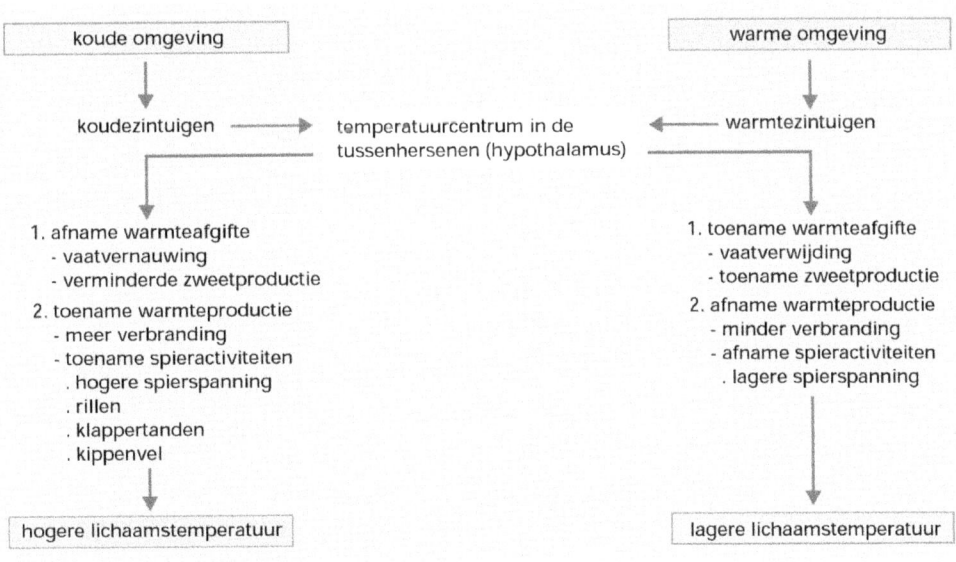

Fig. 22.5 *Schema van de temperatuurregeling met behulp van de koude- en warmtezintuigen.*

23 Het hormoonstelsel

Leerdoelen

Als u deze leerstof bestudeerd hebt, moet u:

1 De functies van hormonen en hun onderlinge relatie kunnen noemen:
  - de hypofyse als regulator (meesterklier) die invloed heeft op vrijwel alle andere hormoonklieren;
  - hun relatie met het zenuwstelsel;
  - het zenuwstelsel werkt snel maar kort, het hormoon werkt traag, maar langduriger.
2 Summier de herkomst en de functie in relatie tot inspanning kunnen verklaren van:
  - adrenaline (bijniermerg), dat alle sympathisch aangestuurde lichaamsfuncties stimuleert;
  - noradrenaline (bijniermerg), dat vooral invloed heeft op de bloeddruk;
  - insuline (pancreas, eilandjes van Langerhans, hormoon), dat de bloedsuiker verlaagt doordat het de glucoseopslag in de vorm van glycogeen bevordert;
  - glucagon, dat als antagonist van insuline werkt;
  - thyroxine (schildklierhormoon), dat de stofwisseling stimuleert;
  - bijnierschorshormonen (corticosteroïden), die de stofwisseling en de waterhuishouding beïnvloeden, en ontstekingsreacties remmen;
  - geslachtshormonen, waarvan u androgeen en oestrogeen moet kunnen noemen.

23.1 Het hormoonstelsel

De onbewuste regeling van de samenwerking van de organen, van de groei, van de verbranding enzovoort, komt niet alleen tot stand door impulsen van het zenuwstelsel, maar ook door de regulerende invloed van het hormoonstelsel of endocriene stelsel, bestaande uit een aantal hormoonklieren.
Het hormoonstelsel omvat een aantal endocriene klieren, die stoffen maken, die onmiddellijk aan de bloedbaan worden afgegeven. Deze afgescheiden stoffen noemen we hormonen.
Het verschil tussen de regeling door het vegetatieve zenuwstelsel en het hormoonstelsel is, dat hormonen langzamer werken, maar die werking houdt langer aan dan impulsen van het vegetatieve zenuwstelsel.
Hormonen zijn organische stoffen die in kleine hoeveelheden aangemaakt worden. Zij oefenen een zeer specifieke werking uit op de lichaamsverrichtingen, zoals:
- groei;
- stofwisseling;
- voortplanting;
- waterhuishouding;
- gedrag en karakter van de mens.

De regeling van de afscheiding van de hormonen is een ingewikkelde zaak. Dit gebeurt zowel door het zenuwstelsel, als door de hormonen onderling. De klieren die de hormonen maken, noemen we klieren met interne secretie of endocriene klieren. Dit ter onderscheiding van de klieren met externe secretie als speekselklieren, darmklieren en zweetklieren, die we al hebben leren kennen.
De hypofyse is een bijzondere klier die beschouwd kan worden als een centraal regulerend orgaan. Zij scheidt een aantal hormonen af, die de hormoonproductie van andere klieren aanzet of regelt.

23.1.1 Hypofyse

De belangrijkste klier met interne secretie is een klein boonvormig orgaan, dat centraal gelegen is in een uitholling van de schedelbasis (het Turkse zadel) aan de onderzijde van de hersenen. De hypofyse (pijnappelklier) vormt het middelpunt van het hele hormoonstelsel. Zij staat onder nauwkeurige controle van het zenuwstelsel door middel van talrijke verbindingen met het vegetatieve centrum van de aangrenzende hypothalamus, gedeeltelijk direct verbonden door zenuwen en gedeeltelijk indirect via de bloedbaan (releasing factors of hormonen). We onderscheiden daarvoor een achterkwab (neurofyse) en een voorkwab (adenofyse).

De hypofyse maakt hormonen die rechtstreeks ingrijpen in de functie van andere organen en glandotrope hormonen die een stimulerende invloed hebben op andere endocriene klieren (fig. 23.1).

Omgekeerd worden de activiteiten van de hypofyse en hypothalamus beïnvloed door hormonen die door andere klieren worden afgescheiden. Dit betekent over het algemeen dat elk hormoon een remmende werking heeft op zijn eigen productie (negatieve terugkoppeling). Dit betekent echter ook dat externe toevoer van hormonen (doping) leidt tot remming van de eigen productie.

De hypofyse produceert het groeihormoon en stimulerende hormonen voor schildklier (TSH), bijnierschors (ACTH), melkklieren (prolactine = PRL) en geslachtsklieren (FSH en LH). Verder produceert het oxytocine en het antidiuretisch hormoon (ADH). Het ADH, ook wel vasopressine genoemd, is werkzaam in de nieren, waar het terugresorptie van water bevordert. Overmatig alcoholgebruik beïnvloedt de aanmaak van ADH, waardoor de diurese toeneemt. Dit is een verklaring voor het verschijnsel nadorst.

Oxytocine veroorzaakt de contractie van glad spierweefsel in de baarmoeder (weeën) en de borstklier (melkejectie).

Het groeihormoon of somatotroop hormoon (STH) bevordert anabole processen, lengtegroei, vetmobilisatie en vetverbranding.

Het melanocytenstimulerend hormoon (MSH = MCSH) zorgt voor de normale pigmentatie van huid en slijmvliezen.

Het prolactine (PRL) of lactotroop hormoon (LTH) stimuleert zowel de ontwikkeling van borstklieren, als de melksecretie.

23.1.2 De schildklier

De schildklier (glandula thyroidea) ligt aan de voorzijde van de hals en bedekt het kraakbeen van het strottenhoofd. Het zijn twee met elkaar verbonden kwabben aan weerszijden van de luchtpijp.

De schildklier staat onder invloed van het TSH. De werking van het schildklierhormoon T3 en T4, tezamen het thyroxine, is voornamelijk gericht op de snelheid waarmee de celstofwisseling plaatsvindt, meer in het bijzonder op de sturing van opname van zuurstof en voedingsstoffen in de cellen, en de afgifte van afvalproducten aan de bloedbaan.

Bij een verlaagde functie van de schildklier zien we een verminderde stofwisseling, met als gevolg zwaarlijvige mensen. Bij een verhoogde functie zien we nerveuze magere mensen. Voor een goede werking van de schildklier hebben we jodium nodig.

Behalve thyroxine produceert de schildklier ook het calcitonine, dat het calciumgehalte in het bloed verlaagt en dan ook antagonist is van het bijschildklierhormoon (PTH).

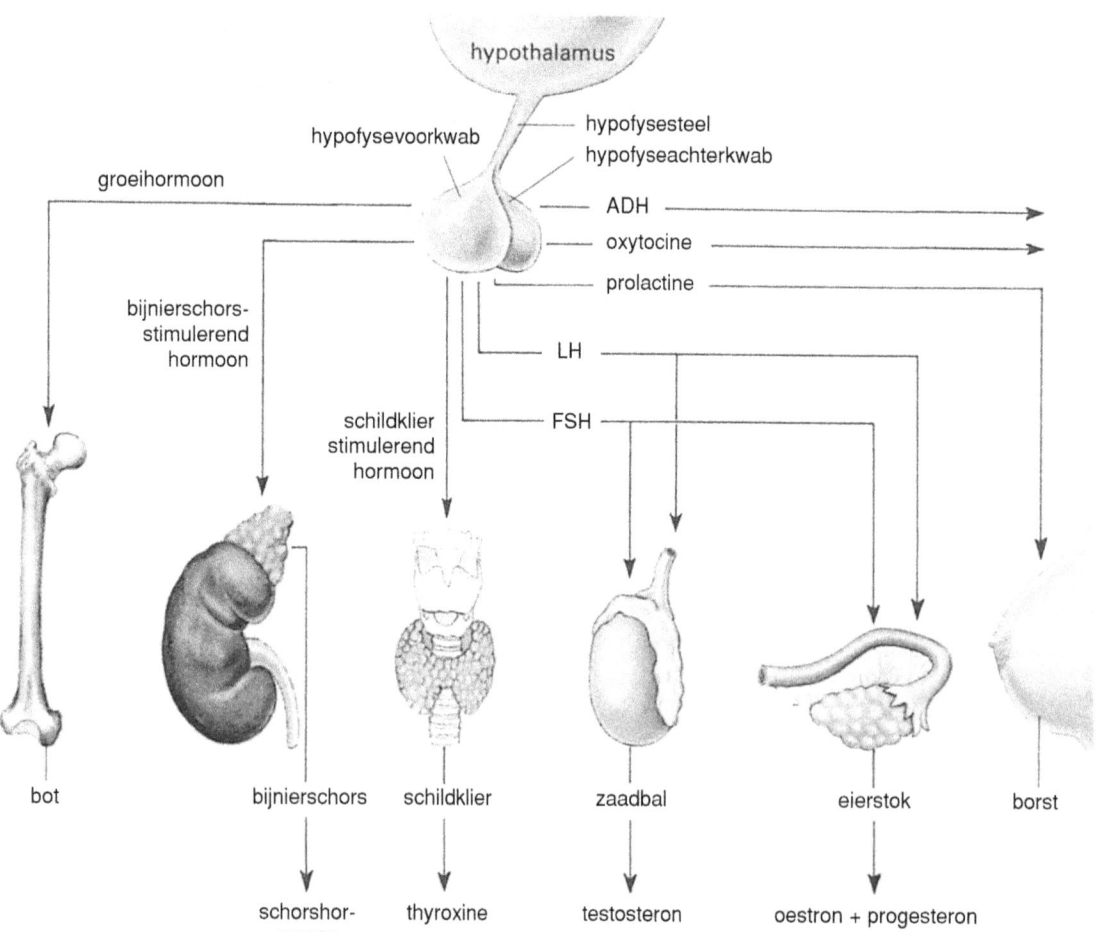

Fig. 23.1
Hormonen van de hypofyse-voorkwab en van de hypofyse-achterkwab.

23.1.3 Bijschildklieren

De bijschildklieren (glandulae parathyroideae) produceren PTH, ook wel parathormoon genoemd, dat het calciumgehalte regelt en, door het tegengaan van calciumuitscheiding in de nieren om de homeostase te bewaren, de fosfaatuitscheiding via de nieren bevordert. Een laag calciumgehalte van het bloed vormt de prikkel voor de hormoonproductie.

23.1.4 Bijnieren

Deze liggen als een kapje boven op elke nier. Zij hebben echter met de nieren niets te maken. De hormonen die hier gemaakt worden (het zijn er vele) spelen een rol bij vele functies in ons lichaam. We onderscheiden aan de bijnier een schors- en een merggedeelte.

Bijniermerg

Het bijniermerg produceert adrenaline en noradrenaline. Deze producten hebben in feite dezelfde werking als het sympathische zenuwstelsel. Het adrenaline heeft allerlei functies die de organen stimuleren. Het wordt daarom ook wel het hormoon van de arbeid genoemd.
Het noradrenaline heeft onder andere invloed op de bloeddruk en werkt ook als prikkeloverdrachtstof (neurotransmitter).

Bijnierschors

De bijnierschors produceert drie groepen hormonen: mineralocorticosteroïden, glucocorticosteroïden en geslachtshormonen. Het zijn echter onder invloed van ACTH voornamelijk glucocorticosteroïden, zoals cortisol, die een rol spelen bij de koolhydraatstofwisseling (gluconeogenese). Glucocorticosteroïden geven een bloedsuikerverhogende werking. Tevens is een remming van ontstekingsreacties en allergische reacties bekend.
Een bekend voorbeeld van mineralocorticosteroïden is het aldosteron, dat in de nieren zorgt voor natriumretentie en kaliumdepletie. De secretie van aldosteron wordt beïnvloed door het weefselhormoon renine uit de nieren (bij hypotensie).
In beperkte mate produceert de bijnierschors ook anabole steroïden, voornamelijk het mannelijk geslachtshormoon testosteron (ook bij vrouwen), maar ook oestrogenen. Dat zijn eiwitsparende stoffen (doping).

23.1.5 De pancreas

In de pancreas bevinden zich de eilandjes van Langerhans, waarvan de cellen een tweetal hormonen produceren:
– alfacellen die het hormoon glucagon produceren, dat een bloedsuikerverhogende werking heeft;
– bètacellen die het hormoon insuline produceren, dat de omzetting van glucose in glycogeen (bloedsuikergehalte) bevordert, waarmee dit hormoon een bloedsuikersparend effect heeft. Als er te weinig insuline geproduceerd wordt, spreken we van suikerziekte (diabetes mellitus)

Bovengenoemde hormonen zijn dus elkaars antagonisten.
Zie verder deel 2 hoofdstuk 17 'De spijsvertering'.

23.1.6 Geslachtsklieren

Bij de vrouw vinden we de geslachtsklieren in de vorm van de eierstokken (ovaria), die oestrogenen en progesteron afscheiden. Deze hormonen hebben invloed op de ontwikkeling van de vrouwelijke secundaire geslachtskenmerken en op de menstruatie. Oestron remt de productie van FSH (negatieve feedback) en stimuleert de productie van LH (positieve feedback). Progesteron remt de productie van LH (negatieve feedback) en vormt daarom een bestanddeel van de anticonceptiepil.
Bij de man vinden we de geslachtsklieren in de vorm van de testikels die de androgenen, voornamelijk het testosteron, produceren. Dit hormoon ontwikkelt de secundaire mannelijke geslachtskenmerken.
Verder zorgen de ovaria en de testikels respectievelijk voor de productie van eicellen en zaadcellen.

24 Inspanningsfysiologie

Leerdoelen

Als u deze leerstof bestudeerd hebt, moet u onderstaande zaken kunnen beschrijven, waardoor training en trainingsleer beter begrepen kunnen worden:

1 Functionele veranderingen op korte termijn.
Vermoeidheid door afname van energievoorraden (fosfaatverbindingen en glycogeen), vocht en mineralen. Ophoping van afvalstoffen (melkzuur) en weefselbelasting.
Deze afvalstoffen geven de prikkel tot herstel en weefselaanpassing als verbetering ATP-CP-systeem, toename glycogeenvoorraden, enzymactiviteiten en melkzuurtolerantie.
2 Functionele veranderingen op lange termijn.
Aanpassingen cardiorespiratoir systeem. Groter hart, lagere slagfrequentie, groter slagvolume, toename bloedvolume, toename hemoglobine, skelet- en spierhypertrofie, toename bewegingsvaardigheid (techniek) en reactievermogen.
3 Aanpassing belastbaarheid – belasting.
Afhankelijk van juiste trainingsprikkel, overbelasting geeft weefselbeschadiging, onderbelasting heeft geen trainingseffecten.
4 Aanpassing van het circulatiesysteem.
Hypertrofie hart (meer spierweefsel). Bij duursporters gaat dit gepaard met een groter ventrikelvolume. Bij de diastole meer bloedvulling van de ventrikel, waardoor groter slagvolume. Bij krachttraining geen groter ventrikelvolume, maar wel een dikkere ventrikelwand. Beide vormen van training leiden tot betere bloedvoorziening van het hart zelf.
5 Verandering in de bloedverdeling (zie bloedvaten).
6 Verhouding mechanische energie en warmte-energie (zie assimilatie).

24.1 Inspanningsfysiologie

In dit hoofdstuk wordt besproken op welke manier de verschillende organen in het lichaam hun activiteiten aanpassen aan de eisen die aan het lichaam gesteld worden, wanneer spierarbeid wordt verricht. De spieren kunnen alleen werken als er voldoende energie aanwezig is. In elke spier is een bepaalde voorraad energie aanwezig: het ATP. Deze voorraad is echter beperkt en zonder enige aanvulling of resynthese zal na enige tijd energiegebrek ontstaan.
ATP (adenosine-trifosfaat) is een stof die uiteindelijk de energie levert aan de cel. ATP wordt voortdurend aangemaakt. Nadat de eerste hoeveelheid is verbruikt, wat na enkele seconden gebeurt, ontstaat een afvalproduct, het ADP.
In de spiercel zijn verschillende energiesystemen actief die ADP weer terug kunnen vormen tot ATP ('recycling'). Deze systemen worden hierna genoemd en worden weergegeven in volgorde van de snelheid, waarbij het proces voltrokken wordt.

Anaërobe a-lactische energielevering:
1 ATP (adenosine-trifosfaat) $\rightarrow$ ADP + P (anorganisch fosfaat) + energie (die vrijkomt)
2 Creatinefosfaat + ADP + P $\rightarrow$ creatine + ATP

Anaërobe lactische energielevering of glycolyse:
3 Glycogeen (glucose) + ADP + P $\rightarrow$ melkzuur + ATP

Aërobe energielevering of oxidatieve fosforilering:
4a Glycogeen (glucose) + ADP + P + O_2 $\rightarrow$ CO_2 + H_2O + ATP
4b Vrije Vetzuren + ADP + P + O_2 $\rightarrow$ CO_2 + H_2O + ATP

Bij de anaërobe a-lactische energielevering (1 + 2) worden geen voedingsstoffen en zuurstof gebruikt. Deze vorm van energielevering is goed voor circa 20 seconden spierarbeid.
Bij de anaërobe lactische fase (3) wordt ook geen zuurstof gebruikt. Wel ontstaat er als afvalproduct melkzuur (= lactaat). Deze vorm van energielevering is goed voor circa 90 seconden spierarbeid.
Bij de aërobe energielevering (oxidatieve fosforilering) worden de voedingsstoffen koolhydraten en vetten geoxideerd (verbrand) met behulp van zuurstof, waarbij koolzuur en water vrijkomt.
De energieproductie waarbij vetten worden verbrand, komt pas na ongeveer een half uur goed op gang, waarbij de belasting submaximaal moet zijn. Vetten gebruiken bij verbranding veel meer zuurstof dan koolhydraten. De vetverbranding bij duurinspanningen werkt sparend op de glycogeenvoorraden (depots).

Bij duurarbeid is het belangrijk dat de energieproductie en het energieverbruik ongeveer in evenwicht zijn. De beperkende factor voor duurspierarbeid is de zuurstoftoevoer, omdat in de meeste gevallen de hoeveelheid glucose wel toereikend is. De zuurstofopname en het transport ervan door middel van het bloed zijn dus de zaken waar het bij spierarbeid om draait. Het ventilerend vermogen van de longen is zo groot, dat hierin geen beperkende factor hoeft te liggen. De bovengrens van het prestatievermogen wordt dan ook niet door de aanvoer van zuurstof, maar door de aanvoer van het bloed gesteld. Het hartminuutvolume (HMV) is dus de beperkende factor.

Uit het voorgaande blijkt dat de zuurstofvoorziening tijdens de inspanning toeneemt. Toch is dit bij sterke en snelle toename van de inspanning niet voldoende voor een optimale O_2-voorziening van de spier.
Vooral bij korte, zware inspanningen krijgen we een grote zuurstofschuld, die na de prestatie weer moet worden ingelost. Hieruit blijkt dat het lichaam tijd nodig heeft om zich op het leveren van arbeid in te stellen. De voorraad ATP maakt het mogelijk om intensief te starten, zonder dat er gewacht hoeft te worden tot de verbranding met behulp van zuurstof op gang is gekomen. De eerste periode van inspanning noemen we dan ook anaërobe arbeid ofwel arbeid zonder O_2-opname.
Alle kortdurende inspanningen vallen hieronder (tot ca. 2 minuten).

Als de energie eenmaal met behulp van zuurstof op gang is gekomen spreken we van aërobe arbeid.
Zoals we al hebben gezien, is de O_2-voorziening de beperkende factor bij het leveren van duurprestaties. Bij langdurige prestaties zal men ook moeten proberen de zuurstofbehoefte aan te passen aan de zuurstofopname. Wanneer dit bereikt is, spreken we van de 'steady state'.
Wanneer de mate van inspanning zo hoog is, dat de zuurstoftoevoer kleiner is dan de zuurstofbehoefte, zal de zuurstofschuld toenemen. Ook zal dan de melkzuurconcentratie in de spier en het bloed te hoog worden. Indien het melkzuur in het bloed een bepaalde grens bereikt, spreken we van het omslagpunt ('anaërobe drempel'). Te hoge melkzuurconcentraties leiden tot een verhoging van de zuurgraad in de spiercel, waardoor de werking van de enzymen afneemt.

24.2 Functionele veranderingen op korte termijn

24.2.1 Spiervermoeidheid

In deze paragraaf gaan we in op de vraag wat spiervermoeidheid is en wat het veroorzaakt. Dit is van belang om te weten op welke manier spiervermoeidheid kan worden voorkomen of worden uitgesteld.
Vermoeidheid is een complex begrip dat zowel door psychologische als door fysiologische factoren wordt bepaald. De winnaar is nooit moe, de verliezer altijd. Het vermogen om vermoeidheid te weerstaan, verschilt sterk per individu, waarbij motivatie een belangrijke rol speelt.

We spreken in principe van spiervermoeidheid als een spier of spiergroep een bepaald vermogen of een bepaalde kracht niet meer kan volhouden. Spiervermoeidheid gaat vaak gepaard met spierpijn, die meteen verdwijnt als de krachtsinspanning wordt gestaakt.
Bij het leveren van maximale kracht zal snel vermoeidheid optreden, bij een laag percentage van de maximale kracht zal dit pas na lange tijd gebeuren.
Bij maximale spiercontracties kan de neuromusculaire prikkeloverdracht de beperkende factor zijn, omdat de voorraad prikkelstof in de synapsen uitgeput raakt.
Bij het leveren van kracht neemt de druk in de spier toe, en wel zo dat bij een spierkracht van 25 tot 30% van het maximum de bloedvaten worden dichtgedrukt. Dit belemmert de toevoer van zuurstof en brandstoffen, en de afvoer van afvalstoffen. Dit zou ook een oorzaak van spiervermoeidheid kunnen zijn. Door overschakeling op de anaërobe verbranding zal zich melkzuur in de spier opstapelen. Door afwisseling van statische en dynamische arbeid is dit effect te verkleinen.
Bij langdurige inspanningen kan spiervermoeidheid ontstaan omdat de glycogeenvoorraden uitgeput raken. Dit is tegen te gaan door voorafgaand aan de wedstrijd glycogeen te stapelen en tijdens de wedstrijd extra koolhydraten toe te voeren.
Ten slotte kan op centraal niveau een rem op het prestatievermogen ontstaan om verdere vermoeidheid van de spieren tegen te gaan. Dit beschermingmechanisme treedt meestal in werking ruim voordat lokale uitputting plaatsvindt. Afleiding tijdens inspanningspauzes zou dit effect kunnen tegengaan.

24.2.2 Aanpassing van de energiesystemen

Uit bovenstaande blijkt, dat bij korte intensieve inspanningen de fosfaatpool leeg raakt, bij langere intensieve inspanningen zich lactaat ophoopt, en bij duurprestaties de glycogeenvoorraad kan worden uitgeput, waarbij ook verzuring optreedt. Ten slotte kunnen bij ultraduurinspanningen ook vetten en bij uitzondering eiwitten worden aangesproken, waarbij ammoniak en ureum de afvalstoffen zijn. Bij duurinspanningen komt veel warmte vrij en wordt dus ook een beroep gedaan op de warmteregulatie en navenant de waterhuishouding.
De fosfaatpool kan alleen worden vergroot door toename van CP, zoals met de extra inname van creatine wordt beoogd. Lactaatverwerking kan worden verbeterd, waarbij in de desbetreffende spieren de specifieke enzymen toenemen. Ook voor de aërobe energiesystemen nemen naast het aantal mitochondriën de specifieke enzymen toe. De verzuring door lactaat en H^+-ionen kan door verhoging van de buffercapaciteit (12-50%) worden opgevangen. Door extra opname van koolhydraten kan de glycogeenvoorraad aanzienlijk worden vergroot.

24.2.3 Regulatie van de ademhaling bij inspanning

Bij spierarbeid neemt de stofwisseling toe en zal er dus meer CO_2 aan het bloed worden afgegeven. Zolang de ademhaling niet is aangepast, zal het bloed dat de longen gepasseerd is der-

halve te veel CO_2 bevatten. Dit verhoogde CO_2-gehalte werkt stimulerend op de hartregulatie- en de ademhalingscentra, wat leidt tot een intensievere ademhaling.
Ook door onze wil kunnen we de ademhaling beïnvloeden. We kunnen op twee manieren de ademhaling stimuleren namelijk door middel van de frequentie en door middel van de diepte.
Verder kan het transport en de afgifte van zuurstof nog worden verbeterd. Dit transport van zuurstof gebeurt door het bloed. De hoeveelheid O_2 die door de spiercellen kan worden opgenomen, zal afhankelijk zijn van de hoeveelheid bloed die door het spierweefsel gaat.
De afgifte van O_2 in de spieren wordt bevorderd door:
- Het feit dat de zuurstofconcentratie in de spieren lager is dan normaal. Hierdoor zal er meer worden opgenomen dan in rust.
- Er wordt meer CO_2 geproduceerd in werkende spieren. Aangezien de bindingscapaciteit van hemoglobine voor CO_2 hoger ligt dan voor O_2 zal er veel O_2 worden afgestaan om meer CO_2 te kunnen binden.
- Bij spiercontracties komt warmte vrij, waardoor de temperatuur van het spierweefsel stijgt. Dit bevordert de diffusie van O_2 uit het bloed naar het spierweefsel.

24.2.4 Aanpassing van hart en circulatie tijdens de inspanning

Het HMV als beperkende factor zal tijdens de inspanning moeten veranderen. Het HMV is het product van slagvolume en hartfrequentie. Stijging van het HMV kan worden bereikt door een toename van de frequentie of van het slagvolume, of door beide.
Het HMV in rust bedraagt ongeveer 5 liter. Bij maximale inspanning kan dit oplopen tot ongeveer 30 liter (fig. 24.1). Deze maximale waarde wordt in belangrijke mate bepaald door de mate van getraindheid.

De toename van de hartfrequentie
De hartfrequentie neemt toe door:
- afremming van de invloed van het parasympathische zenuwstelsel (nervus vagus);
- toename van de invloed van het (ortho)sympathische zenuwstelsel;
- grotere productie van adrenaline;
- toename van het veneuze aanbod.

Hierdoor is er een grotere vulling van het rechter atrium, waardoor een rekking optreedt die een hogere frequentie tot gevolg heeft.

Verhoging van veneuze aanvoer
De veneuze aanvoer wordt verhoogd door:
- betere werking van het spierpompmechanisme;
- betere aanzuiging van het hart (systolische aanzuiging).
Door deze grotere veneuze aanvoer zal ook het slagvolume worden vergroot.

De veranderingen in het arteriële stelsel tijdens inspanning zijn allereerst een gevolg van veranderingen in de pompwerking van het hart. Maar ook de vulling van het vaatbed is van belang. In de actieve spieren gaan de arteriolen en precapillaire sfincters openstaan, maar in de niet-actieve organen, bijvoorbeeld de spijsverteringsorganen, treedt vasoconstrictie op.

Resumerend: als gevolg van inspanning:
- neemt het HMV toe;
- stijgt de systolische bloeddruk bij gelijkblijvende diastolische bloeddruk;
- wordt het bloed herverdeeld (fig. 24.1).

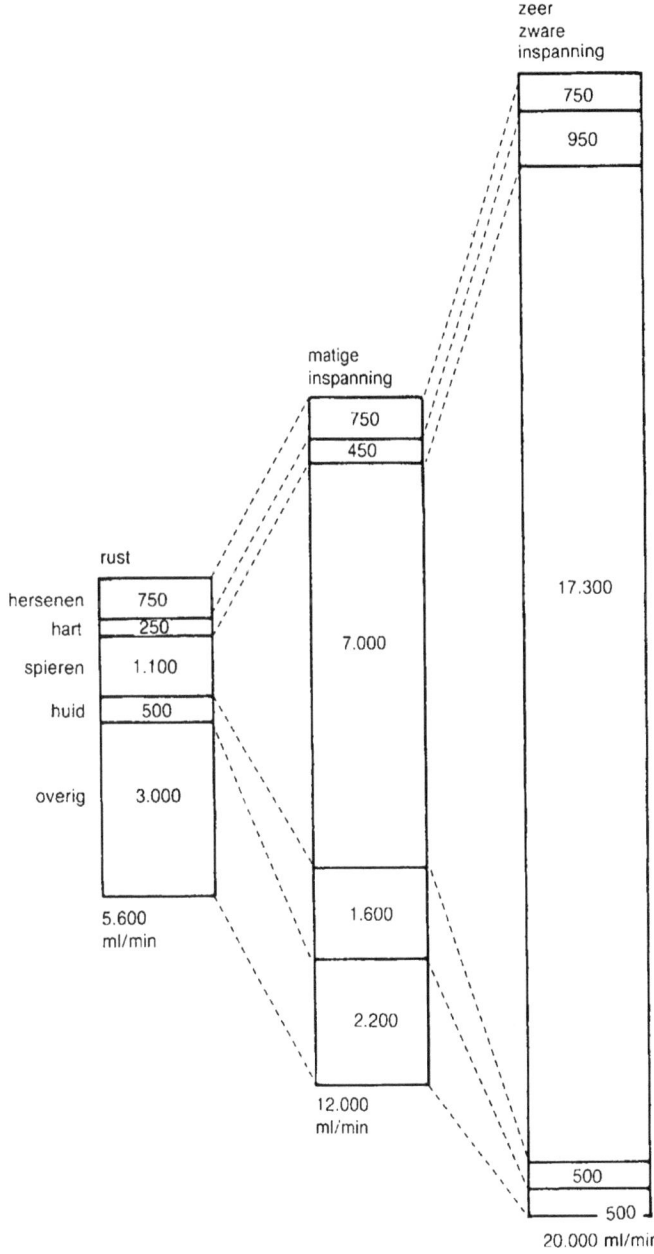

Fig. 24.1 Een schematische weergave van de veranderingen in de verdeling van het bloed over de verschillende organen tijdens inspanning (naar Vander 1986).

24.3 Functionele aanpassingen op lange termijn

24.3.1 Trainingseffecten op de skeletspieren

Het effect van training op de skeletspieren is terug te brengen tot de volgende kernbegrippen:
- hypertrofie;
- stofwisseling;
- capillarisatie;
- substraatvermeerdering:
  - myoglobinegehalte;
  - energievoorziening;
  - mineralen;
- biologische katalysatoren;
- effectiviteit.

Hypertrofie
Hypertrofie, de toename van de massa van de spiervezels (geen toename in aantal) en van de hele spier, is het resultaat van krachttraining en ontstaat niet bij het zuiver trainen op uithoudingsvermogen. De diameter, de dwarsdoorsnede en het volume nemen wetmatig toe. Deze toename kan meer dan 100% bedragen.
De toename van de spiermassa komt door toename van:
- de myofibrillen; via een geringe toename van hun diameter;
- de actine- en myosinemoleculen;
- de randstandige kernen;
- de mitochondriën; de toename en vergroting van de mitochondriën met hun in- en uitwendig membraanoppervlak, waarbinnen de aërobe stofwisseling plaatsvindt, is bijzonder belangrijk voor prestaties, waarbij het aankomt op het uithoudingsvermogen van de spier;
- bij een hoge mate van trainingshypertrofie kan een hyperplastische splijting van spiervezels optreden.

Stofwisseling
De 'rode' spiervezels bevatten veel sarcoplasma, mitochondriën en enzymen, die bij de aërobe spierstofwisseling zijn betrokken. De 'witte' spiervezels zijn rijker aan myofibrillen en enzymen voor de anaërobe stofwisseling, maar waarschijnlijk kunnen beide soorten spiervezels onder invloed van speciaal gerichte training specifieke veranderingen ondergaan (tabel 24.1). Door middel van duurtraining kunnen de witte vezels tot op zekere hoogte in myosine- en mitochondriënrijke vezels veranderen.

Capillarisatie
De capillarisatie in de spieren neemt vooral toe bij training voor middellange en langdurige belasting, speciaal door de opening van 'reserve'-capillairen.

Substraatvermeerdering
De substraatvermeerdering. In getrainde spieren worden meerdere stoffen, in grotere hoeveelheden dan normaal aangetroffen. Door de toename van glycogeen met meer dan 100% wordt de energievoorraad belangrijk vermeerderd. De vorming van glucose uit glycogeen is in getrainde spieren versneld, zodat de glycogeenvoorraad eveneens beter wordt benut. In een op uithoudingsvermogen getrainde spier zijn ook de lipiden (vetachtige stoffen) vermeerderd. Getrainde spieren verbruiken meer vetzuren, wat een besparing van het glycogeen oplevert.
Het myoglobinegehalte van de spier neemt bij duurtraining, vooral in hoger gelegen gebieden toe. Vooral prestaties in een zuurstofarme omgeving schijnen een verhoging van het myoglobinegehalte tot gevolg te hebben. Myoglobine kan eveneens zuurstof in een reversibele vorm opslaan. Aldus vormt myoglobine een zuurstofvoorraad met een relatief kleine capaciteit. Wanneer het hemoglobine in het bloed voor een onvoldoende zuurstofvoorziening in de spier zorgt, kan de spier uit deze voorraad in beperkte mate zuurstof putten ten behoeve van aërobe processen. Verder wordt aangenomen dat myoglobine nog een rol speelt bij het zuurstofverbruik in de spier.
Door middel van een grotere hoeveelheid energierijke fosfaten zoals adenosine-trifosfaat ATP en creatinefosfaat CP zijn de spieren opgewassen tegen grotere anaërobe belastingen van korte tot middellange duur.
- De getrainde spier beschikt zowel over een snellere mobilisatie en een grotere utilisatie van energiebronnen, als over een snellere opbouw van de energierijke fosfaten.
- Ook is het gehalte van kalium, natrium en magnesium verhoogd, nodig voor de prikkelbaarheid en het contractievermogen van de spier.

Biologische katalysatoren
Toename van biologische katalysatoren. Oxidatieve enzymen nemen bij duurtraining aanzienlijk toe. De aërobe capaciteit van de getrainde skeletspieren wordt met behulp van deze katalysatoren opgevoerd door herhaling van prestaties met overwegend aërobe energievorming. Dit geldt ook voor de oxidatie van melkzuur en vetzuur. De enzymen van de anaërobe spierstofwisseling, nodig bij korte en middellange belastingen, die glycogeen, ATP en creatinefosfaat splitsen en vormen, komen in een dergelijk getrainde spier verhoogd voor. De belasting van de anaërobe stofwisselingsprocessen vormt een biochemische voorwaarde voor de verbetering van kracht en snelheid voor korte tot middellange duurprestaties.

Tabel 24-1   *Trainingseffecten bij kracht- en duurtraining*

spier(vezel)niveau	krachttraining	duurtraining
bindweefsel	toename	
myofibrildikte	toename	
actine/myosine aantal		
actine/myosine dichtheid	toename	
enzymen	toename	toename
	glycolytische enzymen	oxidatieve enzymen
energierijke fosfaten	toename	toename
mitochondria aantal		toename
mitochondria capaciteit		toename
myoglobine concentratie		toename
glucogeen voorraad		toename

Effectiviteit
Verhoging van de effectiviteit. Als gevolg van een toename van de efficiëntie bij bepaalde bewegingen zijn het zuurstof- en energieverbruik, de melkzuurconcentratie en de vermoeidheid van het getrainde spierstelsel bij gelijke belasting minder groot.
- De drempelwaarde van de prikkelbaarheid van de getrainde spier is verlaagd.
- Kracht- en prestatievermeerdering. De kracht neemt wetmatig toe naar gelang de totale dwarsdoorsnede van de spier, i.c. de synergistisch werkende spiergroep, groter wordt. Ook de maximale willekeurige kracht van een getrainde spier, berekend per cm^2 dwarsdoorsnede van de spier, neemt toe.

24.3.2 Trainingseffecten op het bloed

De effecten die training op het bloed heeft, zijn:
- Training van het uithoudingsvermogen veroorzaakt een toename van het totale aantal rode bloedlichaampjes (erytrocyten), de totale hoeveelheid ijzerhoudende kleurstof van de rode bloedlichaampjes (hemoglobine) en van het bloedvolume. Een toename van het bloedvolume met meer dan een liter en een dienovereenkomstige vermeerdering van het hemoglobine zijn mogelijk. Wanneer de training plaatsvindt op hoog gelegen plaatsen neemt ook het relatieve aantal erytrocyten en het hemoglobinegehalte (per mm^3) toe (tot meer dan 8 miljoen/mm^3). Tevens komt op deze hoogten een rechtsverschuiving in de zuurstofdissosiatiecurve tot stand.
- Als gevolg van de toename van het bloedvolume wordt ook de totale neutraliserings- en buffercapaciteit van het bloed groter. Dit valt toe te schrijven aan de absolute toename van eiwitten en alkalische verbindingen. Hierdoor krijgt het bloed een grotere buffercapaciteit en kan het 'getrainde' bloed grotere hoeveelheden zure tussen- en eindproducten van de stofwisseling neutraliseren. Het optreden van hoge concentraties waterstofionen wordt aldus effectief voorkomen. Dit vormt een wezenlijke biochemische voorwaarde voor de geringere lokale en algemene lichamelijke vermoeidheid voor middelgrote en langdurige belastingen.
- Bij een getraind individu is in rust het totale aantal witte bloedlichaampjes (leukocyten) niet verhoogd. Training op duurprestaties leidt evenwel tot een relatieve toename van de lymfocyten. Ook worden meer jonge onvolwassen leukocyten aangetroffen, dan bij gezonde ongetrainde mensen.
- Verhoogde triglyceride- en cholesterolspiegels in het bloed kunnen door training van het lichamelijk uithoudingsvermogen worden verlaagd. Het serumcholesterol van lange afstandskiërs in Finland bleek significant lager te zijn dan bij de rest van de bevolking. Jakowlew wijst op verhoogde lipolytische activiteit van het bloed van getrainde mensen. Deze effecten zijn waarschijnlijk van belang voor de preventie van atherosclerose.
- Het arterio-veneus O_2-verschil is in rust bij gelijke, middelzware en zware belastingen, bij ongetrainde mensen kleiner dan bij goed getrainde sporters, die een groot uithoudingsvermogen hebben ontwikkeld. Dit valt toe te schrijven aan de toegenomen capillarisatie in de skeletspieren, die ± 40% van het lichaamsgewicht uitmaken, en aan de grotere aërobe capaciteit. Het beter benutten van de zuurstof uit het bloed vormt bij de getrainde spier een belangrijke voorwaarde voor het economischer functioneren van het cardiopulmonale systeem.
- De melkzuurspiegel en de H^+-concentratie in het bloed is bij gelijke belastingen lager naarmate de trainingstoestand voor belastingen van middellange en lange duur beter is. Getrainde sporters kunnen tijdens maximale belasting echter ook een hogere lactaatspiegel en H^+-concentratie verdragen.

24.3.3 Trainingseffecten op het hart en de bloedsomloop

Het effect van duurtraining blijkt te zijn, dat het zenuwstelsel en het hormoonstelsel het hart in rust en tijdens inspanning minder frequent stimuleren. Vooral de hartfrequentie wordt als gevolg daarvan lager.
Als de trainingsintensiteit hoog is, treden er tevens groeiprocessen op, die overigens in belangrijke mate bepaald worden door aanleg. Het hart van getrainden is, vergeleken met ongetrainden, vaak vergroot. We spreken in zulke gevallen van een sporthart. Zowel de hartvolumina (inhoud) als de dikte van de hartwand nemen toe. Daarbij wordt een onderscheid gezien tussen het effect van krachtsport en duursport. Het krachtsporthart heeft relatief meer spierwanddikte, het duursporthart relatief meer inhoud. Of deze hartvergroting duidt op een zeer grote efficiëntie is een discussiepunt. De hartvergroting kan ook ziekelijke vormen aannemen, of er kan van een hartspierziekte (cardiomyopathie) sprake zijn. Uit moderne MRI-studies blijkt steeds beter dat het sporthart in principe een fysiologische aanpassing is, waarbij ook de stofwisseling is verbeterd.
Ook de kransslagaders nemen in diameter toe, wat, ook als het sporthart na stoppen van de training verdwijnt, een gunstig effect heeft.

- Het zogenaamde 'sporthart' is gewend aan grote belastingen en klopt in rusttoestand aanzienlijk langzamer. Topsporters hebben niet zelden een rustpols van 30-40 slagen per minuut. Bij deze bradycardie is de duur van de systole en diastole verlengd en het zuurstofverbruik van het hart verlaagd.
- In de loop van elke training van het uithoudingsvermogen valt een vermindering van de hartfrequentie en de systolische bloeddruk waar te nemen. De stijging van de systolische bloeddruk en de polsgolfsnelheid, waarmee het ouder worden gepaard gaat, is bij regelmatig trainende sporters geringer.
- Het hartminuutvolume van het sporthart is in rust kleiner, zoals metingen met verschillende methoden telkens opnieuw uitwijzen. In rust is de circulatiesnelheid van het bloed bij iemand, die een groot uithoudingsvermogen heeft, lager. Het volume bloed dat naar getrainde spieren stroomt, is bij gelijke belasting verminderd.

24.3.4 Trainingseffecten op het skelet

Training heeft de volgende effecten op het skelet:
- Trek- en drukbelastingen van de beenderen tijdens trainingen en wedstrijdprestaties stimuleren een goede skeletontwikkeling vooral bij jongeren, maar ook bij volwassenen. De breedtegroei wordt gestimuleerd: de diameter, de dwarsdoorsnede, de omtrek, het volume en gewicht nemen alle toe. De schorslaag (substantia compacta) en spongiosa, evenals het gewrichtskraakbeen, de gewrichtsbanden en de pezen worden dikker. Het belastingsvermogen neemt op deze manier toe (activiteitshypertrofie).
- Ook vindt er een morfologische aanpassing van de botten en de gewrichtsstructuren aan specifieke functionele belastingen plaats. Hierdoor nemen beweeglijkheid en soepelheid toe.
- De botuitsteeksels, waaraan de spieren vastzitten, zijn bij getrainde botten sterker ontwikkeld.
- Overmatige functionele belasting leidt tot afbraak en ontkalking van botweefsel. Dit treedt vooral op die plaatsen op, die aan langdurige belastingen blootstaan, en kan vermoeidheidsfracturen tot gevolg hebben.
- Gebrek aan training leidt tot afbraak van botweefsel (inactiviteitsatrofie) en vermindering van de beweeglijkheid der gewrichten.

24.3.5 Belasting en belastbaarheid

Bij dit alles blijkt, dat de verhouding tussen belasting en belastbaarheid cruciaal is. Meestal is een combinatie van factoren verantwoordelijk voor het ontstaan van problemen, een acuut letsel of een surmenageletsel, maar de bijdrage van de verschillende factoren verschilt per tak van sport en van situatie tot situatie. We kunnen drie categorieën van oorzakelijke en provocerende factoren onderscheiden:

- interne persoonsgebonden factoren;
- externe omgevingsgebonden factoren;
- belastingsfactoren in de sportarts.

Interne factoren bepalen de belastbaarheid van de sporter, zowel zijn individuele mogelijkheden, als zijn beperkingen. Tot de interne factoren rekenen we:
- leeftijd;
- geslacht;
- aanleg;
- gezondheidstoestand;
- trainingstoestand;
- leefwijze.

Tot de zogenaamde externe factoren die van invloed kunnen zijn op het ontstaan van sportblessures moeten we de volgende rekenen:
- kleding;
- schoeisel;
- spelmateriaal;
- beschermende materialen;
- bodemgesteldheid;
- sportaccommodaties;
- klimaat;
- leiding en spelregels.

Sporten stelt zowel geestelijke als lichamelijke eisen aan de sporter. In het algemeen kunnen we de belasting van een sporter aangeven door de aard, intensiteit, duur, frequentie, dichtheid en omvang van de trainingsbelasting te beschrijven. Problemen ontstaan als de trainingsbelasting plotseling sterk wordt uitgebreid. Dit geldt voor elk van de zes belastingsfactoren afzonderlijk en voor verschillende combinaties van deze factoren.

25 Trainingsleer

Leerdoelen

Als u deze leerstof bestudeerd hebt, moet u onderstaande onderdelen kunnen verklaren:

1. Trainingsintensiteit.
   Duurtraining leidt tot aërobe aanpassingen in de spier, tot toename van myoglobine, opslagvermogen voor glycogeen, tot toename van mitochondriën en enzymactiviteiten. Spierhypertrofie is wel aanwezig, maar minder zichtbaar dan bij krachttraining. Zie verder bij hypertrofie van het hart.
2. Trainingseffect – supercompensatie – overload.
   Sneller herstelvermogen na inspanning, verlaging cholesterolspiegel, efficiëntere warmteafgifte, toename longventilatievermogen, normalisatie bloeddruk, hypertrofie botweefsel en betere trekvastheid van ligamenten.
3. Overtraining: symptomen, oorzaken en maatregelen.
   Sneller vermoeid, trager, spierklachten, hogere rustpols, minder eetlust, slaapstoornissen enzovoort.
4. Aandeel masseur in voorbereidingsperiode, training en wedstrijd, trainingsvrije periode, en na wedstrijd en training.
   Vroegdiagnostiek door waarnemen van veranderingen in spierweefsel en luisteren naar signalen via gesprek met sporter tijdens massage. Bewaken arbeid-rustverhouding en andere factoren die invloed hebben op prestatievermogen en herstel.
5. Effect op de musculatuur en het organisme.
   Trainingsopbouw, frequentie, specifieke oefenstof, ontspanningsoefeningen, normaliserende oefeningen waaronder rekoefeningen (stretching). Doelgerichte massages en trainingsvervangende activiteiten (zoals sauna en dergelijke).
6. Algemeen uithoudingsvermogen (steady state).
   Bij langdurige belasting evenwicht tussen prestatie en herstel (aërobe synthese van ATP).
7. Lokaal uithoudingsvermogen.
   Afhankelijk van circulatie, myoglobinegehalte enzovoort, in relatie tot de inspanning. Sportspecifieke aanpassingen.
8. Conditiebepalende factoren.
   Cardiovasculaire aanpassingen en gezondheid van overige organen, inclusief de spieren.
9. Warming-up/cooling-down, als preventie tegen lokale spierblessures en voor herstelbevordering.
10. Fysiologische aanpassingen (zie voorafgaande).
11. Hartfrequentie.
12. Longfunctie.
13. Warmteregulatie.
14. Zenuwstelsel/coördinatie.
15. Spier/peesapparaat.
16. Opbouw.
17. Herstelbevorderende maatregelen.
    Waaronder massage en trainingsvervangende prikkels.

25.1 Trainingsintensiteit

Er zijn heel veel vormen van training. Maar toch zijn er op basis van intensiteit, duur en pauzes maar twee basismethoden van training van het UHV: duurtraining of intervaltraining. Daarnaast kennen we nog specifieke kracht- en snelheidstraining.

25.1.1 Duurtraining

Kenmerk van duurtraining is de (relatief) lange arbeidsduur. Pure duurtraining kent geen pauzes, maar niet alle duurtrainingen zijn zo strikt. De intensiteit van de training is echter niet echt hoog. Duurtraining richt zich op het verbeteren van het aëroob uithoudingsvermogen (UHV). Daarbij kan onderscheid worden gemaakt tussen het trainen van het lokale en het algemene UHV.

- Lokaal uithoudingsvermogen train je als je minder dan ongeveer eenzesde van het lichaam gebruikt. Dus als je traint met maar een enkele arm.
- Algemeen uithoudingsvermogen train je als je meer dan eenzesde van het lichaam gebruikt, dus als je bijvoorbeeld met twee benen fietst. De aanspraak op hart en bloedvaten is dan veel groter dan bij lokale training. De trainingseffecten zijn niet alleen gericht op de werkende spieren, maar ook op het centrale niveau: longen, bloed, hart en bloedvaten.

In de duurgetrainde spieren zal het aantal mitochondriën toenemen, de concentratie van oxidatieve enzymen wordt hoger en het glycogeengehalte stijgt.

Overigens zal het glycogeengehalte vooral stijgen door intensievere duurtrainingen, terwijl als gevolg van minder intensieve training de verbranding en opslag van vet toeneemt.

Ook het myoglobinegehalte en de spierdoorbloeding nemen toe door duurtraining. Fast-twitch spiervezels worden meer 'slow-twitch' en zijn minder gauw vermoeid.

Met alle aanpassingen neemt het UHV toe en zal het melkzuursysteem pas bij een hoger niveau van inspanning bijspringen. Dat leidt uiteindelijk dus tot verschuiving van de zogenaamde 'anaërobe drempel'.

25.1.2 Intervaltraining

Kenmerk van intervaltraining is de afwisseling van arbeid en rust. De 'pauze' hoort lonend te zijn als het lichaam dan nog steeds hard werkt en kans krijgt tot herstel. De trainingsprikkel van hart en circulatie lopen nog door, mits de pauze niet te lang duurt. De afwisseling van arbeid en rust betekent ook dat de arbeid intensiever kan zijn dan bij duurtraining. Daarbij wordt in een aantal sporten ook meer het karakter van die sport benaderd. Zo zijn er twee voorbeelden van soorten training, die praktisch altijd in de intervalvorm plaatsvinden: kracht- en snelheidstraining.

Snelheidstraining

Met snelheidstraining wil men zowel de explosieve kracht verhogen als de remming door niet-contractiele delen van de spier en de antagonisten minimaliseren. De trainingseffecten van dergelijke dynamische spiercontracties zijn veelal specifiek gebonden aan een bepaald bewegingsverloop, waarbij verbetering van de coördinatie een belangrijke rol speelt.

Krachttraining

Als gevolg van krachttraining treedt eerst verbetering op het niveau van de motorunits op. De rekrutering van de spiervezels gaat efficiënter verlopen en er worden er meer ingeschakeld. Vervolgens worden er effecten in de spier zelf waargenomen. De spiervezels worden dikker, doorsnede en volume worden groter. We spreken van hypertrofie.

De vezeldikte is toe te schrijven aan de dikte van de myofibrillen. De contractiele eiwitten, actine en myosine, nemen in aantal en dichtheid toe, zodat er meer dwarsbruggen kunnen worden gevormd en dus meer kracht kan worden geleverd.

Bij deze eiwitvorming speelt het mannelijk geslachtshormoon testosteron een belangrijke rol, wat verklaart dat spierhypertrofie bij mannen meer optreedt dan bij vrouwen.

Ook de voorraad snel te mobiliseren energierijke fosfaten en specifieke enzymen neemt toe, zodat het fast-twitch karakter van de spieren toeneemt.

Overigens nemen niet alleen de contractiele elementen van de spier in omvang toe, maar ook de hoeveelheid bindweefsel. De spier wordt niet alleen krachtiger, maar ook steviger.

25.2 Trainingsprincipes

25.2.1 Supercompensatie

Bij herhaalde belasting treden aanpassingen in de gebruikte weefsels op, zodat het lichaam de belasting in de toekomst beter aankan. Dat proces heet adaptatie of *supercompensatie*. Tijdens de belasting neemt de belastbaarheid van het weefsel af door verbruik van energie, ophoping van afvalstoffen en gebruiksschade van bind- en spierweefsel. Het herstel na belasting zal plaatsvinden op een hoger niveau (fig. 25.1), zodat de belastbaarheid is vergroot. Daarvoor is wel tijd nodig. De herstelperiode moet voldoende zijn, niet te kort, maar ook niet te lang, anders is de supercompensatie weer verdwenen.

25.2.2 Overload

Voor een echt trainingseffect moet er sprake zijn van 'overload', wat betekent dat de belasting hoger moet zijn dan de persoon gewend is. De trainingsprikkel moet dus adequaat zijn, niet te licht, maar ook niet te zwaar.

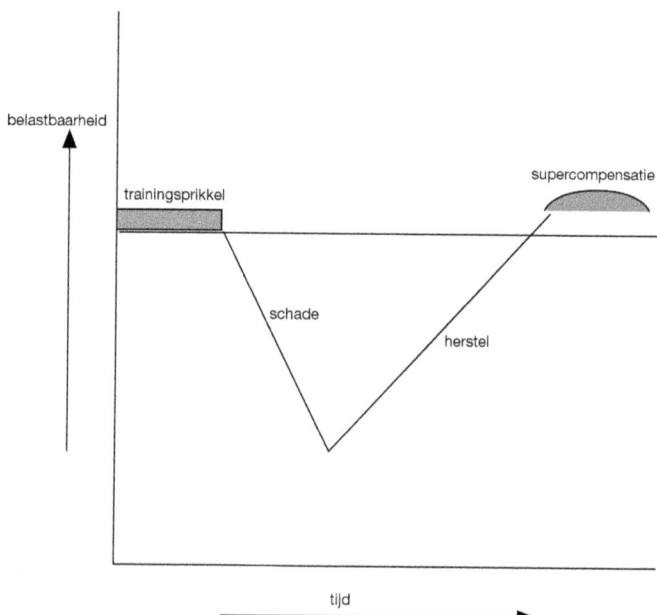

Fig. 25.1 *Principe supercompensatie.*

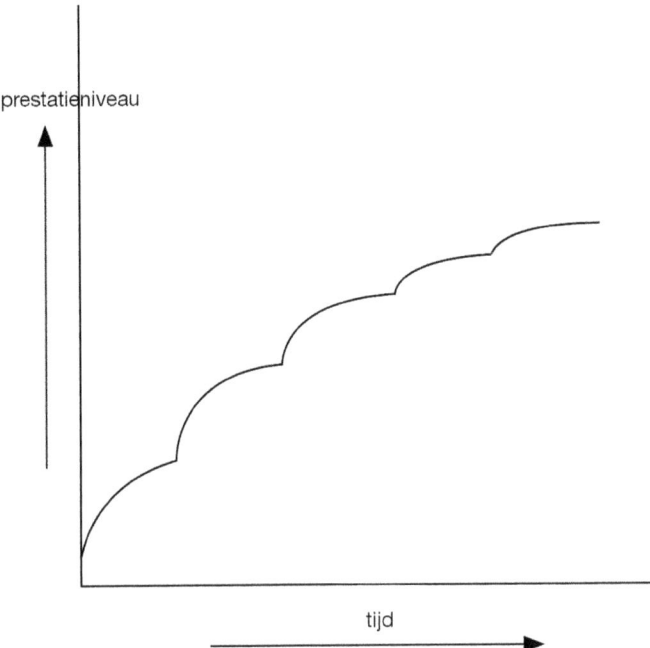

Fig. 25.2   Verminderde meeropbrengst.

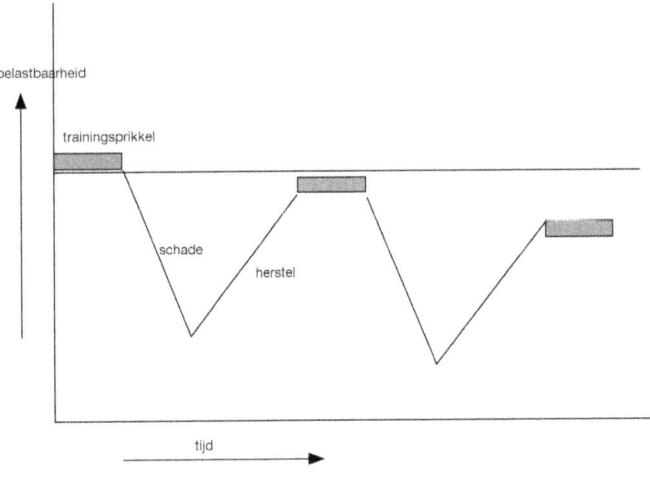

Fig. 25.3   Overtraining.

25.2.3 Specificiteit

Trainingseffecten zijn specifiek voor de organen of spieren die worden belast, maar specificiteit geldt ook voor de functie die wordt getraind. Dus als je de arm traint, wordt het been niet sterker. Als je de arm op maximale kracht traint, dan zal de maximale snelheid of het duurvermogen nauwelijks veranderen. Overigens worden soms tussen linker en rechter arm of been wel cross-effecten gezien.

25.2.4 Reversibiliteit

Effecten van training zijn niet blijvend, maar omkeerbaar (reversibiliteit). Als je stopt met trainen, zullen de meeste trainingseffecten na enige tijd verdwijnen. De snelheid waarmee de teruggang plaatsvindt, is verschillend. Kracht neemt bijvoorbeeld minder snel af dan uithoudingsvermogen. Om een behaald niveau te onderhouden, hoef je echter minder frequent te trainen dan je moet doen om dat niveau te bereiken.

25.2.5 Verminderde meeropbrengst

Als je geheel ongetraind bent, ga je door adequate training snel vooruit. Naarmate een persoon echter beter getraind is, zal de prestatieverbetering bij eenzelfde trainingsomvang steeds geringer zijn. Dit noemen we het principe van de verminderde meeropbrengst (fig. 25.2). De zwaarte van de training zal moeten toenemen om nog resultaat te bereiken. Dat kan men doen door toename in intensiteit, duur en/of frequentie van de trainingen.

25.3 Training en herstel

In de trainingspraktijk zijn de volgende algemene richtlijnen voor herstel bruikbaar:
- voor (intensieve) krachttraining staat een herstelduur van 48-96 uur;
- niet zo lange, maar wel hoog intensieve duurtrainingen vragen ongeveer 24 uur herstel;
- bij lange duurtrainingen met uitputting van de energievoorraden is ruim 48 uur hersteltijd nodig.

Er zijn natuurlijk individueel behoorlijke verschillen mogelijk.

25.3.1 Overtraining

Als het herstel tussen trainingen structureel te kort is, kan een situatie van overtraining ontstaan (fig. 25.3). Dit kan ook gebeuren als de trainingen intensiever zijn dan gebruikelijk. Het prestatievermogen neemt dan af en men reageert door meer en harder te gaan trainen. Daarmee wordt het probleem alleen maar erger.
Overtraining is af te leiden uit allerlei verschijnselen: humeurigheid, irritatie, slaapproblemen, vermoeidheid, vatbaarheid voor ziekte, hogere rustpols, enzovoort. Dit is echter een sterk wisselend beeld dat wijst op een hormonale disregulatie. Parameters om overtraining eenduidig vast te stellen zijn er (nog) niet.

25.3.2 Periodisering

Trainingsprikkels moeten over een langere tijd planmatig worden gedoseerd. De boog kan niet altijd gespannen zijn. Bij gebrek aan variatie worden trainingen minder effectief. Verder moet er gericht gewerkt worden aan de 'topvorm' op een gekozen moment.
Klassieke periodisering maakt onderscheid in een voorbereidingsperiode, een wedstrijdperiode en een overgangsperiode. Voor elke periode moeten doelen worden geformuleerd en intensiteit, duur, frequentie, omvang en soort van de training worden gepland.

25.4 Trainingsbegeleiding

25.4.1 Vroegdiagnostiek (spieren)

De zorg die een sportmasseur verleent, is zeer breed. Niet alleen de medische verzorging, maar ook mentale begeleiding is voor de sporter van groot belang. De verzorger is voor de sporter de persoon bij wie hij met kleine en grote zorgen terecht kan. Deze heeft een luisterend oor, is de vertrouwenspersoon en kan als intermediair dienen om problemen vroegtijdig op te lossen. Veel sporters zijn onwetend over de oorzaken en provocerende factoren van sportletsels. Vaak zijn kleine zeurende pijntjes de voortekenen van een overbelastingsblessure, overtraining of zelfs een acute blessure. Door een regelmatig contact met de sportmasseur wordt een beginnende blessure snel herkend. De sportmasseur kan zo nodig naar een arts verwijzen, maar in een aantal gevallen ook zelf maatregelen nemen, eventueel in samenspraak met de trainer.

Het onderkennen van vroege symptomen noemen we secundaire preventie. Vroege symptomen zijn:
- veranderingen in prestatie;
- gedragsveranderingen;
- lichamelijke klachten;
- hogere rustpols en bloeddruk;
- gewichtsvermindering;
- slecht slapen.

Aanvankelijk zijn deze symptomen nog functioneel. Dan moet de sportmasseur ook actie ondernemen om erger te voorkomen. Tijdens massagebehandelingen moet de aandacht specifiek gericht zijn op hogere spierspanningen, spierverhardingen (myogelosen en hypertonie), korte en stijve spieren. Als vroege symptomen gelden daarbij ook ochtendstijfheid en startpijn (kader 25.1). Als die niet onderkend worden, komt de sporter in de fase van rustpijn, pijn bij rekken en snelle vermoeidheid.

25.4.2 Ontspanning en stretching

Bij rekoefeningen wordt meestal meteen een link gelegd naar vergroten van de lenigheid. In de praktijk heeft men echter vaak te maken met het normaliseren van musculaire disbalans. Dit normaliseren wordt bereikt door evenwichtig rekken en krachtoefeningen in een trainingsprogramma. De sportmasseur zal in principe dynamische of statische rekoefeningen adviseren.
- Dynamische rektechnieken worden toegepast tijdens de warming-up. Men kan er een hogere spiertonus en activatie van spiersensoren mee bereiken, zodat deze snel en op tijd reageren.
- Statische rekoefeningen worden toegepast in de cooling-down om te ontspannen en specifiek in de training of behandeling van sportletsels om de lenigheid te verbeteren. Er zijn twee verschillende vormen: passieve statische rekoefeningen volgens Anderson, en de hold-relaxtechniek volgens Janda (kader 25.2). Voor het correct uitvoeren van rekoefeningen speelt de sportmasseur een rol in het begeleiden van de uitvoering: het aangeven van de optimale houding, tijdsduur en tijdstip van het rekken.

Kader 25.1 **Klachtenstadia**

Om de ernst van chronische letsels te bepalen is het zinvol een indeling te maken, waarbij pijn en stijfheid de parameters zijn.

1. pijn na (langdurige) trainingsbelasting, welke spontaan verdwijnt na enige uren rust.

2. startpijn bij trainingsbelasting, verdwijnend na de warming-up, terugkomend op het einde van de training, met pijn in rust en ochtendstijfheid.

3. pijn tijdens en na trainingsbelasting met nachtelijke pijn, welke verdwijnt na langdurige rust, met startstijfheid en langdurige ochtendstijfheid.

4. als 3, echter *met beperking* van de prestatie.

5. continue pijn, welke ook na langdurige rust niet verdwijnt.

6. ruptuur, fissuur.

25.4.3 Warming-up en cooling-down

Onder warming-up verstaan we het uitvoeren van een aantal oefeningen, waarbij alle lichaamsfuncties geleidelijk vanaf het rustniveau worden gebracht tot het niveau, waarop de training of wedstrijd kan plaatsvinden. Een goede warming-up schept niet alleen de voorwaarden voor lichamelijke inspanning, maar voorkomt tevens letsels van het bewegingsapparaat. De warming-up heeft effecten op hartfunctie, longfunctie, warmteregulatie, zenuwfunctie en de spierstofwisseling.

Bij een goede warming-up onderkennen we drie gedeelten:
- De circulatie warming-up (WU): deze bestaat uit losjes inlopen met verschillende lichte bewegingsvormen voor armen, benen en romp. Eventueel kan dit voorafgegaan of aangevuld worden door een voorbereidingsmassage.
- De stretch warming-up: deze WU kan gericht zijn op het op lengte of ontspanning brengen van de posturale spieren (rekken volgens Anderson), maar kan ook heel goed worden aangewend voor het op juiste spanning brengen van spier en spiersensoren. Dit laatste kan zowel met passieve rekoefeningen (volgens Anderson of Janda) als met dynamische rekoefeningen. Daarbij moet men er echter wel voor zorgen niet de pijngrens te overschrijden. Dus mag men alleen licht verend rekken.
- De sportspecifieke warming-up: de sportspecifieke WU omvat het doornemen van specifieke bewegingspatronen met steeds toenemende intensiteit. De effecten van de circulatie WU worden hiermee verhoogd, zodat de sporter op wedstrijdtemperatuur komt. Het is ook voor de coördinatie een belangrijke fase.

Deel 3 Sportmassage

26 Theorie sportmassage

Leerdoelen

Als u deze leerstof bestudeerd hebt, moet u in staat zijn om:

1 Het onderzoek te beschrijven dat voorafgaat aan de massage, met als doel te weten te komen of er een behandeling gegeven mag worden.
2 De manier te beschrijven waarop de behandeling moet worden uitgevoerd.
Het onderzoek bestaat uit het afnemen van een anamnese, waarbij vooral van belang is te weten hoe de gezondheid op dat moment is. Verder moet gevraagd worden naar de doorgemaakte ziekten die van invloed kunnen zijn op de uitvoering van de massage, de soort sport en de sportbelasting.
Het onderzoek omvat tevens inspectie en palpatie met als doel het kunnen herkennen van de normale zichtbare en voelbare structuren van het lichaam, te weten: huid, spieren, pezen, botten, gewrichten en het kunnen vaststellen van verschillen in deze structuren aan de hand van links-rechts vergelijking.
3 Te vertellen wanneer en waaruit de sportmassage ontstaan is.
4 De lokale invloeden van de massagebehandeling aan te geven, te weten:
   - stimulering van de doorbloeding van de huid en van de spieren met daaraan gekoppeld een verbetering van de stofwisseling;
   - het beïnvloeden van de spiertonus (zowel verhogen als verlagen), het losmaken van vezels ten opzichte van elkaar;
   - het bestrijden van verhardingen in de spieren;
   - het opwekken van desquamatie.
   Hiermee worden de indicaties voor de massage bepaald. Met andere woorden alleen het effect dat een massagebehandeling in het lichaam kan veroorzaken bepaalt of de massage geïndiceerd, dan wel niet geïndiceerd is (niet geïndiceerd wil niet zeggen dat er sprake is van een contra-indicatie).
5 De invloed van de verschillende massagehandgrepen te kunnen verklaren; alleen indien de sportmasseur weet wat de invloed van een massagehandgreep is, kan hij een verantwoorde keuze maken met betrekking tot de toe te passen handgrepen.
Hierbij moet rekening gehouden worden met de beschikbare tijd, het tijdstip ten opzichte van de inspanning (voor, tussen, of na een inspanning) en de algehele lichamelijke en geestelijke conditie van de sporter.
6 Een mechanische verklaring van de sportmassage te geven:
   - desquamatief of ontschilfering;
   - rekkende, rollende en schuivende bewegingen;
   - ontwatering;
   - losmaken van verklevingen;
   - invloed op spieren en huid door wrijving, kneding, schuddingen;
   - invloed op bloed en bloedvaten (druk-, zuigeffect);
   - invloed op lymfesysteem.
7 Een reflectoire verklaring van sportmassage te geven:
   - prikkeling van de sensibele zenuwen.
8 Een chemisch-biologische verklaring van sportmassage te geven:
   - vrijkomen van prikkelstoffen zoals acetylcholine en histamine in het weefsel.
9 Een psychische verklaring te geven:
   - invloed op de psyche.
10 Een moderne verklaring van sportmassage te kunnen geven:
    - een combinatie van de voorgaande vier verklaringen.
11 De contra-indicaties te noemen, algeheel/lokaal en absoluut/relatief.
12 Het gebruik van soorten tussenstof te noemen en de criteria waaraan deze moeten voldoen, te weten:
    - de reacties die ze kunnen geven zonder aromatische toevoegingen;
    - wanneer ze gebruikt kunnen worden.

13 De minimale eisen te noemen, die aan de inrichting van de massageruimte gesteld moeten worden met betrekking tot de gebruikte materialen, bank, kussens, rollen, verzorgingsartikelen, stoelen, de temperatuur, de vochtigheidsgraad, de ventilatie en de hygiëne.
14 De criteria te noemen voor de werkhouding van de sportmasseur.
15 De criteria te noemen voor de persoonlijke hygiëne van de sportmasseur.
16 De criteria te noemen voor de uitgangshouding van de sporter.
17 De uitgangshoudingen te noemen voor de massage van de verschillende lichaamsdelen.
18 De nomenclatuur en de uitvoeringswijze van de verschillende massagehandgrepen te beschrijven.
19 De opbouw van een massagebehandeling te beschrijven. Hieronder wordt verstaan de opbouw in intensiteit in samenhang met het doel van de behandeling.
20 De mogelijkheden om de dosering van de handgrepen aan het weefsel aan te passen. Ervan uitgaande dat:
- dosis = kracht (intensiteit) × tijd.

De kracht is te beïnvloeden door meer of minder druk te geven, een groter of kleiner deel van de hand te gebruiken, de druk/trek met de weefselrichting mee of dwars er op te geven.
De tijd kan geregeld worden door een bepaalde handgreep langer of korter toe te passen, een handgreep sneller of langzamer toe te passen of een korte of langdurige behandeling te geven.

26.1 Inleiding

De sportmassage heeft zich aan eind van de vorige eeuw ontwikkeld uit de medische massage. Tot de sportmassage rekenen we ook de hygiënische massage. In de praktijk van de sportmasseur is een gedegen theoretische basis noodzakelijk om tot een goede uitvoering van de massage te komen. Belangrijk is om de ligging en het verloop van de spieren, die gemasseerd worden, te kennen.
Een onderzoek (anamnese, inspectie en palpatie) gaat aan een massage vooraf. Dit onderzoek bepaalt ook de aard van de massage. Ook kan worden vastgesteld of er beperkingen zijn of dat er een contra-indicatie bestaat om te masseren.
Men moet weten welke handgrepen de sportmasseur ten dienste staan, wat die voor een invloed hebben op de weefsels en in welke uitgangshouding deze uitgevoerd worden. Ook is er een bepaalde opbouw in de massage, die in feite de volgorde van de handgrepen bepaald.

26.2 Geschiedenis van de sportmassage

Het woord massage stamt naar alle waarschijnlijkheid uit Frankrijk of het Midden-Oosten. Het Arabische woord mass betekent drukken en het Hebreeuwse woord mäsjasj betekent betasten. Ook het Griekse woord massein voor kneden spreekt voor zich. Deze drie benamingen beelden in feite zeer goed uit wat wij onder masseren verstaan: het lichaam betasten, drukken en kneden.
Veel Franse benamingen vinden we overigens in de massageliteratuur terug: effleurage (strijking), petrissage (kneding), frictie (wrijving), vibratie (trilling), tapotage (klopping). Deze vijf handgrepen komen we door de hele geschiedenis van de massage tegen, te beginnen bij de Chinezen.

26.2.1 China

De eerste beschrijvingen van de massage dateren van 2700 jaar voor onze jaartelling en zijn te vinden in de rituele en religieuze (voor)schriften, bekend onder de naam Kong Fou (de kunst het menselijk lichaam te vormen). Hieruit ontwikkelde zich een geheim gehouden religieus stelsel, teneinde de gelovigen die door deze leefwijze genezen waren te doen berusten in het geloof in een hogere macht. Daarom ook kon deze Kong Fou alleen door priesters worden toegepast. Massagebehandelingen worden beschreven als het wrijven van het hele lichaam, evenals zachte drukkingen van spieren. Ook werden de gewrichten zo ver uitgetrokken dat er een duidelijk hoorbare 'krak' werd waargenomen. Ten slotte worden kloppingen van de borstkas beschreven.

26.2.2 India

Door de ontdekking van de Athava Veda (een Voor-Indisch wijsgerig boek, daterend van 1800 voor de jaartelling) met het medische deel Ayur Veda, weten we dat in het oude Voor-Indië de massage al lang als therapie beschreven werd. Uitvoerig wordt hier uiteengezet hoe het lichaam (religieus) gezalfd en gewreven dient te worden. In de tijd van Alexander de Grote hechtten de Indiërs veel waarde aan wrijven (frictie) en het lichaam polijsten met ebbenhouten staafjes, niet zozeer als therapie, als wel ter verwijdering van de combinatie zalf, zweet en stof na de gymnastische oefeningen.

26.2.3 Egyptenaren, Feniciërs en Perzen

Hoewel er geen geschriften bekend zijn over de massage als therapie staat wel vast dat de massage bij deze volken gemeengoed is geweest, getuige de vele tekeningen en reliëfs. Een mooi voorbeeld daarvan is te zien in het paleis van de Assyrische koning te Nineve (het albasten reliëf).

26.2.4 Griekenland

Bij de oude dichter Homerus komen passages voor over massages en zalving, die echter niet bedoeld waren als geneeskundige maatregel, maar toegepast werden bij vormen van lichaamsoefening. Ook het gebruik van de strigilis, een metalen krabber, was geen vorm van therapeutische massage, maar bedoeld om het lichaam te reinigen van olie, zalf en zweet na de gymnastiek. Uitvoerige beschrijvingen over de therapeutische massage vinden we pas bij de beroemde Griekse geneesheren uit de oudheid. Zo zijn wij goed geïnformeerd over de pedotriben, trainers die verbonden waren aan de gymnasia, waar met jongens tussen 7 en 18 jaar veel aan lichamelijke oefeningen en worstelen werd gedaan. Deze pedotriben waren bij uitstek in de gelegenheid om de daarbij voorkomende ongevallen te behandelen, zoals bloeduitstortingen (hematomen), verstuikingen (distorsies), ontwrichtingen (luxaties), breuken (fracturen) en dergelijke (het begin van traumatische sportmassage).

Een van deze pedotriben, die voor zover bekend de eer toekomt de stichter te zijn van de medische gymnastiek en massage in Griekenland, is Herodicus. Een tijdgenoot van hem, Hippocrates, de 'vader van de geneeskunde' doet over de massage in zijn Corpus Hypocraticum de volgende uitspraken: 'De massage kan zowel ontspannend als spannend werken; de spieren kunnen er dikker van worden (toniserend), maar ook dunner (ontspannend). Wanneer men stevig wrijft spannen de spieren, zachte massage doet ze ontspannen.' Ook spreekt Hippocrates over de tijdsduur: langdurige massage geeft ontspanning, kortdurende massage tonisering. Deze tegenstelling wordt in het hedendaagse denken nog steeds gehanteerd: een stevig en kortdurende massagebehandeling is stimulerend (tonustoename), een langdurige zachte behandeling is sederend (tonusafname).

In de Diaeta beschrijft Hippocrates het fysiologisch effect van de massage, wat erop neerkomt dat door manipulatie de spier wordt verwarmd, verstevigd en tot betere groei wordt aangezet, waardoor de spier tot grotere prestaties in staat is.

26.2.5 Het Romeinse rijk

Uit de eeuwen die verliepen tussen de tijd van Hippocrates en die van de Romeinse geneesheer Celsus is ons weinig massageliteratuur overgeleverd. In de beschrijving van Celsus en later van Galenus zijn gegevens te vinden over handgrepen, doseringen en indicaties. Ook hier komt het onderscheid tussen hygiënische en therapeutische massage tot uiting. In de nadagen van de Romeinse cultuur werd de massage gemeengoed in bordelen (seksuele massage).

Met de opkomst van het christendom ontmoette deze therapievorm felle weerstand, te meer daar de kerkelijke filosofie gericht was op een scheiding van lichaam en geest. In de werelddelen waar de christelijke cultuur (kerkelijke macht) heerste, heeft de massage eeuwenlang stilgestaan.

26.2.6 De Franse school

Pas toen de kerk haar macht over het vrije denken begon te verliezen (Geert Groote, Thomas a Kempis, Luther, Galilei, Newton en anderen) begonnen zich weer, zij het zeer sporadisch, artsen met de massage te bemoeien. We zijn dan inmiddels aangeland in de zeventiende eeuw. De overgang van de mechanotherapie van de oudheid naar nieuwe invloeden werd teweeggebracht door de Fransman Tissot. De man die echter de grote doorbraak bewerkstelligde is de Zweed Pehr Henrik Ling (lichamelijk oefenen). Hij besteedde veel aandacht aan de massage.

Een werkelijke 'revolutie', die leidde tot het populair worden van de massage als therapie in geheel Europa, is begonnen bij de Nederlandse 'wonderdokter' dr. J.G. Mezger (zie verderop). In 1780 verschijnen er publicaties van de Fransman Tissot, opnieuw een werkje dat onze beroemde landgenoot Mezger bekend moet zijn geweest gezien de overeenkomst van benamingen en technieken. Tissot was de eerste die de massagehandgrepen goed omschreef en de benamingen effleurage en petrissage introduceerde. In 1813 koppelt de Fransman Lepage een aantal benamingen aan elkaar en herleidt hij uit het Griekse massein, het Hebreeuwse māsjasj en het Arabische mass ten slotte het woord massage.

26.2.7 Zweedse massage

Het duurt tot het begin van de 20e eeuw voordat Amerika zich aan massage overgeeft. Eerder dan de Fransen is al aan het begin van de 19e eeuw de massage in Zweden bekend.

In 1810 wordt in Zweden de nu beroemde 'Zweedse massage' geboren. De ontwikkeling is te danken aan de massagekunstenaar Pehr Henrik Ling (1776-1839). Hij kwam tot schermen om zijn reumatische pijnen te verdrijven. Door het resultaat probeerde hij pijnen te verdrijven door 'bewegen' voor te schrijven in plaats van de tot dan toe geldende stelregel 'rust'. Door zijn bekendheid op het gebied van massage werd de therapeutische massage weer onder de aandacht gebracht. Hij werd op het idee gezet door wat in Zweden de gangbare gymnastische oefeningen waren. In zijn massage probeerde hij een passieve vervanger hiervoor te vinden. De Zweedse massage biedt hiervoor 5 categorieën handgrepen, te weten de effleurage (diepe strijkingen richting hart), petrissages (vooral de meest intensieve, zogenaamde dwarse kneding), het frictioneren (een variant op de huidige frictie; het was meer strijkend van vorm), tapotementen en het vibreren. Het vibreren paste Ling toe om vooral de maag te prikkelen en de overige spijsverteringsorganen te stimuleren. Met de werking op het lymfestelsel vond Ling dat wonden sneller genazen en oedemen eerder verdwenen. Ling was geen medicus en had gestudeerd aan de universiteit van Kopenhagen.

26.2.8 Dr. J.G. Mezger (1838-1909)

In 1868 is het de dan dertigjarige Johann Georg Mezger, die promoveert op een proefschrift onder de titel *De behandeling van distorsio pedis met frictie* (de behandeling van de verstuikte voet met frictie). Onze landgenoot zou veel betekenen voor de massage omdat hij massage in West-Europa opnieuw onder de aandacht bracht. Na de Franse overheersing (1813) beproefden veel Duitsers hun geluk in het overeind krabbelende Nederland. Onder hen veel ambachtslieden zoals mensen uit het slagersvak. Na zijn scholing als leraar lichamelijke opvoeding stortte hij zich op de studie medicijnen. In zijn studie werd hij door veel mensen gesteund waaronder dr. Dusseau (1824-1887) die bekend was met de Franse school en tevens de principes van de school van Ling kende.

Door de geheimzinnigheid van zijn behandeling trok hij veel aandacht. Artsen die met hun cliënt mee naar Mezger reisden, kwamen bedrogen uit omdat Mezger hen niet toeliet. Een laken gebruikte hij om zijn cliënten af te dekken, sommige collega's waren van mening dat hiermee zijn handgrepen uit het zicht bleven. Mezger zelf deed het voorkomen dat de cliënten vanuit ethische aspecten bedekt moesten worden.

Zijn proefschrift ging alleen maar over de frictie, een bekende handgreep. Zelfs de omschrijving van de toepassing was algemeen. Mezger stelde dat de behandeling van de distorsie zo spoedig mogelijk moest aanvangen. Hij vond dit nodig omdat zodra de distorsie ontstond, stoffen achter zouden blijven die een verhoogde druk uitoefenen. Door deze druk zou de doorbloeding, ook na herstel van de capillairen, belemmerd blijven. Mezger wekte in West-Europa veel aandacht voor de massage waardoor artsen zoals Helleday en Bergmann uit Zweden, en Cohn en von Mosengeil naar Wiesbaden en Domburg trokken; de plaatsen waar Mezger praktizeerde. Hij overleed in 1909 in zijn geliefde Parijs en werd begraven te Oostkapelle in Zeeland. In Domburg staat een standbeeld van hem (fig. 26.1).

26.2.9 Zabludowski

Zabludowski die als Russisch officier van gezondheid tevens de in Finland en Rusland gangbare massages naar Berlijn bracht, combineerde deze met de invloeden van Mezger. Mezger had meer de Franse school aangehouden en Zabludowski was eerder geconfronteerd met de massage van het Zweedse stelsel. Naast de effleurages, petrissages, fricties en tapotementen van Mezger en Ling demonstreerde hij de vibraties. Daarbuiten verlegt Zabludowski het accent binnen de massage van de effleurage naar de petrissage. Hij probeerde door een grotere doorbloeding in de spier een indirecte beïnvloeding te verkrijgen van de bloedsomloop.

In 1903 doet hij een proef die lange tijd als klassieke test werd gezien. Om de werking van de massage aan te tonen, liet hij een flexie in de elleboog uitvoeren, belast met 1 kg. Hij registreerde rond de 800 herhalingen bij de proefpersoon. Na 5 minuten rust werd de proef herhaald en bleek dit aantal niet meer gehaald te kunnen worden. Na een massage van 5 minuten bleek het oorspronkelijk aantal ver te kunnen worden overtroffen.

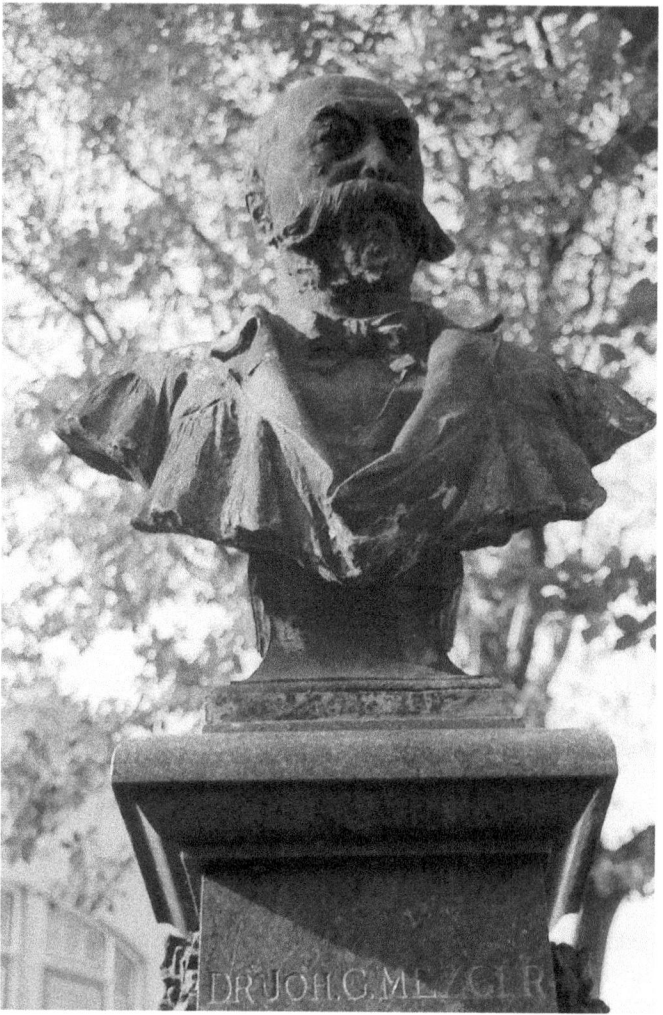

Fig. 26.1

Later is deze proef door Kirchberg, een leerling van Zabludowski, tegengesproken. Vele jaren later, in 1911, is in *Zabludowski's Technik der Massage* van dr. Joseph Eiger te lezen, dat Zabludowski zich tevens bezighield met de massage en de invloed hiervan op het zenuwstelsel, waarbij hij zich richtte op de massage van bepaalde zenuwbanen.

Het is moeilijk om Zabludowski en Mezger goed te plaatsen. Heeft Mezger aan één kant briljante resultaten bereikt met zijn behandeling van de distorsie pedis met fricties en het mobiliseren van gewrichten, wat voor die tijd zeer progressief was, aan de andere kant komt hij met de zeer omstreden hamermethode.

26.3 Mechanische verklaringen van de massage

26.3.1 Dr. A. Hoffa

In 1893 verschijnt het boek *Technik der massage*, geschreven door dr. A. Hoffa, hoogleraar aan de universiteit van Berlijn. Zijn boek is nu nog steeds veel gelezen, ondanks de herdrukken die door verschillende auteurs zijn geschreven. Hoffa wordt

gezien als de aartsvader der massage. Hij gebruikte de effleurages, petrissages, fricties, tapotementen en de vibratie.
Evenals Zabludowski richtte hij de effleurages centraal en dienden zij de veneuze stroming te ondersteunen. De techniek stond bij Hoffa hoog in het vaandel en hij omschreef voor het eerst hoe de handgrepen aangepast moesten worden aan het spierweefsel. Hiertoe dienden de handgrepen zoveel mogelijk omvattend om de spiercontouren te worden toegepast. Zijn hoofdzakelijk mechanische doelstelling richtte zich op het behandelen van spierverhardingen. Hij probeerde door middel van het stukwrijven van deze verharding de normale doorbloeding te herstellen. In eerste instantie vond Hoffa het noodzakelijk dat de massage in handen van medici hoorde. Later werd ook de mogelijkheid opengelaten dat goed opgeleide personen de massagetechniek konden toepassen. Evenals Zabludowski en Kirchberg is Hoffa de grondlegger van de zogenaamde klassieke massage. Dat is eigenlijk een niet-bestaande massagevorm, maar meer een massage in het algemeen, die is geënt op de inzichten van de klassieke auteurs. Hoffa baseerde zijn stellingen op proeven van Reibmayer (1890). Bekend is de inleidende massage van Reibmayer, wat inhoudt dat eerst meer proximaal gelegen weefsel wordt gemasseerd. Hiermee wordt bereikt dat de circulatie lokaal wordt aangezet om een grotere resorptie te verkrijgen. Uit deze stelling van Reibmayer werkte Hoffa zijn behandeling uit van centraal naar perifeer (bovenbeen, onderbeen, voet en bovenarm, onderarm, hand). Om de werking op de veneuze stroom te illustreren, gebruikte Hoffa de proef van von Mosengeil. Deze toont de invloed van de massage op de veneuze bloedstroom. Een dergelijke verklaring werd ook gegeven door Lassar (1887). Die deed onderzoek naar het effect van massage op de lymfestroming. Hij constateerde dat zoals bij de proef van von Mosengeil eenzelfde werking op de lymfestroom te zien was, als bij de ader.

Hoffa gebruikte handgrepen die al bestonden, maar zijn verklaringen en inzichten waren duidelijk en overzichtelijk vastgelegd, wat tot dan toe had ontbroken. Zeker voor zijn tijd mag Hoffa als belangrijkste auteur genoemd worden. Zijn verklaring geeft hij vanuit de mechanische invloed, waarbij hij zich vooral richt op het bloedvatenstelsel. De *Technik der massage* is meerdere malen in herdruk verschenen onder andere van H. Storck, Lüdke en U. Storck. Hoffa gebruikte slechts 5 groepen handgrepen. Kirchberg was de man die de variatie beschreef (zie verderop).
De Hoffase school werd algemeen aanvaard. Ook nu nog treft men binnen sportmassage en fysiotherapie de invloed van Hoffa aan. De ritmiek waar Hoffa mee masseerde, kan stereotiep voor de massage genoemd worden. Het effect op de bloedcirculatie is groter wanneer de handgrepen ritmisch verlopen, vond Hoffa. Hij schreef over de hand na hand, en hand over hand effleurage. Hoffa eiste dat de contouren klevend gevolgd dienden te worden. In de tijd van Hoffa verscheen een aantal publicaties die de Oosterse massage weer terug in de belangstelling brachten.
Head (1898) legt de relatie tussen ziekten van de organen en veranderingen van de huid. Beïnvloeding vindt op die manier plaats via de huid. Natuurlijk strookte dat niet met de dan geldende inzichten, zodat de wetenschappers vanuit de mechanische zienswijze, dit afdeden als een suggestief verschijnsel. Men hield stug vast aan het punt dat het verbeteren van de doorbloeding met de al bekende methode het beste was.
De ontwikkeling van de massage in Frankrijk kreeg een nieuwe aanzet toen Raoul Coste het boekje *Le massage sportif* schreef (1900). De oude handgrepen van Tissot werden door hem toegepast op sportbeoefenaren. Nog volgde hij hiermee de lijn van de Duitse auteurs die voorschreef dat sportmassage zich richtte op het behandelen van blessures. Voorzichtig gaf Coste aan dat sportmassage ook ter voorbereiding op een inspanning gegeven kon worden.

26.3.2 *Verschillende inzichten*

Dr. A. Müller (1915) deed een uitspraak waarmee hij aangaf dat alleen ontspannen spieren effectief behandeld konden worden. Hij achtte het noodzakelijk dat de origo en insertie van de spier gedeeltelijk naar elkaar werden gebracht en daarna met handdoeken of massagerollen ondersteund. Pas dan was de spier ontspannen en kon de behandeling aanvangen. Op rek liggende spieren zijn minder beïnvloedbaar met massage. Als belangrijkste indicatie voor massage noemde hij hypertonus (hartspann). In zijn *Lehrbuch der Massage* stelt hij de onderzoekingsmassage als noodzaak voor de behandeling. De massage, toegepast op spierweefsel achtte hij van belang in verband met het ontstaan van gewrichtsveranderingen. Door geringe spierverhardingen kunnen zich gewrichtsveranderingen voordoen, omgekeerd geldt deze redenatie ook.
De stromingen binnen de massage namen toe en de reflexzonemassage won terrein mede dankzij de Haarlemse arts Jan van Veen. Hij schreef in 1917 een artikel over pijnbehandeling. Dr. Walter Rühmann had eerder de tastmassage besproken om de graad van drukpijnlijkheid vast te stellen. Eveneens van Rühmann afkomstig zijn onderzoekingen van onder andere de werking van zogenaamde weefselprikkelstoffen zoals histamine en acetylcholine.

26.4 Reflectoire verklaringen van de massage

26.4.1 *Kirchberg*

Kirchberg publiceerde het boekje *Sportmassage*, wat nog voornamelijk ging over het behandelen van blessures met massage. Tegenwoordig is sportmassage een vorm met uitsluitend een profylactische werking.
De mechanische zienswijze werd niet overboord gezet, maar nieuwe inzichten dienden zich aan. Kirchberg (1926) kwam met een verklaringstheorie die de reflectorische verklaring werd genoemd en berustte op de zienswijze dat via prikkeling van de huid en spieren, op reflectorische gronden reacties ontstonden. Prikkeling vindt plaats via in de huid en spieren gelegen zenuwuiteinden en via sensibele (gevoel) zenuwbanen worden zij door afferente (stijgende) zenuwbanen naar het vasomotorisch (bloedvatregulerende) centrum geleid in het verlengde merg

(medulla oblongata). De reactie op de mechanische prikkel is een vaatverwijding. Kirchberg achtte dit mogelijk doordat vasoconstrictoren snel vermoeid raakten en een verwijding toelieten. Zo ontstaat na een aanvankelijke vaatvernauwing een vaatverwijding.

Deze reacties komen tot uiting in de vorm van vaatverwijding (vasodilatatie) en een verhoogde doorbloeding in het gemasseerde lichaamsdeel (hyperemie). Kirchberg vond dat de massage niet pijnlijk mocht zijn. Pijn tijdens de behandeling zou het effect niet ten goede komen (afweerspanning), ten tweede moest de handgreep zo worden uitgevoerd dat de inspanning van de masseur niet al te groot hoefde te zijn. Vanwege de rust die van de massage moet uitgaan, sprak hij niet tijdens de behandeling. Van Kirchberg komt de 'Sport vorbereitungsmassage'. Hierin zag hij ook het verbeteren en voorbereiden van zwak weefsel. De 'Zwischenakt massage' paste hij toe tussen activiteiten en de 'Bereitschaftsmassage' stelde hij tegenover de trainingsmassage. De 'Conditionsmassage' gaf hij op dagen dat er geen training of wedstrijd plaatsvond. Net als zijn Franse collega's kende ook Kirchberg de stimulerende en ontspannende massage. De ontspannende of sedatieve massage diende ertoe de sporter voor aanvang van de wedstrijd te kalmeren indien deze nerveus was, in andere gevallen masseerde hij stimulerend. Enkele specifieke handgrepen uit het Duitse stelsel zijn de Reibungen, waaronder alle mogelijke variaties zoals Harkengriff, Plättgriff, Kammgriff en Rutschgriff.

De Reibungen worden uitgevoerd met de rugzijde van de hand en zijn stimulerender dan de effleurages die alle met de zachte binnenzijde van de hand worden gegeven. De Franse tapotementen werden door Kirchberg aangepast en hij gaf als variatie het Klatschen.

Knedingen komen voor in lengtevormen, met mogelijke variaties van handwortel, handpalm, volle hand en duimmuis; in cirkelvormige bewegingen, met een en twee handen, en als parallelkneding of dwarse kneding, met twee handen. De capillaire doorbloeding vond Kirchberg evident. Om de huid van de onderliggende laag los te maken gebruikte hij huidgrepen zoals huidplukken. Hij richtte zich in het bijzonder op de doorbloeding. De verklaring hiervoor gaf hij vanuit zijn visie dat een prikkeling door middel van zenuwbanen aan het vasomotorencentrum bestaat, die op zijn beurt de perifere vaten beïnvloedt. De mechanische verklaringstheorie speelde aan het begin van de 20e eeuw nog steeds een overheersende rol. Ook de verklaring van Kirchberg had als basis de mechanische invloed. Omdat hij via het vasomotorisch centrum probeerde te verklaren dat er op de prikkeling van zijn handgrepen reflectoir een vaatverwijding ontstond, werd verondersteld dat hij een reflectorische verklaring aanhield.

Om de spieren te ontspannen, werden door Kirchberg knedingen en schuddingen geadviseerd. De frictie zoals wij die kennen, had echter toentertijd een heel andere toepassing. Drukken, puncteren en cirkelvormige wrijvingen waren de aanduidingen voor de frictie.

De omschrijvingen duiden op frictie of daar sterk op lijkende handgrepen. De handgrepen hadden tot doel de plaatselijke spierspanning te verminderen.

26.4.2 Reflectorische samenhang (moderne verklaringen)

Vanuit de embryologie is de segmentale indeling bekend. Elke spinale zenuw die uittreedt vanuit de wervel, innerveert bepaalde weefsels.
Bekend zijn de volgende gebieden:
– dermatoom: het huidgebied;
– myotoom: het spiergebied;
– sclerotoom: het botgebied;
– enterotoom: het orgaangebied.

Er is een grote samenhang van weefsels onderling, die behoren bij een bepaalde uittreedplaats (segment).
Een stoornis die van een bepaald weefsel uitgaat, kan een grote invloed uitoefenen op de bijbehorende weefsels. Andersom kan worden gezegd dat de prikkels, gegeven aan een bepaald weefsel, het hele segment beïnvloeden. Bekend is de pijn in de linker arm bij aandoeningen van het hart. Verschillende auteurs hebben zich met de reflectoire theorieën beziggehouden. Een aantal behandeltechnieken is vanuit deze visie ontstaan en ontwikkeld.

26.5 Chemisch-biologische verklaringen van de massage

26.5.1 Dr. Max Lange

De veronderstelling dat melkzuur in belangrijke mate verantwoordelijk was voor het ontstaan van verhardingen, deden onder anderen Abderhalden (1913), Schade (1918) en Lange (1931) ertoe bewegen om proeven te doen met de zuurgraad. Lange vond dat melkzuur een verandering in de colloïd-chemische verhouding in de spier gaf (myogelosen). Met het onderzoek naar het ontstaan van stoffen die schijnbaar vrijkwamen tijdens massage werd de basis gelegd voor de chemisch-biologische verklaring. Andere wetenschappers vonden dat de naam gewijzigd moest worden in biochemische verklaring. De al door Hoffa omschreven verharding werd nu verklaard.

26.5.2 Gelotripsie

In het Europa van rond de jaren dertig is de interpretatie van de verklaringen van de massage divers. Lange komt met zijn massage die hij gelotripsie noemt en die gericht is op het behandelen van slecht doorbloede gebieden die hij predelictieplaatsen noemt. Hij wijst deze plaatsen aan als plaatsen die voorbestemd zijn voor het ontstaan van myogelosen. Het behandelen is vrij pijnlijk, wat verklaard kan worden uit het gegeven dat hij een soort kneuzing veroorzaakt op de betreffende plaats. Hij spreekt van een bestrijding van de myogelosen door het bloed van de persoon zelf, dat hij forceert door het doen ontstaan van hematomen op de te behandelen plaats. Rühmann vindt echter dat de frictie minder intensiteit behoeft en verklaart de bestrijding van

myogelosen met fricties door het vrijkomen van het door hem ontdekte acetylcholine.
De immer omschreven effleurage en petrissage raken op de achtergrond en de frictie blijkt in het middelpunt van de belangstelling te staan. Het is vervolgens James Cyriax die de diepe dwarse frictie propageert (1944). Hij past deze toe op een vrij stevige manier, die diep moet doordringen in het weefsel. De frictie die wordt toegepast op de spier moet worden geappliceerd als de spier in ontspannen houding wordt gebracht, terwijl overgangen van de spierpees en de pees zelf onder rek ligt. Hij past de frictie op slecht doorbloede gedeelten toe in dwarse richting.

26.5.3 Rühmann

In 1934 doet Rühmann enkele proeven met de tot dan toe ontdekte stoffen die ontstaan tijdens massage. Hij vindt dat acetylcholine verantwoordelijk is voor de onstane hyperemie. Padutine, dat ontdekt werd door Frey Kraut blijkt geen reactie te vertonen in zijn onderzoek. Ditzelfde geldt voor adenosine van Zipf en zelfs histamine, dat tot dan toe als belangrijkste veroorzaker van hyperemie werd genoemd, geeft in zijn onderzoek slechts een vlekkerige roodheid die op een ontstekingsreactie lijkt.
Het histamine werd eerder door Lewis (1928) genoemd als veroorzaker van het rood worden van het hoofd tijdens de rugmassage. Stuwing speelt hier echter mede een rol. Lewis had al de filosofie dat er een stof moest zijn die de hyperemie veroorzaakte. Als we met een scherp voorwerp een lijn op de huid krassen zien we eerst een witte lijn, omdat de bloedvaten zich samentrekken als reactie op lokaal, relatief, bloedverlies. Na enige tijd wordt de lijn rood, als reactie op de dreigende bloedloosheid van de huid. Weer wat later treffen we een verhoogde begrenzing van de rode lijn aan. Pas in 1952 schreef de Engelse arts Thomas Lewis het boek *The blood vessels of the Human skin and their responses*. Hierin omschrijft Lewis dat slechts lichte aanrakingen veranderingen in de huid teweegbrengen. Sommige gevoelige huidtypen zijn zo reactief dat men met de vinger de naam op de huid kan tekenen. Na een korte periode ziet men de naam, door de ontstane hyperemie, opkomen.
In 1930 kwam Hoff tot de conclusie dat de door massage ontstane verminderde bloeddruk en hartfrequentie te wijten was aan een prikkeling van de vagus. Hij achtte de weefselprikkelstoffen hiervoor verantwoordelijk.
Uit genoemde onderzoeken komt vast te staan dat zodra men de huid aanraakt een reactie te verwachten is. Een reflectoir segmentaal samengaan ligt voor de hand. Het beïnvloeden van de sympathicus of parasympathicus heeft een bepalend effect. De pijngewaarwording en het ontstaan van spierspanningen kunnen hieraan gekoppeld worden, omdat deze in vrijwel alle gevallen na de massage minder zijn.

26.6 Verdere verklaringen van de massage

26.6.1 Mestcellen

Het prikkelen van de huid en de daarop volgende reacties zetten dr. P. Dethmers in 1969 aan tot het omschrijven van zijn cellen van Dethmers (mestcellen of mastocyten). De invloed van de inwerking van de massage via de huid speelt mee. Sinds de chemisch-biologische verklaring van Rühmann is er door West en Riley (1953) nog wat meer licht in de zaak gebracht. Buiten de al bekende stoffen die in de huid ontstaan door massage zoals histamine, padutine, adenosine en acetylcholine blijken er nog andere stoffen een belangrijke rol te spelen.

De lokalisatie van de mestcellen of mastocyten
De mestcellen liggen overal in de huid en vormen verwevingen met het bloedvatnet. De mestcellen worden in verband gebracht met stoffen zoals serotonine, histamine, hyalonzuur en chondroitine zwavelzuur en een antistollingsferment genaamd heparine. De mestcellen kunnen worden vermeerderd door mechanische prikkeling van de huid. Het is mogelijk deze cellen te activeren door regelmatige massage waarbij het produceren van een groter percentage van genoemde stoffen mogelijk blijkt. Hyaluronzuur en chondrotinezwavelzuur blijken mede bepalend te zijn voor de structuur van het bindweefsel waarbij het ontstekingsprocessen remt. Het histamine dat eveneens door de mestcellen wordt geproduceerd, kan slechts werkzaam gemaakt worden door stoffen die het histamine als het ware vrijmaken, dit is onder andere adrenaline.
In zijn *Compendium dermatologie* uit 1969 beschrijft de Apeldoornse dermatoloog dr. P. Dethmers de pijnbestrijding van de mestcellen. Het blijkt dat verschillende chemische stoffen pijn kunnen veroorzaken afhankelijk van de conditie van het weefsel. De stoffen die geproduceerd worden door de mestcellen kunnen deze drempelwaarde beïnvloeden en het weefsel minder pijngevoelig maken.

26.6.2 Bindweefselmassage

Elisabeth Dicke beschreef al in 1929 dat diepe effleurages in het lumbosacrale gebied een gunstige invloed hadden op de doorbloeding van de benen. In 1967 komt Frau dr. H. Teirich Leube terug op de oorspronkelijke versie van E. Dicke en op publicaties van prof. Kohlrausch uit 1938 en ontwikkelt daarop de bindweefselmassage.

26.6.3 Periostmassage

In de jaren vijftig was dr. P. Vogler op zoek naar een methode om bloedarmoede te verhelpen. Hij probeerde dit met massage op botdelen. Het bestrijden van bloedarmoede is hem op deze manier nooit gelukt, maar hij bemerkte dat de pijn ter plaatse van de uitvoering verminderde, en de structuur van het periost verbeterde. Zijn behandeling ontwikkelde hij tot de periostmassage. Vogler beschreef de invloed van prikkeling van het botvlies op andere weefsels.

26.6.4 Histamine

Bij een forse massage ontstaat histamine door beschadiging van weefselcellen. De uitwerking daarvan is vaatverwijding van haarvaten (capillairen en arteriolen), maar ook permeabiliteitsvergroting.
Het effect is verder vlekkerige roodheid van de huid (oedeem/kwaddelvorming).
Er ontstaat een lokale vaatverwijding. Het effect is zowel lokaal als op grote afstand zichtbaar.

26.6.5 Acetylcholine

Bij rustige massage ontstaat acetylcholine aan het einde van sensibele zenuwen, met een eindplaatje in de wand van bloedvaten. De uitwerking daarvan is verwijding van de haarvaten (capillairen).
Het effect is egale roodheid van de huid. Er ontstaat via een reflexboog als neurotransmitter een vaatverwijding. Het effect vindt alleen plaats op korte afstand.

26.7 Indicaties sportmassage

26.7.1 Spierverhardingen (myogelosen)

Een van de indicaties voor sportmassage is de spierverharding, waarvan er zeker twee soorten zijn:
– de spierverharding door hypertonus (hypertonie);
– de spierverharding door myogelose.

Er zijn verschillen tussen een myogelose en een hypertonie. Een myogelose is een morfologische verandering en is niet actief. Verder geeft een myogelose een sterkere, stekende pijn en heeft het vaak een ronde, knobbelige structuur, terwijl een hypertone spier meer een doffe pijn geeft en een meer strengvormige structuur kent. In deze paragraaf komen oorzaken en behandeling van myogelosen aan de orde.
Niet alleen komen myogelosen voor in slecht doorbloede gebieden zoals rondom aanhechtingsplaatsen, maar ook waar een contractuur aanwezig is. Daarnaast is een myogelose vaker te verwachten bij statische dan bij dynamische arbeid.
Oorzaken van een myogelose zijn:
– overbelasting;
– stofwisselingsstoornissen;
– lokale infecties;
– abnormale melkzuurproductie;
– combinaties van bovenstaande punten.

Abderhalden stelt dat myogelosen die door het zure milieu van stoffen in het bloed ontstaan zijn, door de alkalische reacties van het bloed geneutraliseerd worden. Stoffen die neutraliserend werken op de pH zijn bufferzouten. Uit het bovenstaande kan men opmaken dat een van de oorzaken van een myogelose het melkzuur is. Melkzuur is het afvalproduct van de anaërobe glycolyse, en hoge concentraties die ontstaan bij ophoping in spieren en bloed veroorzaken spiervermoeidheid. Deze vermoeidheid berust op remming van het contractiemechanisme van de spier. Melkzuur kan op minstens twee plaatsen remmend werken op de fysiologische processen die betrokken zijn bij de spiercontractie. In beide gevallen heeft het te maken met de daling van de intracellulaire pH (stijging van de waterstofionenconcentratie in het sarcoplasma), die het gevolg is van melkzuurophoping.
Ophoping van melkzuur wordt veroorzaakt doordat het in de cel niet verder kan worden verwerkt. Daarbij komt dat het melkzuur de plasmamembraan niet snel kan passeren, omdat het tijd nodig heeft om vanuit de spier naar het interne milieu en het bloed te diffunderen. Bij overmatige melkzuurproductie zal het melkzuur zich dan ook ophopen, wat na een tijdje tot een myogelose leidt.

Schade (1918) meent de spierverharding te moeten toeschrijven aan colloïd-chemische veranderingen in de spiercellen als gevolg van koude; hij neemt daarbij een overgang van de sol (solutio = oplossing) in de geltoestand (gelei) aan.
Max Lange (1931) verklaarde het ontstaan van myogelosen door retentie van melkzuur op plaatsen waar of onder omstandigheden waarbij er een wanverhouding is tussen circulatie en het vrijkomen van stofwisselingsproducten. Door de verlaagde zuurgraad ter plaatse (hoge concentratie van H^+) zou vocht worden aangetrokken, waardoor zwelling van de spiervezels optreedt.
Elliot (1944) vermoedde dat langdurige spasmen aanleiding geven tot topische (plaatselijke) veranderingen. Deze veranderingen zouden ook het pijnlijke gevoel veroorzaken.

Andere oorzaken van een zich langdurig ophopen van melkzuur, naast een te grote melkzuurproductie door onder andere overmatige inspanning zijn:
– normale melkzuurproductie, maar een gebrekkige bloedcirculatie;
– kou, waardoor een vasoconstrictie ontstaat;
– tocht;
– infectieziekten;
– stofwisselingsziekten.

Melkzuur verzuurt het interstitium. De pH (zuurgraad) daalt, waardoor vasodilatatie optreedt. Eiwitten gaan reageren en klonteren samen. Zo'n eiwitstolsel wordt in de literatuur aangeduid als coagulum.
Lange omschrijft hetzelfde fenomeen en noemt het myogelose. Wallraff (1951) heeft met bepaalde weefselkleuringen aangetoond dat op de plaats van de verhardingen geleidelijkaan degeneratieve verschijnselen optreden, die eindigen in totaal verval van myofibrillen en vervanging hiervan door secundair weefsel. Later bevestigde Wallraff de opvattingen van Fritz Lange en Schade dat er colloïd-chemische veranderingen plaatsvonden. Primair leiden spierverhardingen tot ischemie (doorbloedings-

stoornis) en verminderde rek van spieren. Zij verhogen de kans op acuut sportletsel. Op den duur ontstaat er een verandering van statiek met als mogelijk gevolg het niet evenredig dragen van krachten. Hierdoor neemt de kans op blessures toe.

26.7.2 Spierpijn (spierkater)

Spierpijn kan onder andere ontstaan door overbelasting van het spier- en peesweefsel na een periode van langere inactiviteit bijvoorbeeld bij sportwedstrijden of door ongewone spierarbeid waarbij excentrische spierbewegingen een belangrijke rol spelen. De betrokken spieren zijn stijf, hard en gezwollen en bij druk en beweging pijnlijk. De pijn begint op zijn vroegst enkele uren na bovengenoemde spierarbeid en kan enkele dagen duren. Voor de oorzaak bestaan drie hypothesen:
– de pH (zuurgraad);
– een ontstekingsproces;
– microtraumata.

De pH (zuurgraad)
Lange tijd werd aangenomen dat chemische veranderingen als gevolg van de pH-daling van de spier de spierpijn veroorzaakten. Als oorzaak hiervoor werden genoemd de excentrische overbelasting van de musculatuur en een storing in de microcirculatie. Dat leidt tot een verminderde stofwisseling en een daarmee gepaard gaande lagere pH (zuur milieu). In een zuur milieu worden sensibele zenuwuiteinden geprikkeld, die pijn en daarmee spasticiteit veroorzaken. Bij spierpijn bestaat op basis van de stofwisselingstheorie een disbalans tussen de spierarbeid en de doorbloeding van grote groepen spieren en dit brengt het geheel in een vicieuze cirkel: Zuurstofgebrek → lactaatverhoging → acidose (ophoping van zuur) → prikkeling van de nociceptoren → spasticiteit → groter zuurstofgebrek.

Ontstekingsproces
Volgens enkele auteurs is de kreet spierkater een verbastering van het begrip katar, een ontstekingsproces met sereuze afscheiding. Als men deze hypothese volgt, dan moet er een tweede theorie bestaan, waarbij een ontstekingsproces met een sereuze afscheiding ontstaat op basis van pathologische stofwisselingsproducten. Dat veronderstelt een musculaire belasting onder een verdere ischemie met een massieve melkzuurvorming.
In het voordeel van deze theorie spreekt, dat de spierpijn eerst na uren of zelfs na een dag op gang komt en enkele dagen aanhoudt. De door de ontsteking optredende zwelling kan door het dichtdrukken van de vaten tot een verminderde arteriële doorbloeding leiden en daarmee kan men in een vicieuze cirkel terechtkomen.

Microtraumata
Een volgende hypothese op het ontstaan van spierpijn (spierkater) is, dat als gevolg van beschadiging door microtraumata pijnlijk gespannen gebieden in de spier ontstaan. Onderzoeken in overbelaste spieren bij dieren hebben een en ander vastgesteld. Een Zweedse onderzoeksgroep heeft aan de hand van spierbiopsie bij proefpersonen een scheurtje in de Z-banden vastgesteld, dat zich de dagen daaropvolgend door bepaalde processen voortzette, totdat de regeneratie van de cel na ongeveer zes dagen begon.
Amerikaanse auteurs beschreven bij marathonlopers overwegend beschadigingen aan het bindweefseldeel van de spiervezels waarbij de Z-banden intact waren.
Men veronderstelt nu, dat primair een beschadiging van de Z-banden optreedt met een verlaging van het contractievermogen van de spier. Deze microtraumata zijn in eerste instantie niet pijnlijk, omdat in de myofibrillen nociceptoren ontbreken. Na verloop van tijd ontstaat een posttraumatisch oedeem, dat leidt tot een verhoging van de intramusculaire druk. Pijnmediatoren prikkelen nu de nociceptoren in de spier en veroorzaken hierbij reflectorisch een verhoging van het spanningsveld.
Na resorptie van het oedeem komt het weer tot normale drukverhoudingen en tot een volledig herstel van de spierstructuur. Dit is waarschijnlijk het gevolg van de fagocytose van beschadigd celmateriaal door de leukocyten.
Het klinische beeld komt met deze opvatting over pathogenese van de spier(kater)pijn overeen. Door ongewone overbelastingen van de spier worden delen van de spier te veel belast, reageren ze in eerste instantie ongecoördineerd, en leiden ze tot de eerder genoemde microtraumata. Door het hieropvolgende intracellulaire en interstitiële oedeem gaat de aanvankelijke pijnloze fase over in de pijnlijke spierspasticiteit. Na de resorptie van het oedeem volgt weer een volledig herstel van de anatomische verhoudingen en van de structuur van de spier.

26.7.3 Gelosen of triggerpunten

Een triggerpunt is een zeer drukgevoelig gebied in een spier met een doorsnede van circa 1 cm, dat bij palpatie zeer drukgevoelig is. Hierbij heeft zich tevens een actieve irritatiezone gevormd (referred pain), met een lagere pijndrempel, die bij palpatie een lokale of uitstralende pijn geeft en veelal een afweerreactie teweegbrengt.
Een actief triggerpunt vertoont een lagere drempel voor mechanische stimulatie. Al bij een geringe fysiologische beweging ontstaat er een lokale pijn. Wat echter door de patiënt als wezenlijk storend ondervonden wordt, is een uitstralende pijn in het referentiegebied (spieren).
Het klinische asymptomatische latente triggerpunt straalt de pijn pas uit bij een sterke palpatoire druk. Latente triggerpunten kunnen door kleine impulsen zoals overrekking, directe overbelasting of immobilisatie actief worden.
Triggerpunten worden meestal gevonden in tonische spieren die verkort zijn of fasische spieren die geatrofieerd zijn. Een verkorting bewerkstelligt meestal een bewegingsbeperking van het bij de spier behorende gewricht. In een spier die gezond is, worden geen triggerpunten gevonden en kan een pijn door een normale palpatoire druk verholpen worden.
Alhoewel de etiologie van een triggerpunt nog niet geheel vaststaat, wordt als oorzaak een directe spier- of gewrichtsbeschadiging, chronische spieroverbelasting of een langdurige onderkoeling gezien.
Het ontstaan van triggerpunten in segmentale musculatuur komt ook voor bij compressie van de zenuwwortels (Travel 1976).

In 1980 verscheen uit de Berlijnse kliniek van Rogmans en Tast een gepubliceerd onderzoek van gelosen (triggerpunten), dat werd uitgevoerd bij wedstrijdsporters. De auteurs beschreven etiologisch de volgende veranderingen in een spier:
- een in het bindweefsel van een spier (perimysium) gevormd oedeem drukt de spiervezel uiteen;
- hierdoor worden bloedcapillairen dichtgedrukt, de ruimte wordt kleiner, soms ontstaat enigszins verklontering van de erytrocyten en de diffusie voor O_2 wordt slechter;
- in de laatste fase zwellen de mitochondriën en vertonen ze inwendig vetlichaampjes;
- uiteindelijk leidt dit tot vetachtige degeneratie van de spiervezel en een hypoxie van het weefsel.

Het gevolg van dit enigszins pathologische proces is een stofwisselingsstoornis, die door een verandering in het milieu van de ionenconcentratie en een veranderde osmose van het interstitieel oedeem, een intracellulair oedeem bewerkstelligt met een verandering van de contractiele elementen en de celkernen. De energielevering in de spiervezel zal nu overwegend plaatsvinden op basis van de anaërobe glycolyse, die vervolgens weer zorgt voor een hoger lactaatgehalte. Zodoende komt het proces in de spiervezel in een vicieuze cirkel, die histologisch een weefselbeschadiging en een pijnlijke spasticiteit veroorzaakt.

Door een beschadiging van de mitochondriën en de daarmee samenhangende verminderde productie van ATP wordt de contractiliteit en het prestatievermogen van de spier minder.

Als gelosen gedurende een langere tijd blijven bestaan, dan komt het tot irreversibele intracellulaire veranderingen van de spiervezel. Het klinische onderzoek wijst uit dat sterk ontwikkelde gelosen door bindweefselachtige verkapselingen en een vettige eiwitdegeneratie vergaand resistent zijn voor behandeling. De beschreven lokale pathologische veranderingen leiden in de spier tot een bindweefselachtige verkapseling, waarbij dit kapsel na verloop van tijd steeds meer verhardt. De omliggende spieren vertonen in het algemeen een hypertonie die ook na langere tijd meewerkt aan het ontstaan van gelosen. Omdat gelosen in hypertone groepen spieren ook diep gelegen zijn, moet de stofwisseling van deze spieren eerst op gang gebracht worden.

Samenvattend zijn met de ons voorliggende kennis, door meerdere auteurs gepubliceerd, enkele theorieën denkbaar over de ontstaanswijze van gelosen:
- intrafibrillaire zwelling;
- perifibrillaire zwelling.

Door zwelling en het veranderen van de eiwitmoleculen en de verspreidingsgraad in het inwendige van een fibril wordt een druk op het perimysium internum en de omgevende fasciae uitgeoefend, die tot een lokale ischemie leidt. Zwelling en verharding van de collagene bindweefselvezels van het sarcolemma en het perimysium internum leiden tot inkapseling. Een normale celstofwisseling is dan niet meer mogelijk.

Het omgekeerde is een zwelling en verharding van het perifibrillaire bindweefsel en daarmee gepaard gaande verandering van de membraanfunctie, dat een lokale ischemie tot gevolg heeft, die storing in de celstofwisseling veroorzaakt.

Bij beide mogelijkheden moet een collagene hypertonie in het spiervezelomhulsel ontstaan, die de storing in het chemische proces in de cel onderhoudt. Ook is een ontstaan van een gelose denkbaar door een combinatie van eerdergenoemde oorzaken, waarbij het tot een verminderde doorbloeding komt en daarbij een stijging van het lactaatgehalte in het weefsel, wat weer leidt tot een beschadiging van de mitochondriën en een verminderde productie van het ATP.

Biochemisch en histologisch is het ontstaan van gelosen (triggerpunten) tot op heden nog hypothetisch en zeker nog niet verklaard. Van een chemische verandering in het gebied van een gelose moet evenwel sprake zijn, omdat in tegenstelling tot een hypertonus geen actiepotentialen te meten zijn.

Men spreekt ook over invloed van gewrichtshypomobiliteit en van functionele hypomobiliteit (blokkering) bij ontstekingsprocessen als reden van het ontstaan van triggerpunten.

Lokalisatie van triggerpunten

In het kader van de kennis over triggerpunten wordt nog kort ingegaan op een mogelijke locatie van deze punten. Deze worden zowel gevonden in de spierbuik, origo's en insertio's van spieren als in de buurt van de spierpezen.

Drukpunten worden gevonden:
- in de aponeurose van het hoofd en in het bijzonder de occipitale drukpunten;
- in het gebied van de schoudergordel;
- paravertebraal, voornamelijk cervicaal en lumbaal;
- in het gluteaalgebied, lateraal van de de SI-gewrichten;
- in het verloop van de tractus iliotibialis;
- in de m. gastrocnemius.

Pijnklachten

De uitstralende pijn bij actieve of latente triggerpunten wordt door patiënten in de regel duidelijk aangegeven (gelokaliseerd). Door palpatie kan de pijnlijke spier of een gedeelte van de spier (myotenon) gelokaliseerd worden. Hij wordt ook wel beschreven als een 'palpabele band' (Simons 1975/1976) en moet dwars op het spiervezelverloop gepalpeerd worden. Veelvuldig worden in deze spiervezels door palpatie zeer pijnlijke kleine lokale spierrekkingen waargenomen (Simons 1976, Travel 1952).

Een triggerpunt kan pijn in één of meerdere spieren in een referentiegebied teweegbrengen.

Een inductie van meerdere zogenaamde satelliettriggerpunten door een primair triggerpunt wordt beschreven door Travel (1981). Een triggerpunt in het sternale gedeelte van de m. sternocleidomastoideus kan bijvoorbeeld het ontstaan van satelietttriggerpunten in de m. sternalis, m. pectoralis en m. serratus anterior bewerkstelligen.

Naast de uitstralende pijn is het actieve triggerpunt in staat in het referentiegebied de vegetatieve functies te beïnvloeden. Soms kunnen hyperalgetische gebieden van de huid worden waargenomen.

Behandeling van triggerpunten

Het doel van een massagebehandeling moet zowel in het teken staan van een detonisering van de spier, maar bovenal ook van het opwekken van een actieve of passieve hyperemie door koude- of warmteapplicatie van de omliggende spieren ter voorbereiding op een intensieve massagebehandeling.

Naast de vingertoppetrissage zullen vooral fricties de overhand moeten hebben, die qua sterkte aan de door palpatie verkregen informatie aangepast worden. Een te sterke behandeling van de gelose (gelotripsie) kan alleszins ook de tonus van de omliggende spieren verhogen en daardoor de al bestaande gelotische hypertonie versterken.

In de buurt van gewrichten moet de behandeling van het triggerpunt altijd zeer zorgvuldig geschieden, vooral in de buurt van het SI-gewricht.

Ook wordt vastgesteld dat een dagelijks intensieve, klassieke massage geïndiceerd is, die tot een significante verhoging van de transaminasen (enzymen) kan leiden, nodig voor de resorptie van beschadigd celmateriaal (celbrokstukken).

Gelosen die nog maar kortgeleden ontstaan zijn, kunnen met diepe fricties (gelotripsie) 'behandeld' worden. Gelosen die langer bestaan, zijn door directe mechanische technieken nauwelijks te beïnvloeden. Door gedoseerde lokaal uitgevoerde diepe fricties komt het tot een zekere beschadiging van de cellen, waarbij histamineachtige stoffen in het weefsel vrijkomen, waarbij in beperkte omvang resorptie van de 'gel' door een verhoogde permeabiliteit mogelijk gemaakt wordt. Het effect ligt hier hoofdzakelijk in een betere hyperemie en resorptie. Een te stevig uitgevoerde frictie met spiervezelbeschadigingen op microniveau (gelotripsie) kan soms een hypertonie van het omliggende weefsel veroorzaken of onderhouden.

De activiteit van een triggerpunt kan onder ander door maximale rek van de getroffen spier verholpen worden. Als een zeer goede behandeling heeft zich daarbij de 'spray and stretch'-methode bewezen (Travel 1981). Door middel van een cold-spray worden de afferente nociceptieve impulsen van de huid onderdrukt ('geblust'). Door de nociceptieve reflectorische invloed kan de verkorte spier beter gerekt worden. Deze rekstimulus is weer bij machte om reflectoir over het ruggenmerg of mogelijk door hogere centra van het CZS de activiteit van het triggerpunt te remmen. De activiteit van het triggerpunt kan ook verminderd worden door een zeer sterke druk uit te oefenen (frictie), die tot enkele minuten kan worden volgehouden. De eerdergenoemde 'spray and stretch'-techniek wordt in de door Simons en Travel gepubliceerde werken uitvoerig beschreven (Travel 1983, 1992).

De volgende kenmerken van de triggerpunten zijn met het oog op de therapie belangrijk:
- palpatie van een verhard spiergebied (Muskelband), dat uiterst pijnlijk op druk en met een lichte rek op een 'knippende' palpatie reageert;
- veranderingen in de sensibiliteit die zich in een voor de spier karakteristiek en specifiek gebied bevinden;
- spieren waarin een triggerpunt voorkomt, zijn meestal sterk verkort;
- triggerpunten kunnen ook ontstaan uit veranderingen in de structuur (systematische en/of lokale aandoeningen).

Contra-indicaties met betrekking tot de mogelijke behandelingen moeten in overweging genomen worden en in de totale opbouw van het de behandeling betrokken worden.

De patiënt moet uitvoerig over de in de regel zeer pijnlijke behandeling van de triggerpunten geïnformeerd worden.

26.8 Huidige inzichten over de invloed van sportmassage

Het effect van de klassieke massage is tegenwoordig nog te verklaren. Het gaat in ieder geval om mechanische of reflectoire invloeden (prof. dr. H. Storck, 1949). De invloeden van de massage zijn:
- verbeterde doorbloeding;
- verbeterde permeabiliteit;
- verbeterde spierfunctie;
- invloed op het welbevinden;
- psychisch effect.

26.8.1 Verbeterde doorbloeding (hyperemie)

Hyperemie leidt tot verbeterde toe- en afvoer van de verschillende weefselvloeistoffen. Deze verschillende weefselvloeistoffen zijn:
- intracellulaire vloeistof (celvocht, protoplasma);
- extracellulaire vloeistof (interstitiële vocht in de weefselspleten);
- de vloeistof van bloed en lymfevaten.

In gevallen waarbij we de stofwisseling willen activeren, moeten we het weefsel vrij intensief prikkelen. Er komt dan onder andere via de beschadiging van mestcellen histamine vrij, dat dan via een ingewikkeld mechanisme, dat nog niet precies bekend is, hyperemie veroorzaakt en vocht mobiliseert. Wanneer we door middel van massage invloed willen uitoefenen op uitgetreden vocht (postactief), moeten we dit histaminemechanisme juist niet activeren. De massage moet dan rustig zijn en gericht op reabsorptie.

26.8.2 Verhoging van de permeabiliteit van de vaatwand

Doordat de capillairen verwijden, wordt de doorbloeding in dat capillaire gebied groter. De doorstroming is echter langzamer, waardoor de uitwisseling van stofwisselingsproducten beter mogelijk is. Daaruit volgt de verbeterde stofwisseling. Dit is een combinatie van de voornoemde reacties. Betere arteriële circulatie, betere drainage van venen en lymfecirculatie, verhoogde doorlaatbaarheid van stoffen.

26.8.3 Verbeterde spierfunctie

Dit bleek uit onderzoekingen van Prokop. Massage van een spier van 3-5 minuten gaf volgens Prokop de grootste doorbloedingsintensiteit. Het grootste effect werd waargenomen ongeveer 15-20 minuten na het beëindigen van de massage.

26.8.4 Algemene invloeden op het welbevinden

De invloed van de klassieke massage op het welbevinden vinden we terug in verschillende zaken:
- invloed op het algemeen krachtgevoel;
- invloed op de vermoeidheid;
- invloed op de verdieping van de ademhaling;
- invloed op de slaapbevordering;
- invloed op de stemming, de psyche.

26.8.5 Psychisch effect

Van het psychisch effect zegt Storck dat de persoonlijkheid en het overwicht van de sportmasseur een belangrijke rol spelen. Dat geldt dus voor de manier waarop wordt gemasseerd, maar ook voor de relatie van het vegetatieve zenuwstelsel met de klieren van interne secretie. Daardoor wordt vooral de hypofyse beïnvloed. De hypofyse verzorgt, volgens Storck, de associaties met het gevoels- en gedachteleven. Nu is bekend dat dit vooral beïnvloed wordt door het limbische systeem.

26.9 Indicaties en contra-indicaties

De indicatie (of contra-indicatie) houdt uiteraard direct verband met de invloed die van de massagebehandeling uitgaat. Deze invloed kan schematisch als volgt samengevat worden:
- de massage bevordert lokaal de circulatie;
- de massage heeft invloed op de lymfestroom;
- de massage heeft een stimulerende invloed op het zenuwstelsel (tonisering);
- de massage heeft een sederende invloed op het zenuwstelsel;
- de massage zet de stofwisseling aan;
- alle massageprikkels zijn mechanische prikkels.

Het beoogde effect van een massage kan zijn:
- stimulerend, in het bijzonder als de doorbloeding moet worden verbeterd, bijvoorbeeld als inleiding op een belasting;
- ontspannend, om een algehele of plaatselijke ontspanning te bereiken na een belasting.

Nevendoelen van handgrepen kunnen zijn:
- dehydratie;
- vermoeidheid- en/of pijnvermindering;
- het verbeteren van de doorbloeding.

Andere effecten van de massage zijn:
- antiflogistisch (ontstekingsremmend);
- desquamatie (ontschilfering van de huid);
- losmaken van verklevingen.

26.9.1 Indicaties voor massage

Van oudsher (Lüdke) zijn de indicaties voor massage beperkt tot:
- lokale stoornissen onderhuids bindweefsel;
- stoornissen spieren;
- stoornissen veneuze en lymfecirculatie.

Er is echter een bepaalde communis opinio over een breder terrein:
- orthopedische afwijkingen;
- posttraumatische toestanden;
- ademhalingsafwijkingen;
- reumatische aandoeningen;
- neurologische aandoeningen;
- circulatiestoornissen;
- graviditeit.

26.9.2 Contra-indicaties voor massage

Een absolute contra-indicatie voor massage is een lichamelijke toestand waarop elke vorm van massage, ook indien toegepast op een tevens aanwezige indicatie, een schadelijk effect kan hebben. Een relatieve contra-indicatie voor massage is een lichamelijke toestand waarop massage een nadelige invloed kan hebben, tenzij de massage, toegepast op de eveneens aanwezige indicatie, onder beperkende voorwaarden ten aanzien van lokalisatie, techniek en/of dosering wordt uitgevoerd.

Absolute contra-indicaties zijn van oudsher (Lüdke):
- koorts (ontstekingen en huidziekten);
- oververmoeidheid, doordat de door massage bewerkstelligde vergrote afvoer van de betrokken organen nog meer belast;
- pathologie, omdat bij verse traumata door de mechanische druk van de handgreep vaten verder worden beschadigd;
- varices; vaatontstekingen en andere vaatziekten;
- infectieuze processen, zoals abcessen en dergelijke.

Er is echter een bepaalde communis opinio over een breder terrein:
- te veel pijn;
- koorts;
- tumoren;
- open wonden;
- niet-geconsolideerde fracturen;
- huidaandoeningen;
- ontstekingen en infectieziekten;
- hemofilie;
- cachexie;
- trombose en vaatwandontsteking;
- ulcera van het maag-darmkanaal.

Voorbeelden van relatieve contra-indicaties:
- een zwangere vrouw mag best aan de schouder of benen gemasseerd worden; gedurende de eerste drie maanden van de zwangerschap is een massage van de buik of een intensieve behandeling van de rug echter gecontra-indiceerd;
- een sterk behaard lichaamsdeel kan best gekneed worden, maar effleurages dient men vanzelfsprekend achterwege te laten.

26.10 Accommodatie en inrichting

Om de massagebehandeling goed tot zijn recht te doen komen, moet de ruimte waarin gemasseerd wordt aan een aantal eisen voldoen. De inrichting hoeft niet duur te zijn, maar wel efficiënt en naar smaak ingericht, zodat dit prettig inwerkt op de sporter en de sportmasseur zelf.

26.10.1 Eisen ten aanzien van de massageruimte

Een massageruimte moet aan een aantal eisen voldoen:
1 Vloerbedekking.
   De vloerbedekking moet makkelijk schoon te houden zijn en moet verder zoveel mogelijk naadloos zijn. Het mag niet hard en koud aanvoelen (bijv. kurklinoleum is veerkrachtig en voelt warm aan). Ook mag de vloer niet te glad zijn (vanwege vallen).
2 Ramen, verlichting en ventilatie.
   De ramen moeten het liefst op het zuiden geprojecteerd zijn en indien mogelijk voorzien van verstelbare jaloezieën of markiezen (zonwering) waarbij de lichtinval geregeld kan worden. De ruimte moet goed ventileerbaar zijn zonder te tochten. De sporter mag geen hinder ondervinden van de verlichting, terwijl de masseur steeds gebruik maakt van de lichtinval, vooral bij het onderzoek (masseur met de rug naar het raam).
3 Temperatuur.
   De temperatuur moet goed regelbaar zijn, waarbij de temperatuur van circa 25°C zowel voor de sporter als voor de sportmasseur het meest aangenaam is. Centrale verwarming is ideaal, wel moet gedacht worden aan de vochtigheidsgraad van de lucht (hygrometer en waterbakken).

De massagekamer moet schoon gehouden worden en dagelijks geventileerd worden. Kortom alle hygiënische maatregelen gelden voor deze ruimte.

26.10.2 Eisen ten aanzien van de inrichting

Ook de inrichting moet aan een aantal eisen voldoen:
1 Massagetafel.
   De massagetafel moet 50-70 cm breed zijn en ongeveer 190 cm lang, waarbij de hoogte aangepast moet kunnen worden aan de lengte van de masseur. Een goede werkhoogte is circa 20-30 cm onder de elleboog van de masseur (als hij staat). De bekleding van de massagetafel moet afwasbaar zijn. Een van de uiteinden moet verstelbaar zijn, zodat de gemasseerde goed gesteund in de rug op de massagetafel kan zitten.
2 Ondersteuningsmateriaal.
   Om een sporter in de juiste houding te zetten, teneinde verschillende onderdelen van het lichaam te masseren, wordt gebruikgemaakt van kussentjes en rollen. Hiermee wordt een goede ontspanning verkregen.
3 Lakens, handdoeken of dekens.
   Als een sporter gemasseerd moet worden, dient de massagetafel afgedekt te zijn met een laken of een badlaken. Van de sporter zelf worden de niet te masseren lichaamsdelen met handdoeken afgedekt, zodat afkoeling voor of na de massage wordt voorkomen.
4 Wasgelegenheid of doucheruimte.
   Vooral stromend water dient minimaal aanwezig te zijn. De masseur moet zowel voor als na de massage zijn handen kunnen wassen. Warm stromend water is natuurlijk idealer. In een sportcomplex is het ideaal als de massagekamer in verbinding staat met de doucheruimte, zodat de sporter na de massage een douche kan nemen.
5 Kleedgelegenheid.
   Het prettigst is, dat de sporter zich in een apart kleedhokje kan aan- en uitkleden. In ieder geval moeten in de massageruimte kledinghaken aanwezig zijn, die eventueel door middel van een gordijn afgeschermd kunnen worden.

26.10.3 Massagetussenstof

Een lichaamsdeel kan zonder tussenstof worden gemasseerd. Door directe wrijving van de hand van de masseur op het lichaam ontstaat een warmte-effect, dat een wezenlijke doorbloedingsverbetering van de huid bewerkstelligt, waarmee ook de dieper gelegen weefsels indirect worden beïnvloed.
Dit geeft echter wel een grote belasting van de huid, die bovendien ook nog beschadigd kan worden. Vooral de behaarde huid kan bijna niet zonder massagetussenstof worden gemasseerd. Om de wrijvingsweerstand van de handen te verminderen, waardoor pijn en het lostrekken van haartjes wordt voorkomen, wordt een glijmiddel (massage-olie) gebruikt.
Het gebruik van talkpoeder moet worden ontraden, omdat dit de poriën van de huid verstopt, omdat het erg stuift en omdat poeder met afgeschilderde huiddeeltjes gaat klitten.

Soorten tussenstof
We kennen de volgende soorten tussenstof:
1 Oliën. Deze zijn het beste omdat:
   – ze een goede wrijving over het lichaam geven;
   – ze goed door de huid worden opgenomen;
   – ze niet snel afkoelen (nemen snel de lichaamstemperatuur aan);
   – ze makkelijk te verwijderen zijn.
   Voorbeelden hiervan zijn: parafine, olijfolie, rozenolie, slaolie.

Ook embrocations in de vorm van crèmes als olie (embrocation betekent letterlijk vertaald: vochtige omslag). Dit zijn duurdere handelsproducten, waarin bepaalde bloedvatverwijdende stoffen zijn opgenomen. Bijvoorbeeld Sloan, Midalgan, Lumbalgin, Menthoneurin, Trafuril, Cajaputi-olie, enzovoort. Het overmatige gebruik van deze embrocations moet worden voorkomen, omdat de natuurlijke functie van de huid en het onderliggende weefsel hierdoor worden verstoord.
2 Vetten. Deze zijn minder goed dan olie. Nadelen zijn:
   – ze zijn te vet, waardoor kleren vuil worden;
   – ze koelen de huid te sterk af;
   – ze worden niet goed door de huid opgenomen;
   – ze verstoppen de poriën.

Voorbeelden hiervan zijn: vaseline, boorvet, paraffine
3 Poeders. Deze zijn ook minder goed. Nadelen zijn:
- ze verstoppen de poriën, waardoor geen huidademhaling meer kan plaatsvinden;
- ze worden niet opgenomen door de huid;
- ze worden snel weggeveegd of weggeblazen (stuif).

Doel van de tussenstof

De tussenstof dient voor:
- het voorkomen van huidirritaties (folliculitis pili);
- het opheffen van de wrijving.

We gebruiken weinig of geen tussenstof:
- als er een hyperemiserende massage gegeven moet worden;
- wanneer we een speciaal effect op de huid willen bereiken (in de sport bij koud weer);
- als de huid van de sporter al te vet is;
- bij bepaalde handgrepen, zoals kloppen, hakken en slaan;
- verder bij: intermitterend drukken, vibreren, schudden en slingeren.

We gebruiken wel tussenstof:
- bij massage van een behaarde huid;
- bij een tere huid;
- bij een erg droge huid;
- bij handgrepen die de huid zouden kunnen beschadigen.

Allergie

Wel moet bedacht worden dat alle soorten stoffen die op het lichaam gebracht worden, een allergie van de huid kunnen opwekken. Daarom moeten verschillende soorten massageoliën door elkaar gebruikt worden.
De massagetussenstof mag niet zomaar op het lichaam aangebracht worden. Eerst in de handen, zodat de olie de temperatuur van het lichaam kan aannemen. Daarna pas op het lichaam van de sporter aanbrengen. Ook moet de masseur zorgen voor warme handen, door ze bijvoorbeeld te wassen onder een warme kraan. Elke koude prikkel op het lichaam geeft een spanningsreactie, die voorkomen moet worden.

Eisen waaraan tussenstof moet voldoen:
1 Het tastgevoel mag er niet door verminderen.
2 Het mag de huid niet irriteren.
3 Het mag de huid niet prikkelen of afkoelen.
4 Het moet een aangenaam warm gevoel opwekken.
5 Het moet goed door de huid worden opgenomen, maar ook weer niet al te snel.
6 Het moet reuk- en kleurloos zijn.
7 Het mag de poriën niet verstoppen.
8 Het moet goed houdbaar zijn.
9 Het moet makkelijk uit- en afwasbaar zijn.
10 Het mag niet korsten, taai of stroperig zijn.
11 Het mag niet duur zijn.

26.10.4 Hulpmiddelen

Vibrator

Dit kan een nuttig hulpmiddel zijn om de manuele vibratie, die voor een sportmasseur erg vermoeiend is, te vervangen. Nadeel is dat het contact van de sportmasseur met het lichaam niet aanwezig is, zodat deze apparatieve vibratie de manuele, mits goed uitgevoerd, nooit kan vervangen.
Bij een goed ontwikkeld tastgevoel van de masseur kan hij zich aanpassen aan de trilling van het weefsel, wat met een vibrator niet mogelijk is. De werking van de vibratie is grotendeels reflectoir en geeft dus ontspanning. Deze ontspanning wordt pas na langere tijd verkregen, zodat deze handgreep langdurig moet worden toegepast. Dit is ook slecht voor het hart van de masseur. Alleen daarom is de vibrator zeer nuttig om aan te schaffen. Er is een grote keus aan vibrators in de handel, maar omdat de sportmasseur beroepshalve zo'n apparaat moet gebruiken, is het aan te raden een goede aan te schaffen, om latere teleurstellingen te voorkomen. Het beste is een grootvlakvibrator te kopen met verwisselbare zoolplaten, die op verschillende snelheden kan worden gebruikt. Als zo'n apparaat bij een bekende leverancier gekocht wordt, zal geen gevaar aanwezig zijn de vibrator op proef te gebruiken, waarna ook garantie en service beter verzorgd zullen zijn.
De werking van vibrator geeft:
- reflectoire ontspanning;
- hyperemie en verhoging van de doorbloeding;
- het losmaken van verhardingen en myogelosen.

27 Regels bij de praktijk van sportmassage

Leerdoelen

Als u deze leerstof bestudeerd hebt, moet u kennis hebben van de volgende regels die de sportmasseur in acht moet nemen:

1. Een massage wordt voorafgegaan door een onderzoek (anamnese, inspectie en palpatie). Palpatie kan ook tijdens de behandeling worden uitgevoerd.
2. Massage mag geen pijn veroorzaken in verband met afweerreacties.
3. Uitgangshouding van de cliënt moet ontspannen zijn en alleen indien noodzakelijk gewijzigd worden.
4. Men moet er zo veel mogelijk naar streven een totaalmassage te geven.[1]
5. Voorkom het afkoelen van de cliënt.
6. Neem de regels van hygiëne en ethiek in acht.
7. Ontwijk en voorkom weefselbeschadigingen.
8. Begin bij extremiteiten altijd met het meest proximale lichaamsdeel.
9. De werkrichting van de handgrepen is van distaal naar proximaal bij de extremiteiten. Bij intermitterend drukken en handgrepen op de romp kan hiervan worden afgeweken.
10. Geen massage bij aanwezigheid van absolute contra-indicaties.
11. Pas de handgrepen in de goede volgorde toe.
12. Afhankelijk van het doel de druk en snelheid doseren en meer of minder variatie toepassen.
13. Het doel is stimulerend of sederend.

27.1 Definitie van sportmassage

Het toepassen van een complex van handgrepen op een ontbloot en ontspannen lichaamsdeel van een gezonde sportbeoefenaar, met het doel diens lichamelijke conditie te verbeteren, te bestendigen en/of eventuele nadelige gevolgen van die sport weg te nemen of deze zo min mogelijk te doen voelen.

27.2 Werkhouding tijdens de massage

In principe geniet bij de behandeling de staande houding de voorkeur boven een zithouding. Het maakt de sportmasseur wendbaar, zodat hij zich kan aanpassen aan de eisen die een juiste behandeling stelt. Men kan in staande houding ook beter kracht uitoefenen. Bij uitzondering zal zittend worden gemasseerd, bijvoorbeeld als men een onderarm, polsgewricht of hand behandelt.
De staande houding heeft als nadeel dat er vermoeidheid bij kan optreden, maar met een juiste werkhouding zal dit tot een minimum worden beperkt.

27.2.1 Algemene richtlijnen voor de werkhouding

Voor de juiste werkhouding geldt een aantal algemene richtlijnen:

1. Sta met de voeten in de richting van de kracht die je uitoefent.
2. De knieën mogen niet overstrekt zijn en moeten wijzen in de richting van de punt van de voet.
3. De romp moet zo veel mogelijk gebogen zijn als noodzakelijk is, te veel vooroverbuigen moet worden vermeden door de werkhoogte aan te passen.
4. De kracht waarmee men masseert, moet verkregen worden uit hand- en armspieren gesteund door het lichaamsgewicht van de romp.

In principe is elke uitgangshouding goed, waarin de sporter ontspannen is en het te masseren lichaamsdeel goed bereikbaar is. Ook bij massage van huid en onderhuids bindweefsel is ontspanning van de eronder liggende spieren in principe nuttig. Anders is dat uiteraard bij bindweefsel- en periostmassage.

---

1 In de examensituatie wordt gekozen voor een vooraf gedefinieerde deelopdracht.

27.2.2 Specifieke richtlijnen

Buikligging, voor de rug en achterzijde van de benen, al dan niet met een verhoging onder de buik en de voetwreef.
Rugligging, voor het hoofd, de borst, buik en voorzijde van de benen, met het hoofd door een kussen ondersteund, eventueel een verhoging onder de knieholte of het hele onderbeen.
Zittend, voor de nek, schouder, arm en hand, met voldoende steun voor romp en arm(en).

27.3 Techniek van de massage

27.3.1 Intensiteit

De intensiteit moet worden aangepast aan de behoefte van de sporter. Dit kan aangepast worden door de handgrepen in kracht, richting, snelheid en tijdsduur te wijzigen en te variëren. De druk/kracht die bij het masseren wordt gebruikt, moet worden aangepast aan de toestand van de spieren. Vooral de spierspanning is belangrijk. Als de spanning afneemt, kan de druk enigszins opgevoerd worden.
Rigoureus met grote kracht masseren, kan voor velen juist lijken, maar de sportmasseur moet de kracht aanpassen aan de reacties van de weefsels en naar de bevindingen die hij tijdens de massage opdoet.
Ook de richting is van invloed op de intensiteit van de prikkel. Een prikkel is bijvoorbeeld sterker bij handgrepen in dwarse richting. We beginnen daarom met handgrepen in de lengterichting van het vezelverloop van de spieren en daarna in dwarse richting.
De snelheid van werken moet in het algemeen vrij rustig zijn. De intensiteit neemt bij grote snelheid af. Dit geldt voor: intermitterend drukken, effleureren, petrisseren en frictioneren. Dus een rustig tempo geeft het beste resultaat. Slechts af en toe kunnen snelle, kort uitgevoerde handgrepen nuttig zijn.

27.3.2 Tijdsduur van de massage

De duur van een totale lichaamsmassage bedraagt al gauw zo'n 45 minuten. Een partiële massage, de massage van een deel van het lichaam, neemt al gauw zo'n 20 minuten in beslag.

27.4 Het tijdstip van een massage

Een massage kan gegeven worden ter stimulering (activering) of ter ontspanning. De activiteitsmassage is, in verband met het tijdstip, onder te verdelen in:
– Massage voor de wedstrijd.
  Dit is een massage die aan de sportbeoefening voorafgaat. De massage dient om een goede doorbloeding te verkrijgen van de spieren. De spieren worden geschikt gemaakt voor de komende inspanning. Deze massage kan een warming-up echter niet vervangen, maar kan het beste voorafgaan aan een warming-up. De kans op blessures wordt hierdoor verminderd. Deze massage is dus preparatief en preventief.
– Massage na een wedstrijd.
  Het doel van een massage na een wedstrijd is voornamelijk dehydratie (ontwatering). De massage wordt ook wel curatief genoemd (het herstellen van de weefsels na een zware inspanning). Vermoeidheidsstoffen (melkzuur) en afvalproducten (verbrandingsslakken) van de stofwisseling worden beter afgevoerd. Daarmee wordt het herstel bevorderd, de herstellingstijd versneld en eventuele spierpijn voorkomen, waardoor het lichaam weer beter voorbereid zal zijn op een volgende inspanning. De werking is te vergelijken met een cooling-down na een training.
– Massage in de pauze (of tussen wedstrijden in).
  De massage die in de pauze van een wedstrijd of tussen twee wedstrijden op dezelfde dag gegeven wordt, kent twee aspecten. De massage kan gegeven worden direct na een inspanning, waarbij de normale toestand van het weefsel wordt hersteld. Indien de massage net voor een volgende inspanning gegeven wordt, moet de stofwisseling (doorbloeding) weer op gang gebracht worden. De laatste massage mag niet te stimulerend zijn en draagt in het algemeen een ontspannend karakter.
– Massage bij een periode van inactiviteit.
  Deze massage wordt gegeven aan sportmensen in een trainingsvrije periode of aan mensen die niet aan sport kunnen doen met als doel de algehele conditie van het bewegingsapparaat te verbeteren of in stand te houden. Ook kan deze worden toegepast bij een sporter die vanwege een blessure gedurende een langere tijd uitgeschakeld is. Wel moet dan rekening worden gehouden met eventuele absolute of relatieve contra-indicaties.

28 Onderzoek

Leerdoelen

Als u deze stof bestudeerd hebt, moet u weten dat het onderzoek dient te bestaan uit een:

1 Anamnese.
   Het doel van de anamnese is door middel van vraagstelling te weten te komen of er een behandeling gegeven mag worden en hoe de behandeling uitgevoerd kan worden (indicatie). Naast de gezondheid op dit moment is het belangrijk om te weten of doorgemaakte ziekten van invloed kunnen zijn op de uitvoering van de massage, de soort sport en de sportbelasting.
   U moet kunnen:
   - vragen naar persoonlijke gegevens (summier);
   - vragen naar ADL (activiteiten in het dagelijks leven);
   - vragen naar algemene gezondheid op dit moment (summier);
   - vragen naar gezondheidshistorie (doorgemaakte ziekten);
   - vragen naar doktersbezoek en gebruik van medicijnen;
   - vragen naar sport en trainingsbelasting;
   - vragen naar de reden van het bezoek (uitvoerig);
   - vragen naar blessures in het verleden en nu;
   - vragen naar het bestaan van andere klachten;
   - samenvatten.
2 Inspectie.
   Het doel van de inspectie is het visueel kunnen herkennen van de normale zichtbare structuren van het lichaam, te weten, huid, spieren, pezen, botten en gewrichten en het kunnen vaststellen van verschillen door links en rechts te vergelijken. Hierdoor kan een indicatie worden verkregen die u zegt of de belasting van invloed is op de statiek. De locatie, waar de eventuele klacht zich bevindt, moet bijzondere aandacht hebben.
   Rechtopgerichte stand met de voeten recht naar voren[1] en het gewicht gelijkmatig verdeeld over beide voeten.
   - Voorzijde.
     Typologie (beperken tot atletisch, picnisch of leptosoom), huid (kleur, littekens en andere bijzonderheden), stand van het hoofd, spieromvang, spiercontouren, standafwijkingen, luchtfiguren.
   - Achterzijde.
     Huid (kleur, littekens en andere bijzonderheden), stand van het hoofd, spieromvang, standafwijkingen van de rug (wervelkolom), luchtfiguren, standafwijkingen van de gewrichten.
   - Zijkanten.
     Huid (kleur, littekens en andere bijzonderheden), stand van het hoofd, transversale assen, lordose, kyfose, hyperextensie knie.
3 Palpatie.
   Het doel van de palpatie is het kunnen herkennen van de voelbare structuren en het kunnen vaststellen van veranderingen in deze structuren door belasting, aan de hand van links en rechts vergelijking.
   - Temperatuur uitgevoerd met een en dezelfde hand.
   - Huidverschuifbaarheid, huidvochtigheid uitgevoerd met één of twee handen.
   - Huidoppakbaarheid uitgevoerd met één of twee handen.
   - Spiertonus uitgevoerd met twee handen.
   - Spiermyogelosen; vooraf niet noodzakelijk, informatie hierover kan men gedurende de behandeling verkrijgen.
   - Spierverklevingen; vooraf niet noodzakelijk, informatie hierover kan men gedurende de behandeling verkrijgen.

---

1 Correctie van de stand van de voeten mag doelgericht plaatsvinden.

28.1 Het functieonderzoek

Zoals in hoofdstuk 24 Inspanningsfysiologie besproken is, treden onder invloed van training functionele veranderingen in het lichaam op, die in een aantal gevallen leiden tot structurele veranderingen.

De spieren worden sterker, maar door monotone en soms ook wel ongecoördineerde bewegingspatronen verkorten bepaalde (tonische) spiervezels. Mede hierdoor ontstaat de mogelijkheid dat de dynamische (fasische) spiervezels minder belast worden en daardoor verzwakken. Een en ander kan leiden tot houdingsafwijkingen (afwijkingen ten opzichte van de norm). Dit kan nog versterkt worden, doordat bepaalde spieren voor het in stand houden van de normale lichaamshouding meer arbeid moeten verrichten. Daardoor is voor het handhaven van de statiek continu meer energie vereist van die spieren. Indien dit niet tijdig geconstateerd wordt, geeft dit een voortdurende disbalans van krachten op de gewrichten en kan dit op den duur leiden tot een degeneratieve aandoening van de gewrichten.
Wel moet men in het geheel betrekken, dat bij bepaalde takken van sport bepaalde afwijkingen ten aanzien van de algemeen geldende norm toch functioneel zijn.
Het is daarom dan ook belangrijk om het lichaam te onderzoeken op het moment dat er nog geen klachten zijn. Dit onderzoek moet zeer zorgvuldig en nauwgezet gedaan worden. Want aan de hand van het onderzoek trek je bepaalde conclusies en naar aanleiding daarvan geef je adviezen aan de sporter.

28.1.1 Het algemene functieonderzoek

Het algemeen functieonderzoek, mits goed uitgevoerd, kan de sportmasseur in een vroeg stadium informeren over mogelijke afwijkingen, die, wanneer deze niet onderkend worden, later de nodige problematiek kunnen geven. In dit algemene onderzoek zijn de anamnese (informatie) en de inspectie (observatie) alsmede een grondige palpatie van de spieren op hypertonie (verhoogde spanning), myogelosen (bolvormige spierverhardingen) en triggerpunten (drukpijnlijke verhardingen in de spier met uitstraling naar een ander gebied – referred pain) de bouwstenen van het onderzoek van de romp, de bovenste en onderste extremiteiten.
Een grondige kennis van de functionele anatomie en de anatomie in vivo zijn hierbij van essentieel belang. De sportmasseur richt zich in hoofdzaak op afwijkingen van de spieren en op disbalans tussen de diverse spiergroepen (het posturale syndroom – tonische spieren verkorten, fasische spieren verzwakken). Spieren maken vaak onderdeel uit van bewegingsketens. Indien een spier afwijkt ten aanzien van de norm, dan is dit vaak ook terug te vinden in de spieren die met de bewuste spier een bewegingsketen vormen. Wees hierop attent.
Het algemeen onderzoek is te verdelen in:
- anamnese (informatie);
- inspectie (observatie);
- palpatie (hypertonie, myogelosen).

28.2 Anamnese

Het gebeurt regelmatig dat de sporter de sportmasseur bezoekt nadat hij door de arts of fysiotherapeut genezen is verklaard en weer kalm aan met de training mag beginnen. Hij heeft het advies meegekregen om voor de training een bezoek te brengen aan de sportverzorger (masseur) van de vereniging voor een goede begeleiding naar de wedstrijd toe (het weer speelklaar zijn).
In dit geval gaat de sportmasseur eerst in op de blessure die de sporter gehad heeft.
- Hoe is de blessure ontstaan?
- Door wie en hoe is de eerste hulp verleend?
- Welke behandeling heeft de arts of fysiotherapeut gegeven?

Vervolgens wordt overgegaan tot het afnemen van een totale anamnese indien de sporter bij de sportmasseur niet bekend is. In het geval de sportmasseur de sporter kent vanuit de vereniging, worden de gegevens van een eventuele aanwezige spelerskaart geverifieerd.

Bij het afnemen van een totale anamnese worden eerst de persoonlijke gegevens ingevuld, zoals naam, adres, geboortedatum, opleiding, beroep, huisarts, clubarts, verenigingen, hobby's en verder probeert men een algeheel beeld te krijgen van:
- de gezondheidstoestand;
- de blesssuregevoeligheid;
- de manier en het niveau (intensiteit) waarop de sport bedreven wordt.

Gezondheidstoestand
Heeft de sportman in het verleden ernstige ziekten of ongevallen gehad? Indien dit eventueel het geval was, is hij hiervoor behandeld?
Ook kunt u informeren naar eetlust en nachtrust.

Blessuregevoeligheid
De reactie na training of wedstrijd is belangrijk. Heeft hij op de dagen na de training of wedstrijd bijvoorbeeld last van spierstijfheid of -pijn?
Is de sporter vaak geblesseerd geweest, wanneer was de laatste blessure, is hij hiervoor behandeld en door wie, hoe was de nazorg?
Heeft de sporter klachten tijdens de training of wedstrijd, indien ja om welke klachten gaat het dan?

Sportanamnese
Laat de sporter eens een beschrijving geven van de sportcarrière tot nu toe. Belangrijk hierbij is op welk niveau hij sport, hoe de trainingsomvang en -intensiteit is, en of hij eventueel nog andere sporten of bepaalde trainingsvormen bedrijft. Het is ook belangrijk om te vragen of en hoe de warming-up en coolingdown uitgevoerd worden.
Verder kunt u vragen naar onder andere:
- het plezier in trainen;
- de trainingsbeleving;
- het gebruik van speciale voeding/dieet, alcohol (hoeveel), vitaminen;

- het gebruik van nicotine (hoeveel);
- het gebruik van andere preparaten;
- welke kleding; welk schoeisel;
- welk materiaal (bescherming);
- welke accomodatie.

28.3 Inspectie

Bij het inspecteren wordt de statiek van het lichaam beoordeeld. Hoe zijn de links/rechtsverhoudingen en hoe is de voor- en achterbalans. De sportmasseur heeft over het algemeen de spieren als aangrijpingspunt. Dus hierop zal hij als eerste zijn aandacht richten.
Verder beoordeelt hij de normale stand, steeds links en rechts met elkaar vergelijkend. Hij beoordeelt de stand van het lichaam dorsaal, lateraal en ventraal.

28.3.1 Beoordeling vanaf de dorsale zijde

Bij inspectie van achteren (fig. 28.1) staat de sporter ontspannen, met de voeten recht onder het bekken. Zorg verder dat de sporter voor een rechte wand staat met een goede lichtinval. Indien de lichtinval niet goed is, krijgt men schaduwwerking en dit kan de beoordelaar misleiden. Als sportmasseur sta je op voldoende afstand.
Bedenk een loodlijn door het midden van het hoofd, door de bilnaad, midden tussen de voeten. Kijk of deze loodlijn midden over de wervelkolom loopt, door de bilnaad en of het vervolgens het luchtfiguur tussen beide benen, in twee symmetrische delen verdeelt.
Beoordeel verder opvallende zaken, zoals kleurverschillen, littekens, beharing, eventuele rotatie (torsie) van de romp, andere vormveranderingen en mogelijke scheefstanden voor zover waarneembaar.
Kijk daarna naar de symmetrie van beneden naar boven:
- Hoe is de stand van de voeten, de stand en vorm van de achillespees, spiercontouren en -reliëf van de kuit- en de bovenbeenspieren?
- Zitten de knie- en de bilplooien op gelijke hoogte?
- Zijn de luchtfiguren (tailledriehoek) tussen de armen en de romp symmetrisch (zo niet, dan moet men bedacht zijn op een mogelijke torsie van de romp).
- Hoe staan de beide scapulae ten opzichte van elkaar:
  • Is er mogelijk sprake van een hoogstand van de schoudergordel (bijvoorbeeld door verkorting van de m. descendens van de m. trapezius)?
  • Hoe is de hoek tussen de halswervelkolom en de neklijn (een scherpe hoek duidt in een aantal gevallen op een verhoogde spierspanning van de spieren van de nekschouderlijn).

28.3.2 Inspectie vanaf de ventrale zijde

Bedenk bij de inspectie van de ventrale zijde (fig. 28.2) dezelfde loodlijn als bij dorsale inspectie. Loopt deze vanaf het mid-

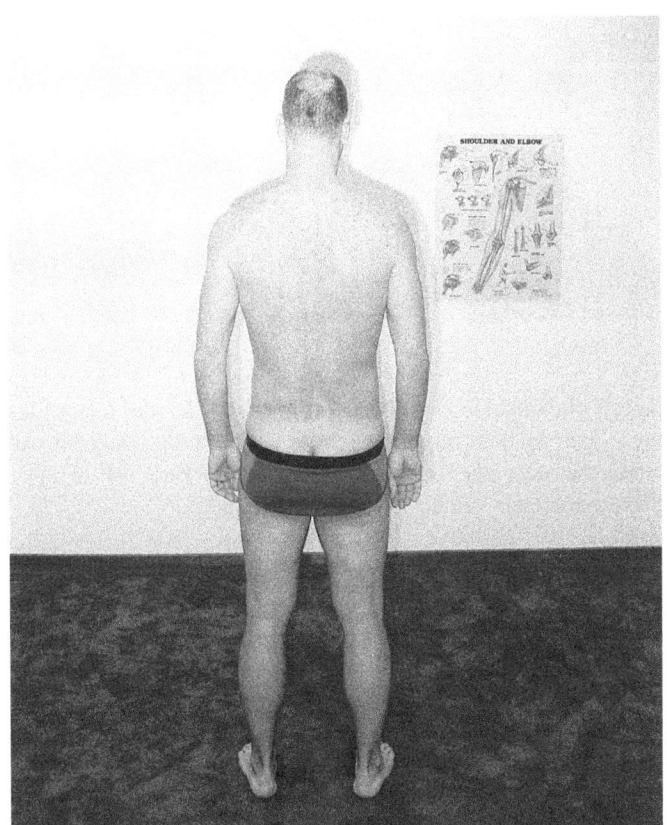

Fig. 28.1

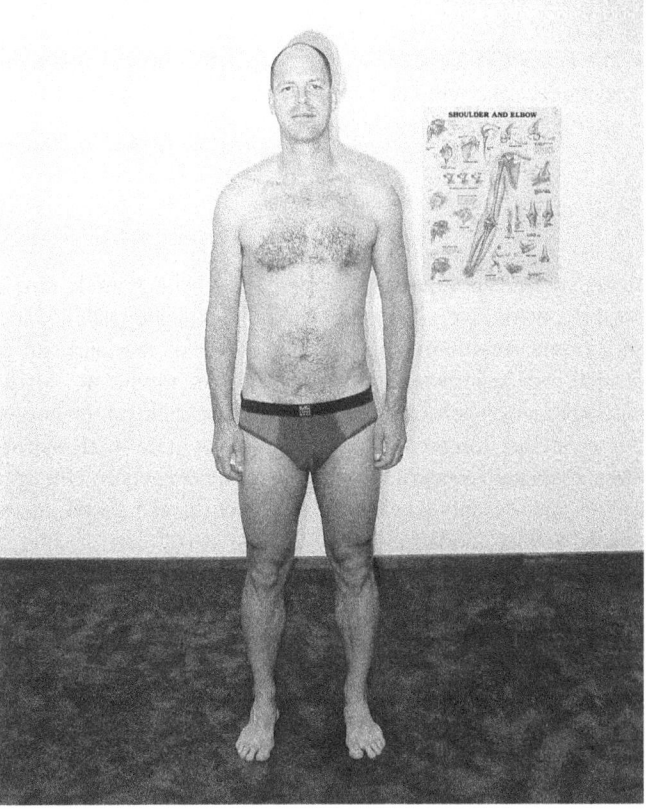

Fig. 28.2

den van het voorhoofd over het midden van het borstbeen en de navel, en verdeelt hij de luchtfiguren tussen beide benen in twee gelijke delen? Hoe is de stand van benen, knieën en enkels (varus-valgus)?
Kijk vervolgens onder andere naar:
- de voetgewelven en de stand van de tenen;
- de contouren van de spieren van de bovenbenen;
- stand van de patellae;
- de tepelhoogte links-rechts;
- de stand van beide claviculae;
- de hoogte van de schoudertoppen vanaf deze zijde gezien;
- de lengte van beide armen;
- de contouren van de spieren van de armen.

Het verdient aanbeveling om de gegevens die men aan de voorzijde waarneemt te vergelijken met de gegevens van de achterzijde.

28.3.3 Inspectie vanaf de laterale zijde.

Bedenk een loodlijn vanaf de buitenste gehoorgang naar beneden (fig. 28.5). Deze loodlijn gaat door het schoudergewricht, valt net achter het heupgewricht, iets voor het kniegewricht, en eindigt voor de malleolus lateralis (tuberositas metatarsale V). Staat het hoofd iets naar voren, dan hebben we te maken met een anteropositie van het hoofd.
Beoordeel vanuit deze stand eveneens:
- de voetgewelven;
- de stand van de knieën;
- de lumbale lordose of thoracale kyfose (versterkt of afgevlakt);
- het bekken (waarneembaar voor- of achterovergekanteld, dit eventueel in combinatie met een versterkte lumbale lordose);
- de rotatie (torsie) van de romp.

28.4 Palpatie

Het is voor de sportmasseur van essentieel belang om de tastzin goed te ontwikkelen. Door een goed ontwikkelde tastzin wordt de sportmasseur continu geïnformeerd over de toestand van de diverse weefselstructuren. Ook tijdens het uitvoeren van de massagehandgrepen moet de sportmasseur zich op de hoogte blijven stellen van mogelijke veranderingen in de weefselstructuren zoals huid, onderhuid, spieren, pezen enzovoort. Om deze tastzin goed te ontwikkelen (uit te voeren) is een goede anatomische kennis noodzakelijk.

28.4.1 Tastzin

De sportmasseur die het weefsel van de sporter voor het toepassen van een massagehandgreep wil onderzoeken, moet in staat zijn optimaal gebruik te maken van de tastzintuigen van zijn handen. Onder de tastzin verstaan we het vermogen om aanrakingen van de huid waar te nemen. De tastzin is een van de

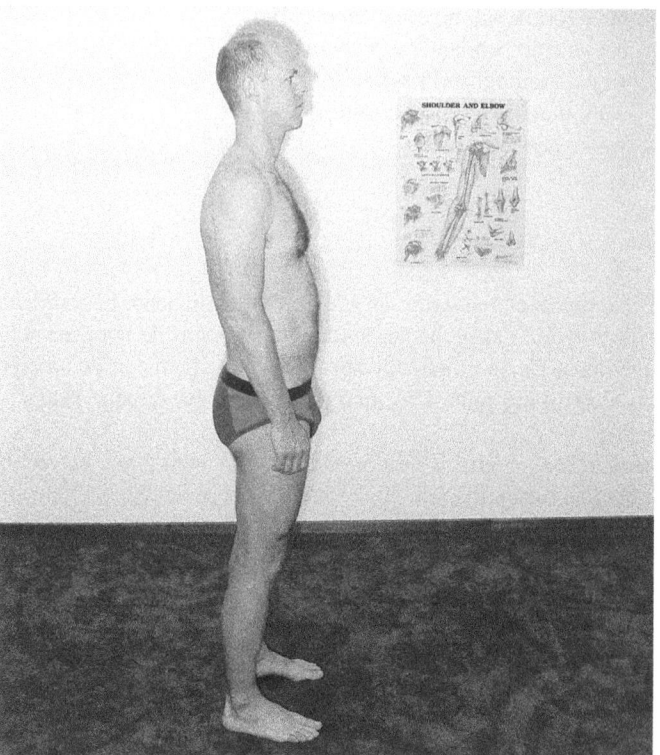

Fig. 28.3

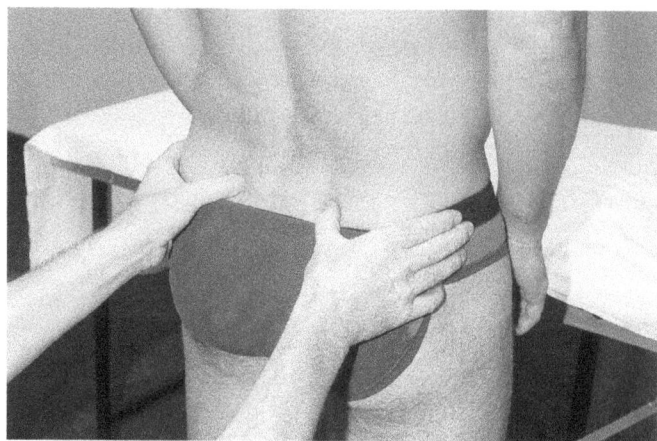

Fig. 28.4

meest ontwikkelde sensibele kwaliteiten van de menselijke huid: men zal echt moeten leren de tastzin te ontwikkelen teneinde met de vingers als het ware te leren 'zien' wat er in de diverse weefsels van de sporter aan de hand is.

Tasten, voelen en raken
In de massageliteratuur zijn de termen tasten, voelen en raken geleidelijk gemeengoed geworden.
Onder tasten verstaan we het met de vingertoppen of andere delen van de hand bepalen van de aanwezigheid en hoedanigheid van weefsels, alsook het zoeken ernaar.
Onder voelen verstaan we het gewaarworden van de met de tastzin opgedane indrukken (het bepalen van de vorm, omvang en dergelijke).
Het raken wordt gebruikt in de betekenis van bewuster met de

hand of delen daarvan in de weefsels doordringen en de pathologische processen waarnemen, zoals vochtophopingen en verhardingen.

Tussen het tasten, voelen en raken bestaan slechts subtiele nuanceverschillen. Door de weefsels te betasten (palperen) krijgt men een indruk van de toestand van die weefsels. Voor de massagetherapie is het in het bijzonder van belang de weefsel- en structuurveranderingen als tonusverschil in spieren, zwelling, verhardingen enzovoort te leren kennen.

In het geheel van een functieonderzoek neemt de palpatie een belangrijke plaats in. Na anamnese en inspectie zullen bij het bewegingsonderzoek regelmatig palpatoire handvattingen gebruikt worden (spierkracht, lengtetests, bewegingen van gewrichten om bijvoorbeeld afweerspanning waar te nemen).

In feite is de sportmasseur permanent bezig indrukken op te doen van de toestand van de weefsels, als controle op de effecten van de behandeling. Bij de palpatie moet hij met vele factoren rekening houden, zoals leeftijd, geslacht, beroep, links/rechtshandigheid, sporten, leefwijze, lichaamstype, algemene gesteldheid, gebruik van medicamenten, doorgemaakte ziekten en dergelijke.

Aan de sporter worden met betrekking tot de palpatie ook eisen gesteld: op verzoek worden bewegingen of aanspanningen uitgevoerd, maar daarnaast dient de sporter zich zo goed mogelijk te ontspannen en te proberen aan te geven wat er gevoeld wordt. Wanneer er met het tasten, voelen en raken voldoende ervaring is opgedaan, moet men leren zich ervan te overtuigen of er sprake is van een normale of consistentie van het weefsel of orgaan.

Voorwaarden

Om tot een goede palpatie te komen, moet aan een aantal voorwaarden voldaan worden:
- de sporter informeren wat er gaat gebeuren; handen op goede temperatuur, rustig en ontspannen werken;
- de sporter de gelegenheid geven aan de aanraking te wennen;
- blijven letten op de reacties van de sporter en hierop inspelen (door bijvoorbeeld de druk te verminderen);
- de sporter de gelegenheid geven aan te duiden wat hij waarneemt;
- bij eventuele pijn goed doorvragen naar de soort pijn;
- een zo ontspannen mogelijke uitgangshouding aannemen (bij spierpalpatie bijvoorbeeld dienen de origo en de insertie naar elkaar toegebracht te worden).

28.4.2 Uitvoering van de palpatie: algemene aanwijzingen

De uitvoering van de palpatie vindt in het algemeen plaats van globaal (groot oppervlak) naar meer gelokaliseerd, van oppervlakkig naar diep en zo veel mogelijk in vergelijking tot de symmetrische lichaamshelft.

De palpatie kunnen we met verschillende delen van de hand uitvoeren om zodoende het meest adequaat een aantal waarnemingen te verrichten. Zo zullen we bij aanraken van het weefsel met de volle hand het beste een indruk krijgen van de algemene toestand van het weefsel, de temperatuur, de spanning en het volume. De handrug geeft ten aanzien van de temperatuur de beste informatie. Strijkingen met de volle hand geven een indruk van de weerstand van de huid en geven een idee omtrent de behandelbare situatie. Veelal palperen we met de palmaire zijde van de vingertoppen van de 2e, 3e en 4e vinger en soms van de duim, die we plat, schuin of loodrecht op de te onderzoeken structuur plaatsen (in het begin altijd plat). Druk wordt zo weinig mogelijk toegepast. Palpatie zonder enige druk is echter onmogelijk. Zorg tijdens palpaties voor een goed tastcontact met de onderzochte.

Strijken met de vingertoppen, dan wel heen en weer gaande bewegingen maken met de vingertoppen van de huid ten opzichte van de onderlaag zullen, al naar gelang de diepte waarop gestreken of bewogen wordt, een indruk kunnen geven over:
- de consistentie van de huid en het onderhuids bindweefsel;
- verhardingen en spanningen van de spier en de musculaire fascie (waarbij een lengtestrijking onderscheiden dient te worden van een dwarse strijking);
- periostverdikkingen, zwellingen en verhardingen in kapsel en ligamenten.

Het verschuiven van de huid ten opzichte van de onderlaag geeft een indruk van de elasticiteit en mobiliteit van de huid. Ook het vormen van huidplooien tussen duim en wijsvinger zegt iets over turgor, elasticiteit en mobiliteit van de huid en het onderhuidse weefsel.

Ten slotte geven drukkingen met de vingertoppen inzicht over:
- de eventuele aanwezigheid van vocht in de huid en het onderhuidse weefsel;
- spanningen in de spieren (wanneer deze druk loodrecht en met enige kracht op de spier wordt uitgeoefend, treedt contractie op);
- verdikkingen in kapsel, banden en gewrichten.

Voor het onderzoek vraagt men de sporter zo ontspannen mogelijk te gaan liggen of zitten. De sportmasseur draagt er zorg voor dat door middel van ondersteuning de uitgangshouding ook inderdaad ontspannen kan zijn. Tijdens de palpatie vraagt men de sporter te willen meedelen of en, zo ja, waar hij mogelijk pijn voelt. De plaatsen worden dan nauwkeurig afgetast, terwijl men zich goed rekenschap moet geven van alle veranderingen die door de tastende vingers vastgesteld kunnen worden. Een vergelijking met de symmetrische kant is bijna altijd noodzakelijk. Op den duur, wanneer men voldoende geoefend is, worden de rollen omgekeerd: door nauwkeurige palpatie zal men dan in staat zijn de sporter te vertellen welke plaatsen drukgevoelig zijn.

Het is zeer moeilijk te beschrijven wat men zoal kan waarnemen. Wel kan men aangeven wanneer veranderingen gepaard gaan met overgevoeligheid of eventueel pijn, omdat de sporter dat aangeeft. Moeilijker wordt het wanneer er wel veranderingen gevoeld (behoren te) worden zonder dat de sporter die als gevoelig of mogelijk pijnlijk ervaart.

Vaardigheid in het palperen is essentieel, maar de ervaring is het allerbelangrijkst. Deze ervaring is ook van belang om na de palpatie het 'gevoelde', de waarneming, te verwoorden en (samen met de andere onderzoeksgegevens) om te zetten in een adequate massagebehandeling.

28.4.3 Uitvoering van de palpatie: specifieke aanwijzingen

Huid en onderhuid

De verschillende huidkwaliteiten kunnen het best als volgt gepalpeerd worden:
- dikte: door de huid tussen duim en wijsvinger te plooien;
- elasticiteit: door de huid van de onderlaag op te lichten en tevens te plooien (pincetgreep);
- vochtigheid: met de gehele hand;
- temperatuur: met de handrug.

Afhankelijk van de plaats kan de epidermis zeer beweeglijk verbonden zijn met de onderliggende weefsels. Om een indruk te krijgen van de verschuifbaarheid, kan het beste gepalpeerd worden met de drukmethode, de verschuifmethode en de plooimethode.

Onder de drukmethode verstaan we het verschijnsel dat we met twee handen delen van de huid naar elkaar toedrukken om te zien of er huidlijntjes (plooitjes) ontstaan. Indien deze huidplooitjes niet optreden, is het weefsel gespannen.

Bij de verschuifmethode trekt men met een of meer vingertoppen door de huid en onderhuids weefsel om (verklevingen) en eventuele zwellingen te lokaliseren. Ook diepe effleurages met de vingers en vingertoppen behoren tot de verschuifmethode. Tot deze methode rekenen we eveneens de rolling van de huid tussen vingers en duimtoppen.

Fascie

Voor de stabiliteit van het lichaam neemt de fascie een belangrijke positie in. Met betrekking tot de palpatie is het wezenlijk de anatomische relaties te kennen en de fasciën te onderzoeken, om zo te komen tot een adequate massagetherapie. De structuur van de fascie kan veranderd zijn, waardoor soms staalharde strengen worden gevoeld of ook wel knisperende bobbeltjes. Deze kunnen bij druk als zeer pijnlijk worden ervaren. Bij acute spanningen en pijn is de onderhuid moeilijk te bewegen en vaak zelfs verkleefd aan de gespannen fascie. Bij hypertone musculatuur of bij houdings- en standafwijking komt er zeer veel spanning op die fascie.

Spier

De palpatie en het verdere onderzoek van de musculatuur zullen gericht zijn op:

- de tonus;
- het volume;
- verhardingen in het verloop van de spier;
- verhardingen in de omgeving van de aanhechtingen;
- verklevingen met de omliggende weefsels.

Tonus en volume.
Om de tonus van de spier te bepalen, kan het beste gepalpeerd worden vanuit een zo ontspannen mogelijke uitgangshouding. De beste uitgangshouding is niet ruglligging, zijligging of buikligging, maar de houding waarin de sporter het meest ontspannen is. Alleen dan is het mogelijk een indruk te krijgen omtrent de spanning in de spier.

Het beste is het dwars op het spierverloop met de hand of vingertoppen over en door de spier heen en weer te bewegen. Het volume van de spier, de tonus en de strengvorming kunnen hierbij worden gevoeld. Door de palpatie tijdens beweging uit te voeren, kan men een indruk krijgen van de kracht van de musculatuur en van een eventuele abnormale tonus van de musculatuur als onderdeel van een defense musculaire (vanuit een gewricht).

Tijdens het bewegen van een lichaamsdeel vindt er automatisch een contractie plaats van de synergisten en een ontspanning van de antagonisten (bewegingsstereotypie). Bij een pijnlijke aandoening, waarbij een gedeelte van de musculatuur zich in een hypertonus bevindt, wordt dit automatisme verstoord.

Spierverhardingen.
Verhardingen kunnen het best worden gepalpeerd door in de lengterichting met de vingertoppen de spier te strijken. Bij een gelokaliseerde verharding kan door middel van dwarse palpatie de grootte worden waargenomen. Wanneer bij een contractie van de spier de verharding niet meer te voelen is, zal deze in de spier gelokaliseerd zijn (myogelose). De aard van de verharding kan week, hard of vast zijn, boonvormig (m. erector spinae lumbalis), erwtvormig (m. trapezius) of strengvormig (m. erector spinae). Indien bij contractie de verharding blijft bestaan, zal de lokalisatie veelal buiten het eigenlijke spierweefsel gelegen zijn. Verhardingen zijn soms erg pijnlijk, soms ook helemaal niet. Noodzakelijk is het bij de palpatie een goede kennis van de weefsels te hebben. De processus transversi van de lumbale wervelkolom worden nogal eens aangezien voor een verharding van de m. quadratus lumborum. De spierranden en aanhechtingen kunnen erg pijnlijk zijn. We vinden ook hier vaak verhardingen.

29 Doel van een sportmassage

Leerdoelen

Het doel van theoretische en praktische kennis van massage voor een sportmasseur is:
- onderscheid kunnen maken tussen pathologische en niet-pathologische veranderingen;
- het behandelen van niet-pathologische veranderingen, die ontstaan onder invloed van belasting, in de verschillende weefsels en dan in het bijzonder in het spierweefsel.

Dit doel kan met een stimulerende of een sederende massage bereikt worden.

Om dit doel te verwezenlijken is kennis nodig van:

1. De normale structuur en het normaal functioneren van de verschillende weefsels die tijdens de theorievakken anatomie en fysiologie behandeld worden, terwijl dit in de praktijk geleerd kan worden door een adequaat onderzoek (anamnese, inspectie en palpatie) af te nemen.
2. De relatie tussen de (spier)belasting en belastbaarheid tijdens de training en/of wedstrijd zowel lichamelijk als geestelijk. Hierbij dient rekening gehouden te worden met verschillende in- en uitwendige factoren, zoals de kwaliteit van het houdings- en bewegingsapparaat, de tak van sport, de accommodatie en het klimaat.
3. Het optreden van een algehele ontspanning of algehele stimulering als gevolg van een massagebehandeling. Hierbij dient rekening gehouden te worden met de benadering van de sporter, de wijze van aanraking door de sportmasseur en de verwerking van de aangeboden prikkels.
4. De lokale invloeden van de massagebehandeling, te weten de stimulering van de doorbloeding van de huid en de spieren, en daaraan gekoppeld een betere stofwisseling, het beïnvloeden van de tonus (zowel verhogend als verlagend), losmaken van weefsels ten opzichte van elkaar, het bestrijden van verhardingen in de spieren en het opwekken van desquamatie.
5. De invloed van de diverse massagehandgrepen. Hierbij dient rekening gehouden te worden met de beschikbare tijd, het tijdstip ten opzichte van de inspanning en de algehele lichamelijke conditie, waarbij de nadruk gelegd wordt op een individueel gerichte massage.
6. De contra-indicaties en de indicaties, waarbij we een onderscheid maken in absolute en relatieve contra-indicaties.
7. Het feit dat er verschillende soorten tussenstof gebruikt kunnen worden, waarbij de sportmasseur zich in principe tijdens de cursus en het examen tot het gebruiken van neutrale tussenstof beperkt. Als er allergische reacties opgewekt worden bij het gebruik van tussenstof kan een andere tussenstof een oplossing bieden.
8. Minimale eisen waaraan een massageruimte moet voldoen met betrekking tot de gebruikte materialen (bank, kussens, rollen, verzorgingsartikelen, stoelen, krukken enz.) en de omgevingsomstandigheden (inrichting, hygiëne, temperatuur en ventilatie).
9. De juiste uitgangshoudingen voor de verschillende lichaamsonderdelen, waarbij de volgende uitgangshoudingen kunnen worden toegepast:
   - Rug in buiklig. Onder de rug verstaan we alle spieren vanaf het bekken, inclusief bekkenrand en exclusief de gluteaalmusculatuur, tot aan het achterhoofd.
   - Achterzijde onderste extremiteit in buiklig. Onder een achterzijde onderste extremiteit worden alle spieren vanaf de bekkenrand (inclusief de gluteaalmusculatuur) tot en met de achillespees bedoeld (dus exclusief de voet).
   - Voorzijde onderste extremiteit; zittend tegen de klep. Onder een voorzijde onderste extremiteit worden alle spieren van de lies *tot en met* de voet bedoeld (inclusief de voetzool).
   - Schoudergordel plus mm. deltoidei; buiklig, ruglig en zit. Onder de schoudergordel plus mm. deltoidei verstaan we de nek inclusief de rompmusculatuur aan beide zijden, in het bijzonder de m. pectoralis, de m. latissimus dorsi, de m. supraspinatus, de m. infraspinatus, de m. trapezius en de m. rhomboideus inclusief de beide mm. deltoidei.
   - Bovenste extremiteit; zit, zijlig. Onder een bovenste extremiteit wordt verstaan de m. deltoideus plus alle spieren van bovenarm, onderarm en hand.
10. De opbouw van een massagebehandeling, waaronder wordt verstaan de opbouw in intensiteit in samenhang met het doel.

11 De mogelijkheid om de intensiteit van de handgrepen aan te passen aan het weefsel ervan uitgaande dat intensiteit = kracht × tijd.

De doelen, die gebruikt worden tijdens een sportmassage zijn:
- Stimulerend:
  - om de doorbloeding van een spier te verbeteren;
  - om de stofwisseling te verbeteren;
  - om de tonus van de spier te verhogen.
- Sederend:
  - om te ontspannen;
  - om afvalstoffen af te voeren;
  - om te ontwateren;
  - om de tonus van de spier te verlagen;
  - om verhardingen van de spieren te bestrijden.

29.1 Massage bij sportbeoefening

Met betrekking tot het doel van sportmassage kunnen we het volgende onderscheiden:
- preparatief, voor een optimale prestatie;
- preventief, ter vermindering van het risico op letsels;
- curatief, om het herstel te bevorderen.

Aan de sportmassage zal men informatie (anamnese), observatie (inspectie) en palpatie vooraf laten gaan. Men zal er naar streven geen pijn te veroorzaken. Men kiest een uitgangshouding waarin de spieren zoveel mogelijk ontspannen zijn en men geeft de voorkeur aan algehele lichaamsmassage.

29.1.1 Techniek

De techniek van de sportmassage is afhankelijk van het effect dat men wil bereiken:
- massage ter ontspanning, rustig, in de lengterichting en langdurig;
- massage ter stimulering, in hoger tempo, korter en dwars;
- massage om vermoeidheid op te heffen,
- massage ter ontwatering.

29.1.2 Handgrepen

Handgrepen die men daarbij kan toepassen en de beoogde effecten zijn:
- intermitterend drukken, kalmering, ontwatering;
- effleurages, ontwatering, verbetering van de doorbloeding, ontspanning;
- petrissages, vaatverwijding, ontwatering, stimulering spieractie, ontspanning; petrissage is bij uitstek een handgreep bij de voorbereiding van de training, maar wordt ook toegepast als preactiviteitsmassage en postactiviteitsmassage bij wedstrijden;
- fricties, hyperemie, losmaken van de huid, beïnvloeden van verhardingen;
- huidverschuiven, hyperemie, losmaken van de huid;
- tapotements, hyperemie, ontspanning;
- vibraties, ontspanning, krampbestrijding;
- schudden, ontspanning.

29.1.3 Onderscheid

Sportmassage kunnen we onderscheiden in:
- preactiviteitsmassage, kortdurend, een half uur voor de activiteit;
- interactiviteitsmassage, ontspannend;
- postactiviteitsmassage, herstelbevorderend;
- passiviteitsmassage, algemeen in de trainingsvrije periode.

29.1.4 Voorbeelden

Enkele voorbeelden van massagebehandelingen:
1. Preactiviteitsmassage, kortdurend (5 minuten per lichaamsdeel), hyperemiserend:
   - intermitterend drukken (kort);
   - stevige effleurages die een groot gebied bestrijken;
   - soepele petrissages, bij voorkeur met de volle hand;
   - walken met grote intensiteit;
   - enkele tapotements;
   - schuddingen;
   - passieve bewegingen;
   - sloteffleurages.
2. Postactiviteitsmassage, rustig (tijdsduur 15-20 minuten), gericht op afvoer en ontspanning:
   - intermitterend drukken;
   - effleurages in lengterichting;
   - petrissages in lengterichting;
   - frictie;
   - vibratie;
   - walken in zeer rustig tempo;
   - schudden;
   - sloteffleurages.

30 Handgrepen bij een sportmassage

Leerdoelen

Als u deze stof bestudeerd hebt, moet u kennis hebben van:

1 Intermitterend drukken.
Uitvoering met één hand of met twee handen, de stand van de handen kan zowel parallel als dwars op de lengterichting van het te behandelen lichaamsdeel zijn, waarbij de druk over de hand(en) gelijkmatig wordt verdeeld.
Wat betreft de techniek is het van belang dat de druk geleidelijk wordt opgebouwd om vervolgens weer geleidelijk af te nemen. Hierna wordt/worden de hand(en) over een kleine afstand glijdend verplaatst, waarna bovenstaande handelingen worden herhaald. De handgrepen dienen ritmisch en soepel in elkaar over te gaan, zodat stoten wordt vermeden. Bij intermitterend drukken van de rompmusculatuur dient men rekening te houden met het ademritme.
Intermitterend drukken moet op de extremiteiten van proximaal naar distaal uitgevoerd worden. Bij de romp is de richting vrij.
2 Effleurages.
   - In de lengte.
     Uitvoering met één of twee handen waarbij de handen in de lengterichting van het te behandelen lichaamsdeel worden verplaatst.
   - Cirkelvormig (alleen bij de rug).
     Uitvoering met één of twee handen waarbij de handen cirkelvormig op het te behandelen lichaamsdeel worden verplaatst.
   - Dwars.
     Uitvoering met één of twee handen waarbij de handen dwars op de lengterichting van het te behandelen lichaamsdeel worden verplaatst.

   Wat betreft de techniek van de effleurages dienen de handen de contouren van het lichaam te volgen, waarbij de druk gelijkmatig wordt verdeeld. De handgrepen dienen ritmisch en soepel te worden uitgevoerd, waarbij de handen zoveel mogelijk contact blijven houden met het te behandelen lichaamsdeel.
   De volgorde waarin de handgrepen dienen plaats te vinden, is voor de rug lengte-cirkelvormig-dwars, en voor de extremiteiten lengte-dwars.
3 Petrissages.
   - Lengte.
     Uitvoering met één of twee handen of handdelen. Het kneedmoment vindt hoofdzakelijk plaats in de lengterichting van het te behandelen lichaamsdeel.
   - Dwars.
     Uitvoering met één of twee handen of handdelen. Het kneedmoment vindt hoofdzakelijk plaats dwars op het te behandelen lichaamsdeel.

N.B.: Een cirkelvormig of halfcirkelvormig ingezette techniek resulteert in een kneedmoment in de lengte of dwarse richting van het te behandelen lichaamsdeel.
Wat betreft de techniek van de petrissages dienen vooral bij lengte en dwarse petrissages de spieren zo goed mogelijk te worden opgepakt waarna geleidelijk kracht wordt opgebouwd naar het 'eigenlijke' kneedmoment. Hierna neemt de kracht geleidelijk weer af waarna men de hand(en) over een geringe afstand glijdend verplaatst. Vervolgens worden bovenstaande handelingen herhaald.
Tijdens het eigenlijke kneedmoment mogen de handen **niet** glijden. Het kneedmoment kan plaatsvinden tegen een harde onderlaag (meestal het bot) of in de eigen hand, waarbij knijpen als een technische fout wordt beschouwd.
De handgrepen dienen ritmisch en soepel te worden uitgevoerd, waarbij de hand(en) contact blijft/blijven houden met het te behandelen lichaamsdeel.
De volgorde waarin de handgrepen dienen plaats te vinden is eerst in de lengte en dan dwars.

4 Botverschuivingen.
   Uitvoering is doorgaans met twee handen waarbij de botten van de hand of middenvoet modellerend ten opzichte van elkaar worden bewogen.
5 Fricties.
   Uitvoering met één of meer vingers, duim of delen van de hand, waarbij onder gelijkmatige druk, doorgaans cirkelvormig, wordt bewogen over de te behandelen locatie. Wat betreft de techniek is het belangrijk dat de huid over het te behandelen weefsel wordt meebewogen. De handgrepen dienen ritmisch en met gelijkmatige, langzaam toenemende druk te worden uitgevoerd, waarbij de pijngrens niet overschreden mag worden.
6 Schuddingen; direct en indirect.
   Uitvoering met één of twee handen, waarbij de handen rechtstreeks op de spier(groep) worden geplaatst (directe schudding) of waarbij de handen proximaal of distaal van de spier(groep) worden geplaatst (indirecte schudding). Wat betreft de techniek dienen de handen zodanig heen en weer te bewegen dat de spier(groep) duidelijk gaat meeschudden. Voorwaarde hierbij is dat de spier(groep) goed ontspannen is en de gewrichten goed worden ondersteund. De bewegingsuitslag van de handen dient ritmisch en gelijkmatig te zijn.
7 Tapotements; slaan, kloppen, hakken.
   Uitvoering is doorgaans met twee handen waarbij vooral de ulnaire en palmaire zijden van de handen worden gebruikt. Wat betreft de techniek dienen de handgrepen ritmisch en soepel, vanuit de losse pols, te worden uitgevoerd en mogen ze geen pijn veroorzaken.
8 Huidhandgrepen; rollen, verschuiven/rekken en plukken.
   Uitvoering is doorgaans met twee handen waarbij de huid ten opzichte van de onderlaag wordt bewogen.

30.1 Methoden sportmassage

In de loop der jaren is een groot aantal methoden ontwikkeld die gerekend worden tot de 'klassieke massage'. Hiertoe worden niet gerekend de specifieke methoden zoals die in de bindweefselmassage, periostmassage enzovoort, toegepast worden.
In dit hoofdstuk worden de belangrijkste methoden uit de klassieke massage beschreven.

30.2 Intermitterend drukken

Doel van het intermitterend drukken (fig. 30.1) is:
- gewenning;
- verkenning weefsel;
- kalmering (in het begin);
- ontwatering (dehydratie);
- ontspanning;
- in plaats van effleurages bij beharing.

De techniek die gebruikt wordt bij deze handeling, is:
- handen en vingers aangesloten;
- gelijke druk over de hele oppervlakte;
- toenemende druk – druk vasthouden – drukafname;
- matig tempo;
- handen verplaatsen.

We kunnen bij het intermitterend drukken de volgende fasen onderscheiden:
1 het geleidelijk doen toenemen van de druk, waarbij met beide handen een zo groot mogelijk oppervlak wordt omvat,
2 het enige tijd handhaven van deze druk,
3 het geleidelijk doen afnemen van deze druk.
Vervolgens worden de handen verplaatst en herhaalt men deze handeling.

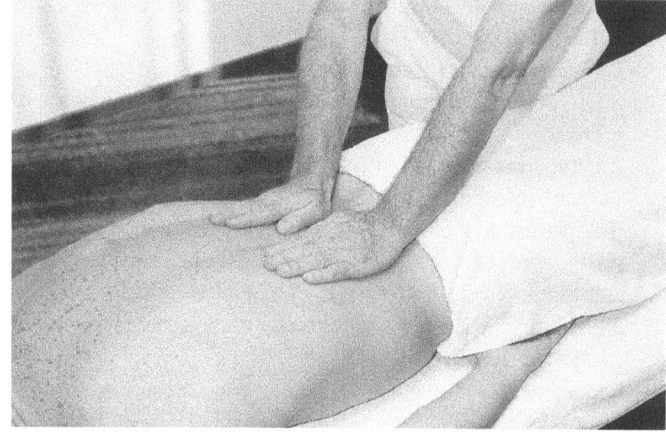

Fig. 30.1

30.2.1 Functie van intermitterend drukken

Het doel van de intermitterende drukkingen is het te masseren weefsel vooral gedurende de eerste behandelingen te laten adapteren aan de massagebehandeling. Deze inleiding bewerkstelligt een goede ontspanning en kalmering. Doordat de sporter zich ontspant, kan een afname van de problematiek optreden. In het bijzonder gespannen sporters reageren zowel lichamelijk als psychisch op een ontspannende wijze indien deze drukkingen gedurende enige tijd worden uitgevoerd.
Na enige behandelingen, wanneer de sporter weet wat hij van de massagebehandeling kan verwachten en de spanning hiervoor verdwenen is, zijn de inleidende drukkingen niet meer nodig. Richting en plaatsing van de handen zijn in dit opzicht niet belangrijk.

Een tweede effect van de intermitterende drukkingen betreft het beïnvloeden van de 'pathologische' vochthuishouding van de weefsels (bijv. het ontwateren bij oedeem). Dit wordt ook wel de depletorische invloed van de intermitterende drukking genoemd. Deze handgreep is wel gebonden aan een bepaalde richting en heeft uitsluitend effect bij de extremiteiten. Indien de massagehandgrepen worden uitgevoerd van perifeer naar centraal begint men met de drukking centraal, dus proximaal van de vochtophoping, om door de ontledigende drukking ruimte te maken voor het extracellulaire vocht dat meer distaal gelokaliseerd is. Deze methode komt er achtereenvolgens op neer dat men:
1 proximaal begint met een drukking;
2 de handen meer distaalwaarts verplaatst, waar ook een drukking uitgevoerd wordt;
3 vervolgens met een, indien mogelijk, stuwende strijking de handen weer naar proximaal verplaatst;
4 dezelfde handeling opnieuw begint, steeds een stukje meer distaalwaarts.

Om een effect te bereiken, moet deze reeks handelingen langdurig en consciëntieus uitgevoerd worden.

Kirchberg rekende ook tot de intermitterende drukkingen:
– het puncteren; dat is een intermitterende drukking met de duimen op bijvoorbeeld de aponeurosis plantaris;
– intermitterende drukkingen ter bevordering van de callusgroei bij slecht genezende fracturen. Een enkele maal wordt deze techniek toegepast in de orthopedie. Deze methode mag uitsluitend door een medicus worden toegepast.

30.3 Effleurages

Doel van de effleurages (fig. 30.2) is:
– verbeteren van de huidfuncties;
– versterken doorbloeding;
– mobiliseren van de huid;
– bevorderen desquamatie;
– activeren van de mestcellen;
– bevorderen van de ontspanning;
– leegstrijken weefselspleten (interstitiële ruimte);
– doorbloeding spieren indirect.

De techniek die gebruikt wordt bij het effleureren, is:
– vingers aangesloten;
– met verschillende delen van de handen;
– alle contouren volgend;
– van perifeer naar centraal;
– onder contact terug;
– tempo gelijkmatig, afhankelijk van het doel;
– spieren volgen voor zover mogelijk van begin tot einde.

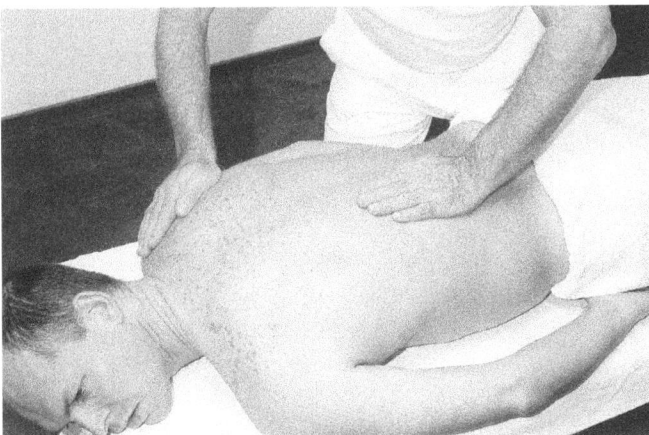

Fig. 30.2

Effleureren of strijken is het onder constante druk verplaatsen van een hand of beide handen over de huid.

Het effleureren kan op vele manieren worden uitgevoerd: in de lengterichting, in de dwarse richting (fig. 30.3), cirkelvormig (fig. 30.4) met twee handen volledig omsloten (en bracelet), hand over hand, enzovoort. Om de diepere huidlagen te beïnvloeden, worden de effleurages uitgevoerd met vinger- of duimtoppen (fig. 30.5 en 30.6), met de handrug of met de knokkels. (fig. 30.7).

Men maakt een keuze al naar gelang het gewenste effect. In het algemeen worden effleurages in een richting met druk gegeven; op de 'terugweg' wordt alleen contact met de huid gehouden.

Een uitzondering op deze regel vormen de hyperemiserende handgrepen (Plättgriff, Harkengriff en Rüstgriff), al dan niet zigzaggend. Bij deze grepen wordt op de 'terugweg' ook druk gegeven.

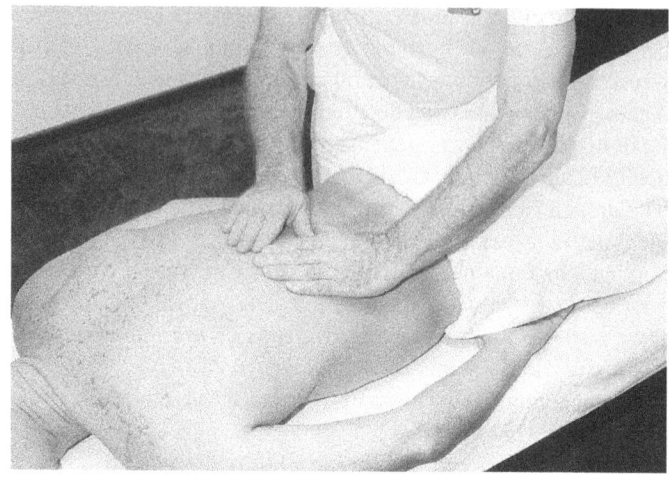

Fig. 30.5

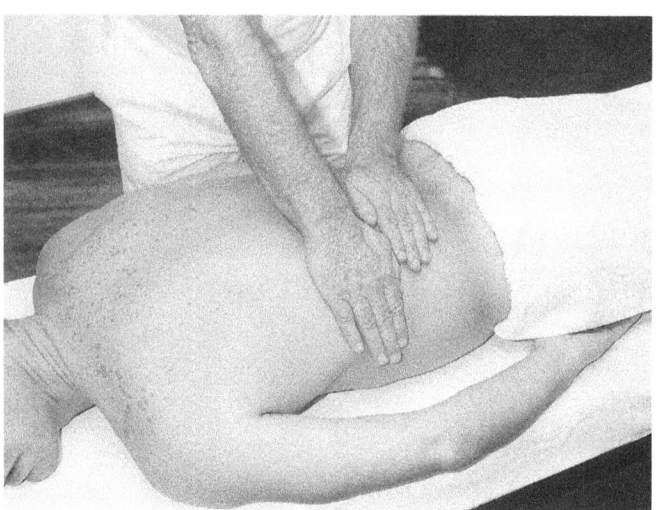

Fig. 30.3

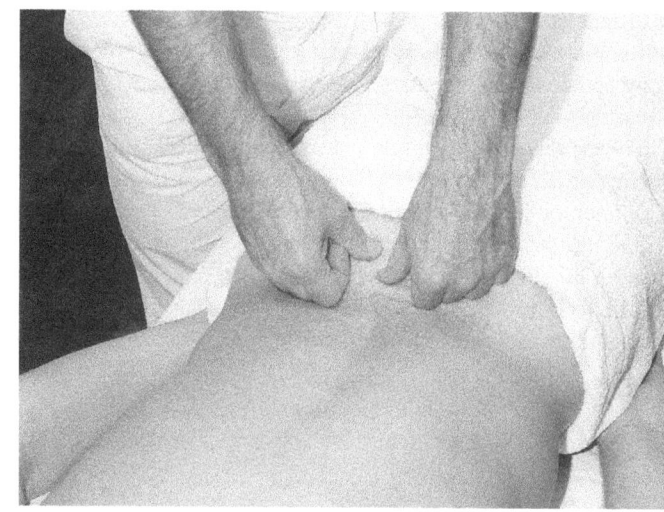

Fig. 30.6

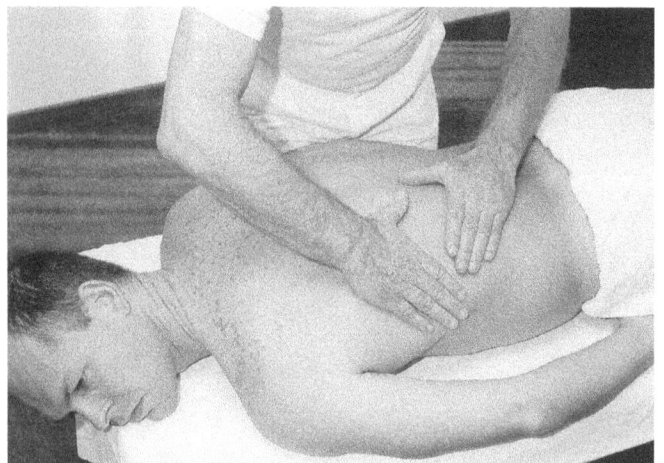

Fig. 30.4

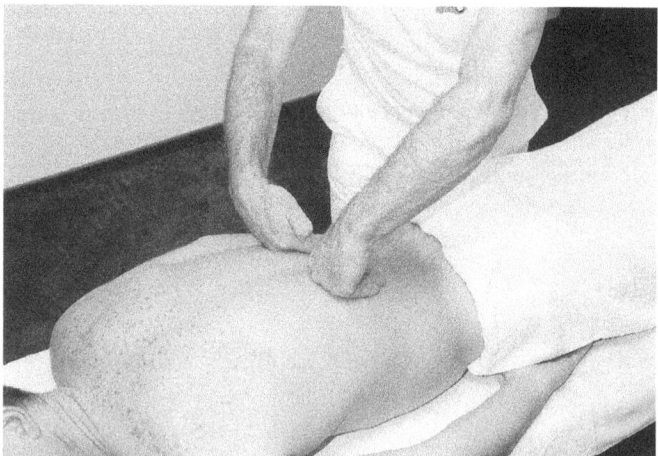

Fig. 30.7

30.3.1 Functie van effleureren

De effecten die door de verschillende strijkingen bereikt worden zijn:
1. Een desquamatieve (huidschilferende) werking. De bovenste huidlagen worden afgeschoven, waardoor de onderliggende huidlaag geprikkeld wordt tot groei en ook het transport van vocht door de huid beter kan plaatsvinden.
2. Activatie van de mestcellen. Recent onderzoek heeft uitgewezen dat de mestcellen in de huid, vooral door de effleurage, in groten getale geactiveerd kunnen worden. Op deze manier kan onder meer invloed uitgeoefend worden op de huidturgor, de huidregeneratie en de tonus van de bloedvaten.
3. Depletorisch effect. Door consequent omsloten (en bracelet, en hand over hand) strijkingen uit te voeren, bijvoorbeeld aan de extremiteiten, zal ook invloed worden uitgeoefend op de huidcirculatie, namelijk door het 'leegstrijken' van de lymfevaten en venen. De richting is anatomisch bepaald, dus van perifeer naar centraal.
4. Hyperemiserende werking. De hyperemiserende werking van de effleurages kan in het algemeen gemakkelijk duidelijk gemaakt worden. In sommige gevallen gaat de dermographia rubra over in een dermographia elevata.
5. Sederende werking. Zorgvuldig uitgevoerde effleurages hebben een ontspannende invloed op de huid, de onderhuid en de spieren. In dit verband moet gedacht worden aan een segmentale werking. Huidzenuwen worden geprikkeld en leiden tot een opening van de segmentale reflexboog. In dit verband moet ook gewezen worden op de bindweefselmassage.
6. Pijnverminderende werking. Zacht uitgevoerde effleurages hebben een pijnverminderende werking. De zacht gegeven prikkels stimuleren de A-vezels in de huid. Via activering van de substantie gelatinosa hebben deze prikkels een inhiberende invloed op de spinothalamische banen. In dit verband kan worden gewezen op de pijndempende werking bij de behandeling van bijvoorbeeld distorsio pedis (enkelverstuiking).
7. De psychische werking. Last but not least reageert de psychisch gespannen sporter sterk ontspannend; hij kan zelfs bij langdurig uitgevoerde, zeer lichte strijkingen in slaap vallen.

30.4 Petrissages

Doel van de petrissages is:
- hyperemie;
- stimulering spieractiviteit;
- dehydratie van de spieren;
- mobiliseren van de spieren;
- beïnvloeding van de spiertonus.

De techniek die erbij gebruikt wordt, is:
- handen aangesloten;
- rekmoment;
- drukmoment (even vasthouden);
- ontspanningsmoment;
- spier opnieuw oppakken;
- platte spieren tegen de onderlaag uitdrukken.

Het petrisseren (kneden) is niet zo gemakkelijk te definiëren. De bestaande definities zijn meestal onvolledig. Wanneer gesproken wordt van de kneding van een 'ronde' extremiteitsspier verstaan we hieronder het optillen van de spier van zijn onderlaag en het uitwringen ervan. Deze definitie geldt voor de stimulerende kneding met als doel dehydratie of tonisering, maar indien een extremiteitsspier tot ontspanning gebracht moet worden, gaat deze definitie niet meer op. Dan moeten we onder kneden veeleer verstaan: het op voorzichtige wijze geven van ritmische drukkingen, het afwisselend stimuleren van de spier.

Hetzelfde kan gezegd worden van knedingen van platte spieren; de term 'uitdrukken tegen de onderlaag' wordt hiervoor wel gebruikt. Wanneer echter ontspanning het doel is (en daar gaat het in de meeste gevallen om) moet de handgreep veel subtieler worden uitgevoerd. Er is geen sprake van 'drukken', maar er moet zacht worden gedrukt in de spier, in welke richting of waartegen is niet belangrijk. Met de spier moet gespeeld worden, prikkels moeten worden toegediend, maar slechts zo veel of weinig dat er geen extra spanning optreedt.

Het doseren van alle massagehandgrepen is in het algemeen belangrijk, maar dit geldt in het bijzonder voor het kneden, omdat spierweefsel bijzonder snel op prikkeling reageert.

In de meeste beschrijvingen wordt gesproken van petrissages in verschillende richtingen, in lengterichting en dwarse richting. Naar onze mening is dat, vooral bij knedingen van ronde spieren met de volle hand, niet geheel juist. De spier wordt in een hand of in beide handen gepakt, vervolgens tussen de gehele duim en de vingers (dus in de hand) gedrukt. Dit zal dan altijd dwars op de vezelrichting plaatsvinden. Anders is het, als men de richting waarheen de handen werken wil aangeven. Zo zal dan een tanggreep een lengtekneding genoemd kunnen worden. De drukrichting op de spier is echter dwars, en dit geldt voor nagenoeg alle knedingen.

Wanneer wij ons houden aan de bestaande indeling van de knedingen kan men ze in de praktijk het beste onderscheiden naar ronde spieren en platte, niet te omvatten, spieren.

30.4.1 Ronde spieren

Lengteknedingen

Tot de lengteknedingen worden gerekend de tweehandige lengtekneding (fig. 30.8) en de tanggreep, waarbij de handen de spier omvattend grijpen. De beide handen worden in de lengterichting gelijktijdig verplaatst, in de regel van perifeer naar centraal. Verplaatsen we de handen om en om, dan spreken we van een overlangse kneding. Verder kan de spier in de lengterichting met een volle hand worden gekneed.

De verschillende uitvoeringsvormen van de eenhandige kneding (fig. 30.10) zijn:

1. Men probeert de spiergroep te omvatten met de hand in ulnairflexie, vingers gesloten, duim afgespreid – de hand heeft de vorm van een tang, waarbij de aangesloten vingers enigszins gewelfd zijn. Een gedeelte van de spiergroep wordt omvat, men zuigt als het ware de spier de hand in, men houdt contact met de hele binnenkant van de hand. De eerste beweging is in bovenwaartse richting, waarbij de spier van het bot wordt afgetild. Daarna gaat men, de spier nog steeds van het bot af houdend naar voren, richting origo. Op het laagste punt aangekomen, wordt de petrissage, het drukmoment ingezet. Het uitdrukmoment gebeurt centripetaalwaarts (richting middelpunt).

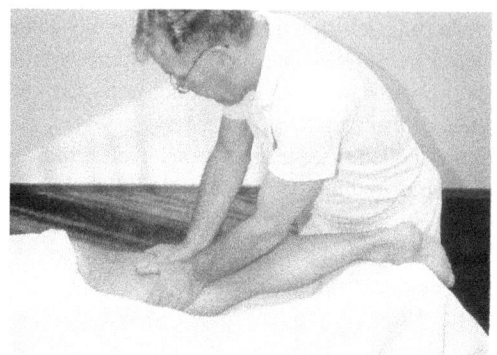

Fig. 30.8

2. Als onder *1*, maar nu gaat men met de spier, afgetild van het bot, naar achteren, richting insertio. Op het laagste punt aangekomen, wordt ook hier de petrissage, het drukmoment ingezet. Het uitdrukmoment gebeurt nu centrifugaalwaarts (vanuit het middelpunt weg).

3. Als onder *2*, maar het inzetten van het uitdrukmoment gebeurt zodanig dat men eerst drukt met de pinkzijde en vervolgens al drukkend de hand afwikkelt naar de wijsvinger. Men kan dit ongeveer vergelijken met een zuigerstangbeweging van een ouderwetse locomotief. Dit is in de massage een veel voorkomende uitvoering van de eenhandige lengtekneding. De kneding wordt ook wel de handpalmkneding genoemd.

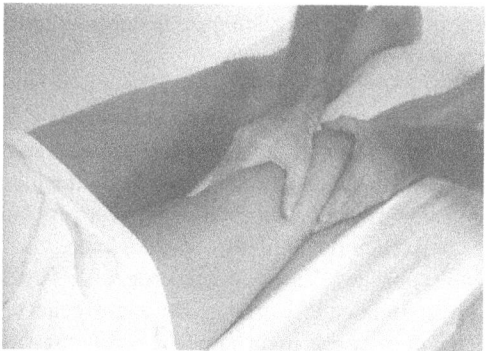

Fig. 30.9

4. Men probeert de spiergroep te omvatten met de hand in ulnairflexie, vingers gesloten, duim afgespreid – de hand heeft opnieuw de vorm van een tang. De eerste beweging is in bovenwaartse richting, waarbij de spier van het bot wordt afgetild. Daarna beweegt men de hand (de spier nog steeds van het bot af houdend) naar radiaal (de spiervezels worden hierbij gerekt). Op het laagste punt aangekomen, wordt ook hier de petrissage, het drukmoment ingezet. Het uitdrukmoment gebeurt ook hier centrifugaalwaarts (vanuit het middelpunt weg).

5. Als onder *4*, maar het inzetten van het uitdrukmoment gebeurt hier weer zodanig dat men eerst drukt met de pinkzijde en vervolgens al drukkend de hand afwikkelt naar de wijsvinger – handpalmkneding).

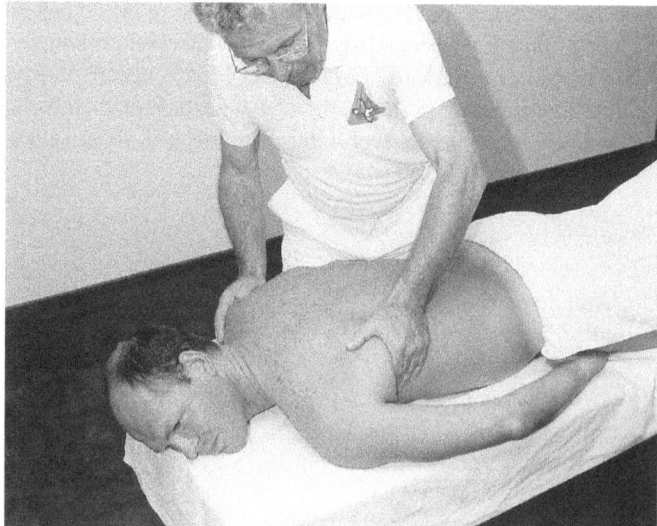

Fig. 30.10

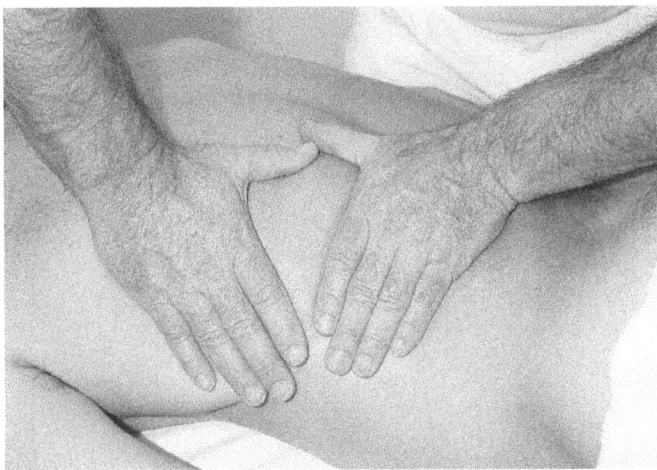

Fig. 30.11

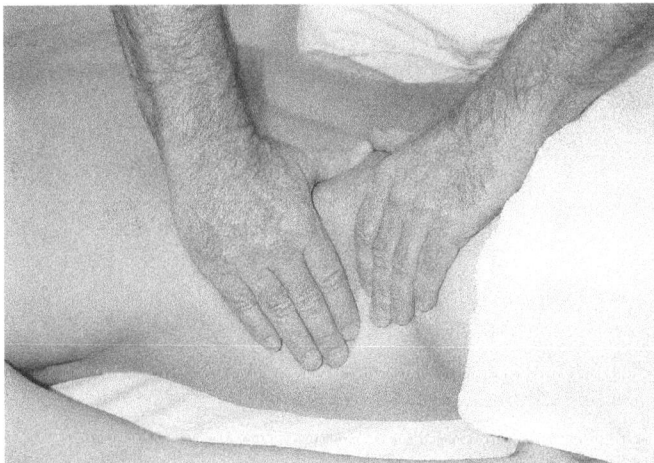

Fig. 30.12

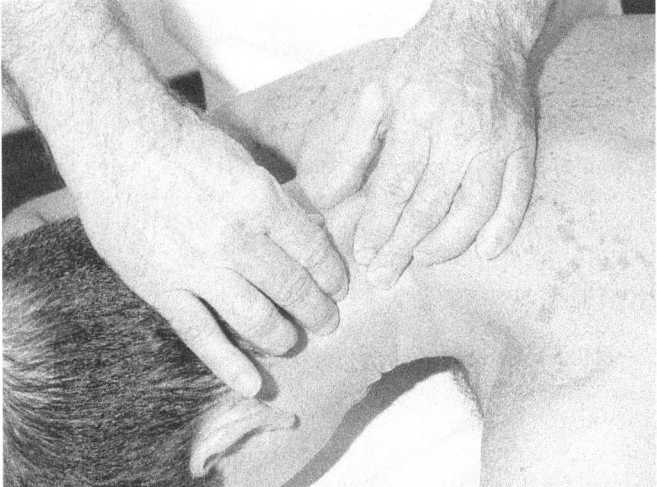

Fig. 30.13

Cirkelknedingen

De cirkelvormige petrissage (fig. 30.11) gebeurt met twee handen. De spiergoep wordt door beide handen goed omvat, waarbij de handen geplaatst zijn volgens de vorm van een 'ruit'. De spier wordt door de ene hand opgetild en gerekt, terwijl de andere hand de spier uitdrukt. Hierbij ontstaat een cirkelvormige beweging.

Dwarse knedingen

De dwarse kneding (fig. 30.12) vindt eveneens plaats met twee handen, waarbij de spier hetzij alternerend flink wordt gerekt tussen de duim van de ene hand en de vingers van de andere hand (de parallelkneding), hetzij met elke hand, soepel in elkaar overgrijpend, wordt gedrukt tussen duim en vingers. De spier wordt als het ware 'uitgewrongen'. Het tempo ligt in het laatste geval veelal hoger en de uitvoering is soepeler ('slanggreep'). Ook wordt de dwarse kneding tweehandig uitgevoerd, waarbij de handen parallel naast elkaar op de spier geplaatst worden, de duimen en vingers van de handen de spier optillen en vervolgens met de gestrekte handen weer ritmisch uitdrukken. Is het volume van de spier klein, bijvoorbeeld bij de spiertjes van de pinkmuis, dan wordt de dwarse kneding uitgevoerd tussen de vingertoppen en de duimtoppen, het 'Fingerspitzen' (fig. 30.13).
Teneinde een goed effect te bereiken moeten de knedende delen van de hand zo goed mogelijk aangesloten zijn. De petrissage is zeer goed te gebruiken op alle spiergroepen die goed te omvatten zijn. Dus niet op platte spieren.

30.4.2 Platte spieren

De lengteknedingen van de platte spieren (fig. 30.14) worden drukkend uitgevoerd met de vingers, de pinkmuis, de duimmuis of de handwortel. Het zal geheel afhangen van de plaats waar men staat ten opzichte van de te kneden spier, of men werkt met de duimmuis, de pinkmuis of de handwortel. In de regel wordt er gewerkt naar een onderlaag toe om enige tegendruk te verkrijgen.

De dwarse knedingen worden veelal met de handwortel uitgevoerd in een bepaalde cirkelvormige beweging.

30.4.3 Voorbeelden

Tweehandige vingertoppetrissage

Uitgangshouding: staande dwars ten opzichte van de massagetafel; de 4e en 5e vingers worden helemaal dichtgeknepen. De kneding vindt dus plaats met de eerste twee vingers en de duim. De eerste twee vingers vormen met de daar tegenover gelegen duim een tang. Opdat de eindkootjes van de vingers even hoog komen, moeten beide middelvingers iets meer gebogen worden. De kneding wordt uitgevoerd tussen de eindkootjes van de vingers enerzijds en de duimen anderzijds. Hierbij worden de kootjes zo mogelijk rechtstandig geplaatst. De positie van de handen is parallel naast elkaar geplaatst met de vingers dwars op het spierverloop. De kootjes van de vingers en de duimen pakken beide de spierbuik, beginnend aan de spierrand, en tillen deze op. Vanuit deze positie wordt de tweehandige kneding uitgevoerd. Het kneedmoment is wanneer de vingers van de ene hand het spiergedeelte uitdrukken tegen de duim van de andere hand. Deze handgreep wordt uitgevoerd bij oppervlakkige platte spieren en bij diep gelegen spieren.

Tweehandige petrissage van de m. latissimus dorsi

Hier hebben we te maken met een gedeeltelijk platte spier die in de oksel overgaat naar een bolle vorm. De petrissage kent hier een enigszins gecombineerde uitvoering (fig. 30.15).
Aanvankelijk doet men een cirkelvormige petrissage van de m. latissimus dorsi, die in de okselholte overgaat in een dwarse petrissage. Bij de tweehandige petrissage van de brede rugspier staat de masseur dwars ten opzichte van de massagebank. De handen maken een tegen elkaar ingaande binnenwaartse cirkel. Het petrisseren gebeurt door de spier op het binnenwaartse moment van de cirkel tegen de onderlaag te drukken. Op het buitenwaartse moment wordt de hand verplaatst. In de okselholte gekomen is de m. latissimus dorsi moeilijk tegen de onderlaag (de thorax) uit te drukken. We veranderen dan van handhouding en maken de in de massage veel voorkomende tweehandige dwarse petrissage. Daarbij bevinden handen en onderarmen zich in een vlak. De spier wordt vastgepakt met de volle hand, vingers gesloten, duimen afgespreid. Contact met de huid dient er te zijn over de hele handpalmzijde vanaf de duim van de hand tot de toppen van de vingers. De spier wordt als het ware in de handpalmen vastgezogen, de vingers van de rechter hand drukken, petrisseren nu, in de richting van de linker duim en bij het wisselen van de handen gaan de duimen steeds langs elkaar.

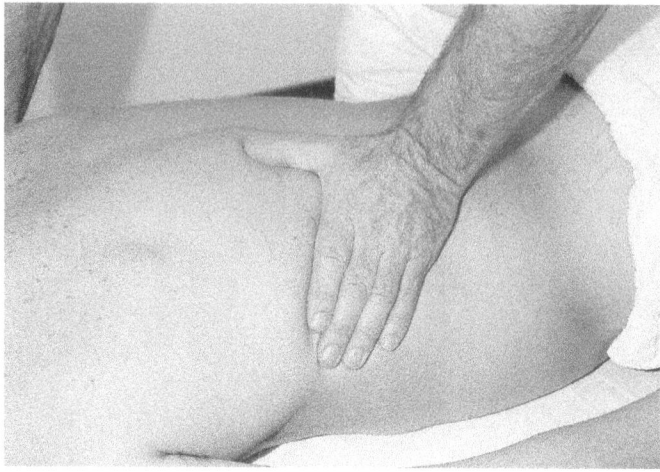

Fig. 30.14

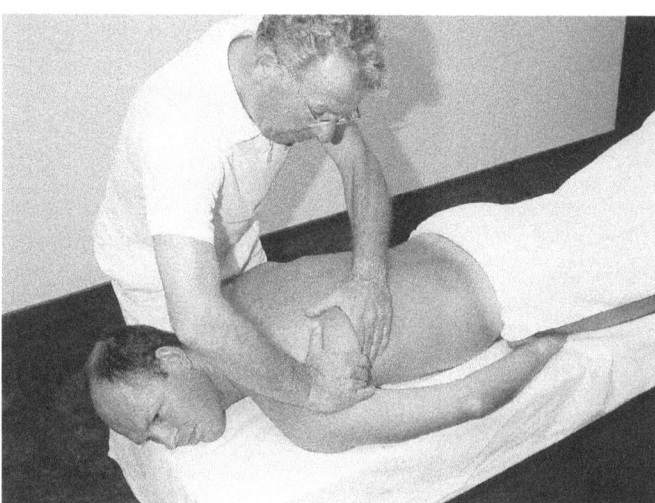

Fig. 30.15

30.5 Frictioneren

Doel van frictioneren is:
- doorbloeding verbeteren (lokaal);
- stofwisseling verbeteren (lokaal);
- verklevingen losmaken;
- pijn bestrijden;
- bestrijden van myogelosen en hypertonie.

De techniek die men gebruikt bij het frictioneren, is:
- cirkelvormig;
- dwars;
- constante druk (eventueel in de periferie van een verharding beginnend en opbouwend in intensiteit);
- lokale rotaties met een duidelijk dieptemoment;
- geen verschuiving op de huid;
- rustig tempo.

Frictioneren (fig. 30.16) is het onder een constante druk met een of meer vingertoppen cirkelvormig of dwars verschuiven van de huid over de onderlaag.

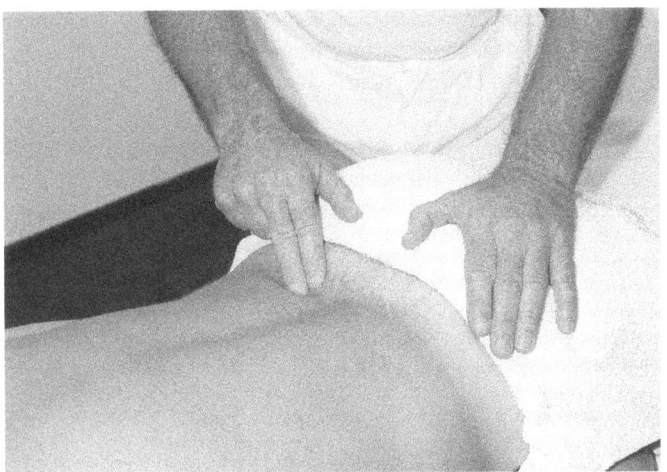
Fig. 30.16

Deze handgreep is vooral geschikt om gelokaliseerde kleine oppervlakken te beïnvloeden, zoals banden, kapsels, pijnlijke aanhechtingen van pezen en spieren aan periost, gelokaliseerde pijnlijke spierverhardingen en dergelijke.

30.5.1 Functie van frictioneren

Het doel van de frictie is vierledig:
1 Onderzoek naar de toestand van het te palperen weefsel. Dit onderzoek kan gericht zijn op consistentieveranderingen in de weefsels, zoals spierverhardingen, weefselverklevingen en dergelijke.
Tevens kan de handgreep toegepast worden teneinde de gevoeligheid van de verschillende weefsels te toetsen.
2 Het opwekken van een betere plaatselijke doorbloeding om lokaal de stofwisseling aan te zetten, waardoor een aanzet gegeven wordt tot resorptie van afvalproducten van de stofwisseling.
3 Het uitoefenen van een mechanisch effect ter beïnvloeding van lichte verklevingen en adhesies.
4 Beïnvloeding van pijnpunten.

Door gelokaliseerde pijnpunten te frictioneren, ontdekt men dat na korte tijd de pijn afneemt. Een nog beter effect op pijnpunten kan men verkrijgen door in plaats van cirkelvormig of dwars te frictioneren een constante druk te geven op de pijnlijke plaats. Afhankelijk van plaats en doel kunnen de fricties verschillen in intensiteit, in oppervlak (een of meer vingertoppen) en in grootte van de cirkelvormige uitslag. Zo kan een frictie uitgevoerd worden met drie, twee of één vingertop; ook kunnen de vingertoppen vlak of loodrecht op het weefsel geplaatst worden. De frictie kan ook worden uitgevoerd met ondersteuning van de andere hand. Ten behoeve van de palpatie kunnen de vingertoppen 'zoekend' door het weefsel frictioneren; dit zal een voorzichtige tasting moeten zijn teneinde verschillen met de omgeving te kunnen constateren.
Ook het frictioneren ter bestrijding van pijn heeft een 'aftastend' karakter. Het aftasten zal moeten overgaan in druk die adequaat de pijn kan bestrijden; de druk moet juist zo groot zijn dat de sporter deze als niet onplezierig ervaart. De druk moet zo lang gegeven worden tot de pijn afneemt. Men dient er bijzonder goed op te letten dat de pijn gedurende de frictie niet toeneemt of uitstraalt. Indien druk op een zenuw wordt uitgeoefend, leidt dit vaak tot langdurige napijn.
Bij het frictioneren van verharde plekken dient men er zich van te vergewissen dat niet op sclerotische vaten en dergelijke wordt gedrukt. Het frictioneren is in het algemeen een belangrijke massagehandgreep; bij onzorgvuldige uitvoering echter kan ze leiden tot veel pijn en toename van de spierspanning.

Het komt nog veelvuldig voor dat de onervaren sportmasseur een gespannen spier, een deel van een spier of een verharding in een spier te hard frictioneert; door afstomping neemt tijdens de behandeling de pijn af, maar door summatie van prikkels treden enige uren na de behandeling meer pijn en spanningsvermeerdering op.
Frictioneren is gecontra-indiceerd bij reflectoire spierspanningen als gevolg van een functioneel ontregeld orgaan, omdat de mechanische prikkel dan leidt tot toename van de spierspanning. Banden en kapsels van gewrichten en de aanhechtingsplaatsen van pezen kunnen in het algemeen een veel grotere druk verdragen en reageren dan ook veel beter op frictioneren.

Diepe druk
Diepe druk wordt meestal uitgeoefend door de duim of middelvinger, samen met de wijsvinger. De gevoelige plekken zijn meestal te vinden tijdens het toepassen van diepe strijkingen. Ze worden aangetroffen in de huid, in littekenweefsel, faciën, spieren, pezen, ligamenten, gewrichtskapsels en het botvlies. Als zo'n plaats is ontdekt, moet er druk op worden uitgeoefend en die moet dan geleidelijk worden opgevoerd tot de maximale pijntolerantie is bereikt. Er zijn tegenstrijdige opvattingen over de periode waarin de druk moet worden volgehouden, variërend vanaf een paar seconden tot enkele minuten. De beste resultaten ontstaan als de druk wordt uitgeoefend tot de 'pijn' aanzienlijk is verminderd. Dit is van geval tot geval verschillend. Sommige masseurs passen nog meer stimulatie toe door een ronddraaiende beweging naar het punt toe te maken en tegelijkertijd druk uit te oefenen. Wanneer er pijn wordt veroorzaakt in het gebied rond het betrokken punt of wanneer er elders pijn optreedt, noemen we dergelijke punten trigger points. Bij spierspanning bestaat er dikwijls gevoeligheid aan de spieruiteinden. Als die punten worden geprikkeld, veroorzaakt dat een reflexreactie in het centrale zenuwstelsel dat de plaatselijke spierontspanning stimuleert.

30.6 Schudden

Doel van het schudden is:
- algehele ontspanning;
- losmaken van de spieren;
- krampbestrijding;
- losmaken van gewrichten;
- stimulerend op spieracties.

De techniek die gebruikt wordt bij het schudden, is:
- de spieren eerst totaal ontspannen;
- rustig tempo;
- de spier uit zijn bedding brengen (voorzover anatomisch mogelijk);
- schudden, dwars op het spierverloop;
- handvatting mag niet agressief zijn.

Schudden wordt uitsluitend aan de extremiteiten uitgevoerd. De ronde extremiteitsspier wordt met de hand heen en weer bewogen, waarbij de frequentie overeenkomt met de tijd die de spiermassa nodig heeft om een volledige amplitude te bereiken.
Schudden kan ook toegepast worden door de hele extremiteit te bewegen, zodat de spieren (zij het nu indirect) geschud worden. Schudden we de spier tussen beide handen, dan spreken we van spierrollen of walken. Het schudden heeft een zeer ontspannende invloed op de spier: Vele sportmensen schudden zelf hun extremiteitsspieren voor de wedstrijd teneinde 'los te komen'.
De uitvoering van de handgrepen is eenvoudig, maar het is van het grootste belang dat de spier zo ontspannen mogelijk is en de uitslag van de beweging zo groot mogelijk, terwijl vermeden wordt dat door te wild bewegen een activerende prikkel uitgaat van de rek. Om goed te kunnen schudden, moeten origo en insertie zo dicht mogelijk bij elkaar gebracht worden.

30.6.1 Schudden van schouder en bovenarm

Het schudden van spieren van de schouder en de bovenarm kan het best worden uitgevoerd door de pols van de sporter te omvatten en de arm dwars op de lengteas te bewegen.
De sporter moet de arm helemaal ontspannen houden. Het schudden kan in alle houdingen plaatsvinden, terwijl de arm omlaag, zijwaarts, voorwaarts of omhoog wordt gehouden.
Men moet ervoor zorgen dat het schudden in het schoudergewricht plaatsvindt en niet tegelijkertijd in het ellebooggewricht. De sportmasseur kan dit voorkomen door lichte rek op de pols uit te oefenen.
Voor het schudden van de onderarm wordt de arm gebogen, terwijl de bovenarm ondersteund wordt op een onderlaag of door de hand van de masseur. Men voert schuddingen uit in dorsopalmaire richting of door snelle pro- en supinatie van de onderarm.
Ook in het polsgewricht kunnen schuddingen worden toegepast. Hiertoe wordt de onderarm even boven de pols omvat, waarbij de hand afhangt. De schuddingen kunnen dan in alle richtingen worden uitgevoerd.

30.6.2 Schudden van het gehele been

De schuddingen van het gehele been zijn in verband met de zwaarte moeilijker uit te voeren. In beschrijvingen van het schudden van het been komt men nogal eens de handgreep tegen, waarbij de enkel wordt omvat, het been iets wordt geheven en dan geschud wordt. Ons inziens wordt dan juist door het gewicht van het been de knie te zwaar belast. Een eenvoudiger uitvoering is het been te laten liggen op de onderlaag, de knie en de enkel te omvatten en dan het been te rollen (endo- en exorotatie). Hierbij treedt een goede schudding op (fig. 30.17).

Zoals al werd opgemerkt kan elke spiergroep ook afzonderlijk geschud worden. Bij het schudden van de kuit (fig. 30.18) is de beste uitgangshouding voor de sporter: buikligging en de knie gebogen; de therapeut fixeert dan de enkel.
De voet kan in dezelfde uitgangshouding worden geschud, de handen omvatten het onderbeen proximaal van de enkel en de gewenste beweging kan nu worden uitgevoerd. Dit kan ook gebeuren met afhangend onderbeen.

30.6.3 Slingeren en spierwalken

Slingeren kan ook worden toegepast aan de musculatuur van het bovenbeen; bij deze massagehandgreep kunnen de spieren van het bovenbeen eenvoudig tussen de beide handen heen en weer geslingerd worden.
Wanneer de handen de spiermassa omsluiten en de spier flink verrollen, spreken we van spierrollen of spierwalken. Deze handgreep is intensiever dan het schudden of het slingeren en kan gezien worden als een bijzondere kneding.

30.7 Tapoteren

Doel van het tapoteren is:
- kort en krachtig uitgevoerd zorgt het voor stimulering hyperemie huid en onderhuid;
- langdurig en rustig uitgevoerd zorgt het voor ontspanning;
- idiomusculaire (spiereigen) contracties;
- verhoging permeabiliteit van de vaatwand.

De techniek die we erbij gebruiken, is:
- lichte aanslag;
- regelmatig/ritmisch;
- niet op uitstekende oppervlakkige botdelen en de nierloge.

Tapoteren is een verzamelnaam voor de massagehandgrepen kloppen, hakken en slaan. Onder tapoteren verstaan we het in hoog tempo toedienen van 'slagen' aan het lichaam.
Teneinde een beter overzicht van de tapotements te verkrijgen, stellen we een gewijzigde indeling van de handgrepen voor in vergelijking met de in de literatuur beschreven tapotements.

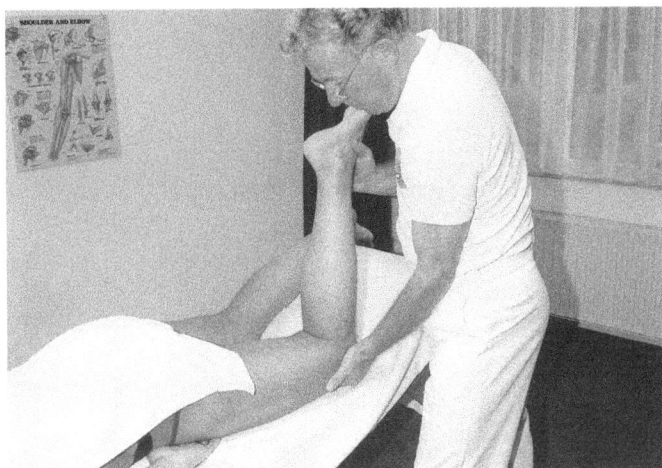

Fig. 30.17

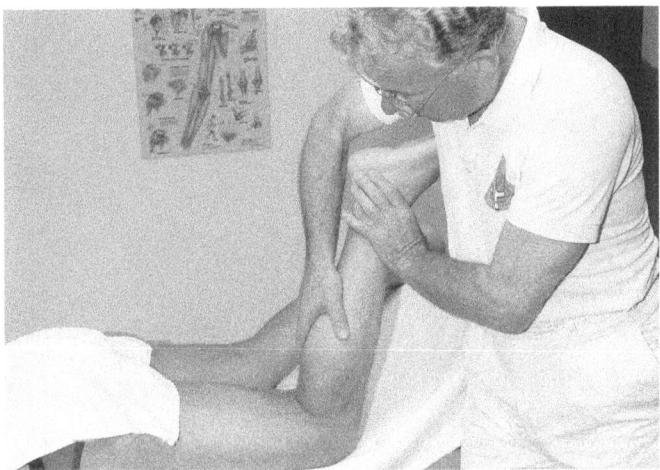

Fig. 30.18

30.7.1 Kloppen

Onder kloppen verstaan we het prikkelen van weefsels door middel van de half of geheel gesloten vuist, palmair of ulnair toegediend, alsmede kloppingen met de vingertoppen.

Kloppen met half gesloten vuist gebeurt als volgt: de half gesloten vuist wordt zo gevormd, dat de top van de wijsvinger tussen de basis van de duim en de wijsvinger wordt geplaatst; de andere vingers worden dan dakpansgewijs in laterale richting hier tegenaan gelegd. De vuist komt supinerend op het weefsel terecht.
Kloppen met half gesloten vuist palmair kan met een werkelijk half gesloten vuist worden uitgevoerd; de polsen zijn zeer ontspannen bij de slag.
Deze slag kan ook met min of meer gestrekte vingers worden uitgevoerd, met flexie in de metacarpo-falangeale gewrichten; het kloppen wordt dan 'battre à l'air comprimé' geroemd. De hand wordt zo gevormd dat er een luchtlaag ontstaat tussen de huid en de hand. De slag veroorzaakt een hol geluid en belast het weefsel minimaal. Deze handgreep wordt vaak toegepast voor het bronchiaaltoilet.
Er kan ook met de toppen van de halfgebogen vingers worden geklopt. Het moeten dan snelle, verende kloppingen zijn, die vanuit een uiterst losse pols worden uitgevoerd.
Al naar gelang de vuist minder of meer is gesloten, zal de werking intensiever of oppervlakkiger zijn, wat ook duidelijk hoorbaar is. Bepalend voor de intensiteit is verder of de klopping meer vanuit de elleboog dan vanuit de pols wordt verricht.

Van groot belang is dat bij het tapoteren het spierweefsel ontspannen is. In het algemeen kan men stellen dat naarmate de spier dikker is, de tapotements een intensievere uitwerking hebben. Bij atrofische spieren of platte spieren die direct op een ossale laag liggen, moeten de tapotements minder intensief uitgevoerd worden.

30.7.2 Hakken

Bij het hakken (fig. 30.19) komen de handen slechts met de pink en het ulnaire deel van de pinkmuis met de huid van de sporter in aanraking. De vingers zijn hierbij gestrekt. De hakkingen worden in mediolaterale richting vanuit het polsgewricht uitgevoerd. De lichtste vorm wordt uitgevoerd met de vingers gespreid of met afgevoerde pink. Bij de intensiefste vorm zijn de vingers gesloten.

De kloppingen en de hakkingen zijn specifieke handgrepen voor de spieren, waarbij de hakkingen in het algemeen intensiever zijn. De kloppingen worden uitgevoerd teneinde ontspanning van de spier te bereiken en ze worden dan ook veelal langdurig uitgevoerd. In het algemeen worden hakkingen gegeven ter activering van spieren (daarom zijn zij ook korter van duur). Zowel de kloppingen als de hakkingen zetten de circulatie in de spier sterk aan.

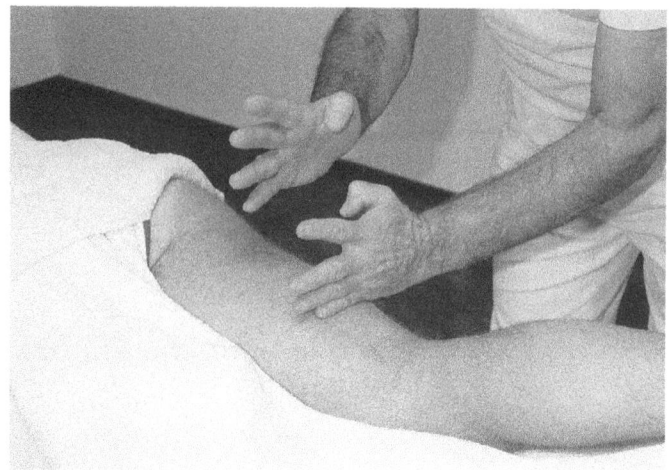

Fig. 30.19

30.7.3 Slaan

Kloppingen en hakkingen hebben vooral een specifieke invloed op spieren, terwijl het slaan vooral een effect heeft op de huid, en wel een vrij sterke hyperemisering. We kennen het kletsen en de waaierslagen.

Het kletsen
Het kletsen wordt uitgevoerd met een uiterst losse pols met de palmaire of dorsale zijde van de hand. De handgreep is moeilijk en vereist veel oefening.

De waaierslagen
Nog moeilijker zijn de waaierslagen (fig. 30.20). Deze worden uitgevoerd met gespreide vingers, waarbij eerst de pink en vervolgens de vierde, derde en tweede vinger het weefsel raken. Deze handgreep kan zowel supinerend als pronerend worden toegepast, waarbij de supinerende slag intensiever is.

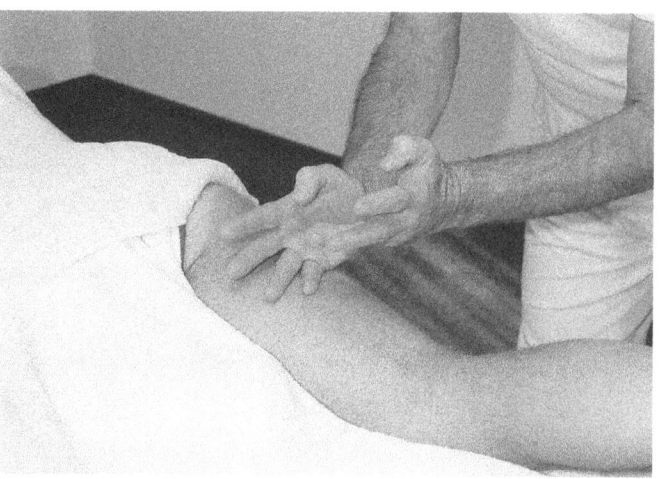

Fig. 30.20

Bij het oefenen van deze slagen doet men er goed aan dit te doen op een massagekussen, waarbij de opeenvolging van het tikken duidelijk hoorbaar moet zijn, dus eerst de pink en vervolgens de vierde, derde en tweede vinger.
Het verdient aanbeveling tapotements te oefenen op een zachte onderlaag, vooral om de intensiteit te trainen.
Helaas wordt het tapoteren de laatste jaren nogal verguisd, naar ons idee door het feit dat de uitvoering van de handgreep zo moeilijk is. Men moet volledige controle hebben over de intensiteit, wat des te moeilijker is omdat de snelheid van de slagen zo hoog mogelijk moet zijn.

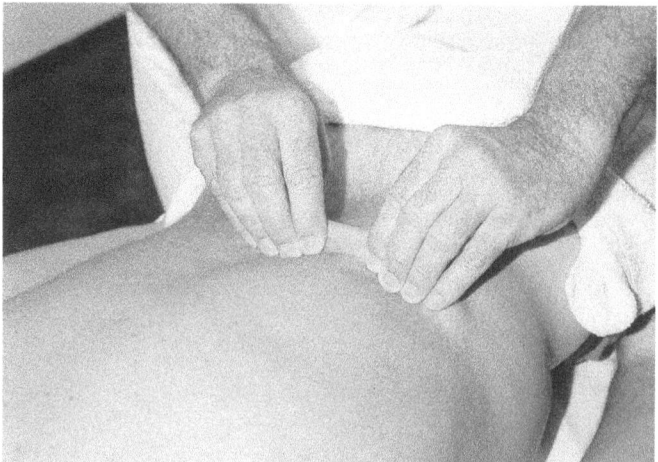

Fig. 30.21

30.7.4 Effecten

Afhankelijk van de soort tapotement en de intensiteit hebben deze handgrepen verschillende effecten. Kloppen heeft in het algemeen een ontspannende invloed op het spierstelsel. Hakken heeft een stimulerende invloed zowel op de musculaire circulatie als op het zenuwstelsel, bovendien geven ze idiomusculaire (spiereigen) contracties. Langdurige kloppingen hebben een sederende invloed, doordat de zenuwfunctie geremd wordt, de pijn gedempt wordt en de tonus afneemt (vooral de intensiteit van de klopping is hierbij bepalend, alsmede de tijdsduur). De tapotements hebben ook invloed op de circulatie; de waaierslagen werken hyperemiserend op de huid.

30.8 Huidtechnieken

Doel van de huidtechnieken (fig. 30.21) is:
- losmaken van de huid ten opzichte van de onderhuid.

De techniek die we daarbij gebruiken, is:
- huid en onderhuid verschuiven ten opzichte van de onderliggende laag;
- huidrollen (duizendpoot);
- harmonicagreep pidjetten.

Onder huidtechnieken verstaan we handgrepen die de huid op vrij agressieve wijze aangrijpen. De huid kan men verschuiven, rollen, kneden, optrekken.
Het doel van deze technieken is de huid los te werken van de onderlaag. Deze handgrepen, die in de klassieke massage te boek staan als mechanisch inwerkende handgrepen, hebben echter ook een werking in de diepte. Het is moeilijk zich voor te stellen dat in een levend organisme de huid verkleeft met de onderlaag. Het is een zeldzaam verschijnsel dat door verkleving de huid vast gaat zitten aan dieper gelegen weefsels. Wel komen er verklevende agentia voor die in biologische relatie staan met de verschillende weefselstructuren.
Bij een litteken is er niet sprake van verkleving als gevolg van geronnen bloed, maar spelen ook gewijzigde groeiprocessen, granulatieve veranderingen een rol. Bij een ten opzichte van de onderlaag gespannen huid is er een verandering opgetreden in de waterhuishouding van de bindweefsellagen.

Door de huidtechnieken (intensieve mechanische wrijving van de huid) kan een mestcellenvermindering worden waargenomen.
Deze mestcellen spelen een uiterst belangrijke rol bij onder meer de huidturgor, de huidregeneratie en reparatie, de wondgenezing, allergie en tonus van de bloedvaten. Ook het hyperemisch effect kan voor een deel worden gezien als functie van de mestcellen (deze produceren histamine).

30.8.1 Huidverschuivingen

Kirchberg heeft de huidverschuivingen (fig. 30.22) de Harmonikagriff genoemd. Hierbij worden de handpalmen op de huid gelegd en wordt met de mediale zijde telkens een huidplooi opgelicht en gerekt door de handen met kleine bewegingen van elkaar af en naar elkaar toe te bewegen. Deze methode kan zowel in een langzaam als in een snel tempo uitgevoerd worden.

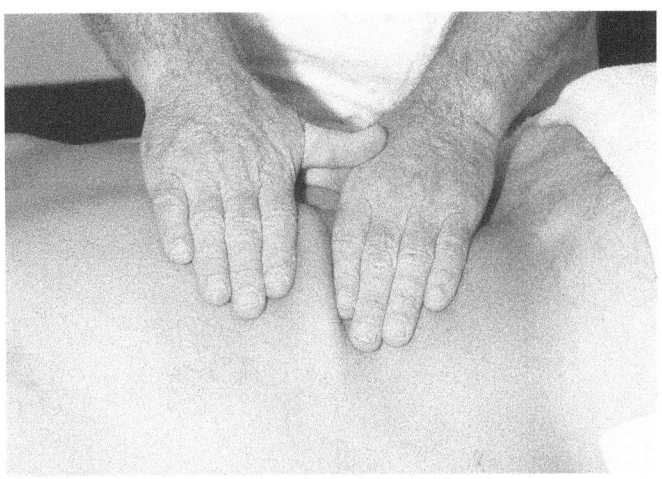

Fig. 30.22

De snelheid is afhankelijk van de vastheid van het weefsel; hoe vaster het weefsel, des te langzamer wordt de handgreep uitgevoerd. De intensiteit van de prikkel is ook hier mede afhankelijk van de richting waarin de handgreep wordt uitgevoerd (zie huidrollen).

30.8.2 Huidplukken

Bij het huidplukken wordt tussen de duim en de vingertoppen afwisselend met de linker en de rechter hand een stukje huid van de onderlaag opgelicht en weer losgelaten. Om de intensiteit van de handgreep te verhogen, wordt er nog wel eens, gedurende het oplichten, een lichte draai uitgevoerd.

30.8.3 Huidknedingen

Huidknedingen betreffen een rekking van de huid, voornamelijk toegepast bij verkleefde littekens. Tussen de vinger- en de duimtoppen worden de huid en de onderhuid ten opzichte van de spier of de botfascie opgelicht en met een licht knedende beweging gerekt.
De huid kan ook opgeduwd worden, wanneer het een huiddeel bij een litteken betreft. Dit opduwen wordt dan vanuit twee richtingen uitgevoerd.
Huidrekkingen worden in de buurt van littekens uitgevoerd zoals bij het huidduwen, alleen bewegen nu de vingertoppen uit elkaar. Door de huidduwing en de huidrekking achter elkaar uit te voeren, oefent men een intensieve invloed uit op het huidweefsel.

30.9 Botverschuivingen

Onder botverschuivingen (fig. 30.23) verstaan we mobiliserende handgrepen van de metacarpalia en metatarsalia, en van de patella.

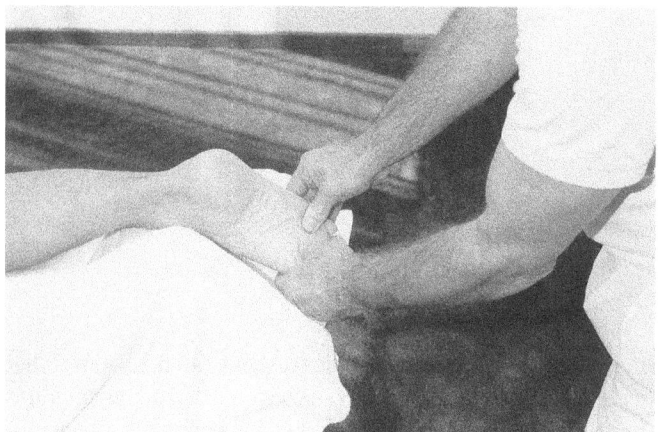

Fig. 30.23

Voor het verschuiven van de metatarsalia plaatst men de handen zodanig dat de duimtop een metatarsaal kopje plantair fixeert en de vier vingertoppen hetzelfde metatarsale kopje dorsaal. De andere hand fixeert een ander metatarsaal kopje op overeenkomstige manier. In het sagittale vlak worden nu bewegingen uitgevoerd tussen bijvoorbeeld het os metatarsale I en II, II en III, enzovoort. De verschuiving kan gemakkelijker van de distale kopjes, dan van proximaal uitgevoerd worden.
Op dezelfde manier worden de botten van de middenhand bewogen.

De patella kan men verschuiven van links naar rechts en van proximaal naar distaal. Het naar boven en beneden verschuiven van de patella kan zowel met de top van de duimen als met die van de vingers plaatsvinden.
Bij het verschuiven van de patella moet men er rekening mee houden dat het been geheel ontspannen en gestrekt ligt. Bij het verschuiven van lateraal naar mediaal drukken de duim en de wijsvinger afwisselend op de randen van de patella.
De botverschuivingen hebben invloed op de proprioceptieve receptoren van het gewrichtskapsel (deze hebben onder meer invloed op de tonus van de musculatuur). Vaak zien we na de botverschuivingen ontspanning optreden van de voet- of handmusculatuur.

30.10 Vibreren

Vibreren is het in hoge frequentie loodrecht toedienen van trillingen op het weefsel. Sidderen werkt niet loodrecht op het weefsel in, maar het betreft heen en weer gaande bewegingen, vandaar dat men wel zegt dat sidderen 'hoogfrequent schudden' is.

Vibreren kan worden uitgevoerd met de volle hand, of wanneer de behandeling lokaal gericht is, met de vingertoppen. De handgreep is zeer moeilijk en kan pas na lange training goed en zonder veel inspanning van de sportmasseur worden uitgevoerd.
Een veel gemaakte fout is dat het hele lichaam gespannen wordt en de vibratie met een stijve arm vanuit de schouder wordt ingezet. Een goede vibratie wordt echter vanuit de onderarm uitgevoerd, waarbij de elleboog gebogen gehouden wordt en de schoudermusculatuur ontspannen is. De vibratie bestaat dan uit een snelle pro- en supinatie van de hand en onderarm.
Het vibreren en sidderen wordt met de hele hand toegepast ter ontspanning van de musculatuur en moet dan langdurig worden uitgevoerd.
Prof. Kohlrausch was van mening dat hypertone musculatuur als gevolg van overprikkelde organen uitsluitend gunstig reageert op vibraties; alle andere handgrepen veroorzaken een toename van de spierspanning.

30.11 Rekken

Rekkingen kunnen een gunstige invloed uitoefenen op de huid (zie par. 30.8, Huidtechnieken), de spieren, de banden en de pezen. Voorzichtig uitgevoerde rekkingen hebben een zeer ontspannende invloed op spieren, doordat in het bijzonder de rek van pezen via de peeslichaampjes van Golgi inhibitie geeft van de spiertonus. De rekking mag echter een bepaalde intensiteit niet overschrijden, omdat spanningstoename en laesies het gevolg kunnen zijn.
In de oefentherapie wordt ook veel gebruikgemaakt van rek ter ontspanning van de musculatuur (Janda). Twee voorbeelden mogen ter illustratie dienen.

30.11.1 Functionele massage

Deze techniek die wordt uitgevoerd op de weke delen, is ontwikkeld door therapeuten die zich met manuele therapie bezighielden, te weten O. Evjenth en zijn medewerkers. Zij houden zich bezig met mobilisatie van de gewrichten en het rekken van spieren, soms ook met de dwarse frictie.
De sportmasseur moet zich in eerste instantie goed op de hoogte stellen van het gewrichtsmechanisme en het spierverloop, respectievelijk hun exacte functie.

Doelstelling
Manuele rekking van spierelementen (spiervezels) voor de navolgende mobilisatietechnieken, in het bijzonder spierrektechnieken.

Techniek
De spier die gemasseerd wordt, wordt eerst volledig ontspannen (origo en insertio naar elkaar) en vervolgens door de masseur met een hand tegen de onderlaag (bot) gefixeerd. Met de andere hand beweegt hij het betreffende lichaamsdeel naar de rekpositie. De rekking ontstaat direct distaal van de gefixeerde hand. Omdat de meeste spieren naast hun hoofdfunctie nog één of meerdere

nevenfuncties hebben, zal in de meeste gevallen een driedimensionale beweging ontstaan met een spiraliserend karakter. Het ritme van de uitvoering is tamelijk snel (60 ×/min). Het massage-effect wordt verkregen door de 'pompende beweging'.

30.11.2 Mobiliserende massage

Deze wordt niet zoals bij de klassieke massage uitgevoerd, maar verandert bij de massage steeds de stand van een gewricht. De spieren worden hierbij afwisselend gerekt en ontspannen. De sporter laat deze bewegingen zich niet alleen welgevallen, maar is actief. Hij moet leren om deze bewegingen mee te helpen uitvoeren. Veel sporters hebben er moeite mee om een beweging passief uit te laten voeren. De sportmasseur ondervindt in vele gevallen een 'tandwielfenomeen'. Het harmonische samenwerken tussen de agonisten en antagonisten is dan verstoord en moet opnieuw beoefend en 'geschoold' worden.

Doelstelling
Door een mobiliserende massage kunnen functiestoornissen in de spierbalans snel onderkend, maar ook zeer goed opgeheven worden.
De sporter kan al vrij snel in mobiliserende massage betrokken worden. De sportmasseur moet de beweging van de hefboom, die hij bewegen wil goed kennen en hij moet het bewegingsniveau kunnen definiëren.

30.12 Massage van de rug

Uitgangshouding
De proefpersoon ligt in buikligging met een rol onder het enkelgewricht, een polstering net boven de patella en een kussentje (opgevouwen badlaken) onder de buik bij dames en in geval van een overdreven lumbale lordose. De armen langszij. De lichaamsdelen die gemasseerd worden, zijn afgedekt.

Inspectie
Inspectie vindt plaats in de uitgangshouding waarin je masseert, ontspannen dus. Vergelijk beide rughelften met elkaar wat betreft spiercontouren en spierreliëf.

Palpatie
Na de inspectie volgt palpatie van het te onderzoeken lichaamsgedeelte. Bij het palpatoire onderzoek gaat men achtereenvolgens de toestand na van de huid, de subcutis (onderhuids bindweefsel), en de onderliggende structuren zoals de musculatuur, het skelet en de gewrichten. Bij het onderzoek van de huid moet men erop letten of deze over de onderlaag verschuifbaar is, en niet daaraan adherent is. Bij het onderzoek van de musculatuur in rusttoestand, gaat men de tonus na van de spier of spiergroep. Indien mogelijk probeert men door palpatie van de skeletdelen vast te stellen of de algemene vorm en de contouren daarvan normaal zijn. Hierna volgt palpatie van de spieren tijdens beweging. Door de musculatuur tegen de weerstand van de onderzoeker in te laten werken, kan men een indruk krijgen van de kracht hiervan. Tevens kan men door palpatie van de musculatuur tijdens het bewegen een indruk krijgen van de wisselingen in tonus en spanning. Tijdens het bewegen van een lichaamsdeel ontstaat automatisch een contractie van de synergisten en tegelijkertijd een relaxatie van de antagonisten. Dit samenspel van contractie en relaxatie noemt men het bewegingsautomatisme van de musculatuur. Zoek een optimale uitgangshouding om spanning te voorkomen zowel bij uzelf als bij de sporter. Bij elk later onderzoek en behandeling moet dit een uitgangspunt zijn. Dolt bij controle van actieve en passieve beweeglijkheid. Bij palpatie in dieper liggende structuren kan deze benadering veel nut hebben, omdat bij gespannen spieren zowel het een als het ander zo goed als onmogelijk wordt. Leg alvorens te gaan onderzoeken de hand even rustig op het lichaam van de sporter. Er vindt palpatie van de gehele rug plaats, met controle van temperatuur, vochtigheid, verschuifbaarheid (elasticiteit), spierspanning. Ook worden de spieren gepalpeerd op myogelosen.

Intermitterend drukken
– de m. erector spinae vanaf het bekken naar het hoofd (vingers wijzen craniaal);
– de laterale zijden van de rug vanaf het bekken naar het hoofd (de vingers wijzen naar lateraal);
– de laterale zijden van de rug vanaf het bekken naar het hoofd (handen elk aan één zijde; de vingers van de contralaterale hand wijzen naar lateraal en de vingers van de homolaterale hand naar mediaal).

Effleurages

Lengte
– nek – schouder – oksel – lende (inleidend);
– idem – Plättgriff craniaal – met vlakke hand 'slepend' terug;
– idem – (intensief);
– idem – eenhandig intensief;
– idem – Plättgriff intensief;
– duim over duim van de m. erector spinae, m. trapezius, pars ascendens en transversus, en van de m. rhomboideus;
– hand over hand van de m. latissimus dorsi;
– eenhandig intensief van de m. latissimus dorsi;
– kamgreep van de fascia thoracolumbalis;
– uitstrijken lumbaal lateraal;
– uitstrijken met de pinkmuis langs de crista iliaca;
– Reibungen gebied rond os sacrum;
– uitstrijken aanhechting van de m. rhomboideus met pinkmuis.

Cirkelvormig
– inleidend de gehele rug met aangesloten duim;
– linker en rechter rugzijde tot aan de spina scapula met afgevoerde duim.

Dwars
– de gehele rug van caudaal naar craniaal (tweehandig);
– met een hand in Plättgriff;
– beide rugzijden hand na hand; bij de contralaterale zijde wijzen de vingers naar lateraal; bij de homolaterale zijde wijzen de vingers van ongelijknamige hand naar lateraal en de vingers van de gelijknamige hand naar mediaal.

Petrissages

Lengte van de m. erector spinae
- tweehandig;
- eventueel eenhandig met pink- of duimmuis van een partieel deel, bijvoorbeeld lumbaal.

Dwars van de m. erector spinae
- eenhandig (met handwortel – de duim wijst craniaal);
- bidgreep lumbaal (tot aan thorax);
- tweehandig lumbaal (tot aan thorax);
- tweehandig dwars van m. quadratus lumborum;
- tweehandig vingertopkneding.

Lengte van de m. latissimus dorsi
- eenhandig.

Cirkelvormig van de m. latissimus dorsi
- tweehandig vingertoppetrissage van de m. latissimus dorsi;
- tweehandig (lumbaal-thoracaal) van de m. latissimus dorsi overgaand in:

Dwars
- tweehandig (oksel) van de m. latissimus dorsi.

Cirkelvormig van exorotatoren en rhomboidei
- eenhandig (met handwortel tegen de scapula) van de exorotatoren van de arm;
- eenhandig (met handwortel) van de m. rhomboideus.

Fricties
- langs de crista iliaca – rond het os sacrum – langs de wervelkolom tot aan de hoogte van het angulus inferior scapulae;
- bij cervico-thoracaal, het cervico-thoracale gedeelte van de wervelkolom.

Schuddingen afhankelijk van het doel
- van de gehele rug.

Eindeffleurage van de gehele rug

30.12.1 Massage van de nek-schouderlijn

(Indien er in de examensituatie voldoende tijd is, doe dan de nek-schouderlijn erbij.)

Uitgangshouding
Voor de massage van de nek-schouderlijn wordt de uitgangshouding gewijzigd. De proefpersoon ligt met het voorhoofd op de dorsale zijde van de handen. Het hoofd in de middenstelling.

Inspectie
Inspectie vindt plaats in de uitgangshouding waarin wordt gemasseerd, ontspannen dus. Vergelijk beide schouderpartijen met elkaar wat betreft spiercontouren en spierreliëf.

Palpatie
Voer palpatie uit van de gehele schoudergordel, met controle van temperatuur, vochtigheid, verschuifbaarheid (elasticiteit), spierspanning. Ook worden de spieren gepalpeerd op myogelosen.

Intermitterend drukken
Van de pars descendens van de m. trapezius en m. supraspinatus.

Effleurages (uitgevoerd vanaf hetero-laterale zijde)

Lengte
- m. supraspinatus met de pinkmuis;
- pars descendens van de trapezius;
- hand over hand;
- eenhandig intensief;
- duim over duim – vanaf de hetero-laterale zijde uitvoeren.

Cirkelvormig
- met drie (of vier) vingers aan beide zijden van de nek-schouderlijn (pars descendens en m. supraspinatus);
- duim over duim.

Dwars
- pars descendens en m. supraspinatus;
- duim over duim.

Petrissages (uitgevoerd vanaf hetero-laterale zijde)

Lengte
- m. supraspinatus: met vingertoppen uitdrukken tegen de spina scapula;
- m. descendens;
- eenhandig overgaand in vinger duimkneding.

Dwars
- eenhandig uitdrukken in hand;
- tweehandig overgaand in vinger-duim.

Fricties
- rond het acromion – laterale gedeelte clavicula – langs cervicale wervelkolom en uitstrijken van de gewrichtsspleet.

Schuddingen afhankelijk van het doel
- beide zijden van de nek-schouderlijn.

Eindeffleurage
- spieren van de gehele rug.

30.12.2 Massage van de schoudergordel

Uitgangshouding
De proefpersoon ligt in buikligging met een rol onder het enkelgewricht, een polstering net boven de patella en een kussentje (opgevouwen badlaken) onder de buik bij dames en in geval van een overdreven lumbale lordose. De armen langszij. De lichaamsdelen die gemasseerd worden, zijn afgedekt.

Inspectie
In de uitgangshouding waarin gemasseerd wordt (ontspannen), worden overeenkomstige spiergroepen vergeleken op contouren en reliëf.

Palpatie
De spieren worden gepalpeerd met controle van temperatuur, vochtigheid, elasticiteit, tonus en op myogelosen.

Intermitterend drukken
- de laterale zijden van de rug (m. latissimus en m. trapezius) van het bekken naar het hoofd (de vingers wijzen lateraal);
- de spieren rondom het schoudergewricht.

Effleurages
(deze handgrepen aan beide zijden uitvoeren, staande aan dezelfde zijde)

Lengte
- hand over hand van de m. latissimus dorsi;
- eenhandig intensief van de m. latissimus dorsi;
- eenhandig van de m. trapezius pars, ascendens en transversus, en van de m. rhomboideus;
- duim over duim van de m. trapezius, pars ascendens en transversus, en van de m. rhomboideus.

Cirkelvormig
- linker en rechter rugzijde tot aan de spina scapula.

Dwars
- inleidend de gehele rug, linker en rechter rugzijde intensief;
- uitstrijken lumbaal lateraal;
- uitstrijken met de pinkmuis langs de crista iliaca;
- uitstrijken aanhechting van de m. rhomboideus met pinkmuis; uitstrijken van de tussenribspieren.

Petrissages

Lengte
- eenhandig van de m. latissimus dorsi.

Cirkelvormig
- tweehandig vingertopkneding;
- tweehandig (thoracaal) van de m. latissimus dorsi.

Dwars
- tweehandig (oksel) van de m. latissimus dorsi.

Cirkelvormig
- eenhandig (met handwortel tegen het scapula) van de exorotatoren van de arm;
- eenhandig (met handwortel) van de m. rhomboideus.

Fricties
- langs de crista iliaca;
- langs de wervelkolom (aanhechtingen m. latissimus);
- rond het angulus inferior van het scapula en margo lateralis van het scapula (origo m. teres major);
- langs de mediale rand van het scapula (aanhechting van de rhomboideus).

Schuddingen afhankelijk van het doel
- de spieren van de rug.

Eindeffleurage
- spieren van de gehele rug.

30.12.3 Massage van de mm. pectorali en deltoidei

Uitgangshouding
De uitgangshouding wijzigen in ruglig, met de klep enigszins schuin gesteld (10-15°). De niet te masseren lichaamsdelen worden goed afgedekt. Leg een rol onder de knieholte en een kleine opgevouwen handdoek als polstering onder de schoudergordel. Denk aan de verzorgingsaspecten!

Palpatie
- palpatie van mm. pectoralis, deltoideus, biceps en triceps met controle van temperatuur, vochtigheid, elasticiteit, spierspanning en van de te masseren spieren, op myogelosen.

M. pectoralis
Effleurage
- eenhandig lengte;
- eenhandig dwars.

Petrissage
- eenhandig lengte;
- tweehandig dwars.

Intermitterend drukken
- bovenarm (van proximaal naar distaal).

M. deltoideus
Uitgangshouding
- bovenarm 90° geabduceerd en gebogen in het ellebooggewricht.

Effleurage
- één- (evt. twee)handig lengte – ook Plättgriff uitvoeren;
- één- (evt. twee)handig dwars.

Petrissages
- eenhandig lengte;
- tweehandig dwars, handen parallel naast elkaar – optillen en ritmisch uitdrukken;
- tweehandig dwars parallel;
- tweehandig dwars 'Schlangengriff'.

30.13 Massage van de arm

Uitgangshouding
De proefpersoon zit aan de korte zijde van de tafel met een schuingestelde klep. De rand van de klep is gepolsterd, de bovenarm geabduceerd en de onderarm gebogen.

Inspectie
In de uitgangshouding waarin gemasseerd wordt (ontspannen), worden overeenkomstige spiergroepen vergeleken op contouren en reliëf.

30.13.1 Bovenarm

Palpatie
De spieren worden gepalpeerd met controle van temperatuur, vochtigheid, elasticiteit, tonus. Ook wordt gepalpeerd met controle op myogelosen.

Intermitterend drukken
De arm in een neutrale stand, licht gebogen en de spieren goed bereikbaar. Van proximaal naar distaal.

Effleurage
- eenhandig lengte – ook Plättgriff uitvoeren;
- één- (evt. twee)handig dwars.

Petrissage
- eenhandig lengte;
- tweehandig dwars parallel;
- tweehandig dwars 'Schlangengriff'.

Fricties
- rond crista minoris en majoris humeri;
- rond tuberculum minus en majus humeri;
- rond tuberositas deltoidea;
- rond epicondylus medialis en lateralis.

Schudden/tapoteren
Afhankelijk van het te bereiken doel: ontspanning of stimulatie.

Schudden
- direct;
- indirect.

Tapoteren
- afgespreide vingers;
- waaierslag;
- aangesloten vingers;
- andere vormen.

Eindeffleurage
- van de bovenarm.

30.13.2 Onderarm

Extensoren

Uitgangshouding
- de palmaire zijde van de hand rust op bijvoorbeeld een rolletje.

Palpatie
- extensoren en flexoren bij palpatie controleren op spierspanning en myogelosen.

Intermitterend drukken (van proximaal naar distaal)
- met twee handen de extensoren en flexoren tegelijk. De handgrepen worden uitgevoerd van proximaal naar distaal.

Effleurages
- inleidend met de arm omhoog (en bracelet) en flexoren; met twee handen tegelijk of afwisselend hand na hand.

Lengte
- eenhandig;
- hand na hand;
- Plättgriff;
- duim over duim.

Dwars
- eenhandig;
- duim over duim.

Petrissages

Lengte
- eenhandig (geheel);
- eenhandig tegen radius;
- eenhandig tegen ulna.

Dwars
- tweehandig (vinger-duim).

Fricties
- rond de laterale epicondylus.

Schudden/tapoteren
Afhankelijk van het te bereiken doel: ontspanning of stimulatie.

Schudden
- direct;
- indirect.

Tapoteren
- afgespreide vingers;
- waaierslag;
- aangesloten vingers.
- andere vormen.

Flexoren

Effleurage
- eenhandig lengte;
- eenhandig dwars.

Petrissage

Lengte
- eenhandig.

Dwars
tweehandig.

Fricties
- rond de mediale epicondylus.

Schudden/tapoteren
Afhankelijk van het te bereiken doel: ontspanning of stimulatie.

Schudden
- direct;
- indirect.

Tapoteren
- afgespreide vingers;
- waaierslag;
- aangesloten vingers;
- andere vormen.

Eindeffleurage
- van de onderarm.

30.14 Massage van de hand

Effleurages

Lengte
- vingers (palmair/dorsaal richting hand, langs de laterale zijde terug – bij de duim tegengesteld);
- dorsale en palmaire zijde;
- palmair – duim over duim en Plätgriff.

Dwars
- met de duimmuis en de vingers;
- duim over duim.

Petrissages

Pinkmuis
- eenhandig lengte;
- tweehandig dwars met twee vingers en duim.

Duimmuis
- eenhandig lengte;
- tweehandig dwars met twee vingers en duim.

Palmaire zijde
- de gehele palmaire zijde van de hand, cirkelvormig met drie vingers.

Fricties
- de regio rond de ossa carpalia en metacarpalia aan de palmaire zijde.

Mobiliseren
- botverschuivingen van de gehele hand.

30.15 Massage van onderste extremiteit

30.15.1 Onderste extremiteit (voorzijde met voet)

Uitgangshouding (denk aan verzorgingsaspecten). Proefpersoon in zit tegen de opstaande klep van de massagetafel. Om overstrekking van de knie te voorkomen wordt een kleine opgerolde handdoek onder de knieholte gelegd.

Inspectie
In de uitgangshouding waarin gemasseerd wordt, ontspannen dus. Vergelijk beide benen met elkaar wat betreft spiercontouren en spierreliëf

Palpatie
Er vindt palpatie plaats van de gehele voorzijde, met controle van temperatuur, vochtigheid en verschuifbaarheid (elasticiteit). Ook wordt gecontroleerd op spierspanning (van beide benen). Palpatie op myogelosen van het te masseren been wordt steeds per deel uitgevoerd (bijv. bovenbeen, onderbeen, voet).
De voorzijde van het bovenbeen, ook lateraal en mediaal, van proximaal naar distaal.

Effleurages

Lengte
- hand na hand m. quadriceps;
- tweehandig parallel mm. quadriceps en adductores;
- hand over hand mm. quadriceps en adductores;
- Plättgriff (dorsale zijde van de hand) van adductoren en quadriceps;
- kamgreep tractus iliotibialis.

Dwars
- spieren voorzijde bovenbeen;
- met handwortel lateraal en mediaal van de knie;
- afwisselend met duim boven en onder de knie.

Petrissages

Lengte
- tweehandig mm. quadriceps en adductores;
- eenhandig respectievelijk mm. adductores, middelste gedeelte van de quadriceps en laterale gedeelte.

Dwars
- tweehandig dwars, handen parallel naast elkaar – optillen en ritmisch uitdrukken;
- tweehandig mm. quadriceps en adductoren – parallelkneding;
- tweehandig dwars 'Schlangengriff'.

Fricties

Cirkelvormig
- rond de trochanter major;
- lateraal en mediaal van de knie.

Walken
- tweehandig van de spieren voorzijde bovenbeen.

Schudden/tapoteren
Afhankelijk van het te bereiken doel: ontspanning of stimulatie.

Schudden
- direct;
- indirect.

Tapoteren
- afgespreide vingers;
- waaierslag;
- aangesloten vingers.
- andere vormen.

Mobilisatie
- van de patella: van mediaal naar lateraal (polstering weg);
- proximaal naar distaal en rotatoir.

30.15.2 Voorzijde onderbeen met voetzool

Palpatie
Er vindt tijdens de palpatie controle plaats op myogelosen. De rest is al gepalpeerd.

Intermitterend drukken
De spieren aan de ventrale en laterale zijde van het onderbeen. Om druk op de tibia te vermijden, wordt deze met de andere hand afgeschermd. Handgrepen uitvoeren van proximaal naar distaal.

Effleurages

Lengte (dorsaalflexoren voet te beginnen op voetrug)
- hand over hand;
- eenhandig intensief;
- Plättgriff;
- duim over duim.

Dwars
- eenhandig ventraal en lateraal;
- duim over duim.

Petrissages

Lengte
- eenhandig met vingertoppen (of pinkmuis) uitdrukken tegen de tibia;
- eenhandig met de duimmuis uitdrukken tegen de fibula.

Dwars
- eenhandig met de handwortel uitdrukken tegen de fibula;
- tweehandig met vingertoppen en duimen uitgevoerd.

Fricties
- Cirkelvormig – rond capitulum fibulae en rond beide malleoli.

Schudden/tapoteren
Afhankelijk van het te bereiken doel: ontspanning of stimulatie.

Schudden
- direct;
- indirect.

Tapoteren
- afgespreide vingers;
- waaierslag;
- aangesloten vingers.
- andere vormen.

30.16 Massage van de voet
(uitgangshouding eventueel wijzigen in buiklig)

Intermitterend drukken
- voetzool;
- puncteren voetzool.

Effleurages

Lengte
- eenhandig Plättgriff;
- eenhandig kamgreep;
- duim over duim.

Dwars
- vingers;
- vingers met handwortel na;
- duim over duim;
- kamgreep.

Petrissages

Lengte
- eenhandig laterale en mediale voetrand (vinger-duim);

Cirkelvormig
- met drie of vier vingers;
- met duimmuis de gehele voetzool.

Dwars
- tweehandig laterale voetrand (vinger-duim).

Fricties

Cirkelvormig
Spieraanhechtingen:
- op dorsale/mediale zijde (aanhechtingen korte flexoren tenen);
- op de voetzool ter hoogte van het dwarse gewelf (ossa metatarsalia).

Schudden/tapoteren
Afhankelijk van het te bereiken doel: ontspanning of stimulatie.

Schudden
- direct;
- indirect.

Tapoteren
- afgespreide vingers;
- waaierslag;
- aangesloten vingers;
- andere vormen.

Eindeffleurage
- de gehele voorzijde.

30.17 Massage van onderste extremiteit
(achterzijde – exclusief voet)

Uitgangshouding
De proefpersoon ligt in buikligging met een rol onder de enkels en een polstering juist boven de patella.

Inspectie
In de uitgangshouding waarin gemasseerd wordt, ontspannen dus. Vergelijk overeenkomstige spieren.

Palpatie
De gehele achterzijde wordt gepalpeerd te beginnen met de gluteaalmusculatuur, met controle van temperatuur, vochtigheid, verschuifbaarheid (elasticiteit) en spierspanning (van beide benen). Palpatie op myogelosen van het te masseren been wordt steeds per deel uitgevoerd (bijv. gluteaalmusculatuur, hamstrings, onderbeen).

30.17.1 Gluteaalmusculatuur

De massage wordt uitgevoerd aan de hetero-laterale zijde.

Intermitterend drukken
- gluteaalmusculatuur.

Effleurages

Lengte
- uitgevoerd vanaf de trochanter major in de richting van de crista iliaca en de richting van het os sacrum.

Dwars
- uitgevoerd vanaf de trochanter major in de richting van de crista iliaca en de richting van het os sacrum.

Petrissages

Lengte
- vanaf de trochanter major in de richting van de crista iliaca en de richting van het os sacrum.

Dwars
- tweehandig parallel;
- tweehandig 'Schlangengriff'.

Fricties
- rondom trochanter major;
- aanhechtingen spieren crista iliaca en os sacrum.

Schudden/tapoteren
Afhankelijk van het te bereiken doel: ontspanning of stimulatie.

Schudden
- direct;
- indirect.

Tapoteren
- afgespreide vingers;
- waaierslag;
- aangesloten vingers;
- andere vormen.

Eindeffleurage
- de gehele voorzijde.

30.17.2 Hamstrings

Palpatie
Er wordt gepalpeerd ter controle op myogelosen. De rest is al gepalpeerd.

Intermitterend drukken
De achterzijde van het bovenbeen, ook lateraal en mediaal, van proximaal naar distaal.

Effleurages

Lengte
- hand na hand;
- hand over hand;
- Plättgriff, eenhandig intensief.

Dwars
- van de hamstrings.

Petrissages

Lengte
- eenhandig;
- tweehandig.

Dwars
- tweehandig dwars, handen parallel naast elkaar – optillen en ritmisch uitdrukken;
- tweehandig parallel;
- tweehandig 'Schlangengriff'.

Fricties

Cirkelvormig
- rond het tuber ischiadicum;
- diepe strijkingen – pezen van de semi-spieren en van de m. biceps femoris.

Schudden/tapoteren
Afhankelijk van het te bereiken doel: ontspanning of stimulatie.

Schudden
- direct;
- indirect.

Tapoteren
- afgespreide vingers;
- waaierslag;
- aangesloten vingers;
- andere vormen.

30.17.3 Achterzijde onderbeen

Palpatie
Tijdens de palpatie wordt gecontroleerd op myogelosen. De rest is al gepalpeerd.

Intermitterend drukken
- kuitmusculatuur van proximaal naar distaal.

Effleurages

Lengte
- hand na hand m. triceps surae;
- tweehandig parallel;
- hand over hand;
- eenhandig Plättgriff;
- eenhandig intensief te beginnen met de achillespees tussen duimen wijsvinger.

Dwars
- m. triceps surae;
- achillespees duim over duim.

Petrissages

Lengte
- tweehandig m. triceps surae;
- eenhandig lengte;
- eenhandig caput mediale en laterale m. triceps surae.

Dwars
- tweehandig dwars, handen parallel naast elkaar – optillen en ritmisch uitdrukken;
- tweehandig m. triceps surae;
- tweehandig parallel;
- tweehandig 'Schlangengriff'.

Fricties

Cirkelvormig
- origo m. gastrocnemius op het femur; overgang spierpees van de triceps surae op de aanhechting van de achillespees.

Schudden/tapoteren
Afhankelijk van het te bereiken doel: ontspanning of stimulatie.

Schudden
- direct;
- indirect.

Tapoteren
- afgespreide vingers;
- waaierslag;
- aangesloten vingers;
- andere vormen.

Eindeffleurage
- hamstrings en kuitmusculatuur.

31 Eerste hulp bij sportongevallen

Leerdoelen

Als u deze stof bestudeerd hebt, moet u kennis hebben van de volgende onderdelen van de eerste hulp bij sportongevallen:

1 De Vijf Belangrijke Punten:
   - op gevaar letten;
   - nagaan wat er is gebeurd en wat het slachtoffer mankeert;
   - het slachtoffer geruststellen;
   - zorgen voor deskundige hulp;
   - iemand helpen op de plaats, waar hij of zij ligt of zit.
2 Ongevalsituaties:
   goede eerste hulp wordt door de sportmasseur geboden in de volgende ongevalsituaties:
   - stoornissen van de vitale functies;
   - lokale of algemene letsels, c.q. scherpe of stompe letsels;
   - bloedingen;
   - sportblessures.
   De taak van een sportmasseur is om de toestand van het slachtoffer niet te laten verergeren en indien nodig zo snel mogelijk deskundig hulp te verlenen en/of te laten komen.
3 Stoornissen van de vitale functies.
   Onder de vitale functies verstaan we:
   - het bewustzijn (hersenactiviteit);
   - de ademhaling (zuurstof);
   - de circulatie (transport).
   De sportmasseur moet in staat zijn een slachtoffer te beoordelen op het juiste bewustzijnsniveau, hij moet de vermoedelijke oorzaak van de stoornis kunnen vaststellen en vervolgens de juiste handelingen kunnen verrichten. We onderscheiden hierbij de volgende bewustzijnsniveaus:
   - ongestoord bewustzijn;
   - verminderd bewustzijn;
   - bewusteloos;
   - diep bewusteloos en niet onderkoeld;
   - diep bewusteloos en onderkoeld en bij kinderen.
   Bijzondere stoornissen van het bewustzijn (schedel en hersenletsel):
   - hersenschudding (licht/zwaar);
   - hersenkneuzing;
   - bloeding onder het schedeldak;
   - hersenbloeding;
   - schedelbasisfractuur.
   Bijzondere stoornissen van het bewustzijn (acute aandoeningen):
   - flauwte;
   - epilepsie;
   - diabetes mellitus;
   - hypoglykemie;
   - uitputting.
   Koude en warmteletsels (algemeen en lokaal):
   - algehele onderkoeling;
   - lokale onderkoeling;
   - warmtestuwing;
   - hitteberoerte;
   - zonnesteek.
   Stoornissen van de ademhaling:
   - bedreigde ademhaling;
   - belemmerde ademhaling;
   - afwezige c.q. onvoldoende ademhaling.
   Stoornissen van de circulatie:
   - shock;
   - hartritmestoornissen;
   - stilstand van de bloedsomloop.
4 Bloedingen.
   Uitwendige bloedingen:
   - slagaderlijke bloeding;
   - aderlijke bloeding;
   - haarvatenbloeding;
   Inwendige bloedingen:
   - longbloeding;
   - maagbloeding;
   - bloeding in de buikholte;
   - bloeding in de nieren, darmen en geslachtsorganen.
5 Brandwonden:
   - 1e graads brandwonden;
   - 2e graads brandwonden;
   - 3e graads brandwonden.
6 Traumatische letsels:
   - kneuzingen/verstuikingen;
   - botbreuken/ontwrichting;
   - bijzondere botbreuken.
7 Vergiftiging:
   - in vaste vorm;
   - in vloeibare vorm;
   - in gas- en dampvorm.

Verdrinking
Spierverrekkingen/spierscheuring
Oogletsel
Materiaalkennis
Vervoer

31.1 Blessurebehandeling

De principes van de EHBO moeten bij de blessurebehandeling onverkort worden toegepast. Bij de behandeling moet met twee hoofdpunten rekening worden gehouden:
– de algemene toestand;
– de lokale toestand.

In dit hoofdstuk zullen zowel de EHBO in verkeer en huishouden, als de EHBSO worden besproken.

31.1.1 Vitale functies

Hebben we te maken met een stoornis in de vitale functies, dan wil dit zeggen dat we te maken hebben met stoornissen waarbij bewustzijn en/of ademhaling en/of circulatie betrokken zijn. De eerste hulp die we kunnen verrichten, richt zich ook op het herstel van deze vitale regelmechanismen. Directe hulp is van het grootste belang. Bij de verschillende takken van sport, in de verschillende accommodaties en in allerlei omstandigheden rond de sport zijn er legio factoren die stoornissen in de algemene toestand kunnen veroorzaken. Om een goede Eerste Hulp Bij Sport-Ongevallen (EHBSO) te kunnen bieden, moeten we allerlei oorzaken kunnen overzien en de gevolgen kunnen herkennen aan de hand van symptomen.

31.1.2 Oorzaken

De voornaamste oorzaak van stoornissen van de vitale functies is natuurlijk het trauma aan het hoofd, waardoor hersenbeschadiging kan optreden en daardoor bewustzijnsverlies. Maar ook een stomp trauma, zoals een trap in de buik, kan een inwendig orgaan beschadigen of een inwendige bloeding veroorzaken, die de circulatie van het slachtoffer beïnvloedt. Ook uitwendig bloedverlies, door scherpe traumata, kan gevolgen hebben voor de circulatie.

Als we hier mee te maken krijgen, moeten we eerst uitgaan van een aantal algemene regels in de EHBSO.

31.2 De Vijf Belangrijke Punten

Om in geval van een ongeluk of een acuut optredende ziekte goede eerste hulp te kunnen verlenen, moet de hulpverlener aan een belangrijke voorwaarde voldoen: hij mag niet in paniek raken. Het is zaak kalm te blijven en snel inzicht te krijgen in de plotseling ontstane situatie. Kalm blijven en inzicht krijgen wordt geleerd door oefening en ervaring in de praktijk. Men leert daardoor orde te scheppen in acute verwarrende situaties.
Hoewel elke situatie bij ongevallen en acuut optredende ziekten anders is, bestaat de eerste hulp uit vijf onderdelen die altijd van toepassing zijn. De volgende vijf punten moeten altijd deel uitmaken van het handelen van de hulpverlener:
1 Op gevaar letten!
2 Nagaan wat er is gebeurd en wat het slachtoffer mankeert!
3 Het slachtoffer geruststellen!
4 Zorgen voor deskundige hulp!
5 Iemand helpen op de plaats, waar hij of zij ligt of zit!

31.2.1 Op gevaar letten

De hulpverlener zal eerst maatregelen moeten treffen voor:
– zijn persoonlijke veiligheid;
– de veiligheid van de omstanders;
– de veiligheid van het/de slachtoffer(s).

Neem nooit onnodig risico. Als er gevaar dreigt, probeer dit dan op te heffen of neem beschermende maatregelen. Buitenshuis waarschuwt u omstanders en nieuwsgierigen voor mogelijke gevaren.
Zorg ervoor, dat de plaats waar u eerste hulp verleent, opvalt in het belang van de veiligheid. Voorbeelden van gevaarlijke situaties zijn: naderend verkeer, brand, instorting, elektriciteit, gevaarlijke gassen en stoffen.
Als het slachtoffer zich op een gevaarlijke plaats bevindt, moet zo gauw mogelijk het gevaar worden weggenomen. Soms kan het noodzakelijk zijn om het slachtoffer van de gevaarlijke plek te halen. Dit wordt bij voorkeur gedaan met de noodvervoersgreep van Rautek (zie verder bij de paragraaf vervoer).

31.2.2 Nagaan wat er is gebeurd en wat het slachtoffer mankeert

Probeer erachter te komen wat er is gebeurd door dit aan het slachtoffer zelf of aan de omstanders te vragen. Daardoor kunt u te weten komen of er sprake is van een ongeval of van een acuut optredende ziekte. U kunt zich dan enigszins voorbereiden op de te verwachten toestand van het slachtoffer. Ook geven de oorzaak van en de toedracht bij het ongeval dikwijls een aanwijzing voor de letsels die het slachtoffer kan hebben.
Een goed verslag van het gebeurde en van de verleende eerste hulp aan deskundige hulpverleners is van belang voor de verdere behandeling van het slachtoffer. Ook moet nagegaan worden wat het slachtoffer mankeert, om goede informatie aan de deskundige hulpverlener te kunnen geven.
Doe eerst de bewustzijnscontroles, om na te gaan of het slachtoffer wel of niet bij bewustzijn is, en controleer daarna of de ademhaling en/of bloedsomloop in orde zijn. Dit noemen we de controle van de drie vitale functies. Een stoornis in één of meer van deze functies kan levensbedreigend zijn.
Als het slachtoffer bij bewustzijn is, kijkt de hulpverlener naar grote bloedingen of een toestand van shock. Daarna wordt er aan het slachtoffer gevaagd of er ergens pijn gevoeld wordt en zo ja, waar, waarna het slachtoffer gevraagd wordt armen en/of benen, of handen en/of voeten te bewegen.
Als het slachtoffer niet bij bewustzijn blijkt te zijn, wordt de ademhaling en/of de bloedomloop gecontroleerd.
Pas als deze veilig gesteld zijn, wordt er nogmaals aan de omstanders gevraagd wat er is gebeurd om vervolgens naar lokale letsels te zoeken.
Bij een stoornis in één van de drie vitale functies moeten eerst

deze behandeld worden, alvorens met de behandeling van de lokale letsels begonnen kan worden.

31.2.3 Het slachtoffer geruststellen

Ieder slachtoffer wil door iemand opgevangen en gerustgesteld worden. Vaak is het slachtoffer geschrokken, angstig en in paniek en soms agressief of prikkelbaar.
Het slachtoffer kan gerustgesteld worden als de hulpverlener zich voorstelt, rustig en langzaam praat met het slachtoffer, vertelt dat hij of zij kennis heeft van de EHBO. Ook kan de hulpverlener het slachtoffer geruststellen door rustig en langzaam te werken en indien nodig het slachtoffer inlichten dat er deskundige hulp onderweg is en dat hij of zij het slachtoffer niet alleen zal laten. Ook als het slachtoffer niet bij bewustzijn is, moet de hulpverlener met het slachtoffer praten, want het is gebleken dat het slachtoffer, zelfs als hij niet bij bewustzijn is, vaak hoort wat de hulpverlener zegt.

31.2.4 Zorgen voor deskundige hulp

Blijf bij voorkeur zelf bij het slachtoffer en laat iemand anders zo snel mogelijk deskundige hulp waarschuwen, zoals een arts of een ambulance. Een goede berichtgeving is van groot belang. Het volgende moet worden doorgegeven als u 112 belt (altijd gratis ook in telefooncellen, of praatpalen):
– de naam van de melder;
– plaats (in detail) waar de hulp naartoe moet komen;
– wat er gebeurd is;
– het aantal slachtoffers;
– wat het slachtoffer (de slachtoffers) mankeert (mankeren).
Vraag altijd aan diegene die gaat waarschuwen om terug te komen om te vertellen welke eerste hulp komt en hoe snel. Mocht het te lang duren en de hulpverlener twijfelt, laat dan opnieuw bellen. Bij verkeersongevallen en misdaden moet u ook altijd de politie laten komen, bij brand of tewaterraking, beklemming enzovoort, moet u ook de brandweer waarschuwen.

31.2.5 Iemand helpen op de plaats, waar hij of zij ligt of zit

Het is belangrijk om eerste hulp te verlenen op de plaats van het ongeval, dus zonder het slachtoffer te verplaatsen. Wacht hier de komst van deskundige hulp af. Alleen als de omstandigheden hier aanleiding toe geven (gevaar) moet het slachtoffer (voorzichtig en over een zo kort mogelijke afstand) verplaatst worden (Rautekgreep).
Weersomstandigheden en een koude ondergrond kunnen ook aanleiding geven voor een verslechtering van de situatie. In deze situatie kan de hulpverlener beschutting bieden, of met warme dekens het slachtoffer afdekken en/of erop laten liggen. De meeste warmte wordt verloren door contact met een koude ondergrond.

Soms wil een slachtoffer opstaan, terwijl de hulpverlener vindt dat een liggende of zittende houding beter is. De hulpverlener moet het slachtoffer dan uitleggen waarom een liggende of zittende houding beter is.
Bij een eenvoudig letsel kan het slachtoffer wel of niet begeleid door de hulpverlener zelf naar de deskundige hulp gaan.

31.3 Ongevalssituaties

Een sportmasseur kan bij het uitoefenen van zijn taak bij een sportvereniging geconfronteerd worden met acute situaties, waaronder ongevallen, letsels en ziekte. Het is daarom noodzakelijk dat de sportmasseur adequaat kan handelen in deze situaties.
Het verlenen van eerste hulp kan een belangrijke invloed hebben op de duur en de kwaliteit van het herstel. Zo zal de sportmasseur met een goede eerstehulpverlening het herstel in positieve zin kunnen bevorderen en de herstelfase aanzienlijk kunnen verkorten. Slechte eerste hulp kan leiden tot een langzamer herstel of zelfs tot helemaal geen herstel. Het is vooral belangrijk de nieuwste ontwikkelingen te volgen, die in dit onderdeel plaatsvinden.

Goede eerste hulp wordt door de sportmasseur geboden in de volgende ongevalssituaties:
– stoornissen van de vitale functies;
– lokale of algemene letsels, c.q. scherpe of stompe letsels;
– bloedingen;
– sportblessures.
De taak van een sportmasseur is om de toestand van het slachtoffer niet te laten verergeren en indien nodig zo snel mogelijk deskundige hulp te verlenen en/of te laten komen.

Bewustzijn, ademhaling en circulatie (polsslag) moeten altijd worden gecontroleerd. Ook bij schijnbaar lichte verwondingen kan er al door pijn, schrik, het zien van bloed, benauwdheid, enzovoort, een stoornis in de vitale functies optreden. Bij inwendig bloedverlies zien we aan de buitenkant niet dat er toch een ernstige toestand kan optreden (shock). En bij een gecombineerd trauma, zoals bij een valpartij, zijn we geneigd naar het lokale letsel te kijken en niet naar de algemene toestand (hersenletsel). Toch gaat de algemene toestand bij de eerste hulp altijd voor, tenzij deze toestand veroorzaakt wordt door het lokale letsel. Een goed voorbeeld hiervan is de slagaderlijke bloeding. De bloeding moet dan vanzelfsprekend het eerst worden gestopt.

31.4 Stoornissen van de vitale functies

Onder de vitale functies verstaan we:
– het bewustzijn (hersenactiviteit);
– de ademhaling (zuurstof);
– de circulatie (transport).

Wanneer als eerste een stoornis in het bewustzijn optreedt (bijv. als gevolg van een schedel- of hersenletsel) kan door verslapping van de spieren van de tong de luchtweg meer of minder worden afgesloten. Als gevolg daarvan wordt steeds minder zuurstof in het lichaam opgenomen en steeds minder koolzuur afgevoerd. Dit leidt uiteindelijk tot een steeds slechter functioneren van de hartspiercellen; het hart komt tot stilstand. Bij iedere geblesseerde sporter en bij iedere acuut zieke moeten dan ook altijd de vitale functies als eerste worden beoordeeld en bewaakt, ook al lijken er geen duidelijke afwijkingen in die vitale functies te bestaan.

31.4.1 Stoornissen van het bewustzijn

De sportmasseur moet in staat zijn een slachtoffer te kunnen beoordelen op het juiste bewustzijnsniveau; hij moet de vermoedelijke oorzaak van de stoornis kunnen vaststellen en vervolgens de juiste handelingen kunnen verrichten. We onderscheiden hierbij de volgende bewustzijnsniveaus:
- ongestoord bewustzijn (tabel 31.1);
- verminderd bewustzijn (tabel 31.2);
- bewusteloos (tabel 31.3);
- diep bewusteloos en niet onderkoeld (tabel 31.4);
- diep bewusteloos en onderkoeld en bij kinderen (tabel 31.5).

Tabel 31.1   *Ongestoord bewustzijn*

Verschijnselen	Normaal gedrag.
Doel eerste hulp	Vaststellen wat er gebeurd is en wat het slachtoffer mankeert. Bewustzijnsverlies voorkomen.
Doen	Slachtoffer geruststellen. Slachtoffer helpen.

Tabel 31.2   *Verminderd bewustzijn*

Verschijnselen	Verward, afwezig, soms agressief.
Doel eerste hulp	Vaststellen wat er gebeurd is en wat het slachtoffer mankeert. Bewustzijnsverlies voorkomen.
Doen	Slachtoffer geruststellen. Slachtoffer helpen.

Tabel 31.3   *Bewusteloos*

Verschijnselen	Reageert niet op aanspreken. Reageert wel op pijnprikkel (beweging).
Doel eerste hulp	Ademhaling veiligstellen.
Doen	Bewustzijnscontole. Ademhalingscontrole (zie tabel 31.16). Ademhaling veiligstellen d.m.v. stabiele zijligging.

Tabel 31.4   *Diep bewusteloos*

Verschijnselen	Reageert niet op aanspreken. Reageert niet op pijnprikkel.
Doel eerste hulp	Ervoor zorgen, dat zuurstofrijk bloed door de slagaders wordt gestuwd.
Doen	Bewustzijnscontrole. Circulatiecontrole d.m.v. halsslagader voelen. *Bij afwezigheid halsslagader* hartmassage en beademen (reanimeren). *Bij aanwezigheid van circulatie, na controle van de halsslagader, is er sprake van bewusteloosheid (zie tabel 31.3).*

Tabel 31.5   *Diep bewusteloos en onderkoeld en kinderen*

Verschijnselen	Reageert niet op aanspreken. Reageert niet op pijnprikkel.
Doel eerste hulp	Ervoor zorgen, dat er lucht (zuurstof) in de longen komt; Ervoor zorgen, dat er zuurstofrijk bloed door de slagaders wordt gestuwd.
Doen	Bewustzijnscontrole. Ademhalingscontrole (zie tabel 31.16). Circulatiecontrole. Eerst beademen, daarna hartmassage en beademen (reanimeren).

Oorzaken van het gestoorde bewustzijn zijn bij sport vaak schedeltraumata. Dat zal ook bij verkeersongevallen zo zijn. Maar in het huishouden zijn er meestal andere oorzaken te vinden, zoals voedselvergiftiging, inademing van gassen, overmatig alcoholgebruik, overdosering van medicijnen, elektriciteit, enzovoort. Onder alle omstandigheden kunnen zich ook nog acute ziekteverschijnselen voordoen, zoals epilepsie, suikerziekte, embolie en hersenbloeding. Als hoofdoorzaak staat het hartinfract bekend.
Een bewusteloze persoon wordt, nadat de verdere beoordeling is voltooid, steeds in de stabiele zijligging gebracht, onafhankelijk van de eventuele overige letsels. Er zijn echter omstandigheden, waardoor de sporter niet in de stabiele zijligging kan worden gebracht, bijvoorbeeld als het slachtoffer beknel zit in een auto of als bij het slachtoffer ook de liesslagader moet worden dichtgedrukt. Dan moet worden geïmproviseerd. Als een bewusteloze ook andere stoornissen heeft, moet de meest levensbedreigende stoornis als eerste worden verholpen.
Het in stabiele zijligging draaien van een bewusteloze moet altijd zeer voorzichtig gebeuren. Wanneer een sporter in stabiele zijligging wordt gebracht, moet de sportmasseur zich hierbij

opstellen aan de kant van het gezicht van de sporter. Er moet namelijk zo min mogelijk met het hoofd worden gedraaid. In het geval van een wervelletsel zou dat ernstige problemen kunnen veroorzaken.

Het is verder belangrijk om te weten hoe de bewusteloosheid verloopt. Let erop als een slachtoffer weer bijkomt en eventueel later weer bewusteloos wordt, zoals bij een epidurale bloeding gebeurt.
Iedere bewusteloze moet uiteindelijk door een arts worden onderzocht, omdat de bewusteloosheid een symptoom is. De oorzaak moet goed worden onderzocht.

31.4.2 Bijzondere stoornissen van het bewustzijn (schedel- en hersenletsel)

Elk letsel aan de schedel kan gepaard gaan met een letsel van de hersenen. Dit geldt zowel voor stompe (stoot tegen het hoofd) als voor scherpe letsels (slag met een scherp voorwerp tegen het hoofd).
Hierbij kan ook sprake zijn van botbreuken. Deze kunnen zowel in het schedeldak als in de schedelbasis voorkomen. Wonden aan de schedel worden op dezelfde manier behandeld als wonden elders op het lichaam. Zie verder:
– hersenschudding (licht/zwaar – tabel 31.6);
– hersenkneuzing (tabel 31.7);
– bloeding onder het schedeldak (tabel 31.8);
– hersenbloeding (tabel 31.9);
– schedelbasisfractuur (tabel 31.10).

Tabel 31.6   Hersenschudding

Verschijnselen	Bij kennis of bewusteloos. Misselijkheid en braken. Hoofdpijn. Geheugenverlies van kort voor het voorval. Vermindering van polsfrequentie.
Doel eerste hulp	Verergering voorkomen.
Doen	Even laten liggen. Zo snel mogelijk naar een arts verwijzen.

Tabel 31.7   Hersenkneuzing

Verschijnselen	Bij kennis of bewusteloos. Misselijkheid en braken. Hoofdpijn. Geheugenverlies van kort voor het voorval. Vermindering van polsfrequentie.
Doel eerste hulp	Verergering voorkomen.
Doen	Even laten liggen. Zo snel mogelijk naar een arts verwijzen.

Tabel 31.8   Bloeding onder het schedeldak

Verschijnselen	Bewusteloos (geweest). Weet bijna alles (klein gat in het geheugen). Beetje duizelig. Reageert wat traag, maar wel normaal. Polsfrequentie lager.
Doel eerste hulp	Voorkomen dat er bewusteloosheid optreedt.
Doen	Ieder uur het slachtoffer controleren. Controleer de reacties. Tijdens de nacht regelmatig wakker maken. Snel naar een ziekenhuis bij bewusteloosheid.

Tabel 31.9   Hersenbloeding

Verschijnselen	Hoofdpijn en misselijk. Sufheid, overgaand in diepe bewusteloosheid. (Gedeeltelijke) verlamming van één lichaamshelft. Snurkende ademhaling. Laat urine lopen.
Doel eerste hulp	Snel deskundige hulp inschakelen.
Doen	Snel deskundige hulp inschakelen. Laat het slachtoffer niet alleen. Controleer het slachtoffer regelmatig (wakker houden). Vervoer het slachtoffer in halfzittende houding. Wees voorzichtig met het hoofd. Bij bewusteloosheid in stabiele zijligging leggen.

Tabel 31.10   Schedelbasisfractuur

Verschijnselen	Bloedt uit de neus of uit één of beide oren. Brilhematoom.
Doel eerste hulp	Verergering voorkomen.
Doen	Bewustzijn controleren. Deskundige hulp inschakelen. Bloeding niet afdekken. Stabiele zijligging (bloedend oor boven) (ook als het slachtoffer bij kennis is).

31.4.3 Bijzondere stoornissen van het bewustzijn (acute aandoeningen)

Door een tijdelijk verminderde bloedtoevoer (zuurstof) naar de hersenen kan iemand flauwvallen. Dat zien we nog wel eens bij emotie, schrik, pijn, zien van bloed, maar ook bij overmatige inspanning; in een benauwde ruimte en bij vergiftigingen. Het moet echter duidelijk zijn dat de flauwte een symptoom kan zijn

van een ernstige aandoening, die uiteindelijk ook met bewusteloosheid gepaard kan gaan. Zie ook:
- flauwte (tabel 31.11);
- epilepsie (tabel 31.12);
- diabetes mellitus (tabel 31.13);
- hypoglykemie (tabel 31.14);
- uitputting (tabel 31.15).

Tabel 31.11 Flauwte

Verschijnselen	*Aanvankelijk:* Bleke gelaatskleur. Zweten. Geeuwen. *Na enige tijd:* Uiteindelijk bewustzijnsvermindering (zie tabel 31.2). Soms spiersamentrekkingen.
Doel eerste hulp	Voorkomen van bewustzijnsverlies. Voorkomen van verder letsel (val).
Doen	Breng het slachtoffer in de frisse lucht. Geruststellen en afleiden van het slachtoffer. Neerleggen (minstens 10 min.) d.m.v. de Rautekgreep. Ademweg vrijmaken (zie tabel 31.16). Voorkom bewustzijnsverlies. Alleen laten drinken als het slachtoffer het zelf kan.

Tabel 31.12 Epilepsie

Verschijnselen	Plotselinge bewusteloosheid. Schokkende en slaande bewegingen. Krijgt dikwijls schuim op de mond. Laat soms urine lopen. Bewustzijn keert na een poosje terug. Vaak hoofdpijn achteraf.
Doel eerste hulp	Het slachtoffer beschermen. Verder letsel voorkomen. Ademweg vrijmaken.
Doen	Dekens, kussens of jassen neerleggen om de ledematen van het slachtoffer te beschermen. Het slachtoffer niet vasthouden. Wacht tot de aanval over is. Verwijs naar een arts als het de eerste keer is.

Tabel 31.13 *Diabetes mellitus (suikerziekte)*

Verschijnselen	Hyperglykemie (teveel aan suiker). Slaperig. Moe. Droge tong. Vaak plassen. Dorst.
Doel eerste hulp	Komt weinig voor in Nederland. Zo snel mogelijk deskundige hulp inschakelen.

Tabel 31.14 *Hypoglykemie (te weinig suiker)*

Verschijnselen	Wisselend humeur. Moe. Bleek. Honger. Zweten. Beven. Slecht zien. Duizelig.
Doel eerste hulp	Suikertekort opheffen.
Doen	Controleer codicil.
Bij kennis	Suikerklontje geven. Laten drinken (bijv. cola). Bewustzijn blijven controleren. Laten eten (zoet).
Bewusteloosheid	Ademweg vrijmaken. Ademweg vrijhouden (stabiele zijligging). Bewustzijn blijven controleren. Deskundige hulp inschakelen.

Tabel 31.15 *Uitputting*

Verschijnselen	Gestoorde coördinatie. Desoriëntatie. (Eventueel) oververhitting.
Doel eerste hulp	Uitputting opheffen.
Doen	Zelf laten drinken (vooral dorstlessers). Voor afkoeling zorgen. Deskundige hulp inschakelen.

31.4.4 Stoornissen in de ademhaling

De sportmasseur moet kunnen vaststellen of de ademhaling van een slachtoffer aanwezig is en of die normaal, belemmerd of bedreigd is. Vervolgens moet hij de juiste actie ondernemen (veilig stellen, veilig houden, beademen). We onderscheiden:
- bedreigde ademhaling (tabel 31.16);
- belemmerde ademhaling (tabel 31.17);
- afwezige, c.q. onvoldoende ademhaling (tabel 31.18).

De meest voorkomende oorzaken van een gestoorde ademhaling zijn obstructie door een naar achteren gezakte tong (opheffen door de stabiele zijligging) en een corpus alienum (opheffen met de handgreep van Heimlich).
Een bijzondere vorm van ademhalingsproblematiek zien we bij verdrinking (tabel 31.19) en bij hyperventilatie.

Tabel 31.16 *Bedreigde ademhaling*

Verschijnselen	Slachtoffer ademt normaal, maar heeft problemen, die stoornis in de ademhaling kunnen veroorzaken (astma, bronchitis, aangezichtsletsel, verbrande ademweg, bewusteloosheid). Slachtoffer kan ook hoorbaar ademen: piepend, zagend, snorkelend.
Doel eerste hulp	Ervoor zorgen, dat er voldoende zuurstof in de longen komt.
Doen	Vaststellen van het probleem. Kijken, luisteren en voelen. Afhankelijk van de omstandigheden: ademweg vrijmaken knellende kleding losmaken mond reinigen ademweg vrijhouden bij bewusteloosheid: stabiele zijligging beademen deskundige hulp inschakelen
	NB medicijnen

Tabel 31.17 *Belemmerde ademhaling*

Verschijnselen	Maakt benauwde indruk. Grijpt naar de keel. Snakt naar adem. Wordt blauw in het gezicht. Ademt hoorbaar piepend, zagend, snorkelend.
Doel eerste hulp	Voorwerp uit mond/keelholte verwijderen. Mond schoonmaken.
Doen	Mond reinigen. Luchtweg vrijmaken. Methode van Heimlich: staand, zittend op een stoel, in ruglig (bij bewusteloosheid). Indien nodig beademen. Eventueel zorgen voor deskundig hulp.

Tabel 31.18 *Afwezige/Onvoldoende ademhaling*

Verschijnselen	Slachtoffer ademt niet of slechts af en toe. Soms blauw aangezicht.
Doel eerste hulp	Ervoor zorgen, dat er lucht (zuurstof) in de longen komt.
Doen	Onmiddellijk beademen. Mond reinigen. Eerst mond op mond. Indien nodig mond op neus.
na 1 minuut	Deskundige hulp inschakelen.
na iedere minuut	Circulatie controleren.
	Indien aanwezig Doorgaan met beademen. *Indien afwezig* Reanimatie.

Tabel 31.19 *Verdrinking*

Verschijnselen	Ongestoord bewustzijn.
	Kans op onderkoeling.
	Benauwd.
	Wil braken.
	Bewusteloos.
	Eventueel afwezige ademhaling.
	Eventueel stilstand van de bloedsomloop.
Doel eerste hulp	Bewustzijnverlies voorkomen.
	Ademhaling veiligstellen.
Doen	*Ongestoord bewustzijn.*
	Op beschutte plek in deken wikkelen.
	Laten braken.
	Bewusteloos.
	Bewustzijnscontrole.
	Ademhalingscontrole (zie tabel 31.16).
	Circulatiecontrole.
	Eventueel beademen.
	Eventueel reanimeren.
	Deskundige hulp inschakelen.

Verdrinking

Het redden van drenkelingen eist een zekere ervaring. Als men zelf niet goed kan zwemmen, kan men reddingsklossen, lijnen en boeien gebruiken. Als men wel goed kan zwemmen, is het zeker nuttig de handgrepen van het reddend zwemmen te leren. Het te water raken in een auto hoeft niet hopeloos te zijn, als men niet in paniek raakt, gebruikmaakt van de periode dat de auto nog drijft en van de soms aanwezige luchtbel in het hoogste punt van de gezonken auto.
Bij verdrinking zal behalve belemmering van de ademhaling ook afkoeling optreden. Daardoor heeft het ook na langere tijd nog zin om met reanimatie te beginnen.

Hyperventilatie

Door nervositeit en angst wordt het regelmechanisme van de ademhaling gestoord. Er ontstaat een onwillekeurige verdieping en versnelling van de ademhaling. Door deze hyperventilatie daalt de koolzuurspanning in de alveolen en in het arterieel bloed. Dat heeft een (respiratoire) alkalose tot gevolg, waardoor de afgifte van zuurstof aan de weefsels wordt belemmerd. Dit gaat gepaard met neuromusculaire irritabiliteit (prikkelingen en tetanie).

De symptomen bij hyperventilatie zijn:
– benauwdheid – angst;
– versnelde, verdiepte ademhaling;
– beklemmend gevoel op de borst;
– prikkeling van handen, voeten en rondom de mond;
– neiging tot flauwvallen (duizeligheid);
– hartkloppingen;
– krampneiging.

De eerste hulp bij hyperventilatie komt neer op:
– geruststellen, kalmeren;
– laten ademen in een papieren zak of dikke slang (hierdoor gaat de koolzuurspanning weer omhoog).

31.4.5 Stoornissen van de circulatie

De sportmasseur moet in staat zijn een stoornis van de circulatie te kunnen constateren en vervolgens de juiste actie te kunnen ondernemen (reanimatie). We onderscheiden:
– shock (tabel 31.20);
– hartritmestoornissen (tabel 31.21);
– stilstand van de bloedsomloop (tabel 31.22).

Tabel 31.20 *Shock*

Verschijnselen	Bleke, klamme, koude huid.
	Zwakke, snel oplopende pols.
	Slap en krachteloos.
	Dorstig.
	Onrustig.
	Later verward.
	Bij ernstige uitwendige bloeding.
	Ook een spuitende wond.
	Bij ernstige inwendige bloeding.
	Ook pijn.
Doel eerste hulp	Verergering voorkomen.
	Zo snel mogelijk naar een ziekenhuis.
Doen	Zo nodig de oorzaak bestrijden.
	Uitwendige bloeding stelpen.
	Drukpunt dichtdrukken.
	Slachtoffer laten liggen.
	Slachtoffer geruststellen.
	Slachtoffer beschermen tegen afkoeling.
	Slachtoffer niet laten drinken.
	Deskundige hulp inschakelen.

Tabel 31.21 *Hartritmestoornissen*

Verschijnselen	Onregelmatige hartslag.
Doel eerste hulp	Bewustzijnsverlies voorkomen.
Doen	Deskundige hulp inschakelen (om te defibrilleren).

Tabel 31.22 *Stilstand van de bloedsomloop*

Verschijnselen	Het slachtoffer ziet er dood uit.
	Het slachtoffer is diep bewusteloos.
Doel eerste hulp	Zorg, dat zuurstofrijk bloed door de slagaders wordt gestuwd.
Doen	Uitwendige hartmassage.
	Beademen.
	Deskundige hulp inschakelen.

Shock

Dit is een toestand die ontstaat bij een tekort aan vochtvolume in de circulatie. Daardoor ontstaat een onvoldoende doorstroming van de weefsels, waardoor de functie van het bloed, ook voor de vitale delen verloren gaat. Dit is een levensbedreigende situatie.

Oorzaken van shock zijn:

1 Absoluut tekort aan circulerend volume:
   – Door bloedverlies (uitwendig). Dit kan het geval zijn bij arteriële bloedingen (groter dan 1 liter).
   – Bloedverlies (inwendig). Inwendig bloedverlies treffen we bijvoorbeeld aan bij stompe traumata in de buikholte, die kunnen leiden tot inwendige bloedingen, waardoor ook minder circulerend volume beschikbaar is.
   – Verbrandingen. Bij verbranding van meer dan 9% van het lichaamsoppervlak in de 2e of 3e graad moet rekening worden gehouden met kans op een shock, wat zelfs dagen later nog kan gebeuren.

2 Relatief tekort aan circulerend volume:
   – Bij sportmensen kan dit optreden door warmtestuwing. Als er bijvoorbeeld al sprake is van wat vochtverlies en het lichaam door het dragen van niet-ventilerende kleding of door de weersomstandigheden geen vocht meer kwijt kan, stijgt de temperatuur. Alle bloedvaten gaan dan open staan. De inhoud van het vaatbed is dan in verhouding groter dan de hoeveelheid bloed.
   – Ook bij infectieziekten, waarbij hoge koorts aanwezig is, kan bloedophoping in een deel van het vaatstelsel ontstaan, waardoor er te weinig bloed overblijft voor de rest van het lichaam.
   – Verder kan er een neurogene shock optreden, waarbij er een ongelijke verdeling is van de beschikbare hoeveelheid bloed. Zo'n neurogene shock kan ontstaan door panische angst.
   – Bij maag-darmpathologie, wanneer alle vocht via de darmen aan het lichaam wordt onttrokken.
   – Bij allergieën, want het lichaam kan op sommige stoffen (bijv. geneesmiddelen) reageren door het vormen van antilichamen, die van invloed zijn op de bloedverdeling.

3 Beschadiging van de hartspier.
   – Bij een aandoening van het pompmechanisme zelf kan de hartspier onvoldoende kracht ontwikkelen. De bloeddruk daalt en de weefsels krijgen te weinig bloed aangevoerd. Het bloed kan zich dan ophopen in de grote aders voor het hart. Zo kan bijvoorbeeld vocht in de longen ontstaan (longoedeem).
   – Bij elektriciteitsongevallen wordt het hart vaak het meest getroffen, met een hartstilstand als gevolg. Verder treedt er ook een ademhalingsstilstand op, ontstaan er diepgaande verbrandingen en kan het slachtoffer door een heftige spierkramp (tetanus) de elektriciteitsdraad niet loslaten.

Hartritmestoornissen

Hartziekten veroorzaken vaak ritme- en geleidingsstoornissen, zowel in rust als tijdens inspanning. Ze ontstaan door veranderingen in de impulsvorming, de impulsgeleiding of door een combinatie van beide. Ze kunnen leiden tot onvoldoende werking van het hart, waarbij een lage bloeddruk, flauwvallen en in het uiterste geval de acute hartdood ontstaat. Dit kan zich openbaren door het voelen van hartkloppingen of meer indirect klachten van kortademigheid, druk op de borst, duizeligheid of wegraken.

Stilstand van de bloedsomloop, schijndood

Als de ademhaling en de pols bij een bewusteloze niet aanwezig zijn, althans niet merkbaar aanwezig, dan spreken we van schijndood. Schijndood is dus een diepe vorm van bewusteloosheid, waarbij een ernstige stoornis van de levensfuncties en een acute levensbedreigende situatie bestaat, die ontstaat door gebrek aan zuurstof in de hersenen (beschadiging).

Reanimatie

Bij een acute hartstilstand kan men reanimatie toepassen. Daarbij kunnen we twee onderdelen onderscheiden:

1 Kunstmatige ademhaling door mond op mond, of mond op neus beademing. Daarbij gaat men als volgt te werk:
   – voorbereiding volgens de BCA-regel (mondtoilet);
   – de patiënt ligt op de grond, de sportmasseur zit op de knieën naast het hoofd van het slachtoffer;
   – breng het hoofd van de patiënt ver achterover (openen van de luchtwegen);
   – plaats de mond over de mond van het slachtoffer (druk met de wang de neus dicht), of plaats de mond over de neus (houd de mond dan gesloten);
   – begin met 4 snelle, diepe beademingen;
   – het tempo van de beademing is verder afhankelijk van het eigen ademtempo (van de sportmasseur dus in dit geval);
   – ga door tot er hulp is.
   N.B.:
   – laat geen lucht ontsnappen via de mond of de neus;
   – leg eventueel een dunne doek over mond en/of neus van het slachtoffer;
   – controleer de bewegingen van de borstkas.

2 Hartmassage. Kunstmatige ademhaling kan zonder risico's worden toegepast, maar het risico van hartmassage op een nog functionerend hart bestaat uit het opwekken van ventrikelfibrillatie, waardoor juist pathologie optreedt. Als er nog een waarneembare circulatie is, mag daarom nooit hartmassage worden toegepast. Dus kan alleen toepassing van hartmassage plaatsvinden door speciaal daarvoor opgeleide en geoefende mensen.

- Techniek van het opwekken van kunstmatige circulatie:
  - de patiënt ligt op de rug op een harde ondergrond, in horizontale positie;
  - plaats de handen op elkaar op het onderste deel van het sternum (niet op het processus xiphoideus), waarbij de vingers naar de schouder van het slachtoffer wijzen;
  - u houdt de armen gestrekt, verticaal boven de patiënt;
  - het borstbeen moet 4-5 cm naar beneden worden gedrukt; het hart wordt dan tussen de wervelkolom en het borstbeen (sternum) als het ware leeg gedrukt;
  - het ritme van de compressie is 60 keer per minuut;
  - de compressie moet soepel, regelmatig en zonder plotselinge bewegingen ononderbroken worden toegepast.

N.B.:
- laat ook nu weer een goede vulling van het hart toe;
- combineer het opwekken van de kunstmatige circulatie altijd met de kunstmatige ademhaling.

Als de helper alleen is, geeft hij 15 maal compressie (tempo 60 ×/min) en 2 maal kunstmatige ademhaling.
Zijn er twee helpers, dan gaat een helper door met compressie en gaat de andere door met de kunstmatige ademhaling. De helpers zitten tegenover elkaar naast het slachtoffer en ze werken in een ritme van 5 : 1 (5 maal compressie, 1 maal kunstmatige ademhaling).
N.B.: Er moet regelmatig gecontroleerd worden of het hart weer spontaan klopt (na iedere minuut).

31.5 Lokale of algemene letsels

31.5.1 Brandwonden

We onderscheiden bij brandwonden:
- 1e graads brandwonden (tabel 31.23);
- 2e graads brandwonden (tabel 31.24);
- 3e graads brandwonden (tabel 31.25).

Direct koelen met water is erg belangrijk. Dit moet ook lang worden volgehouden. Laat kleding die aan de brandwond kleeft gewoon zitten en smeer geen zalf op de brandwonden.
Bij een mogelijke inwendige verbranding door het inademen van stoom of hete lucht moet u direct contact opnemen met de huisarts.

Tabel 31.23   *1e graads brandwond*

Verschijnselen	Rode huid.
	Licht gezwollen.
	Pijnlijk.
Doel eerste hulp	Voorkomen van uitbreiding brandwond.
	Bestrijden van de pijn.
Doen	Langdurig koelen met niet te koud water gedurende minstens 10 minuten.
	Rust en steun geven.

Tabel 31.24   *2e graads brandwond*

Verschijnselen	Rode huid.
	Licht gezwollen.
	Pijnlijk.
	Blaren.
Doel eerste hulp	Voorkomen van uitbreiding brandwond.
	Bestrijden van de pijn.
Doen	Langdurig koelen minstens 10 minuten.
	Steriel afdekken losjes, met metaline gaasje.
	Rust en steun geven.

Tabel 31.25   *3e graads brandwond*

Verschijnselen	Rood.		
	Licht gezwollen.		
	Pijnlijk.		
	Blaren.		
	Zwart verkoold of wit gekookt.		
Doel eerste hulp	Voorkomen van uitbreiding brandwond.		
	Bestrijden van de pijn.		
Doen	Langdurig koelen minstens 10 minuten.		
	Steriel dekverband, met metaline gaasje.		
	Pols controleren.		
	Rust en steun geven.		
	Regel van negen toepassen:		
Volwassenen	hoofd, hals en nek	1 ×	9%
	voorzijde romp	2 ×	9%
	achterzijde romp	2 ×	9%
	één arm	1 ×	9%
	voorzijde één been	1 ×	9%
	achterzijde één been	1 ×	9%
	geslachtsorganen	1 ×	1%
Kinderen 0-5 jaar	hoofd, hals en nek	1 ×	18%
	voorzijde één been	1 ×	7%
	achterzijde één been	1 ×	7%
Kinderen 5-15 jaar	hoofd, hals en nek	1 ×	14%
	voorzijde één been	1 ×	8%
	achterzijde één been	1 ×	8%

31.5.2 Koude- en warmteletsels

Sporten onder zeer koude omstandigheden kan gemakkelijk bevriezingsverschijnselen veroorzaken en kan uiteindelijk met onderkoeling gepaard gaan. Denk daarbij niet alleen aan de Elfstedentocht van 1963, maar ook aan de wintersport, waarbij door de grote belasting bij de afdalingen wordt getranspireerd

en in de liften een sterke afkoeling optreedt. Ook hierbij kunnen knellende kledingstukken en schoenen provocerend zijn voor lokale verschijnselen. Zie verder:
- algehele onderkoeling (tabel 31.26);
- lokale onderkoeling (tabel 31.27).

Tabel 31.26 *Algehele onderkoeling*

Verschijnselen	Bleke en koude huid.
	Rilt.
	Doodmoe.
	Suf en wil slapen.
	Kan (diep) bewusteloos raken.
	Kan een stilstand van de ademhaling en/of bloedsomloop krijgen.
Doel eerste hulp	Verdere afkoeling voorkomen.
	Vitale functies veiligstellen.
Doen	Het slachtoffer naar een beschutte plaats brengen.
	Het slachtoffer in een deken wikkelen.
	Eventueel actief opwarmen.
	Eventueel ademweg vrijhouden, beademen of reanimeren.
	Deskundige hulp inschakelen.

Tabel 31.27 *Lokale onderkoeling*

Verschijnselen	Afwijkingen aan vingers, tenen, oren en/of neus.
	1ᵉ graads bleke grijze verkleuring, stekende pijn.
	2ᵉ graads blaren en stekende pijn.
	3ᵉ graads een spierwitte huid, die gevoelloos is en hard aanvoelt
	oogbevriezing wazig zien.
Doel eerste hulp	Uitbreiding voorkomen.
	Besmetting voorkomen.
Doen	Breng het slachtoffer naar een beschutte en droge plek.
	Warm getroffen lichaamsdelen langzaam en voorzichtig op (niet wrijven).
	Natte kleding verwijderen.
	Blaren (intact) afdekken met een dekverband.
	Deskundige hulp inschakelen.

Als onder warme omstandigheden de warmte onvoldoende wordt afgevoerd, kan warmtestuwing ontstaan. Zeker als de vochtigheidsgraad van de lucht hoog is en er geen goede ventilerende kleding wordt gedragen, kan de warmte onvoldoende worden afgevoerd, waardoor de lichaamstemperatuur stijgt. Het verlies van vocht (zweten) tijdens inspanning speelt hierbij een belangrijke rol. Gedurende langere inspanningen kan men dan wel 3-4 liter vocht verliezen.
Vooral ongeoefende mensen zweten sneller en verliezen daarbij veel zout, waardoor spierkrampen en duizeligheid kunnen ontstaan. Als het vochtverlies te groot wordt, moet het lichaam voor een zo optimaal mogelijke verdeling van het nog aanwezige vocht zorgen. Het kiest dan altijd voor de interne organen. De bloedstroming voor de huid vermindert, waardoor een nog slechtere warmte-afgifte optreedt en de lichaamstemperatuur omhoog gaat. Zie ook:
- warmtestuwing (tabel 31.28);
- hitteberoerte (tabel 31.29);
- zonnesteek (tabel 31.30).

Tabel 31.28 *Warmtestuwing*

Verschijnselen	Aanvankelijk.
	Het slachtoffer transpireert hevig.
	Het slachtoffer heeft hoofdpijn en/of is misselijk.
	Het slachtoffer heeft (soms) pijn in de spieren van armen en benen.
Doel eerste hulp	Normaliseren.
	Zo mogelijk aanvullen van het tekort aan zout en water.
Doen	Breng het slachtoffer naar een koele plaats.
	Zorg, dat het hoofd hoger ligt dan het lichaam.
	Geef een theelepel zout en water.
	Bij braken niets meer geven.
	Het slachtoffer actief afkoelen.
	Niet meer laten drinken.

Tabel 31.29 *Hitteberoerte*

Verschijnselen	In ernstige gevallen.
	Treden verwardheid en bizar gedrag op.
	Ontstaan bewustzijnsstoornissen.
	Wordt de huid droog.
	Kunnen toevallen optreden.
	Kan shock en een stilstand van de bloedsomloop optreden.
Doel eerste hulp	Normaliseren.
	Zo mogelijk aanvullen van het tekort aan zout en water.
Doen	Bewustzijnscontrole.
	Ademhalingscontrole (zie tabel 31.16).
	Ademhaling vrijmaken/vrijhouden.
	Niet meer laten drinken.
	Deskundige hulp inschakelen.

Tabel 31.30 *Zonnesteek*

Verschijnselen	Rood gezwollen gelaat.
	Oorsuizingen.
	Hoofdpijn.
	Duizeligheid en misselijkheid.
	Versnelde pols.
	Snelle ademhaling.
	Onmogelijk om door te gaan (soms toevallen).
	Uiteindelijk bewusteloosheid.
	Eventueel shock of hartstilstand.
Doel eerste hulp	Verergering voorkomen.
Doen	
Bij kennis	Rusten in koele, goed geventileerde ruimte.
	Hoofd en nek koelen met natte doeken of een ventilator.
	Zelf koel laten drinken (niet te koud).
	Het slachtoffer in de schaduw leggen op beschermende onderlaag.
	Het hoofd hoger dan het lichaam houden (ergens tegenaan laten zitten).
	Deskundige hulp inschakelen.
Bewusteloos	Bewustzijnscontrole.
	Ademhalingscontrole (zie tabel 31.16).
	Ademweg vrijmaken/vrijhouden.
	Behandel als slachtoffer met hersenletsel.

31.5.3 Vergiftiging

Vergiftiging kan via het spijsverteringskanaal, via de huid en via de ademweg/longen plaatsvinden, en kan in verschillende vormen voorkomen:
- in vaste vorm (tabel 31.31);
- in vloeibare vorm (tabel 31.32);
- in gas- en dampvorm (tabel 31.33).

Tabel 31.31 *Vergiftiging vaste vorm*

Verschijnselen	Niet bijtend.
	Ingenomen via het spijsverteringskanaal.
	Medicijnen, drugs, enz.
	(Soms) bewustzijnsverlies.
Doel eerste hulp	Opname van meer stoffen in het bloed tegengaan.
Doen	Laten braken.
	Niet laten drinken.
	Deskundig hulp laten halen.

Tabel 31.32 *Vergiftiging vloeibare vorm*

Verschijnselen	Bijtend.
	Ingenomen via het spijsverteringskanaal.
	Schoonmaakmiddelen, ammonia enz.
	(Soms) bewustzijnsverlies.
	Via de huid.
	Logen, zuren, chemische spray.
	(Soms) bewustzijnsverlies.
Doel eerste hulp	Opname van meer stoffen in het bloed tegengaan.
Doen	*Via de spijsvertering.*
	Laten drinken behalve bij petroleumproducten.
	Niet laten braken.
	Deskundige hulp inschakelen.
	Via de huid.
	De huid niet aanraken.
	De huid reinigen.
	Langdurig afspoelen minstens 30 minuten.
	Besmette kleding meenemen voor onderzoek.
	Eventueel chemische brandwonden steriel afdekken.
	Deskundige hulp inschakelen.

Tabel 31.33 *Vergiftiging gas- en dampvormen*

Verschijnselen	Direct.
	Prikkelhoest.
	Pijn bij zuchten.
	Kortademig.
	Na opname in het bloed.
	Stoornissen in het bewustzijn.
	Hoofdpijn.
	Misselijkheid.
	Kloppende slapen.
Doel eerste hulp	Zo snel mogelijk frisse lucht krijgen.
Doen	Het slachtoffer zo snel mogelijk in de frisse lucht brengen.
	Deskundige hulp inschakelen.
	Eventueel beademen.

Vergiftigingen worden veroorzaakt door kalmeringsmiddelen, hart- en bloedvatenmiddelen, schoonmaakmiddelen op petroleumbasis, alcohol, sigarettenpeuken, vitaminen, chloor, rattenverdelgers, fluortabletten, pijnstillers en planten.
Giftige planten kunnen vergiftigingsverschijnselen veroorzaken als er kleine hoeveelheden van worden gegeten, maar ze kunnen ook ontstekingen en andere huidaandoeningen veroorzaken als

ze worden aangeraakt. Giftige planten kunnen slaap verwekken, huid en slijmvliezen aantasten, kramp en buikloop veroorzaken en ze kunnen zelfs dodelijk zijn.

31.6 Bloedingen

31.6.1 Uitwendige bloedingen

De ernst van een bloeding wordt niet alleen bepaald door de aard van het beschadigde bloedvat, maar vooral door de hoeveelheid bloed die verloren gaat, de snelheid waarmee dit verlies plaatsvindt en door de plaats waar de bloeding zit.
Het onderscheid tussen slagaderlijke en grote aderlijke bloedingen is voor de praktijk niet belangrijk. Bij ernstige bloedingen zijn behalve de slagader ook altijd aders getroffen. Haarvatenbloedingen treden bij iedere wond op. We onderscheiden:
– slagaderlijke bloedingen (tabel 31.34);
– aderlijke bloedingen (tabel 31.35);
– haarvatenbloedingen (tabel 31.36).

Tabel 31.34 *Slagaderlijke bloeding*

Verschijnselen	Beschadigde huid (wond).
	Veel helderrood bloedverlies (stootsgewijs).
Doel eerste hulp	Voorkomen van verder bloedverlies.
Doen	Slachtoffer laten liggen.
	Bloeding stelpen door:
	Uitoefenen van druk op de wond d.m.v. wonddrukverband.
	Dichtdrukken van de slagader (indien nodig):
	ondersleutelbeenslagader,
	bovenarmslagader,
	liesslagader.
	Elevatie van het lichaamsdeel.
	Lichaamsdeel rust geven/ondersteunen.
	Deskundige hulp inschakelen.

Tabel 31.35 *Aderlijke bloeding*

Verschijnselen	Beschadigde huid.
	Veel donkerrood bloedverlies (vloeiend).
Doel eerste hulp	Voorkomen van verder bloedverlies.
Doen	Slachtoffer laten liggen.
	Bloeding stelpen door druk op de wond d.m.v. wonddrukverband.
	Elevatie van het lichaamsdeel.

Tabel 31.36 *Haarvaten bloeding*

Verschijnselen	Beschadigde huid (wond).
	Weinig bloedverlies.
Doel eerste hulp	Verdere besmetting voorkomen.
Doen	Eventueel schoonmaken.
	Eventueel ontsmetten.
	Steriel afdekken met een dekverband.
	Eventueel steunverband zoals een mitella.
	Eventueel naar huisarts sturen.
	Rust en steun geven.

Oppervlakkige wonden (schaafwonden)
Een schaafwond is een lichte beschadiging van de huid, waarbij een beetje bloed en/of vocht druppelsgewijs uit de wond komt (capillaire bloeding). Schaafwonden worden meestal veroorzaakt door schuren over een ruw oppervlak.

Eerste hulp:
1 Is de schaafwond schoon en beperkt, dan kunt u die het beste zo laten en er niets aan doen.
2 Is de schaafwond beperkt vuil, dan moet men die desinfecteren met:
 – mercurochroom (niet in het gezicht);
 – betadine (bruine, niet bijtende jodium) of jodiumtinctuur;
 – sterilonspray (ontsmet en bruist de wond schoon).
3 Dek de wond steriel af met gaas, zorg ervoor dat er lucht bij kan. Dek de wond nooit af met kleefpleisterverband, want dit gaat broeien, waardoor er gevaar voor pusvorming (ettering) ontstaat.
4 Bij vuil in de wond:
 – uitspoelen onder stromend water;
 – met een druppelaar waterstofperoxide 3% indruppelen en laten uitbruisen tot een grijze kleur ontstaat; dep vervolgens het vuil uit met een gaasje;
 – wanneer er grote stukken vuil aanwezig zijn, verwijder deze dan – indien nodig en mogelijk – met een steriele pincet.

Haarvatenbloeding
Bij een haarvatenbloeding sijpelt het bloed uit de wond. De haarvaten zijn zo dun dat er slechts weinig bloed verloren gaat. Deze bloedingen komen gewoonlijk door stolling spoedig tot staan.

Aderlijke bloedingen
Het bloed stroomt gelijkmatig uit de wond. Aangezien het bloed het uitgebreide net van haarvaten is gepasseerd, treft men in de aderen geen druk meer aan.
De ernst van een bloeding wordt niet alleen bepaald door de aard van het beschadigde bloedvat, maar vooral door de hoeveelheid bloed die verloren gaat, de snelheid waarmee dit verlies plaatsvindt en door de plaats waar de bloeding zit.
Een aderlijke bloeding wordt veroorzaakt door een steek, slag, scheur of snee.

Eerste hulp:
- Laat de wond eerst bloeden, hij spoelt dan schoon, wat een zeer goede natuurlijke desinfectie is.
- Jodeer de wondranden (dus niet in de wond!).
- Breng de wondranden naar elkaar en verbind ze door een zwaluwstaart dwars op de wond te plakken.
- Dek de wond af met een steriel gaasje.
- Breng hierop witte watten aan voor vochtopname.
- Zet het geheel vast met een dek(steun)verband.

Blijft de wond bloeden, leg dan een wonddrukverband aan. Dat doet u door circulair watten aan te leggen op de witte watten en deze onder druk te verpakken in het dekverband, waarbij de watten 2 cm uit moeten blijven steken. Leg daarna het getroffen deel hoog.

Neusbloeding
Laat het slachtoffer in de schrijfhouding zitten en de neus tegen het neustussenschot dichtdrukken. Maak eventueel de hals kledingvrij. Na 5-10 minuten controleert u of de bloeding gestopt is.
Is deze nog niet gestopt, dan laat u de neus licht en voorzichtig snuiten om stolsels te verwijderen. Druk hierna de neus opnieuw dicht.
Als de bloeding blijft doorgaan, breng dan de patiënt naar het ziekenhuis. Het is dan niet uitgesloten dat er sprake is van een gebroken neus.

Enkele methoden voor een snellere eerste hulpverlening op een speelveld bij een neusbloeding:
1. De sporter koud water laten opsnuiven.
2. Koelen van de neus met coldspray; denk hierbij wel aan het beschermen van de ogen, zodat hier geen spray in kan komen.
3. Het aanbrengen van speciaal hiervoor in de handel verkrijgbare neustampons, maar alleen wanneer u zeker weet, dat er geen neus- of schedelbasisbreuk in het spel is.

Slagaderlijke bloeding
Bij een slagaderlijke bloeding komt helderrood, zuurstofrijk bloed stootsgewijs en met enige kracht uit de wond. Dit stootsgewijs bloeden houdt verband met de hartslag die in alle slagaders merkbaar is.

Eerste hulp
- Op een drukpunt de toevoer afsluiten.
- Wond en omgeving ruim ontbloten.
- Leg vervolgens een wonddrukverband aan.
- Breng pas daarna het lichaamsdeel omhoog.
- Helpt dit niet, oefen dan na 3-5 minuten met de duimen, handpalm of volle vuist gedurende 10 minuten manuele druk uit op de wond. Laat de druk daarna overnemen door een drukkend verband.

Slagaderlijke drukpunten zijn:
- polsslagader;
- ondersleutelbeenslagader;
- liesslagader.

31.6.2 Inwendige Bloedingen

Bij stompe traumata van borst en buik, zoals die in het verkeer veelvuldig voorkomen, kunnen belangrijke inwendige letsels ontstaan, waarbij inwendige bloedingen optreden. Het kan ook zo zijn, dat bij een scherpe (penetrerende) verwonding, waarbij uitwendig weinig bloedverlies zichtbaar is, toch inwendig veel bloed verloren gaat. We onderscheiden:
- longbloeding (tabel 31.37);
- maagbloeding (tabel 31.38);
- bloeding in de buikholte (tabel 31.39);
- bloeding in de nieren, darmen en geslachtsorganen (tabel 31.40).

Tabel 31.37 *Longbloeding*

Verschijnselen	Wond t.h.v. de longen (door bijv. een messteek).
	Angstig.
	Benauwd.
	Ophoesten van helderrood schuimend bloed.
Doel eerste hulp	Verdere besmetting voorkomen.
Doen	Voorwerp niet verwijderen.
	Wond steriel afdekken.
	In halfzittende houding vervoeren.
	Deskundige hulp inschakelen.

Tabel 31.38 *Maagbloeding*

Verschijnselen	*Bovenste deel.*
	Braken van rood helder bloed zonder schuim.
	Onderste deel.
	Braken van donkerrood, zuurruikend bloed.
Doel eerste hulp	Verergering voorkomen.
Doen	Slachtoffer met opgetrokken knieën laten liggen.
	Hoofd opzij in uitschenkhouding.
	Niet laten drinken.
	Deskundige hulp inschakelen.

Tabel 31.39 *Bloeding in de buikholte*

Verschijnselen	Gezwollen hard aanvoelende buik.
	Bleek.
Doel eerste hulp	Verergering voorkomen.
Doen	Eventueel aanwezig voorwerp niet verwijderen.
	Eventuele wond steriel afdekken.
	Met opgetrokken benen laten liggen.
	Deskundige hulp inschakelen.

Tabel 31.40   *Bloeding in nieren, darmen en geslachtsorganen*

Verschijnselen	Bloed in urine en ontlasting.
	Bloedverlies uit de geslachtsorganen.
Doel eerste hulp	Verergering voorkomen.
Doen	Plat neerleggen met het bekken en de voeten ong. 10 cm hoger.
	Deskundige hulp inschakelen.

Tabel 31.41   *Kneuzingen/verstuikingen*

Verschijnselen	Aanvankelijk alleen pijn.
	Spoedig daarna zwelling.
	Na verloop van tijd blauwe verkleuring.
	Soms direct onvermogen lichaamsdeel te gebruiken.
Doel eerste hulp	Voorkomen van verdere zwelling.
Doen	Koelen 10-20 minuten.
	Drukverband.
	Elevatie van het lichaamsdeel.
	Rust geven aan het lichaamsdeel.
	Eventueel doorsturen naar een arts.

31.7 Traumatische letsels

De ongevallen die op de sportvelden plaatsvinden, kunnen we onderverdelen in wekedelentraumata (spier en pees), gewrichtstraumata en bottraumata.
Daarnaast worden er veel overbelastingsletsels gezien, die in dit kader niet worden behandeld.

31.7.1 *Kneuzing (onderhuidse weefselscheuring) of contusie*

Een kneuzing kan ontstaan doordat iemand zich flink stoot, bekneld raakt of valt. Het oppervlakkige weefsel van de huid scheurt niet, maar wel het onderhuidse weefsel, het onderliggend bot of de onderliggende spieren. Afhankelijk daarvan spreekt men van een onderhuidse kneuzing, een bot(vlies)kneuzing of een spierkneuzing.
Bij iedere kneuzing scheuren ook bloedvaten en treedt een bloeduitstorting op. Het bloed sijpelt tussen de weefsels door en komt vroeg of laat aan de oppervlakte, waar het als een verkleuring onder de huid zichtbaar wordt. Wij kennen dit als een blauwe plek.
Deze kan door de afbraak van de bloedkleurstof na enkele dagen verkleuren naar groen of geel.
Kenmerken van een kneuzing zijn:
- pijn;
- zwelling;
- verkleuring.

In tegenstelling tot de botbreuken blijft bewegen van het getroffen lichaamsdeel wel mogelijk, ondanks het soms voorkomen van enige bewegingsbeperking door de pijn en de zwelling.
Indien er twijfel bestaat over kneuzing of botbreuk, handel dan alsof het een botbreuk is.
Zie EHBSO (tabel 31.41).

31.7.2 *Verstuiking of distorsie*

Bij een verstuiking is een gewricht slechts beperkt beweeglijk. Enerzijds vloeit dit voort uit de aard en de vorm van het gewricht, anderzijds zorgen stevige gewrichtsbanden ervoor dat de bewegingen begrensd worden. Wanneer een gewricht omzwikt, wordt de begrenzing van het bewegen doorbroken. De gewrichtsbanden worden dan uitgerekt en kunnen zelfs scheuren. Een dergelijk verrekken noemen we een verzwikking of distorsie.
Een verstuiking komt veel voor bij het enkel- en kniegewricht en wordt veroorzaakt door verstappen of ongelukkig terechtkomen. Weefsels en bloedvaten kunnen dan scheuren en we nemen dan de volgende verschijnselen waar:
- pijn;
- zwelling;
- bewegingsbeperking.

Een verstuikt gewricht kan nog wel worden bewogen, maar bij bepaalde standen van het gewricht voelt het slachtoffer hevige pijn. De beschadigde gewrichtsbanden worden dan nog verder uitgerekt.
Zie EHBSO (tabel 31.41).

31.7.3 Peesscheur of peesruptuur

Dit letsel komt regelmatig voor in de achillespees (zweepslag), maar wordt ook wel bij zware belastingen gezien in bijvoorbeeld de patellapees en de pees van de m. biceps (brachialis). Een volledige peesruptuur zal met functieverlies gepaard gaan. Vaak zijn dan ook de contouren veranderd, omdat de spier is samengetrokken.
Zie EHBSO (tabel 31.42).

Tabel 31.42 *Peesruptuur*

Verschijnselen	Zweepslag.
	Lichaamsdeel niet of nauwelijks te bewegen.
Doel eerste hulp	Zwelling voorkomen.
Doen	Koelen.
	Drukverband.
	Hoog houden.
	Steun geven.
	Rust geven.
	Naar huisarts of ziekenhuis.

31.7.4 Spierverrekking

De spier is over de toelaatbare grens van de elasticiteit belast. Oorzaak:
- te slechte conditie;
- te zware belasting (bijv. spelen met een te zware bal);
- mis trappen of mis slaan van de bal;
- verkeerde techniek.

Kenmerken:
- pijn;
- onvermogen om aan te zetten, terwijl men wel in een rustige looppas kan gaan;
- na rust is de spier stijf als gevolg van een verhoogde tonus (spanning) van de spier.

Zie EHBSO (tabel 31.43).

Tabel 31.43 *Spierverrekkingen/Spierscheuring*

Verschijnselen	Stekende pijn.
	Lichaamsdeel nauwelijks te bewegen.
Doel eerste hulp	Zwelling voorkomen.
Doen	Koelen.
	Drukverband.
	Hoog houden.
	Steun geven.
	Rust geven.
	Eventueel naar het ziekenhuis.

De spierverrekking heeft baat bij een steungevende bandage, waarbij de spier in een ontspannen toestand wordt opgetrokken door middel van een bandage.
De blessure kan langdurig van aard zijn en komt vaak voor bij de insertie van de m. adductor longus.

31.7.5 Spierscheur of spierruptuur

De spierruptuur komt dikwijls voor in kuit- en bovenbeenspieren. Oorzaak:
- zware belasting;
- geen of onvoldoende warming-up;
- ontbreken van een massage;
- zware terreinomstandigheden;
- koude;
- ongetraindheid.

Kenmerken:
Verminderd vermogen tot onvermogen om het getroffen lichaamsdeel te gebruiken. De speler geeft aan dat het was of er met een mes in de spier werd gestoken (scherpe pijn).

EHBSO (tabel 31.43):
- afkoelen (hematoom bestrijden);
- drukverband aanleggen (elastisch kleefpleister of synthetische watten met een cambric zwachtel);
- doorsturen naar een arts (waarbij erop gelet moet worden, dat, afhankelijk van de plaats van de spierscheur, de getroffen spier in een zo ontspannen mogelijke stand verbonden moet worden);
- breng bijvoorbeeld de voet in plantaire flexie bij een spierscheur in de gastrocnemius of een achillespeesruptuur.

Bij een kneuzing, verzwikking of spierscheur blijft, afhankelijk van de ernst, het drukverband de eerste 48-72 uur gehandhaafd. Indien gebruik gemaakt is van een elastische kleefpleisterbandage, dan moet men ook de volgende dagen doorgaan met koelen. Daarna kan een drukverband aangelegd worden met een stuk schuimrubber op de kneuzing (lokale druk). Daarna moet men proberen om door middel van niet-elastische tape al of niet in combinatie met elastische tape de wondranden van de spier naar elkaar toe te brengen en vervolgens een steunverband aan te leggen.

31.7.6 Fascialetsels

De fascia is een bindweefsellaag, die in samenhang met de spieren op verschillende manieren kan voorkomen. Zo onderscheiden we achtereenvolgens:
1. Een fascia die een enkele spier omvat.
2. Een fascia die een bepaalde groep van spieren omhult, meestal synergisten.
3. Een fascia die het gehele extremiteitsdeel omsluit.

Fascia zijn dus bindweefselkokers die verschillende functies hebben:

- beschuttend en fixerend omhulsel voor spieren en spiergroepen;
- stimulering van de circulatie voor bloed en lymfe, doordat de vaten tussen spier en fasciae liggen, zullen bij ritmische contracties van de spieren de bloed- en lymfestroom doorgestuwd worden.

Raken de spieren geblesseerd, dan is het onvermijdelijk dat ook de fasiae letsel oplopen. De blessures kunnen dan uiteraard weer variëren van kneuzing, verrekking tot scheuring. De behandeling (eerste hulp) loopt synchroon met die van de aangedane spieren of spiergroepen.

Het afkoelen bij een kneuzing, verzwikking of spierscheur
Door plaatselijke koeling trekken de bloedvaten zich samen waardoor een eventuele inwendige bloeding wordt beperkt en ook de pijn afneemt. De plaatselijke afkoeling moet wel onmiddellijk na het ontstaan van het letsel worden toegepast. Dit koelen moet ten minste 20 minuten worden volgehouden. Hierbij wordt nogmaals gewezen op het gevaar van het ontstaan van plaatselijke bevriezingsverschijnselen. In het bijzonder het onoordeelkundig gebruik van ijskoud materiaal, ijsblokjes en ijskoude pakkingen kan plaatselijke bevriezing tot gevolg hebben. Door het direct afkoelen van de getroffen plaats, probeert u de onderhuidse bloeding tot staan te brengen (vasoconstrictie), zodat de vorming van het hematoom beperkt blijft. Aan de buitenkant ziet u dat de zwelling of niet groter wordt of zelfs uitblijft. Koelt u echter te kort, dan kan als reactie op het toevoeren van de koude juist een verhoogde doorbloeding ontstaan (vasodilatatie).
De tijdsduur van het koelen is dus mede afhankelijk van de ernst van de blessure. De gemiddelde koeltijd bedraagt zo ongeveer 20 minuten. Koelt men te lang, bijvoorbeeld drie kwartier tot een uur, dan kan ook een reactieve hyperemie ontstaan.

Het afkoelen kan gebeuren door:
- koelelementen te gebruiken (reuseable coldpacks);
- ijsblokjes die bijvoorbeeld in een rubberen kruik gestopt zijn;
- de getroffen plaats 15-20 minuten onder stromend water te houden;
- chloorethyl of coldspray (oppervlakkig).

Chloorethyl en coldspray nemen in deze rij een aparte plaats in, omdat het koeleffect vrij oppervlakkig en van korte duur is. Gebruikt men voor het afkoelen een koelemmer of een ijsblaas, dan moet men de te koelen plaats eerst met een handdoek afdekken. Pas daarna dient het koelelement te worden aangebracht, om bevriezingsverschijnselen te voorkomen.

Drukverband
Het aanleggen van een drukverband wordt in het algemeen voorafgegaan door koeling en gevolgd door het geven van rust en steun aan, en het hoogleggen van het getroffen lichaamsdeel. Een drukverband wordt niet aangelegd bij:
- kneuzingen van de romp;
- ontwrichting en botbreuk.

In de praktijk geldt dat:
1 Niet iedereen die een verstuiking of kneuzing heeft opgelopen, een drukverband wil. Dat gebeurt bijvoorbeeld omdat:
    - het letsel minimaal is of lijkt;
    - er (nog) geen zwelling of pijn is;
    - de sporter een drukverband lastig vindt; hij kan niet meer in zijn schoen, moet rust houden, enzovoort.
2 Het tijdstip van de hulpvraag van belang is:
    - Is het zojuist gebeurt of uren geleden?
    - Is er al gekoeld, moet er nog gekoeld worden?
    - Hoe lang zal het drukverband blijven zitten?

Het is duidelijk dat directe hulp (koeling, drukverband, hoogleggen) het meest optimaal is. Dit neemt niet weg dat een hulpvraag die veel later komt, nog steeds beantwoord kan worden met dezelfde hulp.
3 Het drukverband gevaarlijk kan zijn.
    Alle verschijnselen van stuwing in de uiteinden van de ledematen worden veroorzaakt doordat de bloedsomloop ter plaatse wordt dichtgedrukt en de weefsels onvoldoende of geen zuurstof meer krijgen. Wanneer dit te lang duurt, sterft weefsel af. Direct onder het drukverband kan de druk zo hoog worden dat zeer plaatselijk een stoornis in de bloedsomloop kan optreden met als gevolg blaarvorming en uiteindelijk weefselversterf. Dit veroorzaakt altijd hevige pijn. Het optreden van stuwing en plaatselijke drukverhoging moet zo veel mogelijk worden voorkomen.

Het aanleggen van het drukverband
In het algemeen wordt een drukverband als volgt aangelegd:
- leg een laag synthetische watten rondom het getroffen gewricht;
- kies een cambric of elastische zwachtel, waarvan de breedte geschikt is voor het verstuikte gewricht;
- veranker de eerste slag van de zwachtel;
- bedek bij het voortzwachtelen de vorige slag voor tweederde van de breedte;
- haal alle slagen even krachtig aan;
- laat de watten aan beide zijden van het drukverband circa 2 cm uitsteken. Het uitsteken van de watten voorkomt knellen en een belemmering van de bloedsomloop ter plaatse.

De vingers en de tenen moeten altijd zichtbaar blijven bij het drukverband om de pols en de enkel, omdat daaraan gecontroleerd moet worden of er geen stuwing ontstaat. Het drukverband om de enkel wordt bij voorkeur aangelegd met de voet in een hoek van 90° ten opzichte van het onderbeen. De reden daarvoor is dat de sporter dan op de hiel kan steunen zonder het gewicht te moeten buigen wanneer hij zich over korte afstand wil verplaatsen. Dit betekent echter niet dat de enkel ten koste van pijn in deze stand moet worden gebracht. Het drukverband wordt aangelegd in de stand die voor de sporter het prettigst is. De zwachtelslagen tussen hand en duim bij het drukverband om de pols moeten worden gelegd met dubbelgeslagen zwachtel vanwege de beperkte ruimte voor de zwachtel. De zwachtel ter plaatse tot de helft inknippen is ook een mogelijkheid. De zwachtel is daarna echter niet meer geschikt voor ander gebruik.

Drukverbanden om een vinger, duim of teen worden eigenlijk nooit aangelegd. Hooghouden van de hand of de voet is zeer eenvoudig en zeer effectief om zwelling te voorkomen of te laten verdwijnen. Wanneer het de basis van de duim betreft, kan deze zonodig in het drukverband van de pols worden opgenomen door enkele slagen met watten en zwachtel daarover te maken. Het drukverband om knie en elleboog wordt aangelegd zonder gekruiste slagen door knie- of elleboogsholte. Er wordt als het ware een bijna rechte verbandkoker aangelegd. Gekruiste slagen in de gewrichtsholte verhogen de kans op stuwing, evenals het veranderen van de stand van het gewricht na het aanleggen van watten of zwachtel. Nogmaals moet hier worden vermeld, dat het absoluut verboden is de elleboog na het aanleggen van het drukverband van stand te veranderen. Dus ook niet om de arm in een mitella te doen! De arm blijft in de stand die tevoren door de sporter als het prettigst werd aangegeven. Voor het geven van rust en steun aan de arm zal vaak moeten worden geïmproviseerd.

31.7.7 Ontwrichting of luxatie

Twee botstukken zijn van hun plaats gegaan, maar niet meer op hun oorspronkelijke plaats teruggekeerd.
Symptomen:
- pijn;
- zwelling;
- gestoorde functie;
- abnormale stand;
- eventueel verende stand;
- functieverlies;
- lege gewrichtskom.

Zie EHB(S)O (tabel 31.44).

Tabel 31.44   Botbreuken/Ontwrichting

Verschijnselen	Pijn.
	Zwelling.
	Onvermogen lichaamsdeel te gebruiken.
	Soms:
	Abnormale stand
	Abnormale beweeglijkheid
	Uitwendige wond (open beenbreuk)
Doel eerste hulp	Zorg voor zo min mogelijk pijn en ongemak.
	Voorkomen van verdere schade.
	Besmetting voorkomen (open breuk).
Doen	Getroffen lichaamsdeel onbeweeglijk houden.
	Rust en steun geven.
	Wond steriel afdekken (open beenbreuk).
	Deskundige hulp inschakelen.

31.7.8 Botbreuken algemeen (gesloten/open)

Het is in het algemeen vaak geen eenvoudige zaak om een botbreuk vast te stellen. Dikwijls zal het slachtoffer zelf wel aangeven dat er iets gebroken is, omdat hij het heeft horen kraken. In geval van twijfel moet u echter nooit door het bewegen of palperen van het getroffen lichaamsdeel proberen een botbreuk vast te stellen.

Open botbreuken

Treft u een open botbreuk aan, dan moet u ervoor zorgen dat de ontstane verwonding steriel wordt afgedekt, bijvoorbeeld door een snelverband of een steriel gaasje. De omgeving van de wond wordt dan eerst gejodeerd, daarna knipt u een gat in een dun stuk schuimrubber en plaatst dit over de wond. U dient erop te letten dat dit gat groot genoeg wordt uitgeknipt, er mag in geen geval druk op de open botbreuk worden uitgeoefend. Over dit schuimrubber legt u een snelverband aan of een steriel gaasje en u plakt dit langs de vier randen af. Bij dit alles mag u het gebroken bot nooit bewegen. Behandel het verder als een gesloten breuk. U mag bij een open botbreuk nooit een opblaasbare spalk gebruiken.

Gesloten botbreuk
Symptomen:
- pijn;
- zwelling;
- blauw of verkleuring;
- abnormale stand;
- abnormale beweeglijkheid;
- horen kraken;
- asdrukpijn (pijn bij druk in de lengterichting van het bot);
- crepitatie (knarsen van botstukken).

Bij zwelling aan een zijde van het gewricht is er meestal sprake van een verstuiking (distorsie), maar behandel die in geval van twijfel steeds als breuk.
Zie EHB(S)O (tabel 31.44).

Breuk van de enkel en/of voet
Door een sprong of door uitglijden kan een breuk van de enkel en/of de voet ontstaan. Kenmerken van een breuk van de enkel en/of de voet zijn:
- pijn op de plaats van de breuk;
- onvermogen de voet of de enkel te bewegen;
- een in korte tijd optredende zwelling door de onderhuidse bloeding.

Over het algemeen dient het schoeisel bij deze botbreuken te worden aangehouden. Schoeisel geef steun. Wordt het verwijderd, dan veroorzaakt dit het bewegen van de enkel en de voet.

Eerste hulp:
- voorkom bewegen van enkel en voet door het been en de voet te laten vasthouden;
- stel het slachtoffer gerust;

- geef steun en rust aan de enkel en de voet door het aanbrengen van een dekenrol aan weerszijden van het been en de voet;
- zorg voor deskundige hulp.

Spalken van botbreuken
Doel van het spalken is:
- voorkomen dat de gebroken botten bewegen;
- ervoor zorgen dat het letsel niet erger wordt;
- pijn bestrijden en infectiegevaar voorkomen en bestrijden.

Soorten spalken:
- body splinting;
- opblaasbare spalken (pneumatische spalken);
- houten en/of draadspalken (goed polsteren);
- definitieve spalk (gips).

Het aanleggen van een opblaasbare spalk
De spalk wordt zo ver opgepompt, dat deze met de vingertoppen indrukbaar blijft tot op de huid. We controleren dit op de plaats waar de buitenzijde van de spalk het verst van de huid is verwijderd.
Het aanleggen van de opblaasbare spalk vereist veel oefening en mag alleen gebruikt worden bij een botbreuk waarbij het bot niet is geknikt. Bij een open botbreuk kan de opblaasbare spalk alleen gebruikt worden wanneer er geen botstukken uitsteken.
De spalk voor het onderbeen heeft een ingebouwde voet en reikt tot boven de knie. Deze spalk wordt als volgt aangelegd:
- laat een helper het been boven en onder de breukplaats onbeweeglijk vasthouden;
- verwijder voorzichtig schoen, sok of kous;
- open de ritssluiting van de spalk, sla deze open en pomp er een weinig lucht in;
- laat de helper het been voorzichtig iets optillen;
- schuif de plastic spalk zo ver onder het been dat de voet op de juiste plaats komt;
- de helper legt het been voorzichtig neer, maar hij blijft het been vasthouden;
- trek de ritssluiting een stukje dicht en pak het been en de spalk onder de breukplaats bij de voet vast;
- de helper trekt de ritssluiting met de hand waarmee hij het been onder de breukplaats vasthield, verder dicht tot boven de breukplaats;
- pak het been en de spalk met de andere hand boven de breukplaats vast en houd het been onbeweeglijk;
- laat de helper de ritssluiting helemaal dichttrekken en de spalk verder oppompen; blijf het been en de spalk daarbij onbeweeglijk vasthouden.

De spalk wordt zo ver opgepompt, dat deze met de vingertoppen indrukbaar blijft tot op de huid. Controleer dit op de plaats waar de buitenzijde van de spalk het verst van de huid is verwijderd.

31.7.9 Bijzondere botbreuken

Onder bijzondere botbreuken verstaan we botbreuken van wervels, ribben en bekken.
Wanneer een slachtoffer van een ongeval over pijn in nek, rug of bekken klaagt, moet men het slachtoffer in geen geval onnodig bewegen. Er kan een dwangstand van het hoofd en nek aanwezig zijn, waardoor het slachtoffer het hoofd niet kan bewegen. Deze verschijnselen kunnen ook voorkomen bij een letsel van de banden en spieren rondom de halswervelkolom (zoals bijvoorbeeld een whiplash). Ook als het slachtoffer klaagt over tintelingen in armen en/of benen, of als hij ze niet meer kan bewegen, kan er letsel bestaan van het ruggenmerg. Vaak ontstaan er door schade aan het ruggenmerg en ribben ook ademhalingsstoornissen.
Botbreuken van wervels of bekken kunnen bijvoorbeeld voorkomen na:
- een val van enige hoogte;
- een ernstige val;
- een duik in ondiep water of op een voorwerp onder water;
- een hevige botsing.

Alleen bij levensbedreigende andere letsels of situaties wordt het slachtoffer bewogen, zoals bij de volgende stoornissen van de vitale functies:
- een bedreigde of belemmerde ademhaling → stabiele zijligging;
- een afwezige of onvoldoende ademhaling → beademen;
- een circulatiestilstand → reanimeren.

In alle andere gevallen laat men het slachtoffer onbeweeglijk liggen of zitten zoals hij gevonden wordt en worden de vitale functies nauwlettend in de gaten gehouden (tabel 31.45).

Tabel 31.45 Bijzondere botbreuken

Verschijnselen	*Bij ongestoord bewustzijn.*
	Pijn in de nek, rug of bekken.
	Alleen functiebeperking.
	Tintelingen in armen en/of benen.
	Krachtsverlies/verlamming.
	Eventueel ademhalingsstoornissen.
	Bij bewusteloosheid.
	Ongevalstoedracht.
	Ligging van het slachtoffer.
	Eventueel ademhalingsstoornissen.
Doel eerste hulp	Verergering voorkomen.
Doen	*Bij botbreuk van de wervels en/of bekken:*
	Laat het slachtoffer liggen, zoals u het slachtoffer vindt.
	Voorkom elke beweging van de wervelkolom.
	Deskundige hulp inschakelen.
	Het veiligstellen van de ademhaling gaat voor alles.
	Bij botbreuk van de ribben:
	Breng het slachtoffer in halfzittende houding.
	Ondersteun het slachtoffer.
	Deskundige hulp inschakelen.

31.8 Oogletsel

Omdat oogletsels vaak gepaard gaan met plotseling niet meer of minder scherp kunnen zien, is het slachtoffer angstig en in paniek. De ernst van het oogletsel wordt bepaald door het ongeval. Bij een eenvoudig oogletsel kan de hulpverlener meestal zelf de oorzaak vinden en een definitieve behandeling verrichten. In alle andere gevallen moet er een (oog)arts aan te pas komen, omdat het gevaar bestaat dat blindheid optreedt. Snel en correct handelen kan dan het gevaar verkleinen. Bij twijfel over de ernst van het oogletsel moet altijd een arts geraadpleegd worden. Een hulpverlener mag hierbij geen risico's nemen. Contactlenzen mogen hierbij niet verwijderd worden, tenzij het slachtoffer dit zelf kan doen.

De hulpverlener zal een keuze moeten maken tussen:
– een *eenvoudig oogletsel*, dat de hulpverlener zelf kan behandelen;
– een *ernstig oogletsel*, dat behandeld moet worden door een (oog)arts.

Een eenvoudig oogletsel (vuiltje in het oog)
Meestal is een vuiltje in het oog iets onschuldigs, zoals een vliegje, stof of zand en is er geen schade aan het oog ontstaan. Na het verwijderen van het voorwerp zal het probleem opgelost zijn (tabel 31.46).

Tabel 31.46 Eenvoudig oogletsel

Verschijnselen	Rood oog.
	Tranend oog en toegeknepen ooglid.
Doel eerste hulp	Verergering voorkomen.
Doen	Niet in het oog wrijven.
	Een loszittend vuiltje op het wit van het oog kan meestal worden verwijderd op de volgende manier:
	Trek met duim en wijsvinger de oogleden voorzichtig van elkaar
	Is het vuiltje zichtbaar, pik het er met de punt van een steriel gaasje uit, of veeg het naar de ooghoek aan de neuszijde, hier zitten de meeste traanklieren. Veeg nooit over het hoornvlies.
	Is het vuiltje niet zichtbaar, laat het slachtoffer naar boven kijken en trek het onderste ooglid naar beneden.
	Als het vuiltje zich op de oogbol of in de plooi van het onderste ooglid bevindt, veeg het dan voorzichtig via de ooghoek aan de neuszijde weg.
	Zit het vuiltje niet onder in het oog, laat het slachtoffer dan naar beneden kijken en trek het bovenste ooglid zo ver mogelijk omhoog. Als het vuiltje daar zit, veeg het er dan voorzichtig uit.
	Als na dit alles te hebben geprobeerd, niets wordt gevonden en het slachtoffer voelt toch iets zitten, ga dan met het slachtoffer naar een (oog)arts.

Een ernstig oogletsel (doordringende oogverwonding)
Dit kan veroorzaakt worden door een hout- of metaalsplinter of een kras van bijvoorbeeld een tak (tabel 31.47).

31 EERSTE HULP BIJ SPORTONGEVALLEN

Tabel 31.47   Ernstig oogletsel, scherp

Verschijnselen	Pijn in één of beide ogen.
	Rood oog.
	Tranend en dichtgeknepen oog.
	Een bloeding en/of vervormde pupil.
	Soms heeft het slachtoffer een 'tik' tegen het oog gevoeld.
	Angst, onrust.
	Verminderd gezichtsvermogen.
Doel eerste hulp	Zo snel mogelijk door een (oog)arts laten behandelen.
Doen	Stel het slachtoffer gerust.
	Niet in het oog wrijven
	Vermijdt druk op het oog
	Dek het oog zo snel mogelijk af met een kapje
	Trek het voorwerp niet uit het oog als het nog in het oog zit en er uitsteekt
	Vervoer het slachtoffer in halfzittende houding en ondersteun het hoofd.
	Beweeg de ogen zo min mogelijk, door het slachtoffer naar een vast punt te laten kijken

Een ernstig oogletsel (bijtende stoffen in het oog)

Bijtende stoffen in het oog kunnen het oog beschadigen en dienen zo snel mogelijk uit het oog gespoeld te worden (tabel 31.48).

Tabel 31.48   Ernstig oogletsel, bijtend

Verschijnselen	Pijn in één of beide ogen.
	Rood oog.
	Tranend en dichtgeknepen oog.
Doel eerste hulp	De bijtende stof zo snel mogelijk uit het oog spoelen.
	Zo snel mogelijk door een (oog)arts laten behandelen.
Doen	Stel het slachtoffer gerust.
	Laat het slachtoffer liggen.
	Houdt het oog open of laat dit een ander doen.
	Spoel de bijtende stof snel en voorzichtig met veel zacht stromend water, bij voorkeur lauw, uit het oog met een oogdouche of een kan (of bijv. de onderste helft van een plastic bekertje).
	Zorg, dat de bijtende stof niet in het andere oog komt, dus het hoofd neerleggen met het gewonde oog lager dan het gezonde oog.
	Verspil geen tijd.
	Blijf ten minste 30 minuten spoelen.
	Als er kalk in het oog is gekomen, moeten alle stukjes kalk weggespoeld worden.

Een ernstig oogletsel (verbranding van het oog)

Als iemand een oog heeft verbrand, bijvoorbeeld door middel van een steekvlam, moet het oog minimaal 10 minuten gekoeld worden (tabel 31.49).

Tabel 31.49   Ernstig oogletsel, verbranding

Verschijnselen	Pijn in één of beide ogen.
	Rood oog.
	Soms aangezichtsverbranding.
	Tranend of dichtgeknepen oog.
	Verminderd gezichtsvermogen.
Doel eerste hulp	Zo snel mogelijk koelen.
	Zo snel mogelijk door een (oog)arts laten behandelen.
Doen	Stel het slachtoffer gerust.
	Laat het slachtoffer liggen.
	Houdt het oog open of laat dit door een ander doen.
	Spoel het oog met veel zacht stromend water, bij voorkeur lauw, met een oogdouche of een kan.
	Breng het slachtoffer zo snel mogelijk naar een (oog)arts.

Een ernstig oogletsel (lasogen)

Lasogen ontstaan door inwerking van ultraviolette stralen van lasapparatuur, hoogtezon, felle lampen of felle zon op sneeuw. Daardoor kan het hoornvlies beschadigen (tabel 31.50).

Tabel 31.50   Ernstig oogletsel, lasogen

Verschijnselen	Treden soms pas na enige uren op.
	Hevige stekende pijn in één of beide ogen.
	Rood oog.
	Tranend of dichtgeknepen oog.
	Verminderd gezichtsvermogen.
Doel eerste hulp	Zo snel mogelijk door een (oog)arts laten behandelen.
Doen	Zo snel mogelijk naar een (oog)arts brengen.

Een ernstig oogletsel (stomp oogletsel)
Als het oog bijvoorbeeld door een harde bal geraakt wordt, kan dit schade veroorzaken zowel aan het oog zelf als aan de omgeving van het oog (breuk van de oogkas – tabel 31.51).

Tabel 31.51 Ernstig oogletsel, stomp

Verschijnselen	Uitwendig is niet altijd direct veel te zien. Soms Pijn; een blauw oog. Onscherp zien.
Doel eerste hulp	Zo snel mogelijk door een (oog)arts laten behandelen.
Doen	Stel het slachtoffer gerust. Zo snel mogelijk naar een (oog)arts of ziekenhuis brengen.

31.9 Materiaalkennis wondbehandeling

De sportmasseur moet weten dat de wondbehandeling door een deskundige in beginsel dezelfde is als de wondbehandeling door hemzelf. De principes van wondbehandeling zijn reiniging, ontsmetting en verbinden.

Het voordeel van een arts is dat hij kan beschikken over betere voorzieningen en instrumenten, verdoving kan toepassen en meer ervaring heeft. Vooral de wondreiniging kan hierdoor effectiever worden uitgevoerd.

Reiniging van de wond door de sportmasseur is noodzakelijk wanneer hij zelf de definitieve behandeling doet. Het bloed dat uit de wond stroomt (zogenaamde zelfreiniging van de wond) is soms onvoldoende. Het feit dat in Nederland leidingwater vrijwel zonder ziektekiemen is, maakt dit leidingwater tezamen met normale huishoudelijke zeep bij uitstek geschikt om de actieve reiniging uit te voeren. Men moet echter beseffen dat het onmogelijk is een uitwendige wond steriel te maken (d.w.z. zonder bacteriën). Wanneer de besmettingsgraad maar laag genoeg is door actieve reiniging, dan zullen de laatste overgebleven bacteriën zonder problemen worden opgeruimd door het natuurlijke genezingsproces van de wond. Na goed uitgevoerde reiniging en ontsmetting is het afdekken van de wond met zo schoon mogelijk materiaal (kiemvrij, steriel) een kleine kunst.

Onderdeel van de wondbeoordeling is het kijken naar en in de wond. Kijken dus zonder de wond aan te raken. Wij krijgen dan een indruk van de aard en de ernst van de wond. Bovendien kunnen wij zien of er vreemde voorwerpen in zitten. Elke wond waarin vreemde voorwerpen zitten (bijv. glas of straatvuil) dient definitief behandeld te worden door een arts. Het verwijderen van deze vreemde voorwerpen gebeurt dus niet door de sportmasseur. Geen gepeuter met pincetten. De arts kan met betere hulpmiddelen grondiger te werk gaan en ervoor zorgen dat het slachtoffer minder pijn heeft. De uitzonderingen hierop vormen natuurlijk de eenvoudige splinterverwonding en de schaafwond waarin oppervlakkig vuil zit dat gemakkelijk te verwijderen is met water en zeep.

31.9.1 Wondbehandeling

We komen nu op het terrein, waar de sportmasseur, die tevens als verzorger optreedt, veel mee te maken zal krijgen (tabel 31.52).

Tabel 31.52 Materiaalkennis

Dekverband	Steriel afdekken van een wond. Snelverband. Wondsnelverband. Gaasje met kleefpleister. Gaasje met hydrofiel zwachtel. Gaaspleister.
Drukverband	Druk geven op zwelling. Synthetische witte watten. Ideaal windsel.
Wonddrukverband	Druk geven op ernstige bloedende wond. Dekverband. Drukverband.
Steunverband	Mitella. Brede das. Smalle das.

Kleine wonden
Voor het behandelen van kleine wonden gebruiken we:
– hansaplast;
– steriel gaasje afgeplakt met een pleister;
– verbandspray (vloeibaar verband).

Op een pas gewassen huid mag nooit direct een pleister geplakt worden. De huid is dan nog te week. De kans bestaat dat onder de pleister de huid gaat smetten. Bovendien is door het wassen en eventueel ook nog door het natranspireren de huid te vochtig om het goed hechten van de hansaplast of pleister te garanderen. Dus moet u de huid eerst wat laten opdrogen. Het kan verder zinvol zijn de haren weg te scheren op die plaatsen waar de pleisters komen te zitten.

Voor het opplakken van de hansaplast of het aanbrengen van het steriele gaasje desinfecteert u de omgeving van de wond met betadine jodium of sterilon. Mocht de huid onder de pleister toch geïrriteerd zijn geraakt (rood, blaarvorming), gebruik dan ook geen gewone pleisters, maar huidvriendelijke pleisters.

Voor het goed aanhechten van de pleisters kunt u gebruikmaken van leukospray, een substantie die de eigenschap heeft een pleister zeer goed te laten plakken, ook op een vochtige huid (niet op de wond spuiten, dus eerst de wond afdekken). Een goed alternatief is tegenwoordig het gebruik van speciale (ademende) wondspray, die zowel op de wond als op de omgeving kan worden gespoten.

Grotere wonden

Voor het behandelen van grotere wonden gebruiken we:
- betadine jodium of sterilon (desinfecteren);
- een steriel gaasje (een zestientje) voor het steriel afdekken van de wond;
- een dekverband (hydrofiel) voor het vastzetten van het gaasverband;
- of een snelverband in plaats van het steriele gaasje en het hydrofielverband.

Joderen

Bij een bloedende grote snij- of steekwond zal het niet nodig zijn de wond zelf te joderen. Door het bloeden zal de betadine jodium ook direct afgevoerd worden. Bovendien reinigt de wond zichzelf door het bloeden. Wel moeten de wondranden met betadine jodium worden gereinigd.

Steriel gaasje

Nadat de wondranden gejodeerd zijn, brengen we een steriel gaasje aan op de wond.

Hydrofielverband

Het steriele gaasje wordt nu vastgezet met een hydrofiel (dek)verband.

Hechtpleister (zwaluwstaartje)

Het kan bij snijwonden nodig zijn om de wondranden naar elkaar toe te brengen. Het beste resultaat bereikt u met het aanbrengen van een zogenaamd zwaluwstaartje, geknipt uit een stukje kleefpleister of hansaplast, maar ze zijn ook als zodanig in de handel. Na het joderen van de wondranden brengt u het zwaluwstaartje aan, dwars over de wond en zodanig dat u de wondranden daadwerkelijk naar elkaar toebrengt. Daarna moet u de wond steriel verbinden.

Huidhechtmateriaal

Beter nog dan het gebruik van een zwaluwstaartje is het in de handel zijnde steriel verpakte huidhechtmateriaal, zoals:
- leukostrips;
- steristrips.

Wondverbanden

Uiteraard maakt het oefenen van diverse verbanden een onderdeel uit van de praktijklessen. Om u hierbij enigszins te steunen, volgt onderstaand een korte beschrijving van de wondverbanden.

31.9.2 Het aanleggen van een dekverband

Als u een dekverband wilt aanleggen, zet u de volgende stappen:
- beoordeel de grootte van de wond en kies een maat steriel gaas, die de wond ruim bedekt;
- soms kan het nodig zijn twee of meer steriele gazen naast elkaar overlappend op de wond te leggen;
- zorg ervoor dat het steriele gaas zo min mogelijk wordt aangeraakt en zeker niet met de zijde waarmee het op de wond komt;
- scheur de verpakking aan een zijde in;
- verwijder een helft van de verpakking en breng het gaas vlak boven de wond;
- terwijl met een vinger het gaas opzij van de wond tegen de huid wordt gedrukt, wordt de rest van de verpakking verwijderd. Het gaas komt daarbij volledig op de wond;
- leg op het steriele gaas een laagje witte watten;
- kies een hydrofiele zwachtel, waarvan de breedte geschikt is voor het lichaamsdeel waar de wond zich bevindt;
- neem de zwachtel zo in de hand dat in de rol wordt gekeken:
  • leg de eerste slag met de zwachtel schuin over de wond en veranker de zwachtel;
  • zwachtel in het algemeen van de dunne zijde naar de dikke zijde van het lichaamsdeel; de zwachtel moet worden gerold en niet worden gelegd;
  • het einde van de zwachtel kan ruim naast de wond worden geknoopt of met een stukje kleefpleister worden vastgezet.

Het steriele gaas en de witte watten moeten helemaal door de zwachtel worden bedekt.

Een klein wondje kan worden afgedekt met een steriel gaas en een kleefpleister of met een gaaspleisterverband, het zogenaamde pak- en plakverband. Dit pak- en plakverband heeft een nadeel. Als het te lang blijft zitten, maakt het de huid onder de kleefpleister week. Dit bevordert besmetting en dus de kans op infectie. Zorg dat het gaas bij het aanbrengen van dit dekverband steriel blijft. Raak niet met de vingers dat deel van het verband aan, dat direct op de wond komt

31.9.3 Het aanleggen van een snelverband

Bij het aanleggen van een snelverband nemen we de volgende zaken in acht:
- beoordeel de grootte van de wond en kies een maat snelverband, dat uitgevouwen de wond ruim bedekt;
- verwijder de verpakking; zorg dat het verband opgevouwen blijft;
- pak het snelverband met beide handen vast, met de zwachtels naar boven;
- breng het verband op ongeveer 30 cm boven de wond en neem in elke hand een zwachtel;
- beweeg de handen uit elkaar, waardoor het snelverband openslaat;
- breng nu het verband op de wond, direct op de goede plaats; het mag niet meer verschuiven;
- neem een van de zwachtels en rol daarmee de eerste slag voor de helft van de breedte op het verband en de andere helft op de huid.

31.9.4 Het aanleggen van een wonddrukverband

Bij een grote en sterk bloedende wond kan het nodig zijn er een drukverband op aan te leggen nadat de wond steriel is afgedekt. Zo'n drukverband is opgebouwd uit:
- steriel gaasje;

- witte watten;
- vette watten;
- een cambric zwachtel.

U zorgt ervoor dat de druk van het verband op de wond het grootst is. De cirkeltoeren die links en rechts naast de wond aangebracht worden, moeten minder druk geven.
Laat de watten aan beide zijden van het wonddrukverband circa 2 cm uitsteken. Het uitsteken van de watten voorkomt knellen en een belemmering van de bloedsomloop ter plaatse.

Het wonddrukverband wordt op de volgende manier aangelegd: eerst wonddekverband, daarna een drukverband dat gelijk is aan het drukverband bij contusie en distorsie. De reden hiervoor is dat ieder verband dat door een sportmasseur is aangelegd, direct wordt verwijderd wanneer de sporter onder de zorg van deskundigen is gekomen.
Dan gaat u op de volgende manier verder:
- leg op het dekverband (dit is vrijwel altijd het snelverband) een laagje witte watten;
- leg daaromheen circulair een laag synthetische watten;
- kies een cambric zwachtel, waarvan de breedte geschikt is voor het gewonde lichaamsdeel;
- neem de zwachtel zo in de hand dat in de rol wordt gekeken;
- leg de eerste slag met de zwachtel schuin over de wond en veranker de zwachtel;
- leg de tweede slag ook over de wond en leg deze met enige kracht aan;
- rol de derde slag iets beneden de wond, ervoor zorgend dat de vorige slag voor tweederde van de breedte wordt bedekt;
- leg de vierde slag weer over de wond en leg deze met enige kracht aan;
- rol de vijfde slag iets boven de wond, en zorg ervoor dat wederom de vorige slag voor tweederde van de breedte wordt bedekt; de volgende slag wordt dan weer met enige kracht midden over de wond gelegd en u gaat hiermee door, steeds een slag met enige kracht op de wond leggend en beurtelings beneden en boven de wond een slag afrollend;
- laat de watten aan beide zijden van het wonddrukverband circa 2 cm uitsteken; het uitsteken van de watten voorkomt knellen en een belemmering van de bloedsomloop ter plaatse;
- het einde van de zwachtel kan met een knoop of met een strook kleefpleister worden vastgezet.

Na het aanleggen van een wonddrukverband geeft u het gewonde lichaamsdeel in een verhoogde ligging steun en rust. Bij een bloeding aan het been moet het been worden hooggelegd. Teneinde het been rust te geven moet ervoor gezorgd worden dat het been volledig wordt ondersteund.
Het rust geven aan het getroffen lichaamsdeel na het stelpen van de bloeding beoogt:
- het getroffen lichaamsdeel zo min mogelijk te laten bewegen;
- de pijn te verminderen.

31.9.5 Moderne materialen (tabel 31.53)

Tabel 31.53 *Bandagematerialen*

- elastische bandage, hetzij klevend aan de huid of aan zichzelf, met diverse kleeflagen. In de lengte, in de breedte of in de lengte en breedte rekkend;
- niet klevende elastische bandages, zowel voor steun als voor wondverbanden;
- niet-elastische kleefbandages, hechtpleisters, sporttapes in de diverse maten en van verschillende kwaliteit;
- schuimrubber, schuimplastic, vilt in diverse dikten al of niet voorzien van een kleeflaag, schuimrubber sluifjes;
- synthetische watten als vervanging voor vette watten;
- plastic foliëen voor afdichting en/of bescherming van wonden en/of kleding.

Vette watten zijn generaties lang de verende laag geweest in het drukverband. Iedereen heeft echter de ervaring opgedaan dat het lang niet altijd gemakkelijk is de vette watten gelijkmatig te verdelen, wat een vereiste is voor een goede drukverdeling door het verband. De moderne synthetische watten laten zich veel gemakkelijker gelijkmatig verdelen en bovendien pluizen deze niet. Uit oogpunt van gebruikersgemak is daarom besloten de synthetische watten (= vliespolster) als voorkeur naar voren te brengen.

De elastische eigenschap van de ideaalzwachtel heeft vooral voordeel bij het drukverband om de enkel, omdat met de ideaalzwachtel makkelijker een goede pasvorm is te bereiken. Deze wordt bij voorkeur gebruikt voor het drukverband om gewrichten. Op alle plaatsen van het lichaam kan echter ook de cambric zwachtel worden gebruikt.

31.9.6 Besmetting en infectie

Om op verantwoorde wijze zelf de definitieve behandeling te kunnen doen, moet de sportmasseur perfect weten wat besmetting is en wanneer natuurlijke genezing (ontstekingsverschijnselen) overgaat in infectie. Alleen wanneer hij deze kennis heeft, kan hij ook beoordelen wanneer het fout gaat en alsnog om behandeling door een arts verzocht moet worden. Hij moet natuurlijk ook over de juiste materialen beschikken (tabel 31.54).

Tabel 31.54   *Verbandmaterialen t.b.v. verzorging*

Desinfectiemiddelen
- betadine jodium;
- sterilon spray, cetovlon, desogeen;
- waterstof peroxide.

Wondverbandmiddelen
- wondpleisters, elastisch/niet elastisch;
- snelverbanden in diverse maten;
- witte watten/vette watten;
- hydrofiel windsels, cambric windsels;
- steriel gaas in diverse maten;
- katoenen windsels;
- zwaluwstaartjes;
- vingertopverbanden
- verbandspray, buisverbanden.

31.10 Behandeling van overige huid- en nagelproblemen

31.10.1 Eeltvorming

Eeltvorming ontstaat door te intensieve druk en/of wrijving op een bepaalde plaats.

Behandelen:
Met schuurpapier of met een nagelvijl. Er zijn ook huidirritatievoorkomende middelen te krijgen, die tevens de eeltvorming afremmen. Ook kan een eeltrasp gebruikt worden.

31.10.2 Blaarvorming

Als bij sterke lokale wrijving de slijtage sneller gaat dan de vorming van nieuw eelt, dan ontstaat er een blaar.

Preventie:
- dragen van goed schoeisel en sokken zonder stoppen;
- bij trainen op een hard veld kan men blaren voorkomen door de kousen met zeep in te strijken.

Blaarbehandeling:
- prik nooit een brandblaar door;
- prik nooit een blaar op het scheenbeen door; men zou hiermee het beenvlies kunnen beschadigen;
- voor een wedstrijd een blaar wel doorprikken en steriel afdekken met zogenaamde tweede huid.

Het prikken:
- de blaar en de directe omgeving geheel joderen;
- de blaar steriel doorprikken en het vocht uit de blaar drukken; bij blaren onder de voet doorprikken in de looprichting dat wil zeggen aan de voor- en achterzijde van de blaar;
- de blaar (zo nodig steriel afdekken en) dakpansgewijs afplakken.

Behandeling van een open blaar:
- desinfecteren van de blaar en de directe omgeving;
- losse huid wegknippen met een scherpe steriele puntschaar;
- wond afdekken met een speciaal steriel gaasje dat niet aan de wond hecht;
- schuimrubber ontlastingscompres plaatsen, een gaatje maken op de plaats van de blaar;
- afplakken;
- juiste kousen en schoenen.

31.10.3 Blauwe nagel

Preventie:
- het dragen van goed schoeisel;
- de nagels kort geknipt houden.

Behandeling:
- joderen van de hele nagel en de nagelrand;
- een gaatje boren in de nagel, zodat bloed en vocht naar buiten kunnen (de druk is dan weg);
- opnieuw joderen;
- steriel afdekken.

Behandelt men een blauwe nagel direct nadat het letsel is opgelopen, dan zal de nagel er niet afgaan, maar gewoon uitgroeien.

31.10.4 Ingescheurde of losgetrokken nagel

Een ingescheurde of losgetrokken nagel moet worden afgedekt met tape, pleister of een schuimrubberen hulsje. Bij het afnemen van de tape moet u eerst die zijde losmaken waar de nagel nog vastzit. Dit om te voorkomen dat de zaak weer losgetrokken wordt.

31.10.5 Zwemmerseczeem of badschimmel (epidermofytie)

Het zogenaamde zwemmers- of badeczeem is in werkelijkheid geen eczeem, maar een schimmelinfectie van de voeten. Deze schimmels (tenenschimmels) zijn bijna altijd op de huid aanwezig, zodat er een doorlopende mogelijkheid tot infectie bestaat. Het is dus niet zo dat men de aandoening in een zwembad opdoet. Steeds wanneer de huid warm wordt en lange tijd achtereen vochtig blijft, kunnen de schimmels door de week geworden hoornlaag binnendringen en beginnen te groeien. Sommige mensen zijn overgevoelig voor schimmels, er ontstaat dan pijn, jeuk en branden op de besmette plaatsen. In de meeste gevallen zijn de bezwaren echter gering.
Meestal begint de aandoening met een kloof tussen de 4e en de 5e teen, er zijn dan huidflarden te zien tussen de tenen. Neemt men de huidflarden weg, dan is de huid eronder rood en glanzend.
Een tweede vorm begint met een verdikking, roodheid en afschilfering van de huid, meestal ook tussen de tenen, maar ook

aan de voetzolen en de voetranden. Deze plekken kunnen op eelt lijken. De ene voet is dan vaak meer aangetast dan de andere. De handen zullen zelden bij deze aandoening betrokken raken.
Alleen bij mensen die naar overgevoeligheidsreacties neigen, ontstaan op de handen soms kleine blaasjes die een zogenaamde overgevoeligheidsreactie zijn op de voetschimmel. De arts kan een schimmelinfectie of een kweekreactie van de voet met zekerheid vaststellen door een microscopisch onderzoek.
De aandoening van de voet is soms zeer hardnekkig, hij verbetert in de winter en verergert in de zomer.
Het beste middel om verergering en herhaling te voorkomen is: de voeten vooral tussen de tenen goed afdrogen na het baden en voetpoeder gebruiken. Men kan het beste open sandalen of goed geventileerd schoeisel dragen en bij sterk zweten moet men de voeten enkele malen per dag wassen en goed afdrogen en poederen (decylonzalf, met goedvinden van de arts). Men moet dagelijks schone sokken aantrekken (katoen of wol).
Schimmeldodende middelen kunnen pas worden toegepast nadat de ontstekingsverschijnselen verdwenen zijn.

Behandelen van kloven tussen de tenen:
- na het wassen (zonder zeep) goed afdrogen;
- tussen de tenen joderen (povidonjodium 10%);
- wattenrolletjes tussen de tenen aanbrengen, zodat de tenen elkaar niet kunnen raken;
- wattenrolletjes 24 uur laten zitten.

Indien nodig kan men de behandeling herhalen.

31.11 Vervoer

31.11.1 Rautekgreep

Het slachtoffer zit op een stoel en dreigt ervan af te vallen (zie tabel 31.55).

Tabel 31.55 *Verplaatsen zittend slachtoffer*

Doel eerste hulp	Een slachtoffer verplaatsen over korte afstand.
Doen	Ga rechts van het slachtoffer staan; Houdt de schouder van het slachtoffer vast; Plaats de rechtervoet dwars voor de rechtervoet van het slachtoffer; Plaats de knie van hetzelfde been tegen de knie van het slachtoffer; Breng de onderarmen onder de oksels door; Breng één arm van het slachtoffer vóór de borst; Leg de handen met aanééngesloten vingers en duimen over deze onderarm; Houd met het linkerbeen de stoel tegen; Laat het slachtoffer langs uw linkerbeen van de stoel afglijden; Breng het slachtoffer in ruglig; Ondersteun hierbij het hoofd.

Het slachtoffer ligt in ruglig en moet verplaatst worden (zie tabel 31.56).

Tabel 31.56 *Verplaatsen liggend slachtoffer*

Doel eerste hulp	Een slachtoffer verplaatsen over korte afstand.
Doen	Knielen links naast het slachtoffer ter hoogte van diens schouder; Plaats de rechtervoet achter het hoofd van het slachtoffer; Plaats de rechterhand onder het hoofd van het slachtoffer; Breng de vingers van die hand in de rechteroksel van het slachtoffer; Leg de linkerhand vanaf de rugzijde in de linkeroksel van het slachtoffer; Breng het slachtoffer in een vloeiende beweging in zittende houding; Plaats het lichaam achter het slachtoffer ter ondersteuning; Schuif de armen onder de oksel door; Breng één onderarm van het slachtoffer vóór de borst; Leg de handen met aanééngesloten vingers en duimen over deze onderarm; Ga in hurkhouding zo dicht mogelijk tegen het slachtoffer aan zitten met de voeten aan weerszijden van het slachtoffer; Til het slachtoffer op door de benen te strekken; Denk om uw eigen rug; Eventueel kan het slachtoffer ook knielend versleept worden zonder getild te worden.

31.11.2 Vervoer

Vervoer over korte afstand door 1 persoon (zie tabel 31.57).

Tabel 31.57 *Vervoer door één persoon*

Doel eerste hulp	Een slachtoffer, met letsel aan één been, dat nog op één been kan steunen kan door ondersteuning over korte afstand worden verplaatst.
Doen	Ga aan de gezonde zijde van het slachtoffer staan; Laat het slachtoffer één arm om uw hals slaan; Houdt die arm stevig bij de pols vast; Laat het slachtoffer alleen op het gezonde been staan; Sla uw andere arm om het middel van het slachtoffer; Pak zo mogelijk de onderarm vast; Zet uw heup achter zijn bil; Geef het slachtoffer met uw heup een zetje; Laat het slachtoffer gelijkertijd d.m.v. een commando meehuppen; Geef een commando, zodat het slachtoffer mee kan huppen.

Vervoer over korte afstand door 2 personen (zie tabel 31.58). Dit wordt ook wel het dragen in een stoeltje genoemd.

Tabel 31.58 *Vervoer door twee personen*

Doen	Helper A pakt zijn eigen pols vast; Daarna één van de polsen van helper B; Helper B met die hand de pols van helper A; Helper B legt de vrije hand op de schouder van helper A, hierdoor wordt een zitje met rugleuning gevormd.

32 Functieonderzoek

Leerdoelen

Als u deze leerstof bestudeerd hebt, moet u in staat zijn om:

1 De belangrijke punten uit het functieonderzoek te noemen.
2 De tests te noemen voor het functieonderzoek en deze uit te voeren, zowel actief, passief als onder statische weerstand in een zelf gekozen stand in het anatomische bewegingsvlak, die links en rechts gelijk is in de volgende gewrichten als functionele eenheid:
   a tenen:
     - flexie;
     - extensie;
   b enkelgewricht:
     - bovenste spronggewricht:
       – plantairflexie;
       – dorsaalflexie;
     - onderste spronggewricht:
       – inversie;
       – eversie;
   c kniegewricht:
     - flexie;
     - extensie;
     - endorotatie;
     - exorotatie;
   d heupgewricht:
     - anteflexie;
     - retroflexie;
     - abductie;
     - adductie;
     - endorotatie;
     - exorotatie;
   e schoudergewricht:
     - anteflexie;
     - retroflexie;
     - abductie;
     - adductie;
     - endorotatie;
     - exorotatie;
   f elleboogewricht:
     - flexie;
     - extensie;
     - pronatie;
     - supinatie;
   g polsgewricht:
     - dorsaalflexie;
     - palmairflexie;
     - ulnair abductie;
     - radiaal abductie;
   h duimgewricht:
     - basisgewricht:
       – abductie;
       – adductie;
     - zadelgewricht:
       – opponeren;
       – reponeren;
     - overige kootjes:
       – flexie;
       – extensie;
   i vingers:
     - basisgewricht:
       – abductie;
       – adductie;
     - overige kootjes:
       – flexie;
       – extensie.
3 Bandtests uit te voeren van het kniegewricht:
   - lig. collaterale mediale;
   - lig. collaterale laterale;
   - lig. cruciatum anterior;
   - lig. cruciatum posterior.
4 Spieren te noemen van bovengenoemde gewrichten, die de neiging hebben tot verkorten en deze op lengte te kunnen testen zoals:
   - m. pectoralis major;
   - palmair flexoren van de pols;
   - dorsaalflexoren van de pols;
   - m. iliopsoas;
   - adductoren heup;
   - m. rectus femoris;
   - hamstrings;
   - m. soleus;
   - m. gastrocnemius.
5 Naar aanleiding van de gegevens uit het functieonderzoek een verzorgings- en massageplan op te kunnen stellen.

32.1 Werkhypothese

Op basis van de gegevens die de sportmasseur heeft verkregen uit het algemeen functieonderzoek dat aan de massagebehandeling voorafgaat (zie paragraaf 3), bepaalt hij welk gewricht(en) en spier(en) hij vervolgens test.
Het testen van een gewricht gebeurt eerst actief, vervolgens passief en vervolgens nog onder weerstand. Indien spieren die deel uitmaken van het gewricht als functionele eenheid, de neiging hebben tot verkorten, dan worden deze spieren op lengte getest.
Het algemeen orthopedisch onderzoek is in principe gebaseerd op een drietal onderdelen:
- actief bewegingsonderzoek;
- passief bewegingsonderzoek;
- spierweerstandstests.

Voor diverse gewrichten wordt meer specifiek onderzoek verricht, zoals stabiliteitsonderzoek en spierlengtetests.

32.2 Actief bewegingsonderzoek

Bij het actieve bewegingsonderzoek beoordeelt de onderzoeker de beweging in alle vlakken van het gewricht.
- Worden de bewegingen harmonisch uitgevoerd?
- Wordt er gecompenseerd bij het uitvoeren van de beweging?
- Wordt in alle gevallen de eindstand in een gewricht bereikt?
- Is er eventueel verschil tussen het concentrisch en excentrisch uitvoeren van de beweging?

Daarbij wordt nog gevraagd naar een pijnlijk bewegingstraject (painful arc).

32.3 Passief bewegingsonderzoek

Bij het passieve bewegingsonderzoek onderzoekt de onderzoeker
- de kwaliteit van de beweging;
- de bewegingsuitslag, die beperkt of pijnlijk kan zijn;
- het eindgevoel van de bewegingsuitslag.

Dit beoordeelt hij in het hele bewegingstraject tot aan de eerste bewegingsstop. Hij vraagt aan de sporter om aan te geven wanneer bepaalde bewegingen een overmatig rekgevoel of pijn geven. Daarna wordt met weinig meer druk (overdruk) en geringe kracht getest en beoordeeld hoe het eindgevoel is. Deze test moet goed worden uitgevoerd. Bij pijn treedt meestal van de zijde van de sporter een musculaire afweerspanning op. In dat geval krijg je geen objectief oordeel.
De test begint altijd met het uitvoeren van de beweging aan de gezonde zijde. Het verloop van deze beweging en het eindgevoel hiervan neemt de sportmasseur als norm voor de passieve bewegingen van de aangedane zijde.

Voor een goed bewegingsonderzoek is een aantal voorwaarden en begrippen aan te geven. Zo moet men bij het begin van het onderzoek het gewricht steeds in dezelfde zogenaamde nulstand brengen. Ieder gewricht heeft, al naar gelang zijn bouw, een typisch fysiologisch eindgevoel in de diverse bewegingsrichtingen. Dit typisch eindgevoel moet bij de onderzoeker bekend zijn.
Bij de beperkingen wordt over het algemeen het begrip 'capsulair patroon' gehanteerd.

32.3.1 Stand van het gewricht

Er wordt bij aanvang van het onderzoek gebruikgemaakt van de internationaal erkende neutrale 0-stand. Deze is voor elke gewricht gedefinieerd. Men gebruikt deze om de bewegingsuitslag te meten die ons inzicht verschaft in de kwantiteit van de beweging. De bewegingsuitslagen worden hierbij naar beide zijden gemeten vanuit de 0-stand.
De 0-stand wordt eveneens gebruikt voor:
- de functieproeven;
- de spierlengtetests;
- de isometrische weerstandstests.

32.3.2 Fysiologisch eindgevoel

Elastisch – week
De remming wordt gegeven door extra-articulaire structuren dat wil zeggen door spieren. Deze worden bij de eindstandige bewegingen hetzij platgedrukt, zoals bij flexie van het elleboog- en kniegewricht, hetzij gerekt, zoals bij passieve abductie in het heupgewricht door remming van de adductoren. Het eindgevoel is dan enigszins verend – vast.

Elastisch – vast
De remming vindt plaats door het kapsel en de ligamenten. Deze eindstand komt veruit het meeste voor. De verschillen per gewricht en ook per individu zijn aanmerkelijk. Vergelijk met de gezonde zijde geeft een goede indicatie.

Elastisch – hard
De remming wordt veroorzaakt door stevige ligamenten. Het geeft nagenoeg dezelfde remming als een benige remming. Men rekent hiertoe de extensie van het elleboog- en het kniegewricht, alsmede de plantaire flexie in het bovenste spronggewricht. Deze te verwachten harde eindgevoelens worden met een snelle beweging manipulatief getest.

Het eindgevoel is in alle gevallen ligamentair begrensd. Van een echte fysiologische benige remming is dus geen sprake. Bot is materiaal dat de eigenschap heeft zich aan te passen. Als een bot bij normale bewegingsuitslagen steeds het andere bot waarmee het een gewricht vormt benig stopt, dan zal kalkafzetting vaak het gevolg zijn.

32.3.3 Pathologisch eindgevoel

Bij het pathologische eindgevoel onderscheiden we de volgende onderdelen:
- Harder dan verwacht: aan de beweging neemt kapsel deel, dat niet elastisch geworden is (bij osteofyten).
- Zachter dan verwacht: meestal remt een spier, terwijl een remming door het kapsel plaats moet vinden.
- Verend – enigszins springend: inklemmingsverschijnselen, zoals bij een meniscus.
- Spastisch: afweerspanning bij zeer pijnlijke aandoeningen.

Een gewrichtsmuis (corpus librum) kan het eindgevoel in beide richtingen veranderen, wat wil zeggen dat het weker of harder kan zijn dan verwacht wordt bij de test. Ook kan een zogenaamd eindgevoel niet aanwezig zijn, wanneer de onderzoeker door hevige pijn niet in het eindgevoel komt. Dit duidt dan meestal op een ernstige aandoening.

32.3.4 'Painful arc'

Een 'painful arc' ontstaat wanneer in het verloop van een actieve beweging een aangedane structuur eerst gecomprimeerd wordt en vervolgens weer vrij komt. In de praktijk komt deze aandoening regelmatig voor. Een bekend voorbeeld is het abduceren van de arm bij een aantal aandoeningen van de schoudergordel. Ook bij ventrale flexie van de romp, rotatie van het hoofd enzovoort, zien we deze aandoening wel.

32.3.5 Capsulair patroon (Cyriax)

Bij het capsulair patroon gaat het om een voor een gewricht typische bewegingsbeperking. Hierbij is de verhouding tussen de bij de beweging betrokken componenten uiterst belangrijk. Een capsulair patroon komt alleen bij gewrichten voor, die door spieren bewogen worden. Een capsulair patroon duidt op een volledige irritatie van het gewrichtskapsel. Al naar gelang het klachtenpatroon kan het capsulair patroon nog in het beginstadium zijn. De sporter (cliënt) bespeurt pijn en een lichte bewegingsbeperking als eerste aan het einde van de beweging. De sportmasseur (onderzoeker) merkt bij het passieve bewegingsonderzoek een verandering in de eindstand van het gewricht. Wordt de prikkeling sterker, dan ontwikkelt zich ook een sterkere bewegingsbeperking. De pijn staat dan op de voorgrond.

Een capsulair patroon is een bewegingsbeperking volgens een typisch patroon. Het komt onder andere voor bij gewrichtsaandoeningen.

32.3.6 Referred pain

Hierbij ervaart de sporter de pijn op een andere plaats dan waar de laesie gelokaliseerd is. Het gaat hierbij om een reflectorische prikkel van het segmentale nocisensorische systeem tussen het gewricht met de daarbij behorende structuren, het tendomyotische systeem en/of de inwendige organen.
Een segment is het gemeenschappelijke areaal van het gebied dat door de spinale zenuwen wordt verzorgd.

32.4 Weerstandstests

De weerstandstests worden uitgevoerd om spier en pees op kracht te testen. Ook hier wordt eerst de niet aangedane zijde getest. Het gegeven dat hieruit verkregen wordt, wordt als norm genomen voor de aangedane zijde. Voor het uitvoeren van de test vraagt de onderzoeker aan de sporter om aan te geven wanneer de test pijnlijk wordt.
Bij de test spant de sporter een spier of spiergroep aan, terwijl de onderzoeker zo veel tegendruk geeft, dat er geen beweging in het gewricht plaatsvindt. Hierbij is dus sprake van een krachtige isometrische contractie. Daarmee wordt beoordeeld of er sprake is van een verminderde kracht en of de test pijnlijk is.

32.5 Functietests per gewricht

De functietests dienen om vast te stellen of de sporter van een eerder opgelopen blessure hersteld is. Aan de hand van de gegevens die de sportmasseur heeft verkregen uit informatie, inspectie en functietests, wordt een behandelplan voor de massage en de sportverzorging opgesteld. De functietests bestaan uit alle mogelijke actieve, passieve bewegingen en weerstandsbewegingen die in het betreffende gewricht mogelijk zijn.
Bij de actieve bewegingen moet vooral gelet worden op de mogelijke verschillen in bewegingsuitslagen en of het afgelegde bewegingstraject harmonieus verloopt.
Bij het passieve onderzoek en het weerstandsonderzoek begint men het onderzoek met het niet aangedane lichaamsdeel. De gegevens die men bij deze test verzamelt, worden als norm genomen bij de test van het lichaamsdeel dat van een blessure hersteld is. Voor men met dit laatste onderzoek begint, wordt aan de sporter (cliënt) gevraagd om aan te geven wanneer bij het uitvoeren van de test een meer dan normaal rekgevoel of pijn ontstaat.
De weerstandstests geven een indicatie van de kracht van de spier. Daar waar mogelijk wordt gebruikgemaakt van het lichaamsgewicht van de sporter. Spieren die de neiging hebben tot verkorten, worden op lengte getest, waarbij de spier eveneens op rek wordt gebracht. Overeenkomstige spiergroepen moeten ten opzichte van elkaar vergeleken worden. Belangrijk hierbij is ook de sensatie (het rekgevoel) die de sporter bij maximale bewegingsuitslag ondervindt.

Bij het onderzoek van de onderste extremiteit wordt in de praktijk het actieve bewegingsonderzoek weinig gebruikt en zal men volstaan met het passieve bewegingsonderzoek.

32.5.1 Schoudergewricht

Actief

Als eerste worden de bewegingen in het schoudergewricht onbelast getest om alle assen van het art. humeri. Deze bewegingen zijn:
- anteflexie (fig. 32.1) en retroflexie (fig. 32.2) om een frontale as in het sagittale vlak;
- abductie (fig. 32.3) en adductie (fig. 32.4) om een sagittale as in het frontale vlak; de adductie moet zowel worden uitgevoerd vanuit de normale ruststand, als vanuit 90° geabduceerde arm;
- endorotatie (fig. 32.5) en exorotatie (fig. 32.6) om een longitudinale as of rotatieas in het transversale vlak.

Passief

Bij het passief testen laten we de volgende bewegingen de revue passeren:
- Anteflexie (fig. 32.7): de onderzoeker omvat met de ene hand de elleboog en plaatst de andere hand op het acromion. Hij beweegt de arm naar maximale anteflexie (= elevatie).
- Retroflexie (fig. 32.8): de onderzoeker omvat met de ene hand de bovenarm en plaatst de andere hand op het acromion. Hij beweegt de arm naar maximale retroflexie.
- Abductie (fig. 32.9): de onderzoeker omvat met de ene hand de elleboog en plaatst de andere hand op het acromion. Hij eleveert de arm tot in de eindstand (180°).

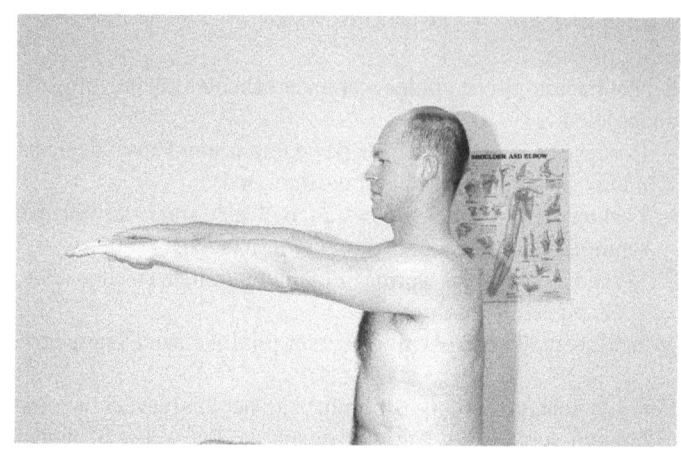

Fig. 32.1

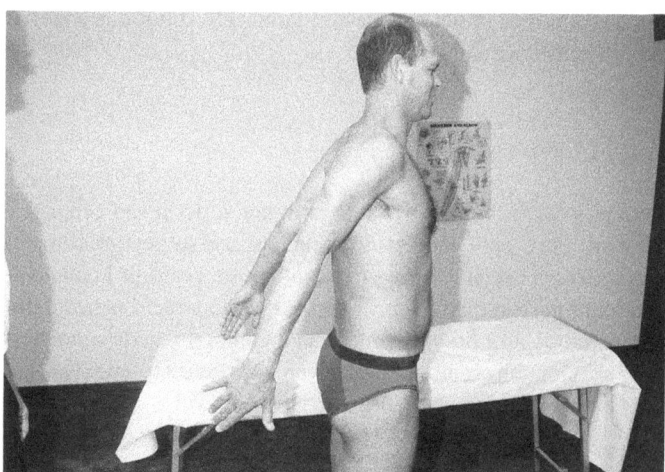

Fig. 32.2

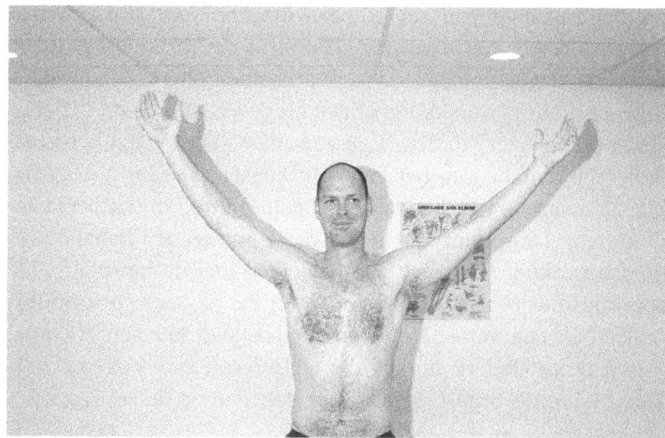

Fig. 32.3

32 FUNCTIEONDERZOEK

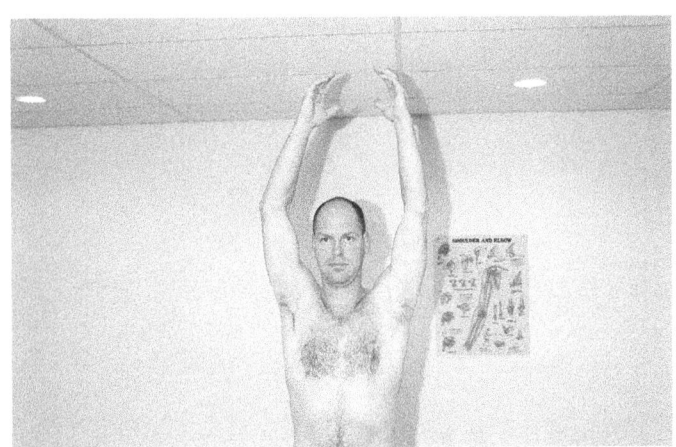

Fig. 32.4

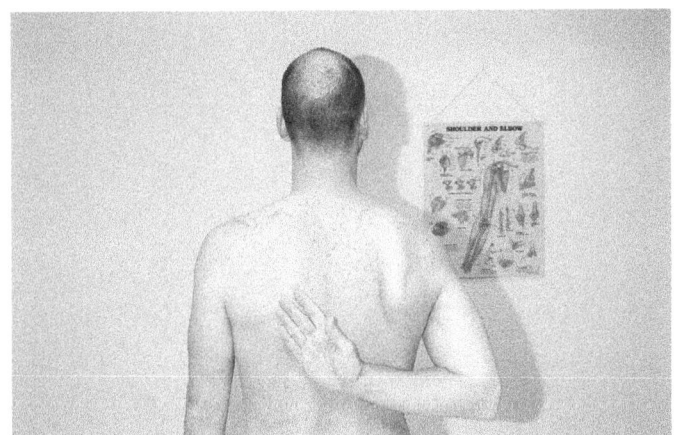

Fig. 32.5

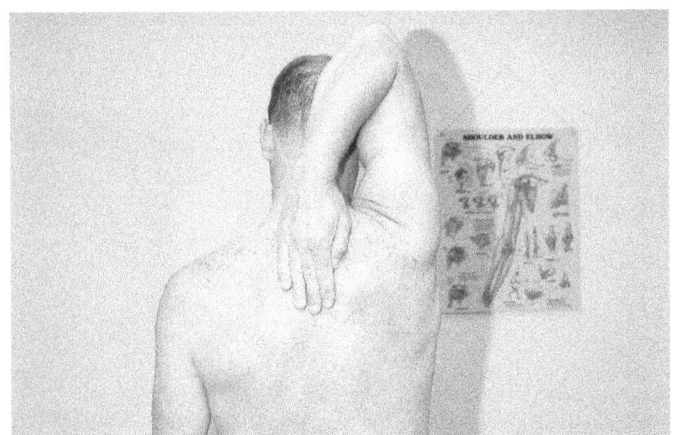

Fig. 32.6

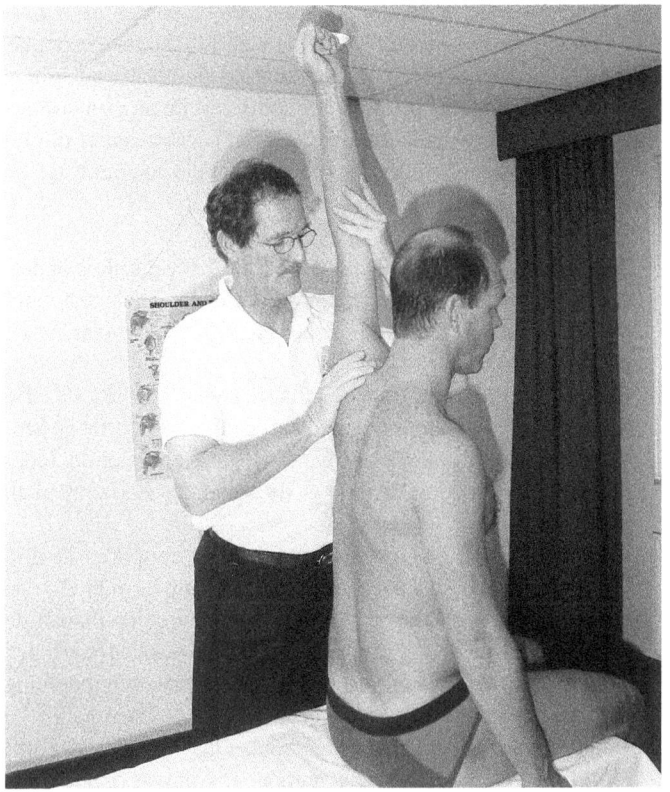

Fig. 32.7

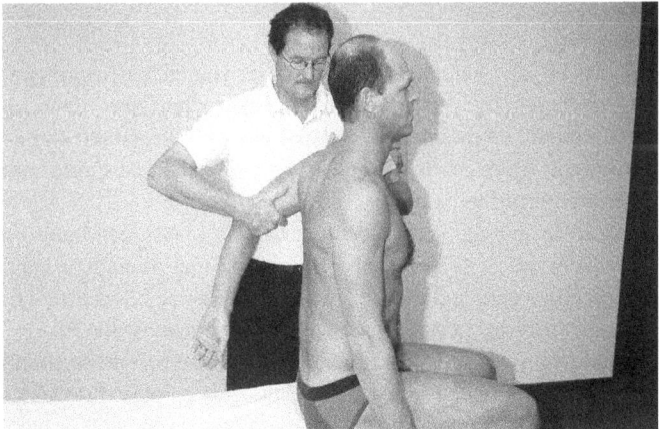

Fig. 32.8

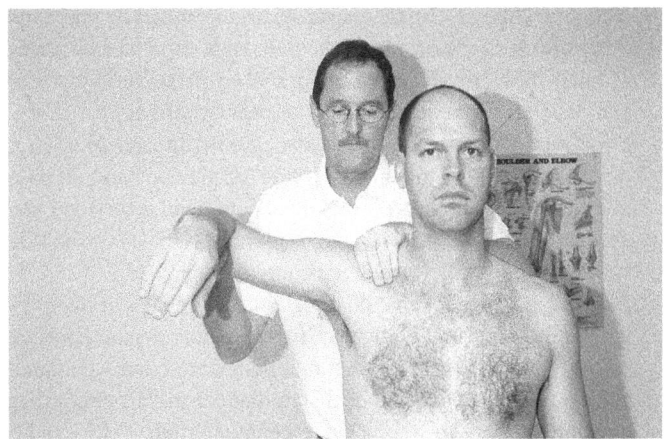

Fig. 32.9

De glenohumerale abductie kan apart getest worden door passief abductie uit te voeren met fixatie van de scapula: de onderzoeker omvat met de ene hand de elleboog en plaatst de andere hand tegen de angelus inferior. Hij abduceert de arm en controleert wanneer de scapula gaat meebewegen. Normaal is dat bij 90°. Bij een beperking in het glenohumerale gewricht zal de scapula eerder gaan meebewegen.

- Adductie: de onderzoeker staat aan de kant die niet onderzocht hoeft te worden en omvat met de ene hand de schouder en met de andere hand de elleboog. Hij beweegt naar maximale adductie.
Ook kan hij de horizontale adductie testen (fig. 32.10). De schouder is 90° geanteflecteerd en de elleboog is 90° geflecteerd. Hij omvat met de ene hand de schouder, met de andere hand de elleboog en brengt de schouder horizontaal in adductie.
- Exorotatie (fig. 32.11): de onderzoeker laat de sporter de arm 90° in het ellebooggewricht buigen. Hij omvat met de ene hand de distale onderarm van de ventrale zijde en plaatst de andere hand in de zij aan de niet te onderzoeken kant. Hij exoroteert de arm vanuit de middenstand, terwijl de elleboog tegen het lichaam gefixeerd wordt.
- Endorotatie (fig. 32.12): de onderzoeker laat de sporter de arm 90° in het ellebooggewricht buigen. Hij omvat met de ene hand de distale onderarm, met de andere hand de elleboog en endoroteert de arm vanuit de middenstand via dorsaal.

Weerstand
Bij tests onder weerstand, gaat het om de volgende bewegingen:
- Anteflexie (fig. 32.13): de onderzoeker plaatst een hand op de scapula en met de andere hand geeft hij weerstand aan de ventrale zijde van de bovenarm. Hij vraagt aan de sporter om de weerstand te beantwoorden.
- Retroflexie (fig. 32.14): de onderzoeker plaatst een hand op de voorzijde van de schoudergordel en met de andere hand geeft hij weerstand aan de dorsale zijde van de bovenarm. Hij vraagt aan de sporter om de weerstand te beantwoorden.
- Abductie (fig. 32.15): de onderzoeker omvat met de ene hand de gestrekte elleboog van de laterale zijde en plaatst de andere hand in de zij aan de kant die niet onderzocht hoeft te worden. Hij vraagt aan de sporter om de weerstand te beantwoorden.
- Adductie (fig. 32.16): de onderzoeker omvat met de ene hand de gestrekte elleboog van de mediale zijde en plaatst de andere hand in de zij van de te onderzoeken persoon. Hij vraagt aan de sporter om de weerstand te beantwoorden.
- Exorotatie (fig. 32.17): de onderzoeker vraagt aan de sporter om de arm 90° te buigen. Hij fixeert met de ene hand de elleboog tegen de zij en geeft met de andere hand weerstand aan de dorsale zijde van de distale onderarm. Hij vraagt aan de sporter om deze weerstand te beantwoorden.
- Endorotatie (fig. 32.18): de onderzoeker vraagt aan de sporter om de arm 90° te buigen. Hij fixeert met de ene hand de elleboog tegen de zij en geeft met de andere hand weerstand aan de ventrale zijde van de distale onderarm. Hij vraagt aan de sporter om deze weerstand te beantwoorden.

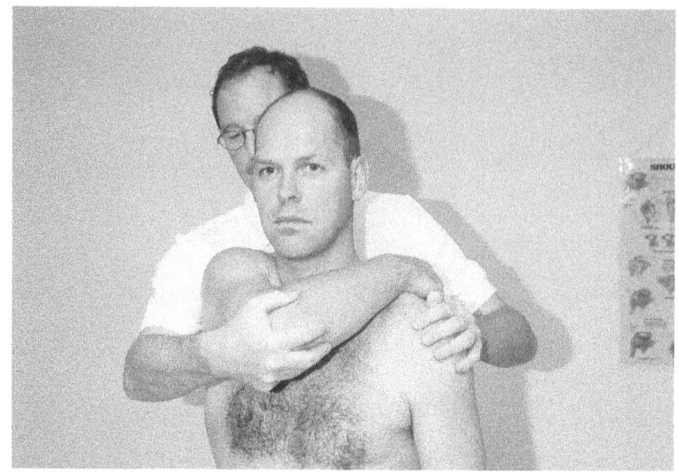
Fig. 32.10

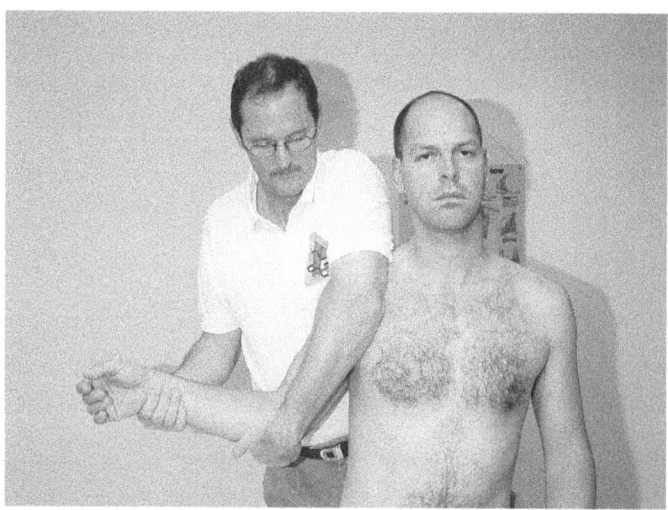
Fig. 32.11

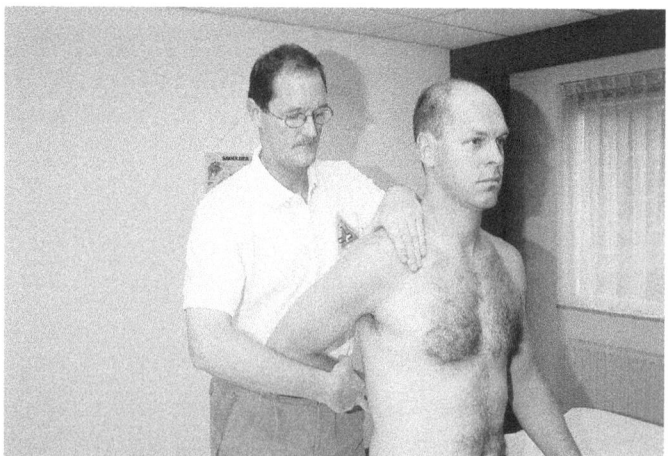
Fig. 32.12

32 FUNCTIEONDERZOEK 261

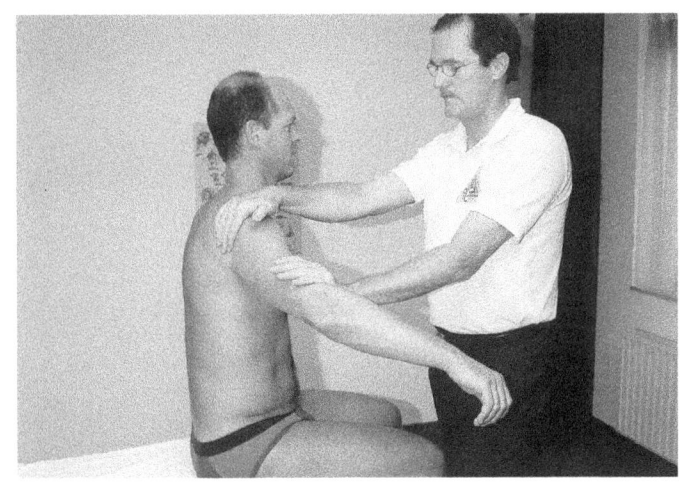

Fig. 32.13

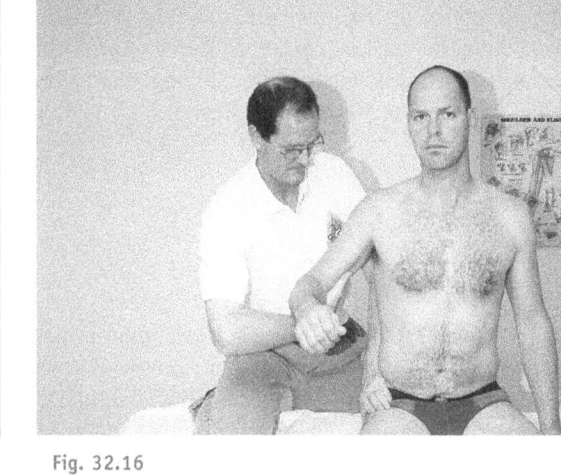

Fig. 32.16

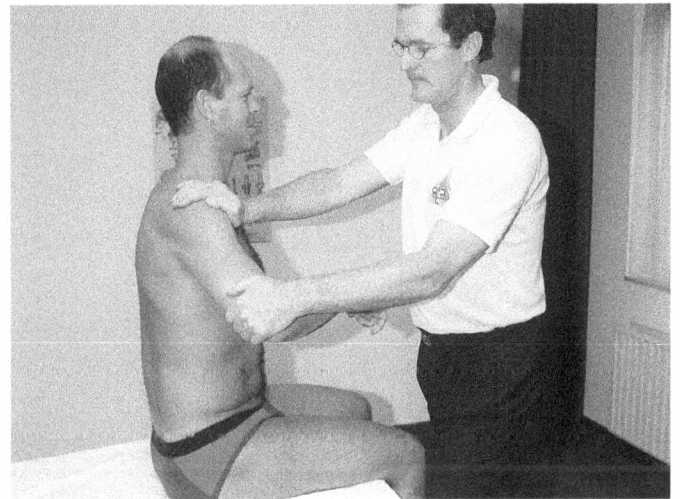

Fig. 32.14

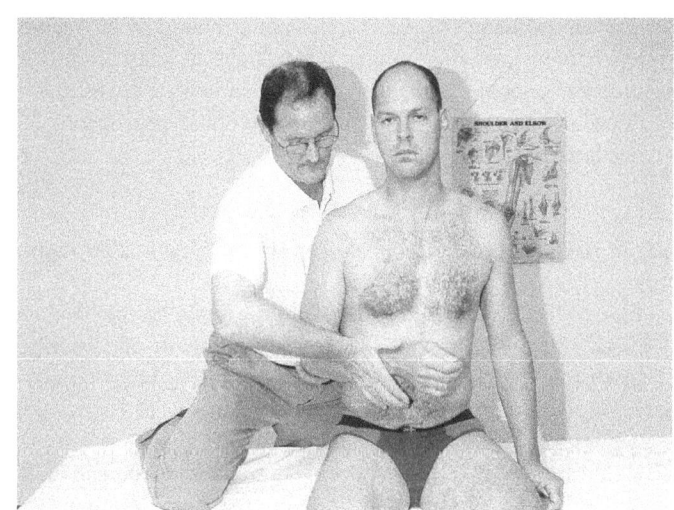

Fig. 32.17

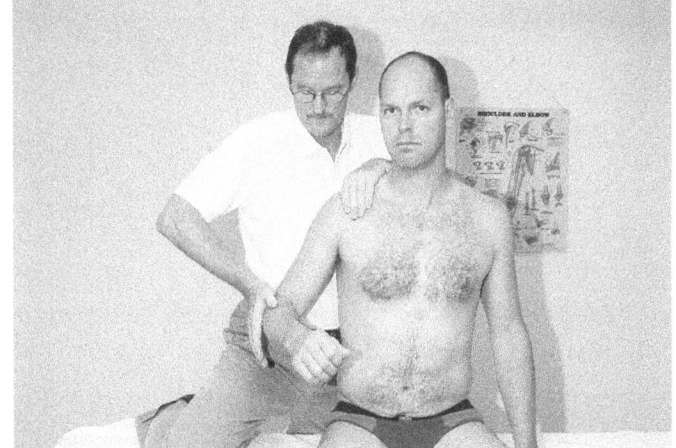

Fig. 32.15

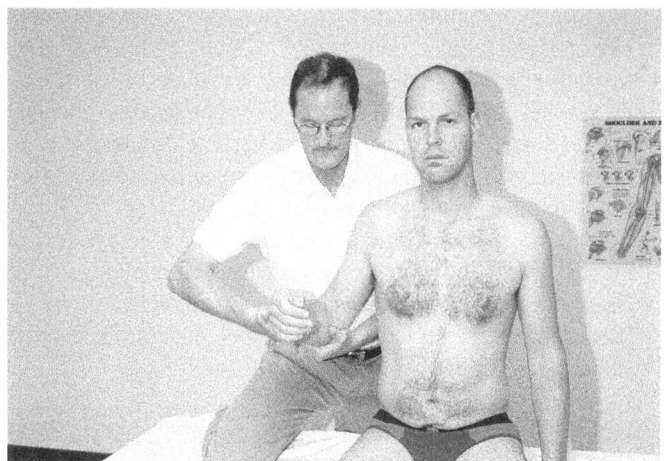

Fig. 32.18

– Lengtetest van de m. pectoralis major (fig. 32.19): de sporter bevindt zich in ruglig op de onderzoekstafel en buigt de knieën zo ver, dat er lumbaal niet gecompenseerd wordt. Het lumbale deel van de wervelkolom moet hierbij afgevlakt zijn. Hij brengt dan de gestrekte armen langs de oren.

32.5.2 Elleboog

Actief

Bij de elleboog testen we actief de volgende bewegingen:
– Flexie (fig. 32.20) en extensie (fig. 32.21): de flexie in het ellebooggewricht wordt gemeten tussen de boven- en de onderarm, waarbij de bovenarm ± 45° geanteflecteerd is. De armen worden maximaal in het ellebooggewricht gebogen. In dezelfde stand wordt extensie gemeten, de armen worden nu echter maximaal in het ellebooggewricht gestrekt.
– Pro- en supinatie (fig. 32.22): de sporter brengt de bovenarm tegen de laterale zijde van het lichaam. De armen worden 90° in het ellebooggewricht gebogen. De duimen worden geabduceerd. De onderarmen worden maximaal geproneerd en gesupineerd.

Passief

Bij de passieve functietests bekijken we de volgende bewegingen:
– Flexie (fig. 32.23): de onderzoeker omvat met de ene hand de distale bovenarm van de dorsale zijde en met de andere hand de distale onderarm van de dorsale zijde. Hij buigt de elleboog vanuit strekstand. Normaal kan dit tot 140°, dat wil zeggen dat de vingers de schouder moeten kunnen raken.
– Extensie (fig. 32.24): de onderzoeker omvat met de ene hand de elleboog van de dorsale zijde en met de andere hand de distale onderarm van de mediale zijde (pinkzijde). Hij strekt de elleboog vanuit buigstand en geeft een lichte overdruk. Normaal kan dit tot 0°. Bij vrouwen is vaak een hyperextensie tot 5° mogelijk.
– Pronatie (fig. 32.25): de onderzoeker vraagt aan de sporter om de arm 90° te buigen. Hij omvat met de ene hand de elleboog van de dorsale zijde, met de andere hand de distale onderarm van de laterale zijde (duimzijde) en proneert de onderarm vanuit de middenstand. Normaal is dit mogelijk tot 90°.
– Supinatie: de onderzoeker vraagt aan de sporter om de arm 90° te buigen. Hij omvat met de ene hand de elleboog van de dorsale zijde, met de andere hand de distale onderarm van de mediale zijde (pinkzijde) en supineert de onderarm vanuit de middenstand. Normaal kan dit tot 90°.

Weerstand

De bewegingen die we testen onder weerstand zijn:
– Flexie (fig. 32.26): de onderzoeker vraagt aan de sporter om de arm 90° te buigen. Hij omvat met de ene hand de elleboog van de dorsale zijde en met de andere hand geeft hij weerstand op de distale onderarm van de ventrale zijde. Hij probeert de elleboog te buigen en vraagt aan de sporter om de weerstand te beantwoorden. Omdat de m. biceps brachii ook een supinator is, wordt deze test specifieker indien hij gecombineerd wordt met weerstand tegen supinatie.

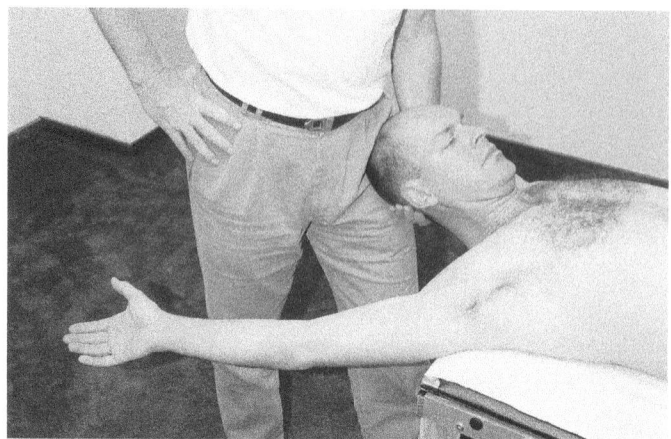

Fig. 32.19

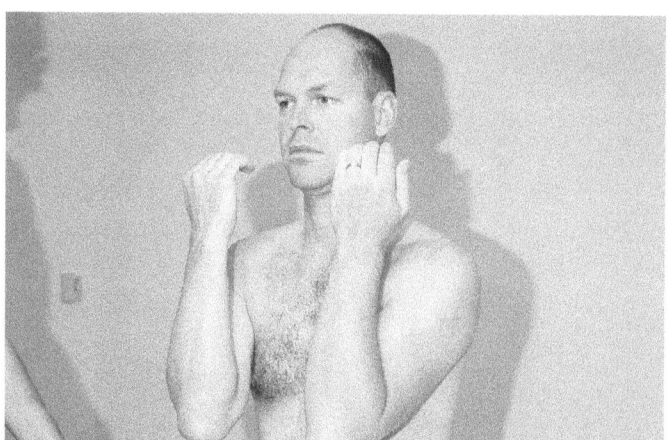

Fig. 32.20

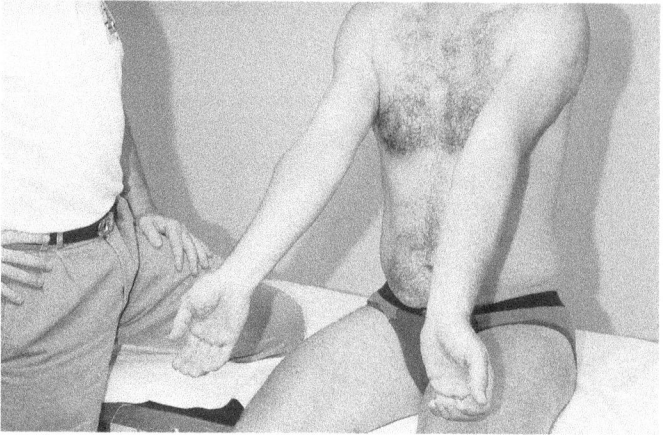

Fig. 32.21

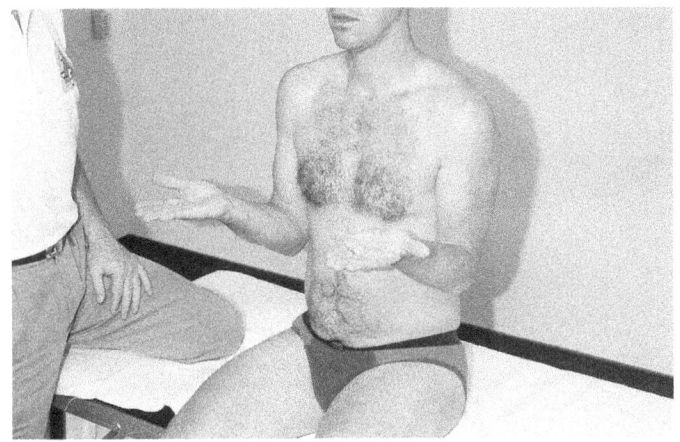

Fig. 32.22

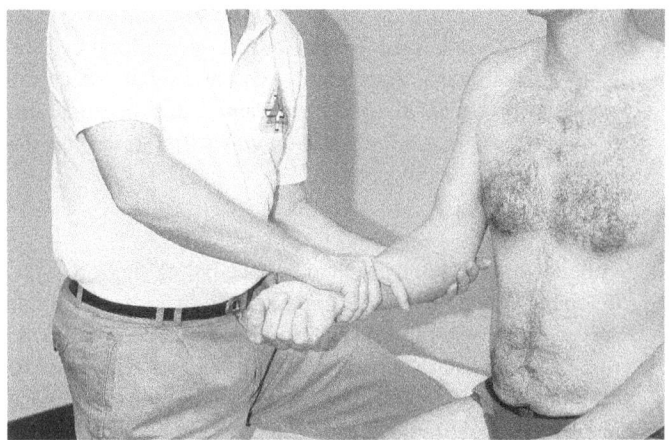

Fig. 32.25

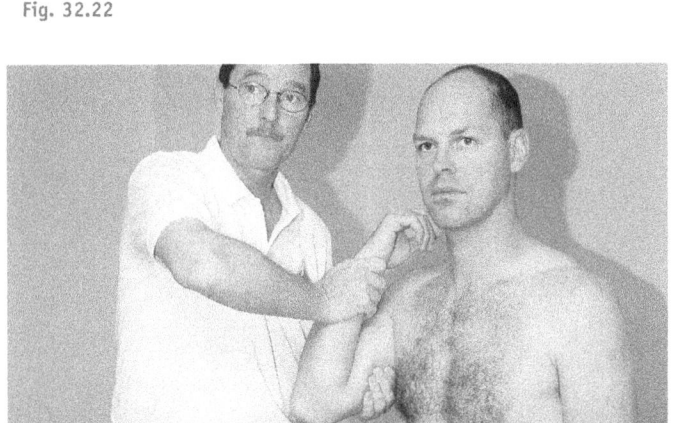

Fig. 32.23

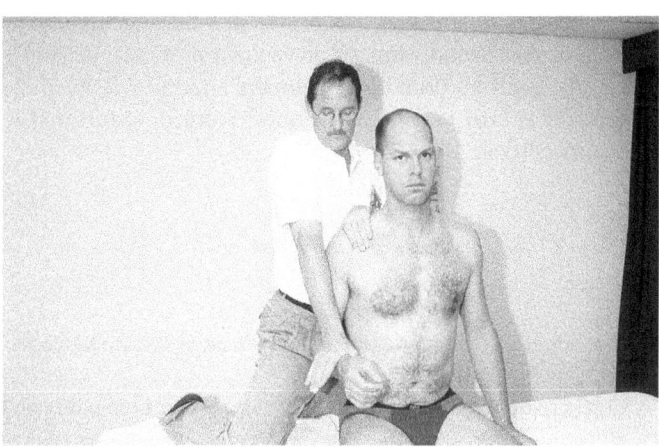

Fig. 32.26

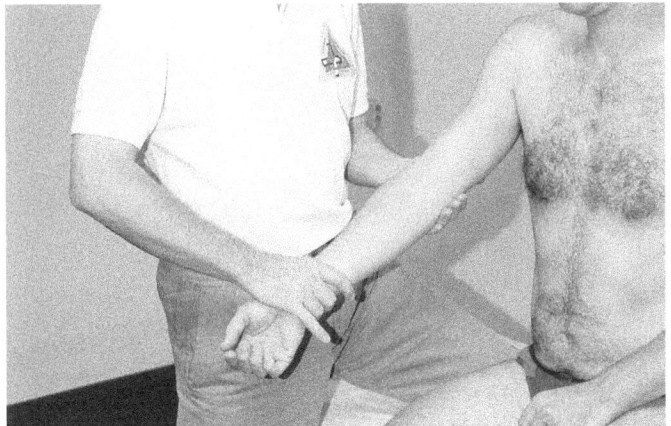

Fig. 32.24

- Extensie (fig. 32.27): de onderzoeker vraagt aan de sporter om de arm 90° te buigen. Hij omvat met de ene hand de elleboog van de dorsale zijde en met de andere hand geeft hij weerstand op de distale onderarm van de dorsale zijde. Hij probeert de elleboog te strekken en vraagt aan de sporter om de weerstand te beantwoorden.

Aanvullende weerstandtests
Aanvullende tests tegen weerstand hebben betrekking op:
- De tenniselleboog (fig. 32.28): de onderzoeker vraagt aan de sporter om de arm te strekken. Hij omvat met de ongelijknamige hand de distale onderarm aan de ventrale zijde. Met de gelijknamige geeft hij druk op de dorsale zijde van de hand die gebogen is. Hij vraagt aan de sporter om de weerstand te beantwoorden.
- De werperselleboog: de onderzoeker vraagt aan de sporter om de arm te strekken. Hij omvat met de ongelijknamige hand de distale onderarm aan de ventrale zijde. Met de gelijknamige geeft hij druk op de palmaire zijde van de hand die gestrekt is. Hij vraagt aan de sporter om de weerstand te beantwoorden.

32.5.3 Pols

Actief
Bij het actief testen van de pols testen we de volgende bewegingen:
- Flexie (palmaire flexie – fig. 32.29): de sporter brengt de hand zo ver mogelijk in palmaire flexie. Meet de hoek tussen onderarm en hand en ga na welke structuren de beweging beperken. Meestal zal er rekpijn optreden in de lange extensoren.
- Extensie (dorsale flexie – fig. 32.30): de sporter brengt de hand zo ver mogelijk in dorsale flexie. Genoteerd wordt de hoek tussen hand en onderarm. Let op de verschillen. Vraag of er trekpijn (waar) optreedt in de flexorengroep van de onderarm.
- Ulnaire/radiale abductie (fig. 32.31): de sporter brengt de hand zo ver mogelijk in ulnaire en vervolgens in radiale abductie.

Passief
De volgende bewegingen worden passief getest:
- Palmaire flexie (fig. 32.32): de onderzoeker omvat met de ene hand de onderarm van de dorsale zijde en met de andere hand de metacarpus van de dorsale zijde. Hij buigt de pols palmair. Normaal kan dit tot 85°.
- Dorsale flexie (fig. 32.33): de onderzoeker omvat met de ene hand de onderarm van de dorsale zijde en met de andere hand de metacarpus van de ventrale zijde (palmair). Hij buigt de pols dorsaal. Normaal kan dit tot 80°.
- Ulnaire abductie (fig. 32.34): de onderzoeker brengt de onderarm in pronatie. Hij omvat met de ene hand de onderarm van de dorsale zijde en met de andere hand de metacarpus van de laterale zijde (duimzijde), zodanig dat de duim vrij blijft. Hij abduceert de pols ulnair. Normaal gebeurt dit tot 30°.

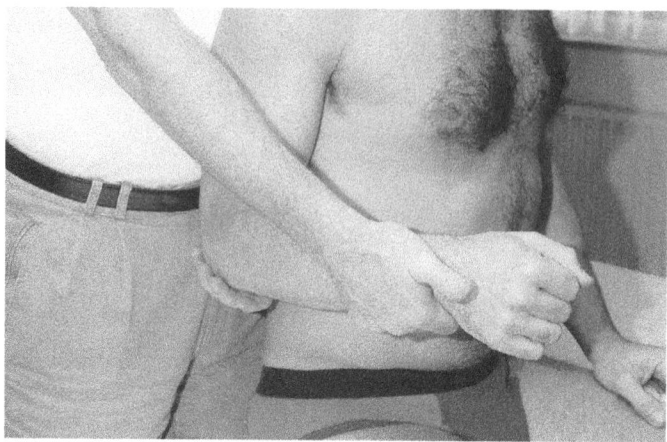
Fig. 32.27

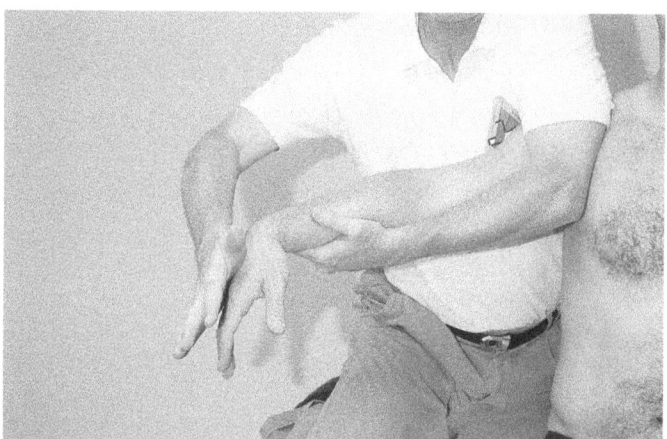
Fig. 32.28

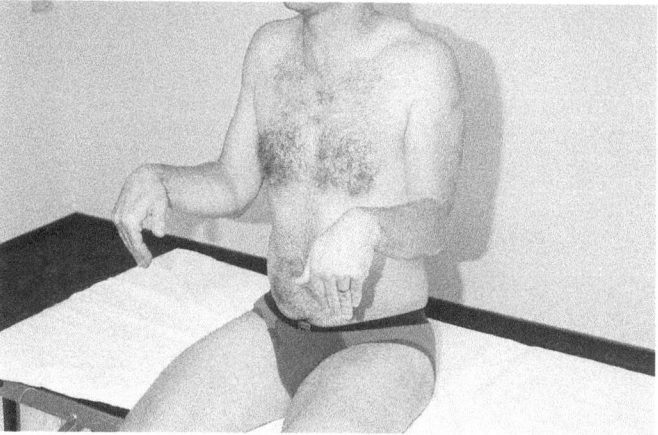
Fig. 32.29

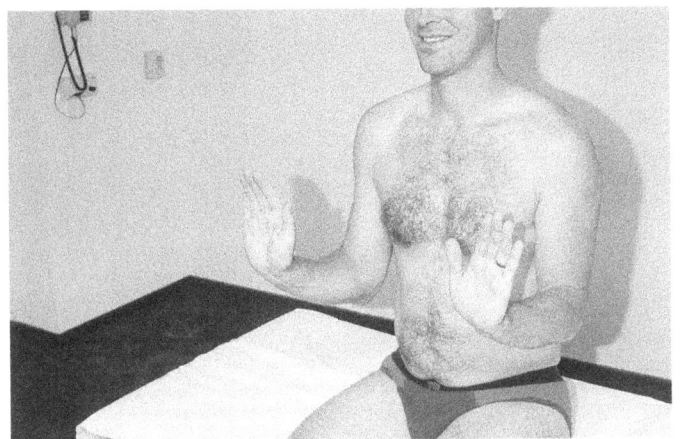

Fig. 32.30

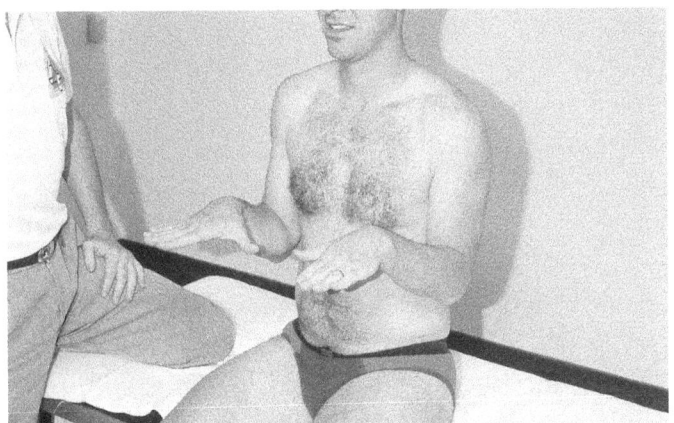

Fig. 32.31

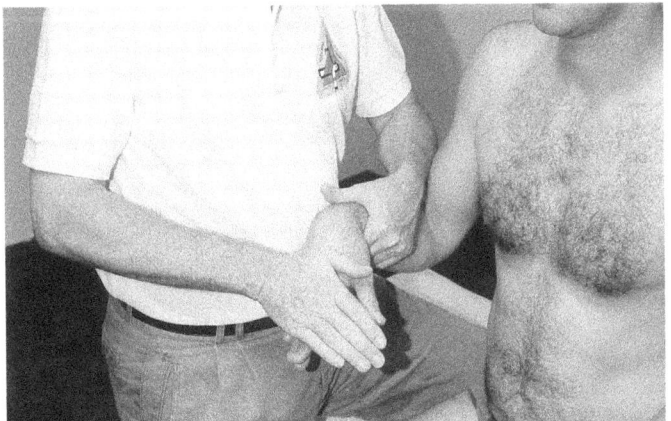

Fig. 32.32

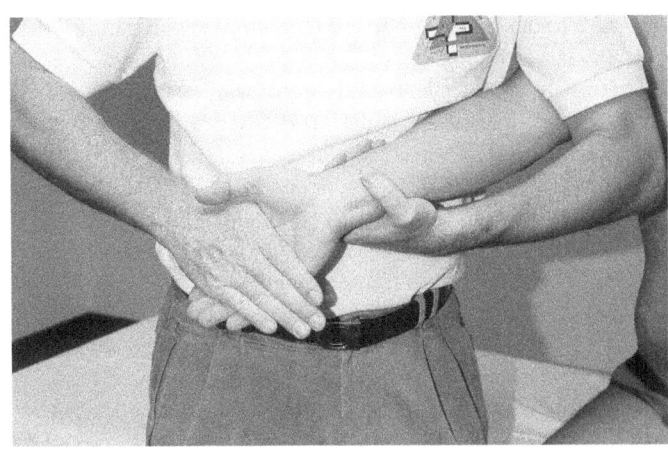

Fig. 32.33

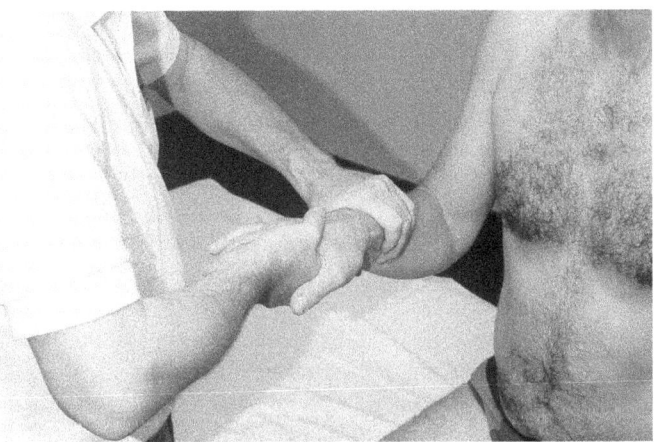

Fig. 32.34

- Radiale abductie: de onderzoeker brengt de onderarm in pronatie. Hij omvat met de ene hand de onderarm van de dorsale zijde en met de andere hand de metacarpus van de mediale zijde (pinkzijde), zodanig dat de duim vrij blijft. Hij abduceert de pols radiaal. Normaal kan dit tot 20°.

Weerstand

Bij het testen onder weerstand bekijken we de volgende bewegingen:
- Palmaire flexie (fig. 32.35): de onderzoeker laat de sporter de elleboog strekken. Hij omvat met de ene hand de distale onderarm van de laterale zijde (duimzijde) en geeft met de andere hand weerstand tegen de metacarpus van de ventrale zijde, zodanig dat de duim vrij blijft. Hij vraagt om de weerstand te beantwoorden.
- Dorsale flexie (fig. 32.36): de onderzoeker laat de sporter de elleboog strekken. Hij omvat met de ene hand de distale onderarm van de laterale zijde (duimzijde) en geeft met de andere hand weerstand de metacarpus van de dorsaal zijde, zodanig dat de duim vrij blijft. Hij vraagt om de weerstand te beantwoorden.
- Ulnaire abductie: de onderzoeker laat de sporter de elleboog strekken. Hij omvat met de ene hand de distale onderarm van de laterale zijde (duimzijde) en geeft met de andere hand weerstand aan de ulnaire zijde. Hij vraagt om de weerstand te beantwoorden.
- Radiale abductie (fig. 32.37): de onderzoeker laat de sporter de elleboog strekken. Hij omvat met de ene hand de distale onderarm van de mediale zijde (duimzijde) en geeft met de andere hand weerstand aan de radiale zijde. Hij vraagt om de weerstand te beantwoorden.

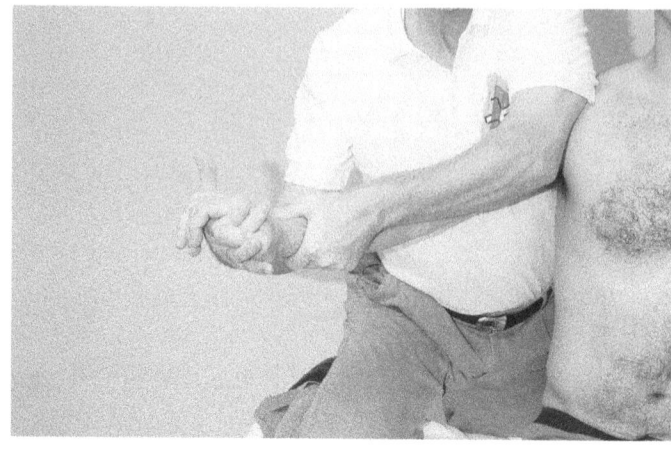
Fig. 32.35

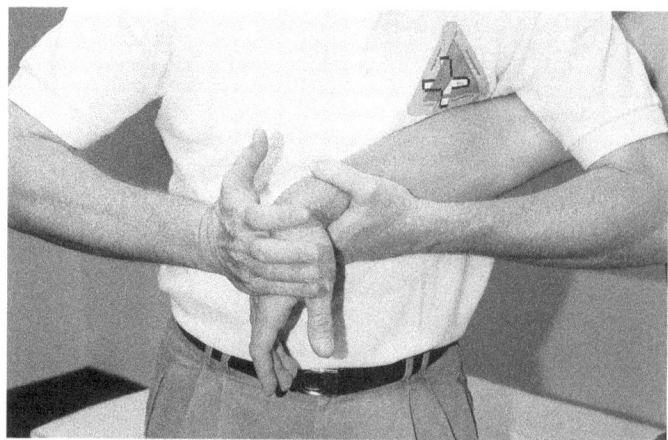
Fig. 32.36

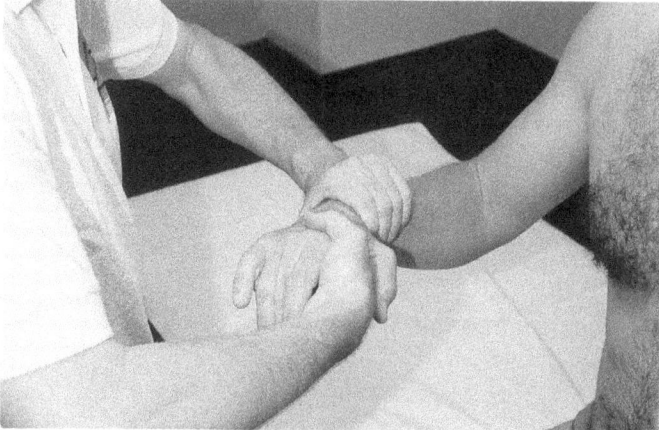
Fig. 32.37

32.5.4 Duim

Actief

De volgende bewegingen worden actief getest:
- Flexie/extensie (fig. 32.38): breng de duim naar maximale flexie en vervolgens naar maximale extensie.
- Ab-/adductie (fig. 32.39): breng de duim naar maximale abductie en vervolgens naar maximale adductie.

Passief

Passief worden getest:
- Extensie en abductie (repositie): de onderzoeker omvat met de ene hand de vingers van de ventrale zijde, en strekt en abduceert met de eigen duim de duim van de te onderzoeken persoon. Normaal kan dit tot 25°.

Weerstand

De weerstandstests van de duim (fig. 32.40) kunnen uitgevoerd worden met de eigen duim, terwijl de andere hand de distale onderarm van de dorsale zijde omvat.
De navolgende tests worden uitgevoerd:
- extensie;
- flexie;
- adductie;
- abductie.

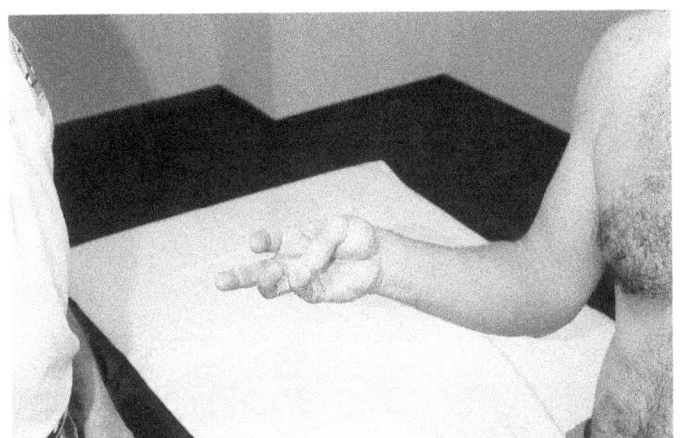

Fig. 32.38

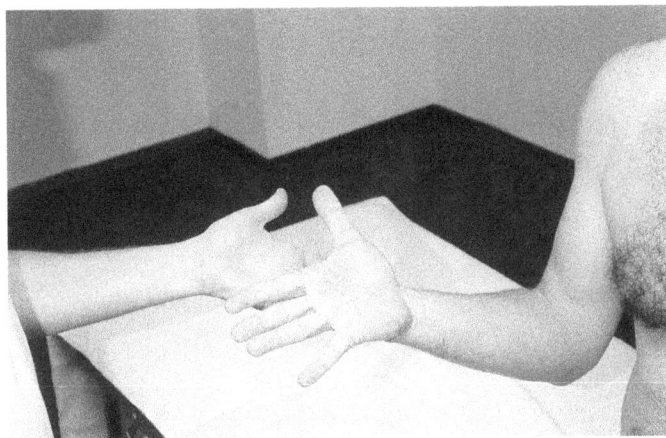

Fig. 32.39

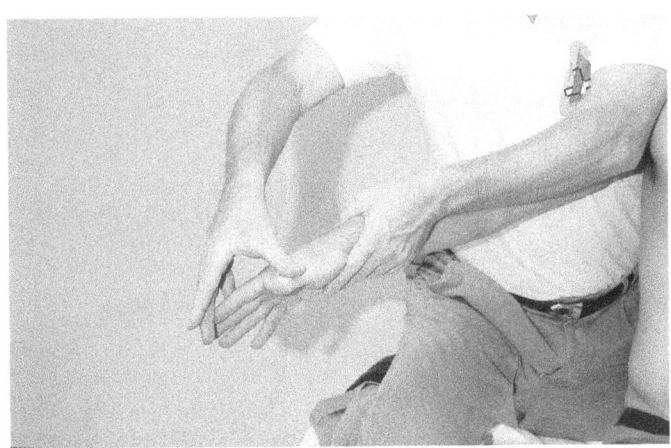

Fig. 32.40

32.5.5 Vingers

Actief
De vingers buigen en strekken. Vervolgens spreiden en sluiten. (fig. 31.42)

Passief
Alle vingertests (fig. 32.41 en 32.42) moeten worden uitgevoerd door met de ene hand het botstuk te fixeren dat proximaal van het te onderzoeken gewricht ligt, terwijl de andere hand de bewegingen uitvoert.

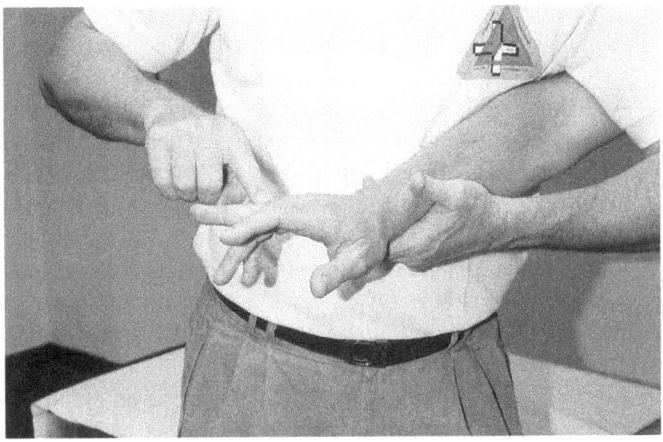

Fig. 32.41

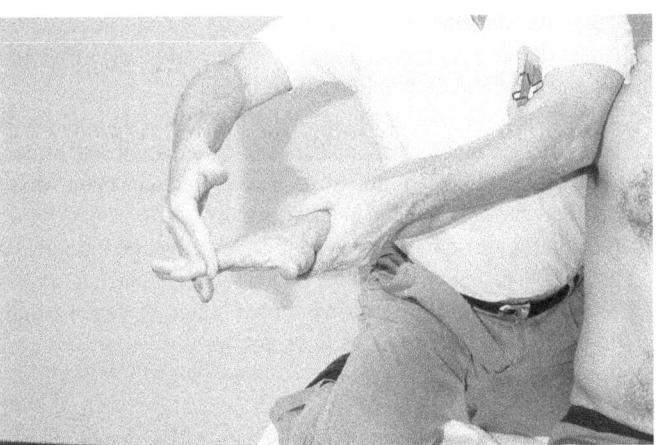

Fig. 32.42

32.5.6 Heupgewricht

Actief
De volgende bewegingen worden actief getest:
- Flexie (fig. 32.43): de sporter ligt op zijn rug op de onderzoekstafel. Hij buigt het been in het kniegewricht en brengt de knie in de richting van de thorax. De onderzoeker vergelijkt dit met de overeenkomstige beweging van het andere been.
- Extensie (fig. 32.44): de sporter ligt op zijn buik op de onderzoekstafel. De onderzoeker fixeert met één hand het bekken en geleidt met de andere hand het been dat in extensie (retroflexie) wordt gebracht. Hij vergelijkt dit met de overeenkomstige bewegingsuitslag van het andere been.
- Abductie (fig. 32.45): de sporter ligt op zijn rug op de onderzoekstafel en brengt één been in maximaal abductie, waarbij het andere been afhangt over de lange zijde van de tafel. De onderzoeker legt één hand op het bekken aan de gelijknamige zijde en geleidt met de andere hand de beweging. Op het moment dat hij merkt dat de proefpersoon in het bekken gaat compenseren, vraagt hij de proefpersoon de beweging te stoppen. De bewegingsuitslag zal ongeveer 45° bedragen. Hij vergelijkt dit met de andere zijde.
- Adductie (fig. 32.46): de sporter ligt in ruglig op de onderzoekstafel, hurkt één been aan en brengt het andere been onder het aangehurkte been door in maximale adductie. De onderzoeker heeft een hand op de heterolaterale zijde van het bekken en laat de beweging stoppen op het moment dat hij merkt dat de proefpersoon gaat compenseren. Hij vergelijkt dit met de adductie van het andere been.
- Endorotatie: de sporter ligt in ruglig met zowel de knie als de heup 90° gebogen. De onderzoeker ondersteunt het onderbeen bij het langzaam maximaal naar binnen bewegen vanuit de middenstand. Normaal kan dit tot 40°.
- Exorotatie: de sporter ligt in ruglig met zowel de knie als de heup 90° gebogen. De onderzoeker ondersteunt het onderbeen bij het langzaam maximaal naar buiten bewegen vanuit de middenstand. Normaal kan dit tot 40°.

Passief
Bij de passieve functietests onderzoeken we de volgende bewegingen:
- Flexie (handgreep van Thomas): de onderzoeker omvat met de ene hand het distale bovenbeen van de dorsale zijde en plaatst de andere hand onder de lumbale wervelkolom. Hij anteflecteert de heup en controleert met de andere hand wanneer de lumbale wervelkolom betrokken wordt bij de beweging door een delordosering. Normaal kan dit tot 120°.
- Extensie (fig. 32.47): de sporter ligt in buiklig. De onderzoeker omvat met de ene hand de knie van de ventrale zijde en plaats de andere hand op de bil. Hij extendeert het zoveel mogelijk gestrekte been. Normaal kan dit tot 20°.
- Abductie (fig. 32.48): de onderzoeker omvat met de ene hand de knie van de mediale zijde en plaatst de andere hand op de spina iliaca anterior superior aan de zijde die niet onderzocht wordt. Hij abduceert het gestrekte been zonder dat het

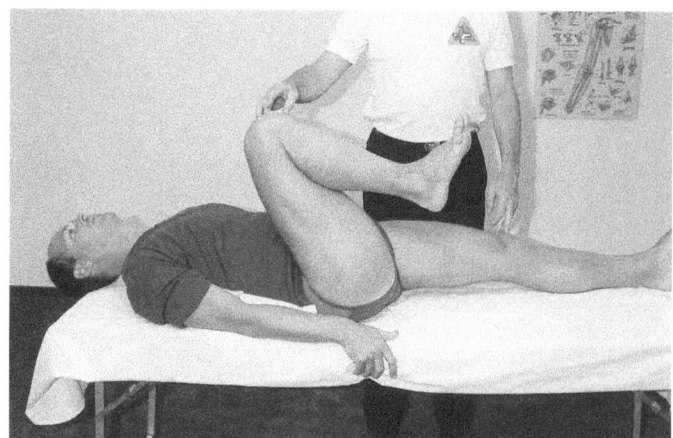

Fig. 32.43

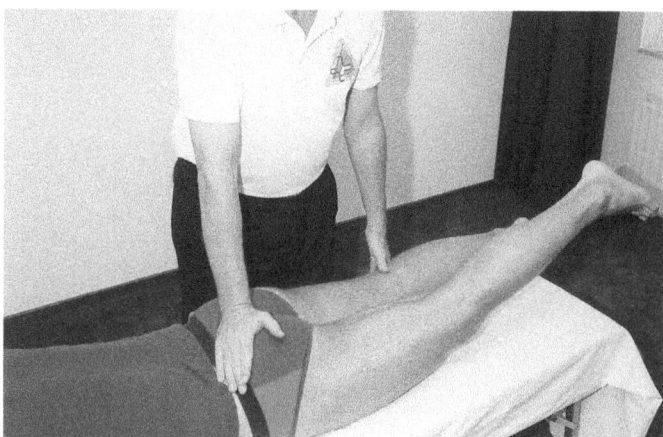

Fig. 32.44

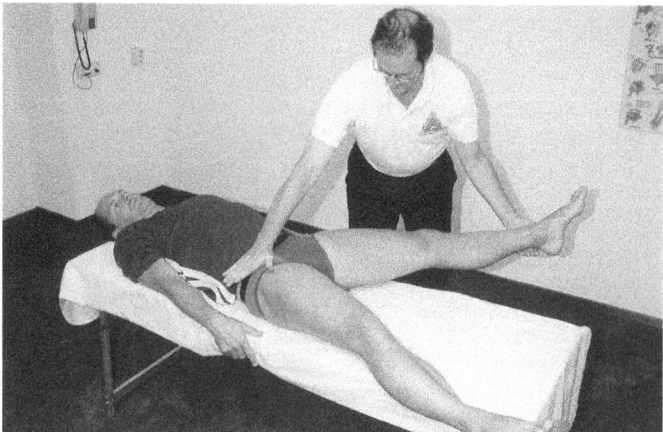

Fig. 32.45

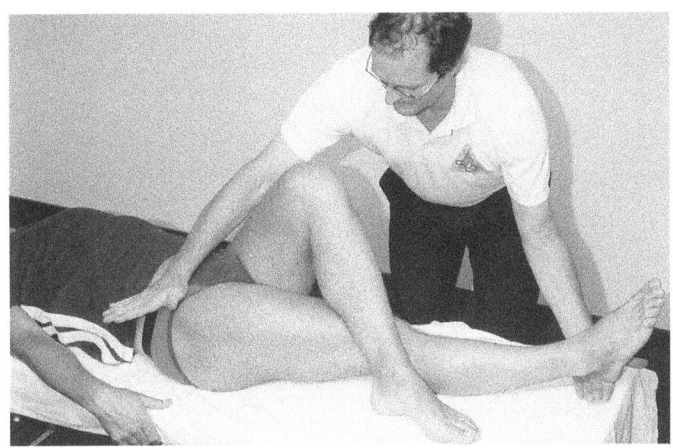

Fig. 32.46

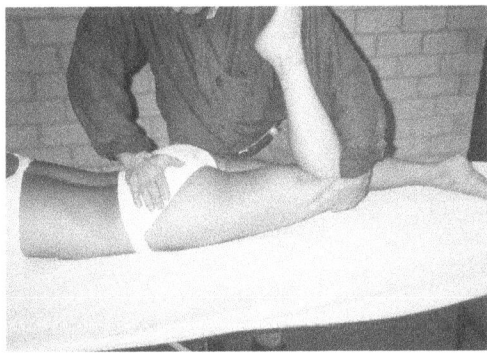

Fig. 32.47

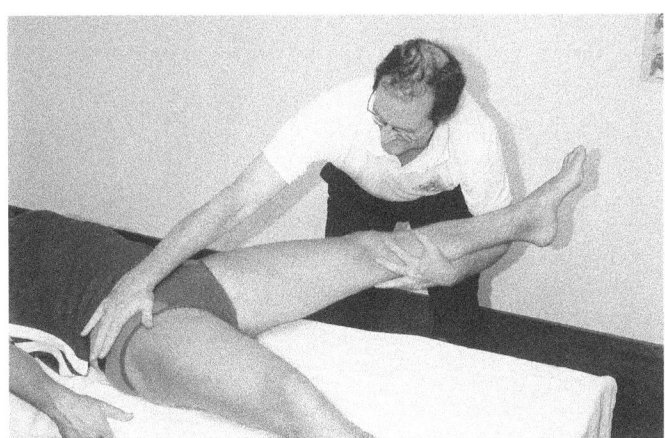

Fig. 32.48

bekken meebeweegt, te controleren met de andere hand. Normaal kan dit tot 45°.
- Adductie (fig. 32.49): de sporter plaatst het niet te onderzoeken been 90° gebogen over het te onderzoeken been. De onderzoeker omvat met de ene hand het onderbeen van de laterale zijde en plaatst de andere hand op de spina iliaca anterior superior aan de te onderzoeken zijde. Hij adduceert het gestrekte been. Normaal kan dit tot 20°.

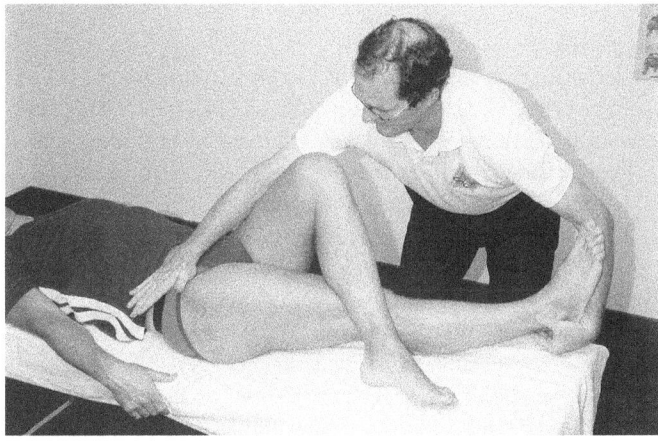

Fig. 32.49

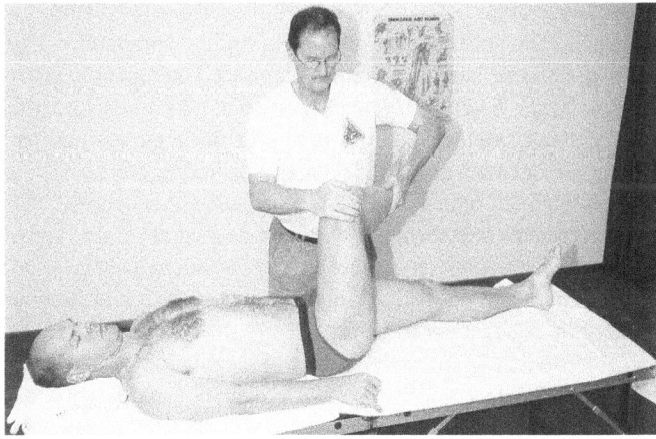

Fig. 32.50

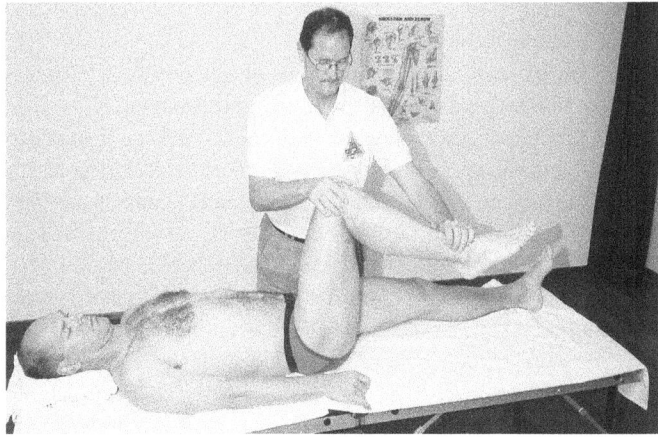

Fig. 32.51

- Exorotatie (fig. 32.50): de sporter buigt zowel de knie als de heup 90°. De onderzoeker omvat met de ene hand de knie van de ventrale zijde en met de andere hand de hiel. Hij beweegt het onderbeen langzaam vanuit de middenstand naar binnen. Normaal kan dit tot 45°.
- Endorotatie (fig. 32.51): de sporter buigt zowel de knie als de heup 90°. De onderzoeker omvat met de ene hand de knie van de ventrale zijde en met de andere hand de hiel. Hij beweegt het onderbeen langzaam vanuit de middenstand naar buiten. Normaal kan dit 45°.

Weerstand

Onder weerstand testen we de volgende bewegingen:
- Flexie (fig. 32.52): de sporter buigt de heup in 90°. De onderzoeker omvat de 90° gebogen knie van de ventrale zijde en geeft weerstand die door de sporter beantwoord wordt.
- Extensie (fig. 32.53): de sporter ligt in buiklig. De onderzoeker fixeert met de gelijknamige hand het bekken en geeft met de andere hand weerstand op de achterzijde bovenbeen, die door de sporter beantwoord wordt. Voor het testen van de ischiocrurale spieren is de knie gestrekt, voor het testen van de gluteale musculatuur is de knie gebogen.
- Abductie (fig. 32.54): de sporter strekt de benen. De onderzoeker geeft gelijktijdig weerstand op de laterale zijde van de bovenbenen en vraagt de sporter om beide benen tegelijkertijd te abduceren, tegen de weerstand in.
- Adductie (fig. 32.55): de sporter ligt op zijn rug en strekt de benen. De onderzoeker geeft gelijktijdig weerstand op de mediale zijde van de bovenbenen, waarbij de armen gekruist zijn. Vraag beide benen tegelijkertijd te adduceren tegen de weerstand. Met gestrekte benen voor de lange adductoren, met gebogen benen voor de korte adductoren.
- Exorotatie: de sporter buigt zowel de knie als de heup 90°. De onderzoeker fixeert met de ene hand de mediale zijde van het bovenbeen net boven de knie en met de andere hand geeft hij weerstand aan de mediale zijde van het onderbeen, die door de sporter beantwoord wordt.
- Endorotatie: de sporter buigt zowel de knie als de heup 90°. De onderzoeker fixeert met de ene hand de laterale zijde van het bovenbeen net boven de knie en met de andere hand geeft hij weerstand aan de laterale zijde van het onderbeen, die door de sporter beantwoord wordt.

Lengtetest voor de hamstrings

Of na een blessure van de hamstrings de spieren weer optimaal kunnen worden belast, kan men als volgt herkennen.
De proefpersoon zit in langzit op de onderzoekstafel met een been afhangend langs de lange zijde van de tafel. Hij probeert met beide handen het onderbeen (enkel, voet) te omvatten. Men voert dit eerst uit aan de gezonde zijde en vervolgens aan de aangedane zijde. Als de blessure nog niet geheel hersteld is, zal er een duidelijk verschil zichtbaar zijn. Alvorens men deze test laat uitvoeren, worden eerst onbelaste oefeningen uitgevoerd.

Lengtetest voor de m. iliopsoas

Laat de sporter aan de smalle zijde op de rand van de bank zitten en een been bij de knie oppakken (fig. 32.56). Vervolgens

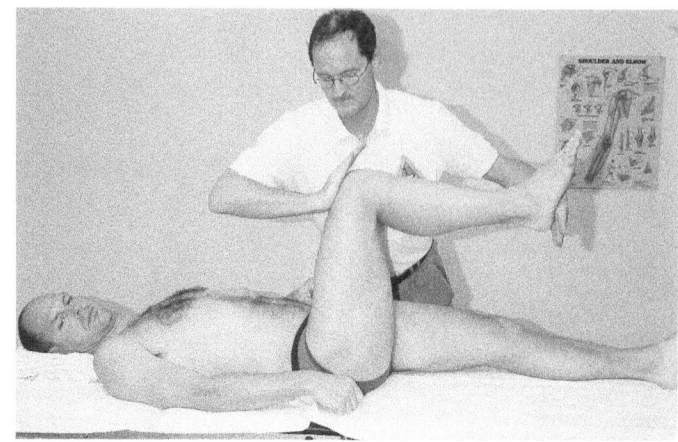

Fig. 32.52

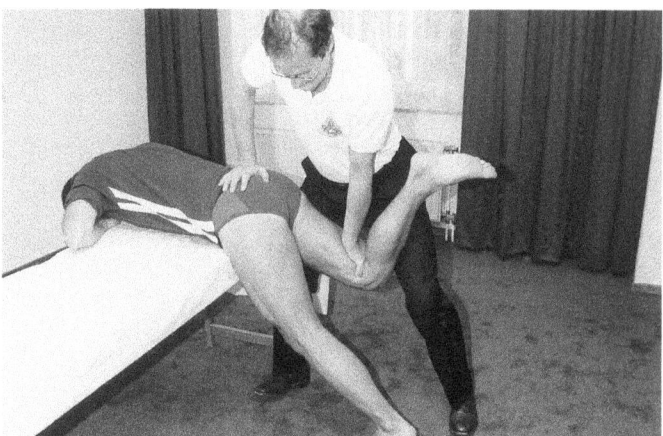

Fig. 32.53

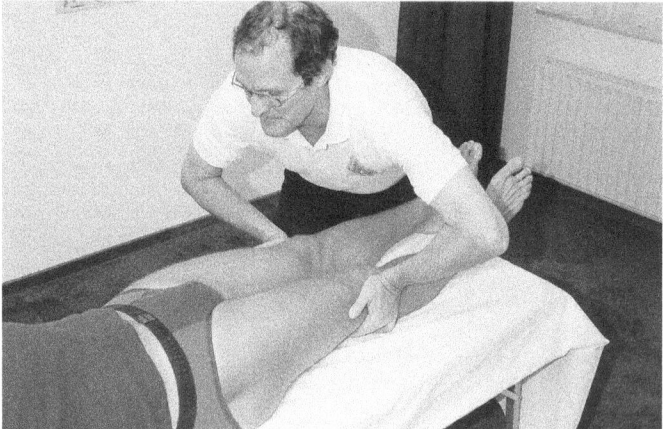

Fig. 32.54

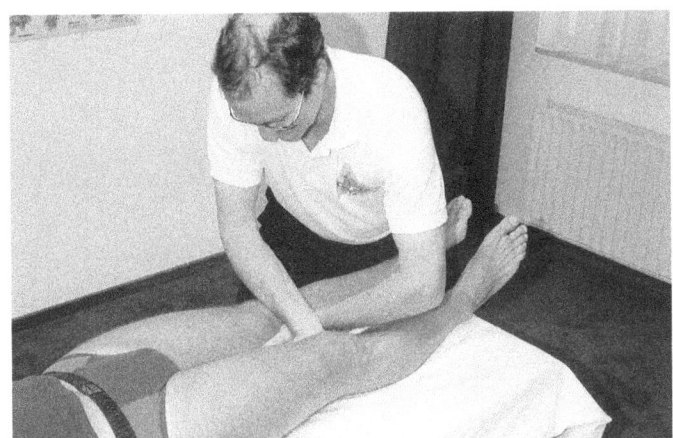

Fig. 32.55

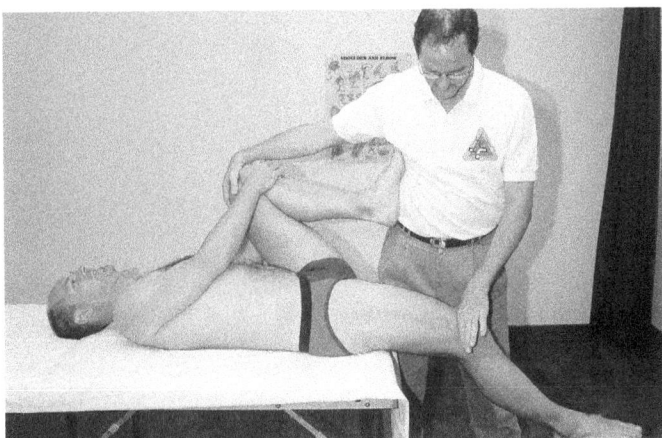

Fig. 32.56

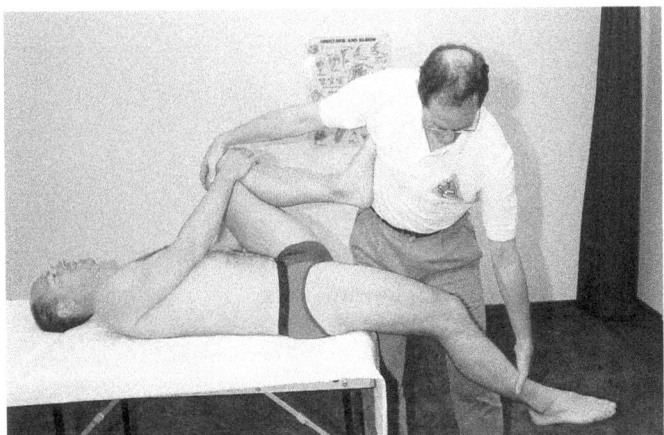

Fig. 32.57

gaat hij liggen, waarbij de knie wordt meegenomen en de lendenlordose wordt afgevlakt (eventueel geholpen door de onderzoeker). Het te onderzoeken been hangt slap af met het bovenbeen in de horizontale lijn, maar bij verkorting komt het bovenbeen noodgedwongen omhoog.

Lengtetest voor de m. rectus femoris
Om vast te stellen of de m. rectus femoris weer op lengte kan komen, doet u het volgende (fig. 32.57):
– De sporter gaat aan de korte zijde van de tafel zitten, met afhangende onderbenen over de lange zijde. Hij pakt zijn enkel vast en trekt deze in de richting van de gluteale musculatuur. Hierbij wordt de heup gestrekt en het kniegewricht gebogen (strekkers van de knie gerekt).
– De sporter ligt in buiklig en de onderzoker brengt de knie in maximale flexie (fig. 32.58). Normaal kan de calcaneus de gluteale musculatuur raken.

Deze tests moet u ook uitvoeren met de spieren van het andere been en de uitslag hiervan vergelijken. Dit is een passieve test. Ook hier eerst actieve onbelaste oefeningen laten uitvoeren.

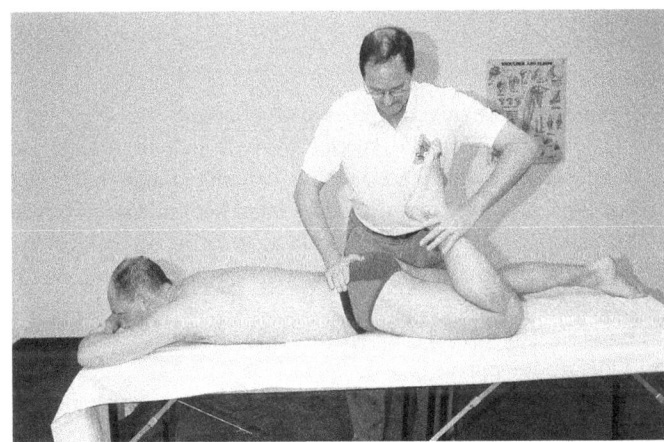

Fig. 32.58

32.5.7 Kniegewricht

Actief
De volgende bewegingen worden actief getest:
- Flexie (fig. 32.59a en b): de sporter zit of bevindt zich in ruglig, buigt de knie en brengt de hiel zo ver mogelijk in de richting van de gluteale musculatuur. De hoek in het kniegewricht of de afstand tussen de hiel en de gluteale musculatuur van het gezonde been wordt vergeleken met die van het aangedane been.
- Extensie (fig. 32.60): de sporter zit of bevindt zich in ruglig. Hij beweegt de knieholte zo ver mogelijk in de richting van de tafel (overstrekking). De hoek tussen het boven- en onderbeen of de afstand tussen de hiel en de tafel van het gezonde been wordt vergeleken met die van het aangedane been.
- Endorotatie (fig. 32.61) en exorotatie (fig. 32.62): de sporter zit of bevindt zich in ruglig. De benen zijn aangehurkt. De hoek tussen boven- en onderbenen is circa 90°. De voeten zijn maximaal in dorsale flexie. De onderzoeker stabiliseert de knieën. De voeten worden maximaal naar binnen bewogen (endorotatie) en vervolgens maximaal naar buiten (exorotatie).

Passief
De volgende bewegingen worden passief getest:
- Flexie (fig. 32.63): de sporter bevindt zich in ruglig. De onderzoeker stabiliseert met de ongelijknamige hand het bovenbeen, omvat met de andere hand het onderbeen boven het enkelgewricht en buigt de knie, waarbij de hiel zo ver mogelijk in de richting van de gluteale musculatuur wordt gebracht.
- Extensie (fig. 32.64): de sporter bevindt zich in ruglig. De onderzoeker omvat met de ongelijknamige hand het bovenbeen juist boven de knie en omvat met de andere hand het onderbeen boven het enkelgewricht en strekt de knie.
- Endorotatie (fig. 32.65) en exorotatie (fig. 32.66): de sporter bevindt zich in ruglig. De benen zijn aangehurkt. De hoek tussen boven- en onderbenen is circa 90°. De voeten zijn maximaal in dorsale flexie. De onderzoeker omvat met de ongelijknamige hand het bovenbeen juist boven het kniegewricht en omvat met de andere hand het onderbeen juist boven het enkelgewricht. Hij beweegt de voet maximaal naar binnen (endorotatie) en vervolgens maximaal naar buiten (exorotatie).

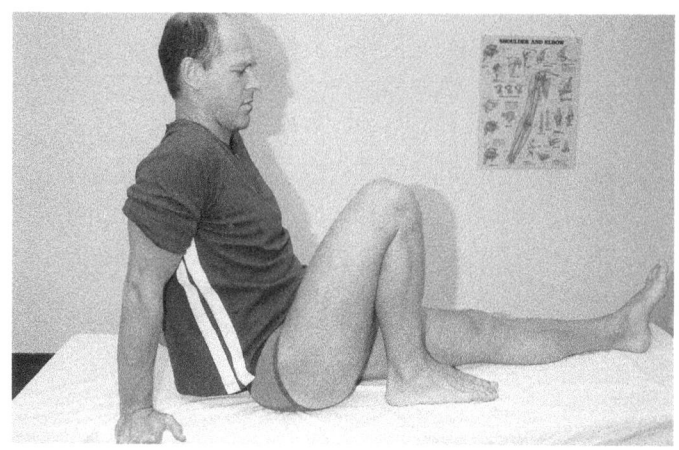

Fig. 32.59 A

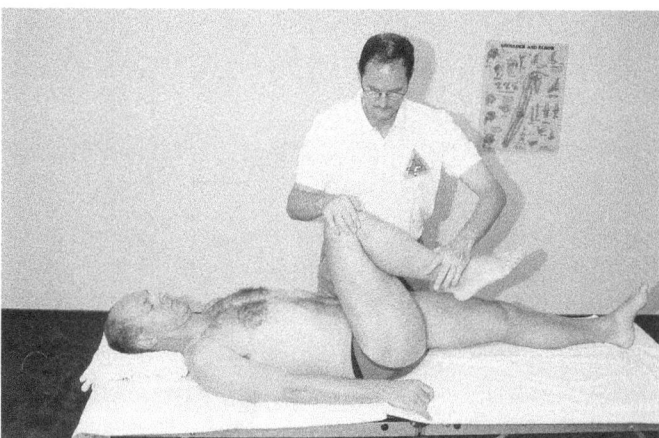

Fig. 32.59 B

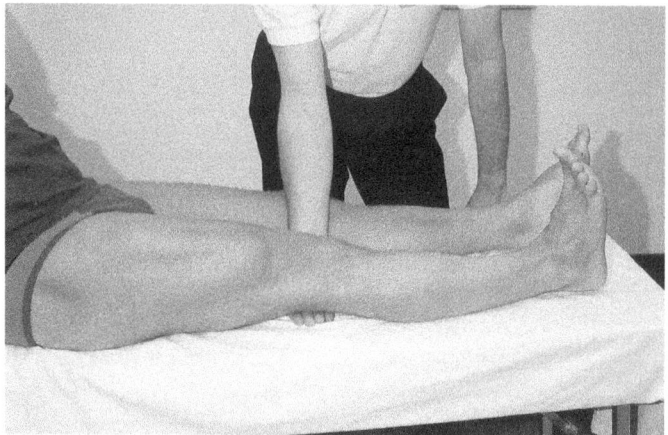

Fig. 32.60

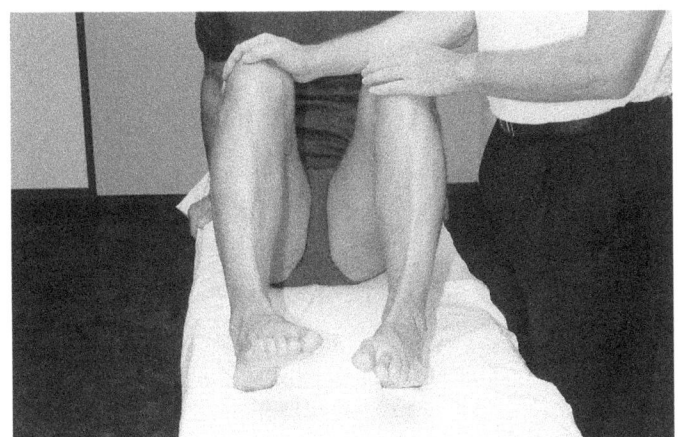

Fig. 32.61

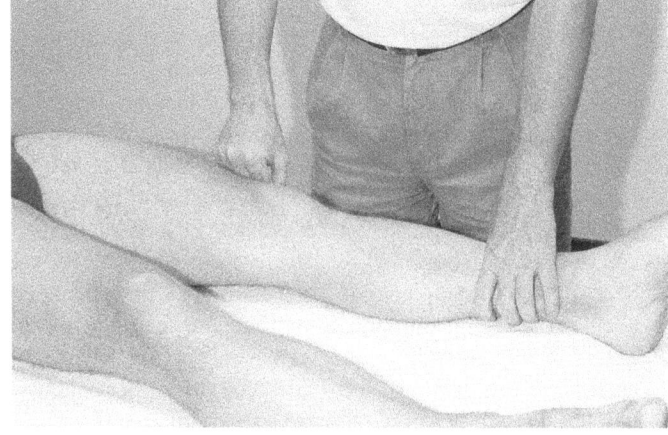

Fig. 32.64

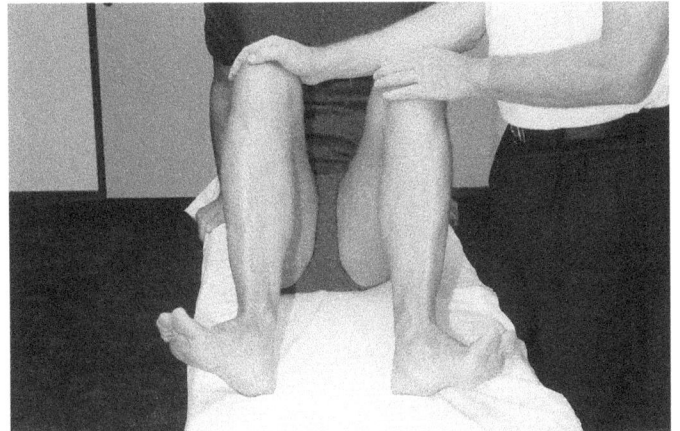

Fig. 32.62

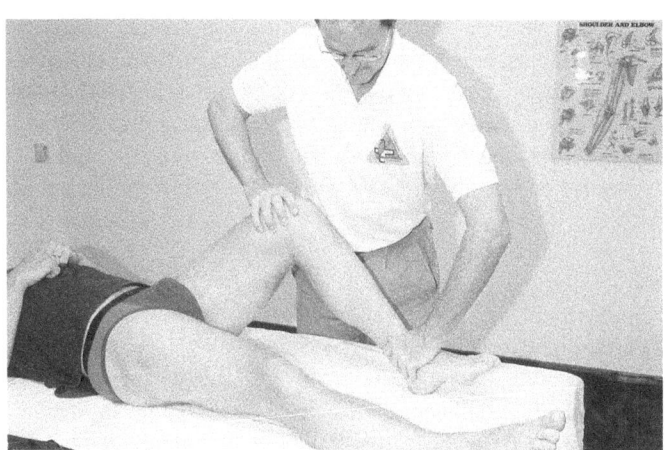

Fig. 32.65

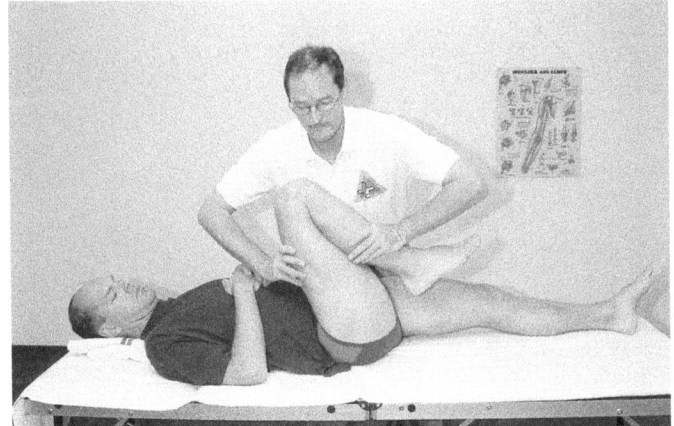

Fig. 32.63

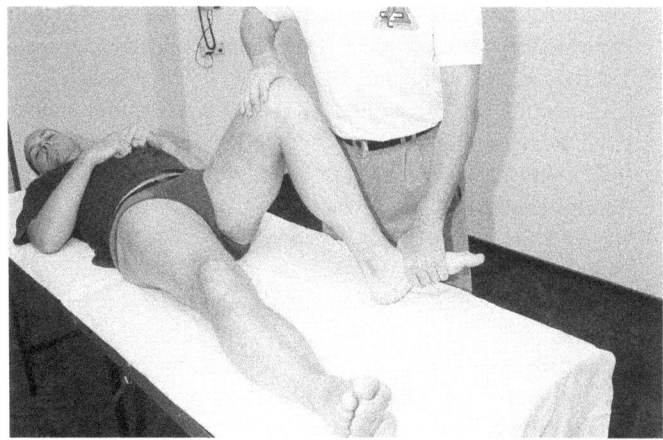

Fig. 32.66

Weerstand
De volgende bewegingen worden getest tegen weerstand:
- Flexie (fig. 32.67): de sporter bevindt zich in ruglig. De onderzoeker stabiliseert met de ongelijknamige hand het bovenbeen en geeft met de andere hand weerstand dorsaal aan het onderbeen boven het enkelgewricht. De sporter beantwoordt de weerstand van de onderzoeker.
- Extensie (fig. 32.68): de sporter bevindt zich in ruglig met een been licht gebogen in het kniegewricht. De onderzoeker gaat met de ongelijknamige hand onder het licht gebogen been door en legt de hand boven het kniegewricht op het gestrekte been. Met de gelijknamige hand geeft hij weerstand op het ventrale zijde van het onderbeen boven het enkelgewricht, die door de sporter wordt beantwoord.
- Endorotatie/exorotatie: de sporter bevindt zich in ruglig. De benen zijn aangehurkt. De hoek tussen boven- en onderbenen is circa 90°. De voeten zijn maximaal in dorsale flexie. De onderzoeker omvat met de ongelijknamige hand het bovenbeen juist boven het kniegewricht en omvat met de andere hand het onderbeen juist boven het enkelgewricht. Hij endoroteert het onderbeen, waarbij de sporter deze beweging met weerstand beantwoordt. Vervolgens exoroteert hij het onderbeen, waarbij de sporter ook hier weer de beweging met weerstand beantwoordt.

Stabiliteitstests
De stabiliteitstests hebben betrekking op de volgende onderdelen:
- Ligamentum collaterale mediale (fig. 32.69): de sporter ligt op zijn rug. De onderzoeker brengt de knie in 30° flexie, omvat met de ene hand het distale onderbeen van de mediale zijde en plaatst de andere hand aan de laterale zijde van de knie. Hij laat de bovenbeenspieren goed ontspannen en geeft een valgiserende druk. Deze test is pijnlijk bij aandoeningen van het mediale collaterale ligament.
- Ligamentum collaterale laterale (fig. 32.70): de sporter bevindt zich in ruglig. De onderzoeker brengt de knie in 30° flexie, omvat met de ene hand het distale onderbeen van de laterale zijde en plaatst de andere hand aan de mediale zijde van de knie. Hij laat de bovenbeenspieren goed ontspannen en geeft een variserende druk.
Deze test is pijnlijk bij aandoeningen van het lig. collaterale laterale.
- Schuiflade naar voren (fig. 32.71): de sporter buigt de knie 90°. De onderzoeker fixeert de voet door erop te gaan zitten. Hij omvat met beide handen de tibia en plaatst de duimen op de mediale en laterale gewrichtsspleet.
Hij laat de hamstrings goed ontspannen en probeert de tibia naar ventraal te bewegen.
Deze test is positief bij een instabiele voorste kruisband. Bij een geringe instabiliteit dient men altijd met de andere zijde te vergelijken alvorens een conclusie te trekken.
- Schuiflade naar achteren (fig. 32.71):
  a Uitgangshouding en handvatting als bij schuiflade naar voren. Hierbij moet eerst de tibia als het ware opgetild worden naar zijn normale niveau, alvorens de schuiflade naar achteren kan worden opgewekt. Deze test is positief bij een instabiele achterste kruisband.

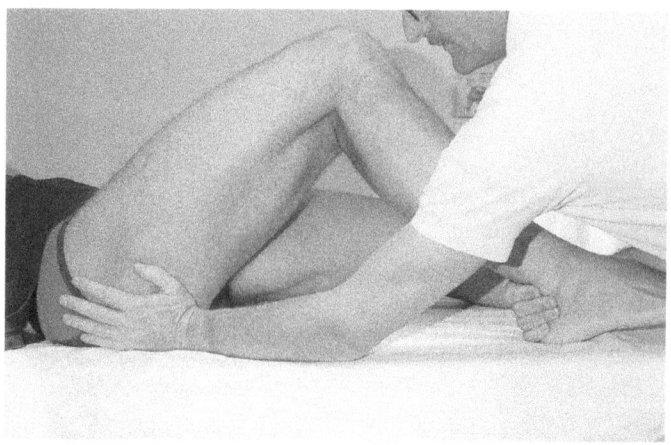

Fig. 32.67

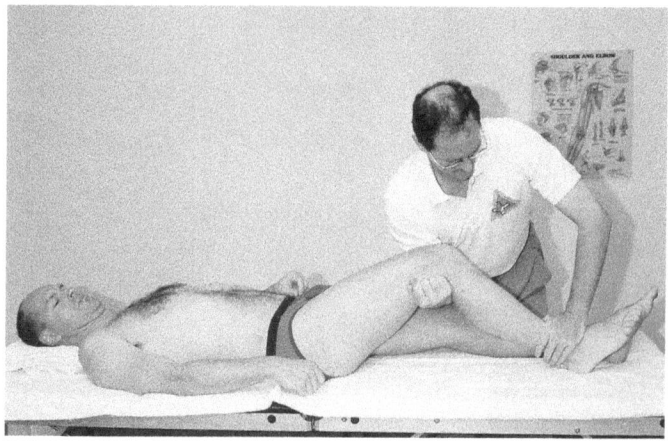

Fig. 32.68

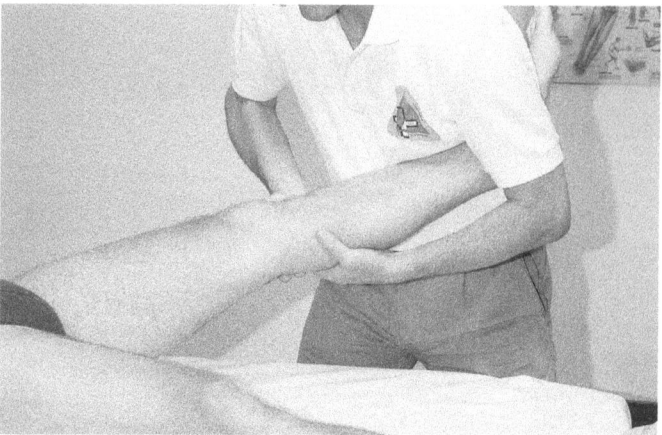

Fig. 32.69

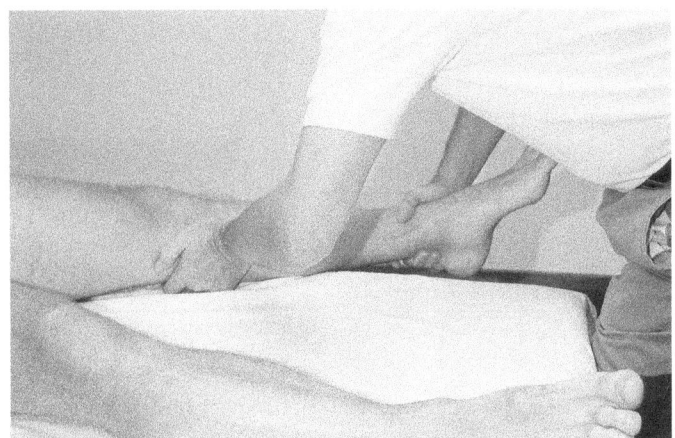

Fig. 32.70

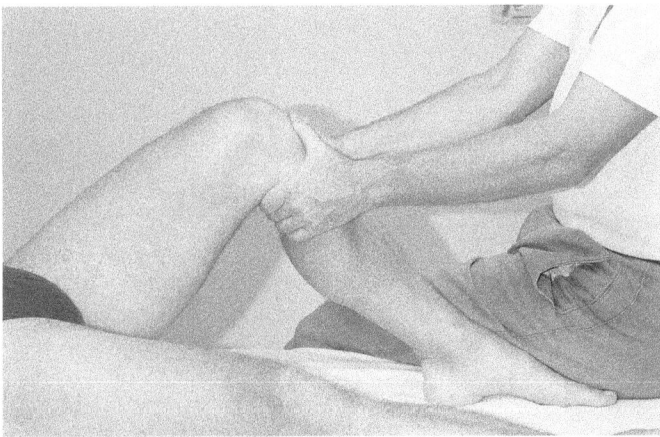

Fig. 32.71

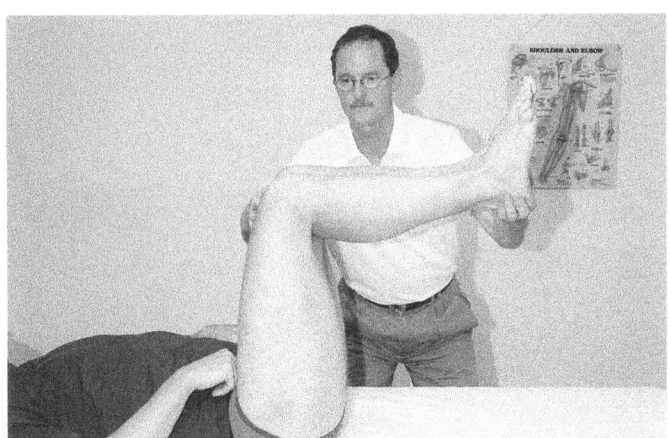

Fig. 32.72

b Uitgangshouding met heup en knie 90° gebogen (fig. 32.72). Beoordeel of de tuberositas tibiae wegzakt ten opzichte van de niet aangedane zijde. Deze test is positief bij een instabiele achterste kruisband.

Functietests voor kuitmusculatuur

Voor de kuitspieren kennen we nog de volgende functietests:
1 Op lengte:
   – De sporter steunt met zijn handen op de onderzoekstafel. Hij brengt zijn gezonde been zo ver mogelijk gestrekt naar achteren. Hij plaatst het aangedane been ernaast. Vervolgens strekt hij de heupen. Indien de blessure in de m. gastrocnemius nog niet geheel hersteld is, zal hij dit met het aangedane been compenseren.
   – Dit onderzoek wordt eveneens uitgevoerd voor de m. soleus, de m. tibialis posterior en de lange flexoren van de tenen. Deze test voert men uit met gebogen knie. De sporter brengt zijn knie zo ver mogelijk voor de voet met de hak op de grond.

De onderzoeker vergelijkt beide bewegingsuitslagen ten opzichte van elkaar en vraagt naar het rekgevoel (sensatie).

2 Op kracht:
   – De sporter ligt op de onderzoekstafel met gestrekte benen. De onderzoeker steunt met de ene hand het enkelgewricht en geeft met de andere hand weerstand onder de voet. De proefpersoon beantwoordt deze weerstand.
   – Deze test wordt eveneens uitgevoerd voor de m. soleus, de m. tibialis posterior en de lange flexoren van de tenen. Bij die spieren voert men de test uit met een gebogen onderbeen.

Er bestaat ook de mogelijkheid om de test uit te voeren met gebruikmaking van het lichaamsgewicht. De sporter gaat eerst met zijn gezonde been op de tenen staan, vervolgens met de aangedane zijde.

32.5.8 Enkelgewricht

Actief
De volgende beweging wordt actief getest:
De sporter gaat op de onderzoekstafel zitten met afhangende onderbenen. Hij brengt nu de voeten in plantaire (fig. 32.73) en dorsale flexie (fig. 32.74). Voor de inversiebeweging (fig. 32.75) en eversiebeweging (fig. 32.76) plaatst hij een vuist tussen beide knieën om compensatie tegen te gaan. Vervolgens draait hij de voeten naar mediaal (inversie) en naar lateraal (eversie).

Passief
De volgende bewegingen worden passief getest:
- Plantaire flexie (fig. 32.77): de sporter bevindt zich in langzit op de tafel (met een rol onder de knie). De voet hangt vrij over de tafel. De onderzoeker omvat met de ene hand het onderbeen van de dorsale zijde en met de andere hand de voetrug. Vervolgens flecteert hij de voet vanuit de middenstand plantair. Normaal kan dit tot 50°.
- Dorsale flexie (fig. 32.78): de onderzoeker omvat met de ene hand de hiel en met de andere hand de voet van de laterale zijde. Hij flecteert de voet vanuit de middenstand dorsaal. Normaal kan dit tot 15°.
- Inversie (fig. 32.79): om te voorkomen dat het bovenste spronggewricht tegelijkertijd wordt meegetest, dient de enkel in maximale dorsale flexie te worden gehouden.
De onderzoeker omvat met de ene hand het onderbeen van de dorsale zijde en met de andere hand de hiel. Hij inverteert de calcaneus, dat wil zeggen dat hij de calcaneus door een naar buiten kantelende beweging in een varusstand brengt. Normaal kan dit tot 10°.
- Eversie (fig. 32.80): uitgangshouding en handvatting is als bij de passieve inversie. De onderzoeker everteert de calcaneus, dat wil zeggen dat hij de calcaneus door een naar binnen kantelende beweging in een valgusstand brengt. Normaal kan dit tot 10°.

Deze bewegingsuitslag is nauwelijks beperkt bij articulaire aandoeningen, maar kan wel pijnlijk zijn bij aandoeningen van de mediale ligamenten van het bovenste spronggewricht. Bij articulaire aandoeningen is de inversie van de calcaneus veel meer beperkt dan de eversie.

Weerstand
Tegen weerstand kan men de volgende bewegingen testen:
- Dorsale flexie (fig. 32.81): de onderzoeker omvat met de ene hand de hiel en met de andere hand de voetrug. Hij brengt de voet vanuit de middenstand in dorsale flexie, waarbij de sporter de weerstand beantwoordt.

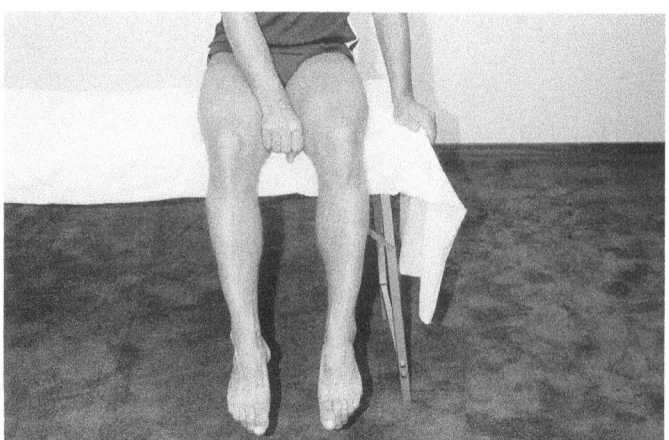
Fig. 32.73

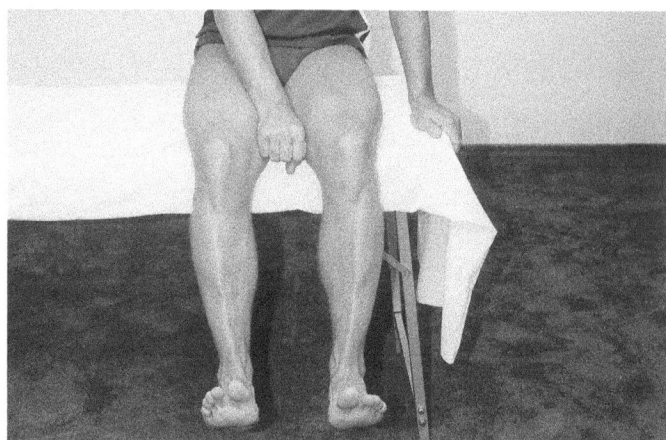
Fig. 32.74

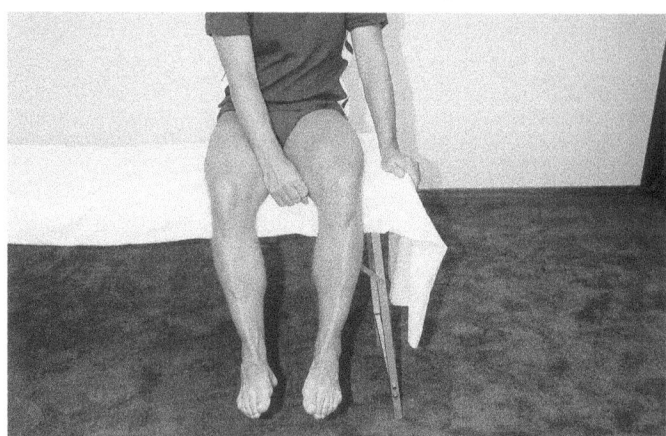
Fig. 32.75

32 FUNCTIEONDERZOEK

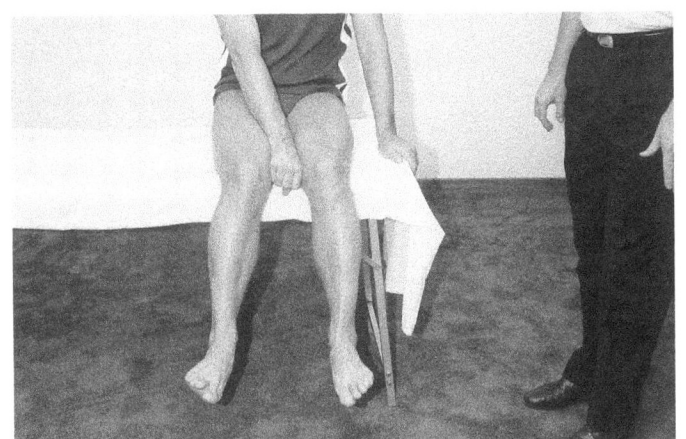

Fig. 32.76

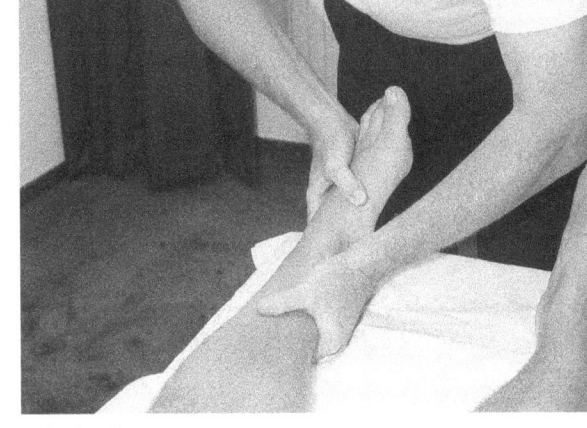

Fig. 32.79

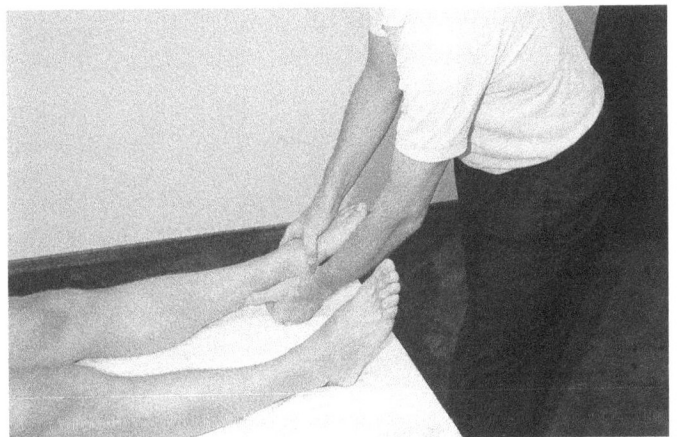

Fig. 32.77

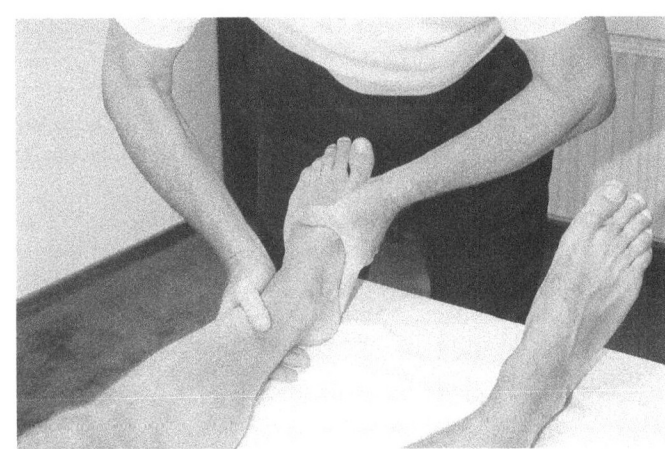

Fig. 32.80

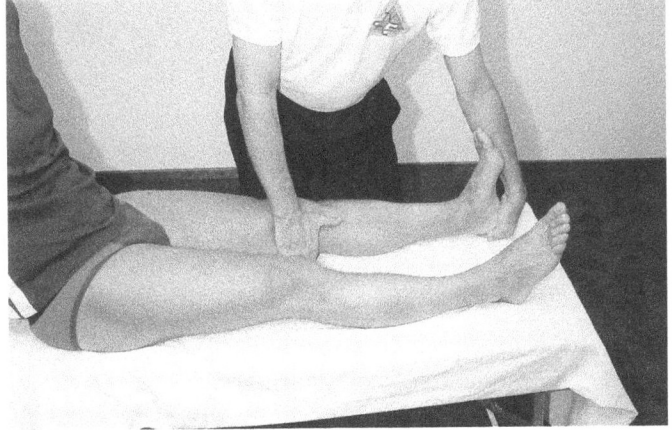

Fig. 32.78

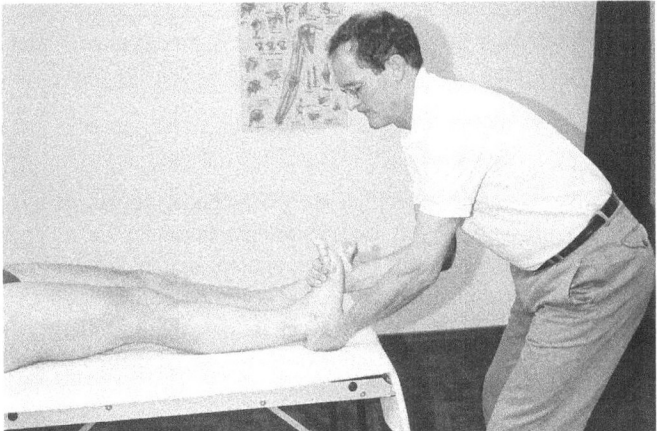

Fig. 32.81

- Plantaire flexie (fig. 32.82): de onderzoeker omvat met de ene hand het onderbeen van de ventrale zijde en met de andere hand de voetzool. Hij brengt de voet vanuit de middenstand in plantaire flexie, waarbij de sporter de weerstand beantwoordt.
- Eversie (fig. 32.83): de onderzoeker omvat met de ene hand de hiel en met de andere hand de voorvoet van de laterale zijde. Hij brengt de voet in een eversiestand waarbij de sporter de weerstand beantwoordt.
- Inversie (fig. 32.84): de onderzoeker omvat met de ene hand de hiel en met de andere hand de voorvoet van de mediale zijde. Hij brengt de voet in een inversiestand waarbij de sporter de weerstand beantwoordt.
- Passieve stabiliteit bovenste spronggewricht (schuiflade naar voren – fig. 32.85): de onderzoeker plaatst de hiel van de sporter op de tafel met de knie licht gebogen. Hij omvat met de ene hand het onderbeen van de ventrale zijde en met de andere hand de voetrug.
Hij probeert een translatiebeweging van het onderbeen ten opzichte van de enkel naar achteren op te wekken. Zodoende komt de talus relatief naar voren. Essentieel daarbij is, dat de onderbeenmusculatuur goed ontspannen is.
- Passieve stabiliteit onderste spronggewricht (fig. 32.86): de onderzoeker omvat met de ene hand de hiel en brengt met de andere hand de voet in dorsale flexie (de talus loopt hierbij vast in de enkelvork). Met de hand waarmee hij de hiel omvat, probeert hij de calcaneus te bewegen naar lateraal-mediaal.

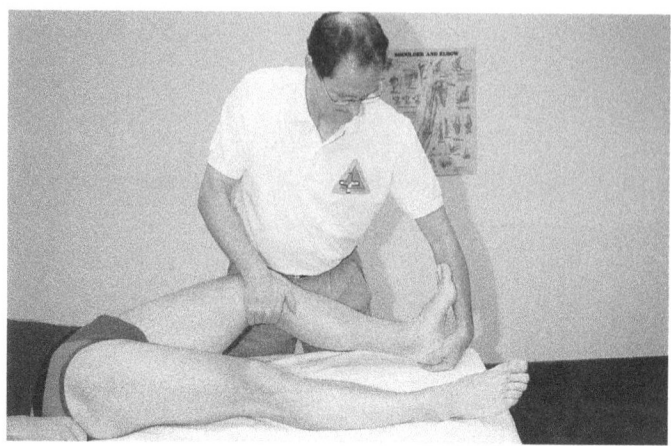

Fig. 32.82

Aanvullende test

Lengte van de kuitspieren: de voeten staan 30 centimeter uit elkaar en recht naar voren gericht. Vraag de sporter te hurken met de hielen aan de grond. Normaal is deze beweging volledig uitvoerbaar. Hoe groter de hoek tussen bovenbeen en onderbeen, hoe groter in het algemeen de spierverkorting van de m. soleus.

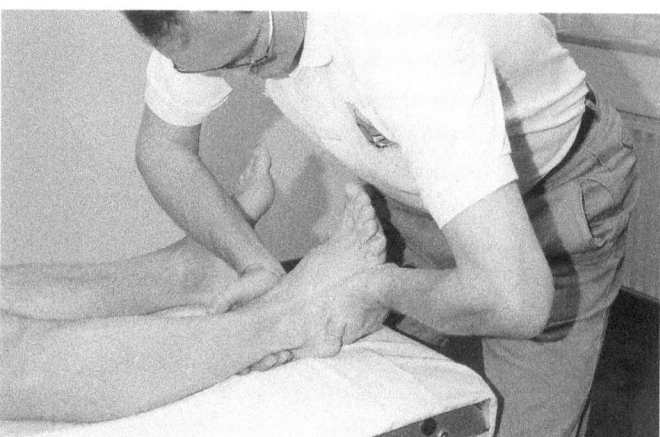

Fig. 32.83

Functionele stabiliteit

Veel enkelblessures geven niet alleen beschadiging van de ligamenten, maar ook van de gevoelslichaampjes die in het gewrichtskapsel liggen, de proprioceptoren. Indien deze beschadigd zijn, gaat de sturing van de bewegingen door de proprioceptoren achteruit. Bij het testen van de passieve stabiliteit kan een test positief zijn, wat duidt op een min of meer instabiel enkelgewricht, maar deze passieve instabiliteit kan worden opgevangen door de spieren rond het gewricht. Door deze spieren te trainen, kan de functionele stabiliteit verhoogd worden en kan het enkelgewricht normaal belast worden.

De functionele stabiliteit van het gewricht kan men als volgt testen.

De sporter moet ongeveer 1 minuut met de ogen dicht op één been kunnen blijven staan zonder dat te grote compensaties plaatsvinden. Bij de uitvoering van de test heeft de sporter de armen gekruist voor de borst. De onderzoeker dient nauwkeurig de spierreacties te beoordelen.

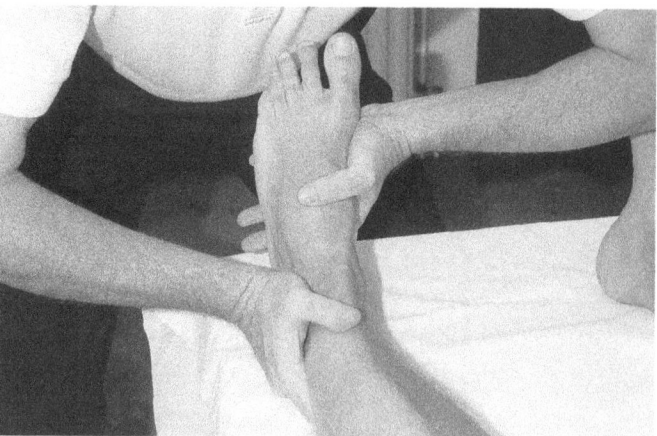

Fig. 32.84

32 FUNCTIEONDERZOEK

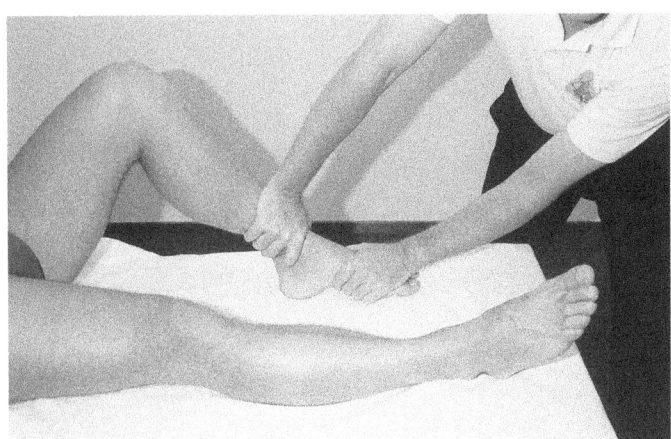

Fig. 32.85

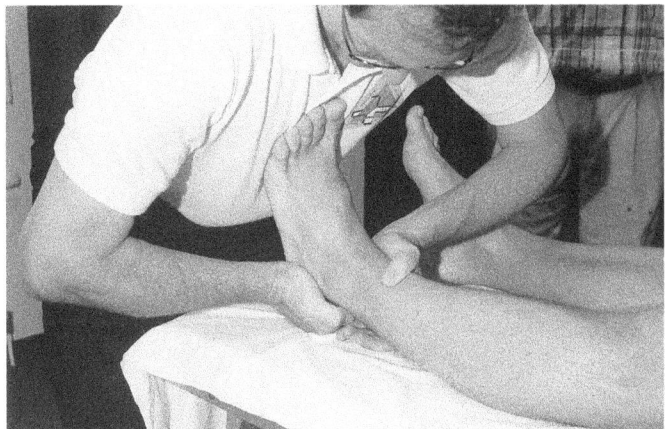

Fig. 32.86

33 Tapen, bandageren (theorie)

Leerdoelen

Het doel van tapen en bandageren is de belastbaarheid aanpassen aan de belasting. Als deze leerstof bestudeerd is, moet u in staat zijn om:

1 Op basis van de anatomische kennis de bewegingen van gewrichten en spieren te analyseren.
2 Op basis van het functieonderzoek kunnen besluiten welke beweging in een gewricht moet worden geremd, c.q. ondersteund.
3 Op basis van het functieonderzoek kunnen besluiten welke beweging in een spier(groep) moet worden geremd, c.q. ondersteund.
4 De verklaringen te geven waarop de werking van een bandage berust, zoals:
   - mechanisch;
   - reflectoir;
   - psychogeen.
5 Op basis van het functieonderzoek kunnen besluiten welk materiaal moet worden gebruikt om het gewenste doel te bereiken.
6 Inzicht hebben in de contra-indicaties.

33.1 Tapen en bandageren

Tapen en bandageren is een van de hulpmiddelen om belasting en belastbaarheid onder diverse omstandigheden op elkaar aan te passen. In de sport is het vaak zo, dat de belasting groter is dan de belastbaarheid van het weefsel. Daarmee is het risico aangegeven dat de sporter loopt om geblesseerd te raken bij het bedrijven van sport. In eerste instantie is het nu de bedoeling om de belastbaarheid van het bewegingsapparaat te verbeteren. Vaak moet dan ook individueel aangepaste training worden gegeven. Een trainer heeft echter met groepen te maken, zodat het vaak ondoenlijk is om individueel aangepaste training in de praktijk te brengen. De sportmasseur kan daarbij tegemoetkomen door de zwakke schakel te versterken met een bandage. Om dit optimaal te kunnen doen, dienen we een goede indruk te hebben van de belasting en de belastbaarheid.

Uit functieproeven zal moeten blijken:
- hoe een gewricht gesteund moet worden;
- welke beweging(en) gesteund moet(en) worden;
- in hoeverre de spier geholpen moet worden in zijn functie.

Met een bandage kun je de kracht van het bewegingsapparaat dus vergroten, en soms moet de belasting daarbij worden aangepast. De kracht van het bandageren zit hem vooral in het feit dat de functies zoveel mogelijk gehandhaafd blijven, zonder dat overbelasting plaatsvindt. Naast een goede kennis van het bewegingsapparaat is kennis van bewegingspatronen noodzakelijk. Verder is er een grote variatie in de keuze van de diverse materialen, en moeten eigenschappen als kleefkracht, elasticiteit, flexibiliteit en stevigheid van de materialen bekend zijn.
Er zijn enkele algemene principes, waarmee u kunt werken. Als u de principes goed beheerst, kunt u een bandage aanpassen. Er is ook een bepaalde opbouw, die u algemeen kunt gebruiken. Eén bepaalde techniek bestaat niet. Een bandage moet dus altijd worden aangepast aan het individu, de desbetreffende vormen, en kracht en richting van de te maken bewegingspatronen. Een bandage moet comfortabel zitten en zowel aan de verwachtingen van de sporter, als van de sportmasseur voldoen. Het is dan ook noodzakelijk om de sporter te testen met de bandage om.
Resumerend zijn de volgende punten van belang:
1 Kennis van de risico's bij het bedrijven van sport.
2 Kennis van de diverse bewegingspatronen per tak van sport.
3 Kennis van het bewegingsapparaat.
4 Functietesten.
5 Materiaalkennis.
6 Kennis van de basistechnieken.
7 Het kunnen beoordelen van de functionaliteit van de bandage. Een blokkering van een beweging door een bandage is nooit functioneel en is onprettig tijdens de beweging.

33.2 Doel van de bandage

Een bandage heeft een drieledig doel:
1 Mechanische werking: qua kracht en bewegingsrichting kan men mechanisch gezien de belasting verminderen. Uit onderzoek is echter gebleken dat de stabiliteit van een bandage snel vermindert tijdens het gebruik. Toch helpen deze bandages de

sporter, ook tot aan het einde van de wedstrijd. Veel sporters kunnen niet zonder een 'lap' om enkel, knie of elleboog. Mechanisch gezien geeft een kniekous nauwelijks enige steun, maar toch helpt het.
2 Neuroreflectoire werking: kennelijk is het zo, dat ook andere factoren een belangrijke rol spelen. De neuroreflectoire visie is volgens velen nog belangrijker dan de mechanische kant. Gelukkig is het zo dat beide mogelijkheden parallel lopen en benut worden.
De huid is een belangrijk zintuig. De geringste aanraking wordt in de hersenen geregistreerd. Vanuit een huidprikkel (bandage) worden belangrijke reflexen opgewekt. De spanning van de spieren onder een bandage is groter en de prikkeldrempel lager.
3 Psychologische werking: bij de coördinatie spelen reflexen vanuit de huid een belangrijke rol. Op deze manier is de zogenaamde psychologische werking die van een bandage uitgaat, fysiologisch te verklaren.

Het aanleggen van een bandage moet altijd gepaard gaan met de nodige instructies. Een simpel stukje tape kan, mits gecombineerd met goede instructies omtrent het gebruik, heel goed de techniek van bepaalde bewegingen verbeteren.

33.3 Materialen

We kennen de volgende materialen:
1 Elastische bandages:
   - deze geven algemene steun in de zin van druk/compressie;
   - ze zorgen voor een geringe beperking van eindbewegingen;
   - ze zorgen er vooral voor dat rotatiebewegingen goed herinnerd kunnen worden.
2 Elastische kleefpleisterbandages:
   - compressie en druk kan gedoseerd aangepast worden;
   - een beweging kan in een bepaalde richting 'aangepast' worden beperkt;
   - door de elasticiteit van het materiaal kan voor een geleidelijke opvang worden gezorgd;
   - spieren kunnen elastisch worden ondersteund in hun beweging;
   - rotaties kunnen goed worden opgevangen;
   - het materiaal is goed te gebruiken als basis (onderbandage).
3 Tape: tape is een niet-elastische vorm van kleefpleister. Bij gebruik in de lengterichting moet goed opgepast worden dat de bewegingen niet al te abrupt worden geremd. Spiraalvormig, halfcirculair en collateraal toegepast, kan een uitstekende, gedoseerde steun worden bereikt. Bij circulair gebruik moet men uiterst voorzichtig zijn in verband met stuwing.
4 Underwrap: in sommige gevallen, bij grote oppervlakken of bij een kwetsbare huid, kan een onderbandage noodzakelijk zijn. Het is echter onzinnig en geldverkwistend om de mogelijkheden die je hebt met een kleefbandage, weer teniet te doen met een onderbandage. Bij langdurig gebruik zoals bij het circulair steunen van grotere spiergroepen kan een onderbandage soms nuttig zijn.

Over het algemeen verdient het gebruik van een wondspray als onderlaag de voorkeur!
5 Hulpmaterialen:
   - kleefspray: om een betere hechting te krijgen;
   - wondspray: als onderlaag, ter bescherming en hechting;
   - vilt/rubber: om irritaties te vermijden of extra druk te geven;
   - remover: om de huid schoon te maken.

33.4 Basisprincipes bij het tapen

33.4.1 Belangrijke punten

Bij het tapen dient men een aantal belangrijke punten in acht te nemen:
- een goede diagnose;
- bij twijfel geen tape;
- tape zo glad mogelijk, zonder plooien;
- breng fixatiestroken met constante rek aan;
- laat de tape 'lopen';
- laat spieren ontspannen bij het tapen;
- tape niet circulair;
- laat tape half tot tweederde overlappen;
- tape op de blote huid, eventueel beschermd met huidspray;
- gebruikt tape niet direct op wonden;
- zorg dat de tape comfortabel zit;
- verwijder de tape bij afknelling;
- houd rekening met functieverlies van de tape tijdens de warming-up.

33.4.2 Huidverzorging

Er wordt lichaamsvreemd materiaal over de huid geplakt. Een aantal huidfuncties kan daardoor minder goed plaatsvinden. Allergische reacties kunnen optreden. De mechanische belasting van de huid is echter de grootste boosdoener van huidaandoeningen. Reacties van de huid zijn dan ook voor het overgrote deel te voorkomen. De juiste maatregelen die ten aanzien van de huid getroffen moeten worden zijn:
- ontharen;
- ontsmetten;
- over de droge huid tapen;
- wondspray gebruiken;
- zo nodig extra kleefspray gebruiken, anders ontstaat wrijving;
- basisstroken plakken om de fixatie op de huid te verstevigen;
- bescherming van de kwetsbare delen met vilt/rubber (knieholte enz.).

33.4.3 Techniek

Ten aanzien van de techniek moet met het volgende rekening worden gehouden:
- goede mechanische opvang;
- goede verdeling van de druk- en trekbelasting;
- geen vouwen;
- vorm van het lichaamsdeel goed volgen;
- de richting van de tape is belangrijk, niet de kracht;
- zo weinig mogelijk materiaal gebruiken.

33.4.4 Andere regels

Bij het tapen en/of bandageren van een gewricht gelden ook nog andere regels:
- Onderzoek; welke beweging moet worden beperkt en in welke mate?
- Huidverzorging; zie hiervoor verzorging van eventuele wondjes.
- Uitgangshouding; de functionele stand.
- Basisstroken; boven en onder het gewricht.
- Werkstroken; tegengesteld aan de te remmen beweging of in de richting van de te ondersteunen beweging.
- Verankering; tegen het opstropen.
- Testen; om een indruk te krijgen van de functionaliteit.
- Instructies; ten aanzien van duur en belasting.

33.4.5 Algemene regels

Bij het tapen en/of bandageren van een spier geldt dat het basisprincipe inhoudt dat men origo en insertie naar elkaar toe brengt. Dit kan worden bereikt door circulaire compressie, half circulair met tape of circulair met tape. Pas wel op hoe!

33.4.6 Indicaties voor het bandageren

Voor het bandageren, hanteren we de volgende indicaties:
1. Preventief: als de belasting bij een bepaalde beweging of sport zo groot is dat het risico om geblesseerd te raken aanwezig is, worden preventieve bandages aangelegd.
   Grote belasting kan optreden bij:
   - sommige bewegingspatronen;
   - grote krachten of bewegingsuitslagen;
   - terreinomstandigheden bij gebruik van zwaar materiaal;
   - in de herstelfase van onder andere traumata;
   - beroepssport.
2. Therapeutisch: als er een beginsymptomatologie is, kunnen alle voordelen van de reflectoire werking van een bandage worden benut. Denk hierbij bijvoorbeeld aan:
   - bewegingsherinnering;
   - druk en/of steun;
   - verbetering van de doorbloeding;
   - een constant masserende werking.
3. Nazorg: het uitgangspunt hierbij is, dat de belastbaarheid van het bewegingsapparaat is verminderd door:
   - vroegere traumata;
   - hyper/hypomobiliteit;
   - verminderde coördinatie (proprioceptie);
   - statiekveranderingen.

Bij nabehandeling van blessures moet overleg worden gepleegd met de behandelende fysiotherapeut.

34 Tapen, bandageren (praktijk)

Leerdoelen

Als u deze leerstof bestudeerd hebt, moet u preventieve bandages aan kunnen leggen en de volgende onderdelen op hun functionaliteit kunnen testen:

1 Gewrichten:
- enkel;
  - algehele ondersteuning bij aspecifiek functieverlies;
  - remming inversie en eversie;
- knie;
  - totale ondersteuning van de lig. collateralia;
  - remming hyperextensie;
- elleboog;
  - remming hyperextensie;
- pols;
  - remming palmairflexie;
  - remming dorsaalflexie;
- duim;
  - remming opponeren;
  - remming reponeren;
  - remming abductie;
- vingers;
  - remming hyperextensie van de kootjes en de basisgewrichten;
  - remming van het spreiden van twee of meer vingers.
2 Spieren:
- ondersteunend en ontlastend:
  - m. biceps brachii;
  - m. triceps brachii;
  - m. triceps surae;
  - m. hamstrings;
  - m. quadriceps femoris;
  - adductoren.

34.1 Enkel

34.1.1 EHBSO-bandage bij een enkeldistorsie

Bij acute traumata wordt de bandage na het koelen als eerstehulpbandage aangelegd, voordat de sporter eventueel naar de huisarts wordt doorverwezen.

Uitgangshouding: voet in de middenstand 90° indien mogelijk. Vervolgens brengt u stapsgewijs de tape aan:
1 breng over de voorvoet en boven de enkel een basisstrook aan;
2 met behulp van elastische kleefpleister legt u eerst een stijgbeugel aan;
3 rem de plantaire flexie met een strook elastische kleefpleister van de basis op de voet naar de basis op het onderbeen;
4 rem de dorsale flexie met een strook elastische kleefpleister van de basis op de plantaire zijde van de voorvoet over de hiel naar de basis op het onderbeen;
5 leg een strook tape aan vanaf de mediale zijde van het onderbeen achter malleolus medialis langs onder de voet door en over het bovenste spronggewricht (remming inversie, supinatie);
6 leg een strook tape aan vanaf de laterale zijde van het onderbeen achter de malleolus lateralis langs onder de voet door en over het bovenste spronggewricht (remming eversie, pronatie);
7 het geheel wordt met overlappende stroken van onder naar boven gefixeerd;
8 om het opstropen van tape te voorkomen, kan het geheel extra worden gefixeerd met een elastisch klevende hydrofielwindsel.

Advies: De eerste 24 uur moet u om de twee uur koelen gedurende 20 minuten. Nadien moet de ICE-regel worden toegepast.
- immobiliseren;
- compressie met behulp van de beschreven bandage;
- elevatie.

34.1.2 Remming van de inversie (supinatie) van de enkel

Voorbeeld bandage voor remming van de inversie (supinatie)
Uitgangshouding: voet in 90°

1. als (onder)bandage dient een elastische kleefpleister kleefbandage; de eerste winding begint op de dorsale zijde van de voet, gaat van mediaal onder de voet door naar lateraal; nu wordt de rek enigszins uit de kleefpleister gehaald en gaat de winding van lateraal via mediaal naar het os calcaneus dat als steunpunt dient; vervolgens wordt de bandage als een '8-figuur' bandage afgemaakt (fig. 34-1);
2. begin met een strook tape aan de mediale zijde net boven en achter de malleolus medialis, ga onder de voet door en ga door naar de laterale zijde en voor het tuberositas ossis metatarsalis 5 langs over de wreef naar de mediale zijde van het onderbeen (fig. 34-2);
3. begin met de volgende strook tape aan de laterale zijde net boven en achter de malleolus lateralis, ga onder de voet door en ga door naar de mediale zijde en voor het os cuneiforme langs over de wreef naar de laterale zijde van het onderbeen (fig. 34-3);
4. de bandage kan versterkt worden door over de reeds aangelegde stroken dakpansgewijs verschillende stroken te plakken;
5. breng een strook aan vanaf de laterale-dorsale zijde van de voetrug, deze gaat naar mediaal onder de voet door en lateraal om het onderste spronggewricht heen via de dorsale zijde naar de ventrale-distale zijde van het onderbeen (spiraal-'heel-lock') (fig. 34-4);
6. trek een strook van de laterale zijde van de voorvoet om de calcaneus naar de mediale zijde van de voorvoet ('hoefijzer') (fig. 34-4);
7. de bandage wordt afgemaakt met een aantal fixatiestroken.

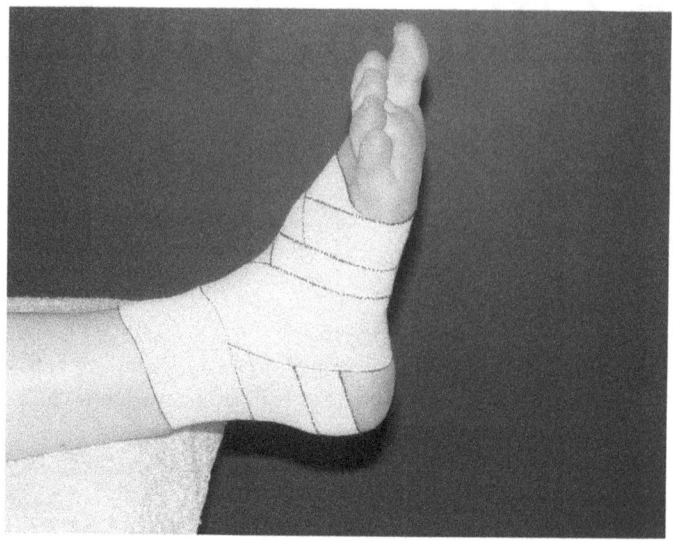

Fig. 34.1

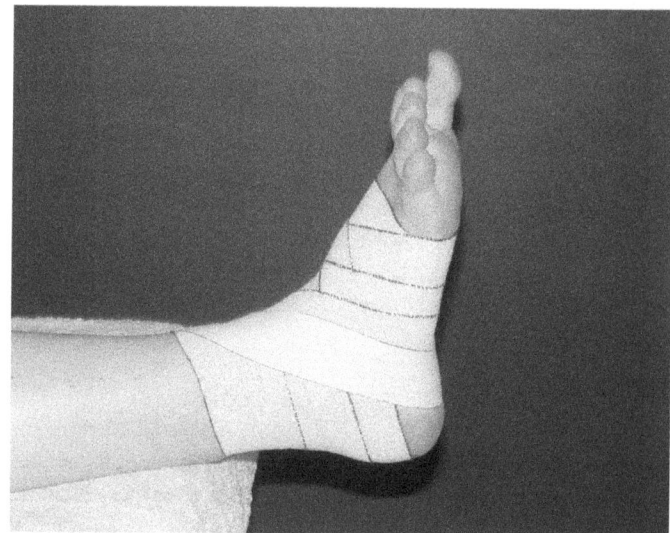

Fig. 34.2

34.1.3 Remming van de plantaire flexie van de enkel

Bij aandoeningen van het ligamentum tibiofibulare anterior of de pezen van de extensoren.
Uitgangshouding: voet in 90° stand. Breng dan de tape aan:

1. breng rond de voorvoet een basisstrip aan;
2. breng met elastische kleefpleister een gekruist anker aan van onder de voet over het bovenste spronggewricht naar het onderbeen; voor een grotere overbrugging kan een tweede anker worden aangelegd;
3. strip 1 gaat van onder de mediale zijde van de voorvoet, diagonaal over het bovenste spronggewricht naar de laterale zijde van het onderbeen; strip 2 gaat van onder de laterale zijde van de voorvoet diagonaal over het bovenste spronggewricht naar de mediale zijde van het onderbeen;
4. als extra remming kan een strook vanaf de voorvoet recht over het spronggewricht naar het onderbeen aangelegd worden;

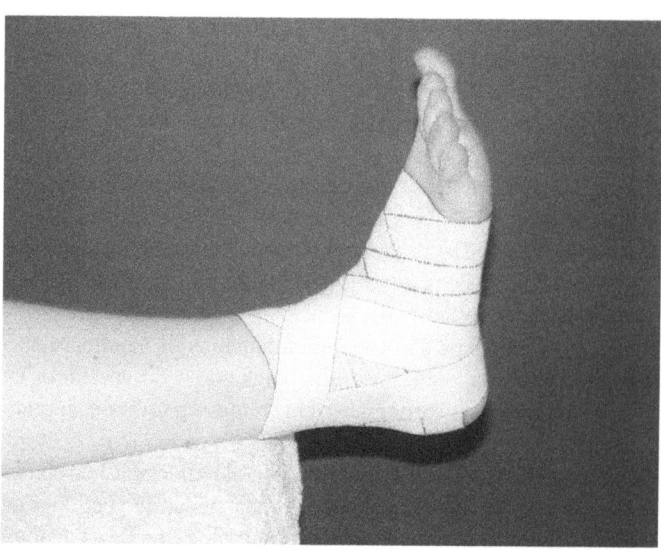

Fig. 34.3

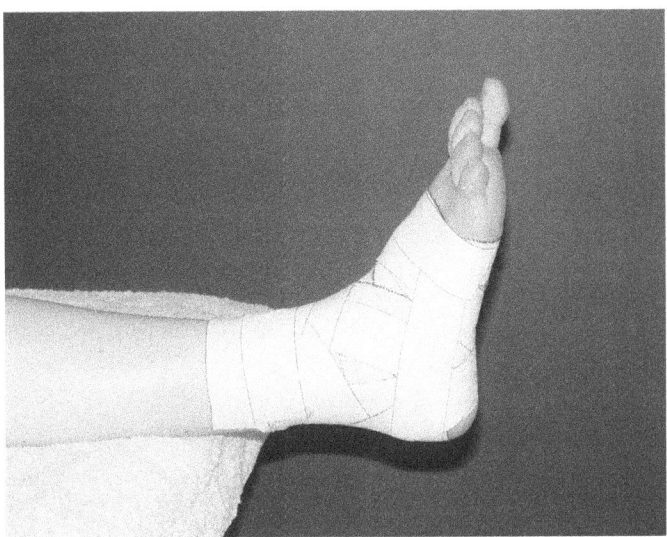

Fig. 34.4

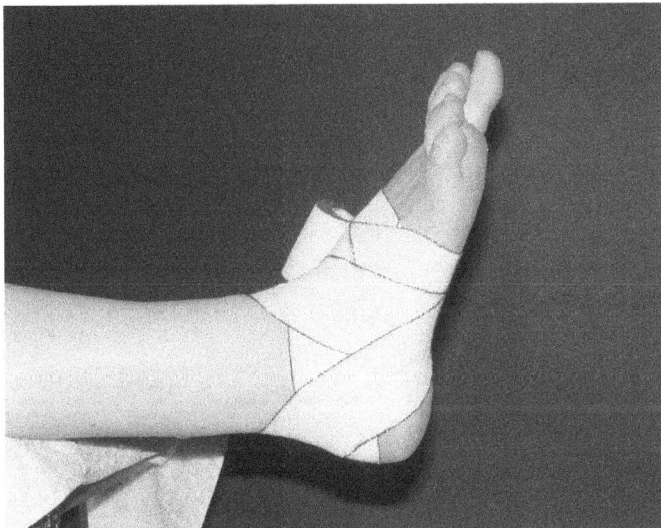

Fig. 34.5

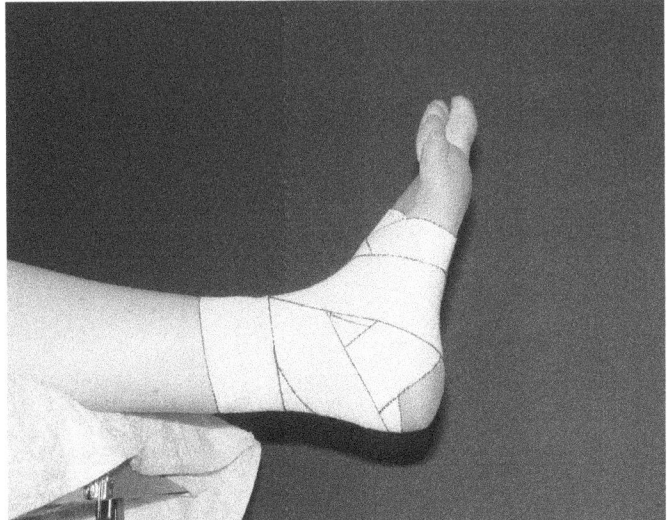

Fig. 34.6

5 met strips die elkaar overlappen, wordt het geheel gefixeerd. Denk eraan dat de fixatiestroken niet over de voetrand gaan. Het geheel kan nog worden afgewerkt met 'Hollywood'-stroken.

34.1.4 Remming van de dorsale flexie van de enkel

Bij aandoeningen van de achillespees en dergelijke. Uitgangshouding: variabel. Leg de bandage als volgt aan:
1 breng ruim boven de enkels en rond de voorvoet een basisstrip aan; breng daarna met behulp van ankers een strook elastische kleefpleister aan van de voorvoet over de hiel naar de basis van het onderbeen; bij het aanbrengen van deze strook is de voet licht plantair gebogen;
2 de mediale en laterale rand van de bandage worden extra gefixeerd met twee stroken tape, vanaf de hak de rand volgend naar de basisstrook op het onderbeen;
3 het geheel wordt met half overlappende strips onder en boven het gewricht gefixeerd.

34.1.5 Heel-lock

1 begin de bandage op de voorvoet en ga mediaal onder de voet door, over het bovenste spronggewricht achter de hiel door over de wreef;
2 ga vervolgens mediaal onder de voet door;
3 begin de heel-lock; ga over de wreef, over de malleolus medialis achter de calcaneus langs onder de malleolus lateralis door naar de laterale voetrand (fig. 34-5);
4 ga nu onder de voet door over de wreef over de malleolus lateralis achter de calcaneus door naar de mediale voetrand onder de voet door;
5 werk de bandage af naar het onderbeen waarbij de laterale voetrand extra wordt opgetrokken (fig. 34-6).

34.2 Knie

34.2.1 Remming hyperextensie van de knie

Bij aandoeningen van het lig. cruciforme posterior en het dorsale kapsel.
Uitgangshouding: licht gebogen stand. Breng de bandage als volgt aan:
1 breng met tape twee basisstroken aan boven en onder het kniegewricht;
2 de eerste strook elastische kleefpleister gaat vanaf de mediale zijde van het onderbeen diagonaal door de knieholte naar de laterale zijde van het bovenbeen;
3 de tweede strook gaat vanaf de laterale zijde van het onderbeen diagonaal door de knieholte naar de mediale zijde van het bovenbeen;
4 de bandage kan extra worden verstevigd met gelijklopende stroken tape; het geheel wordt boven en onder het gewricht met overlappende stroken gefixeerd (fig. 34-7).

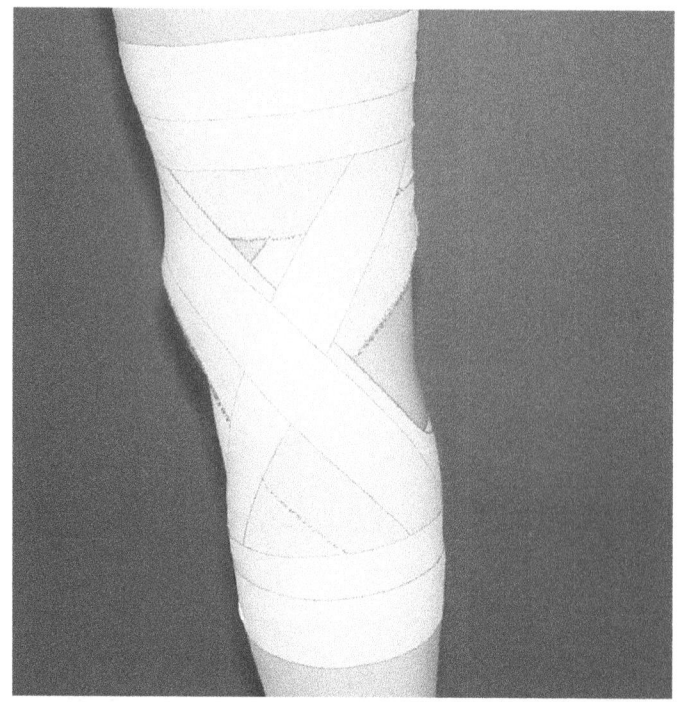

Fig. 34.7

34.2.2 Doorlopende bandage

Deze doorlopende bandage leggen we ten behoeve van de remming van de hyperextensie van de knie:
1 begin met een circulaire toer op het onderbeen en ga diagonaal door de knieholte naar het bovenbeen;
2 maak een circulaire toer en ga opnieuw diagonaal door de knieholte naar het onderbeen;
3 maak opnieuw een circulaire toer en herhaal de bandage overlappend.

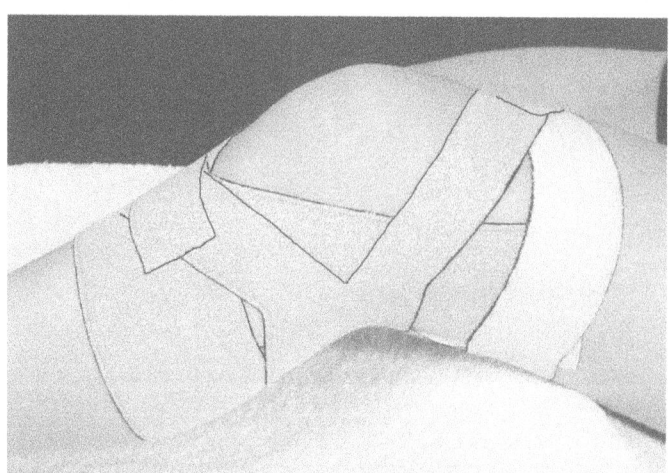

Fig. 34.8

34.2.3 Kniebandage algemeen

Uitgangshouding: een verhoging onder de hak.
Preventieve bandage voor zowel de collaterale als de cruciale ligamenten.
1 breng met tape een basisstrook aan proximaal van de knie; indien het mediale collaterale ligament meer steun behoeft, wordt het onderbeen enigszins geëndoroteerd;
2 trek een strook elastische kleefpleister vanaf de basisstrook mediaal langs de knie en onder de knie;
3 trek een strook elastische kleefpleister vanaf de basisstrook lateraal langs de knie en onder de knie de mediale strook overlappend;
4 leg een circulaire toer elastisch kleefpleister ter fixatie aan op het bovenbeen;
5 leg een circulaire toer elastisch kleefpleister ter fixatie aan op het onderbeen;
6 maak een teugel door een strook bandage in het midden in de lengterichting over een bepaald gedeelte door te knippen. Breng deze strook aan in de knieholte waarbij de slippen van de teugel elkaar overlappen op het boven- en onderbeen (fig. 34-8);

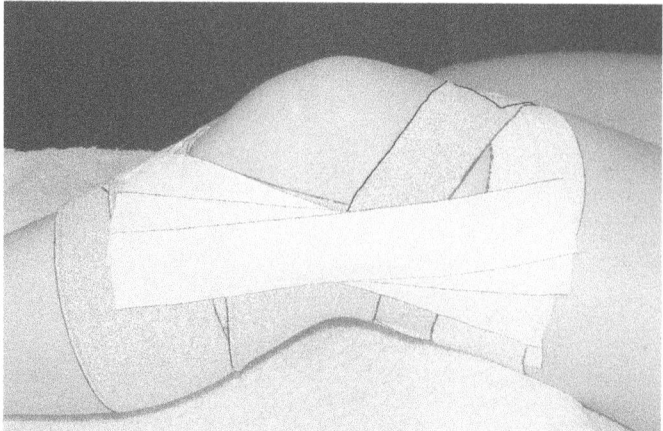

Fig. 34.9

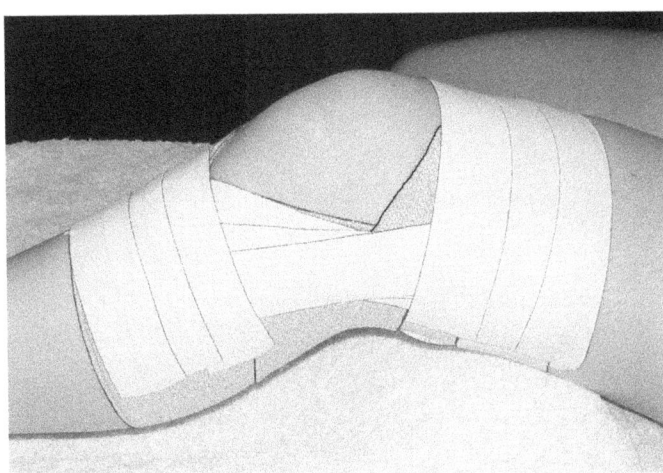

Fig. 34.10

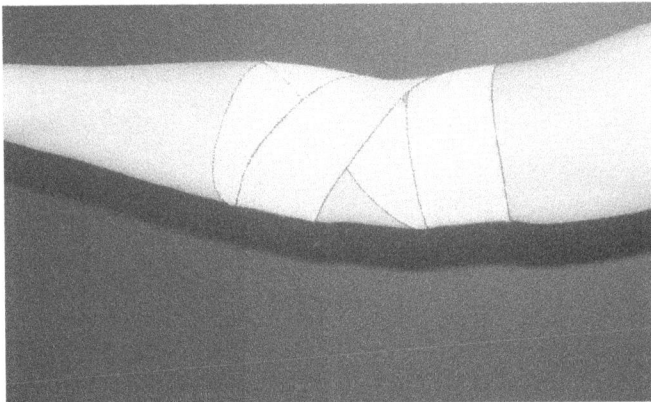

Fig. 34.11

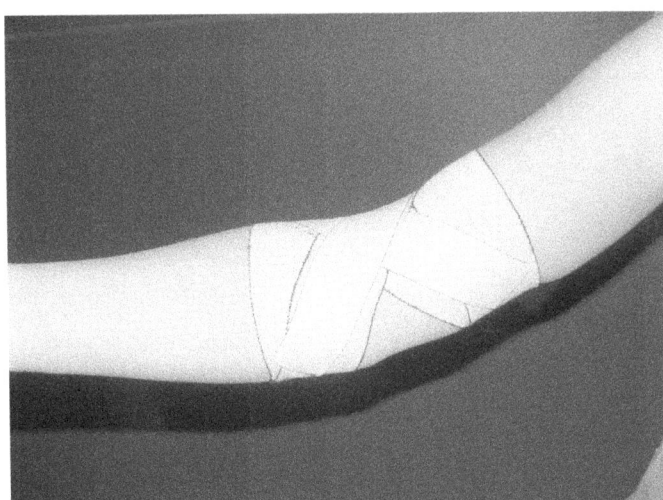

Fig. 34.12

7 leg tapestroken aan in de vorm van een waaier vanaf het tuberositas tibiae naar zowel de mediale als laterale zijde van de basis op het bovenbeen. Blijf met de tapestroken onder het patella femorale gewricht (fig. 34-9);
8 de bandage wordt met overlappende stroken boven en onder het gewricht gefixeerd (fig. 34-10).

34.3 Elleboog

34.3.1 Remming hyperextensie

Uitgangshouding: elleboog licht gebogen.
1 breng een polstering aan van schuimrubber in de holte van de elleboog;
2 begin met een circulaire toer op de onderarm en ga diagonaal door de holte van de elleboog naar de bovenarm;
3 maak een circulaire toer en ga opnieuw diagonaal door de holte van de elleboog naar de onderarm (fig. 34-11);
4 de bandage wordt verstevigd met gelijklopende stroken tape. Eventueel dakpansgewijs versterkt (fig. 34-12);
5 vervolgens wordt nog een '8-figuur'-winding gemaakt om de tapestroken in te pakken (fig. 34-13).

34.3.2 Tape bij een tenniselleboog (1)

Bij aandoeningen van de pees van de strekkers van hand en vingers (epicondylitis lateralis). Ga als volgt te werk:
1 met een strook tape wordt de aanhechtingspees van de extensoren van de hand onder druk naar mediaal-voor verlegd.

34.3.3 Tape bij een tenniselleboog (2)

Ga als volgt te werk:
1 breng basisstroken aan rond pols en elleboog; hierbij kan de vorige circulaire toer als basis dienen;
2 de werkstroken worden in een visgraattechniek van mediaal naar lateraal aangelegd en omgekeerd;
3 het patroon van de visgraat verloopt in de richting van de aanhechting op de laterale epicondylus;
4 de stroken worden in de lengte langs de rand van de ulna en de radius extra gefixeerd.

34.4 Pols

34.4.1 Remming van de palmaire flexie

1. breng een polstering aan in de ruimte tussen duim en wijsvinger;
2. breng een basisstrook aan op de proximale zijde van de onderarm;
3. maak een teugel van elastische kleefpleister door deze in de lengterichting over een bepaalde afstand in te knippen;
4. één slip van de teugel gaat over het basisgewricht van duim en wijsvinger naar de palmaire zijde van de hand. De andere slip gaat over de pinkmuis naar de palmaire zijde, de eerste slip overlappend. Fixeer beide overlappende delen met een stukje niet-elastische kleefpleister;
5. breng de hand nu zo ver in palmaire flexie, dat geen pijnlijke reactie (overdreven rek) wordt ervaren;
6. zet de teugel vast op de basisstrook en fixeer deze met een winding van elastisch kleefpleister (fig. 34-14);
7. plak drie tapestroken in de vorm van een waaier op de aangelegde teugel (fig. 34-15);
8. fixeer deze waaier met tapestroken eventueel aangelegd in 'visgraatmotief';
9. werk het geheel af met tapestroken (fig. 34-16).

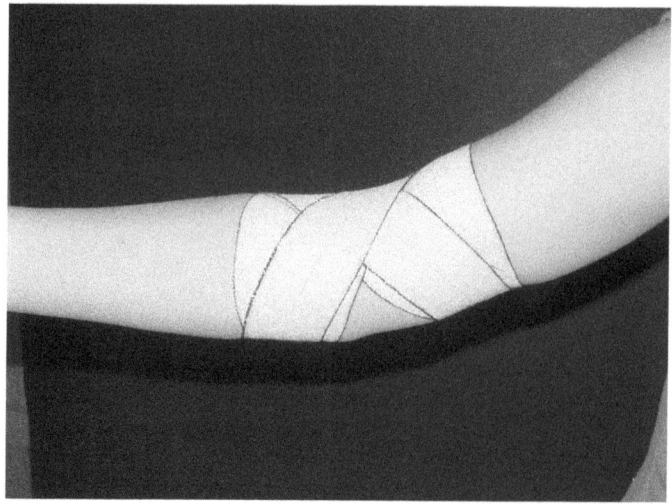

Fig. 34.13

34.4.2 Remming dorsale flexie

Dit is het spiegelbeeld van de remming van de palmaire flexie.

34.5 Duim

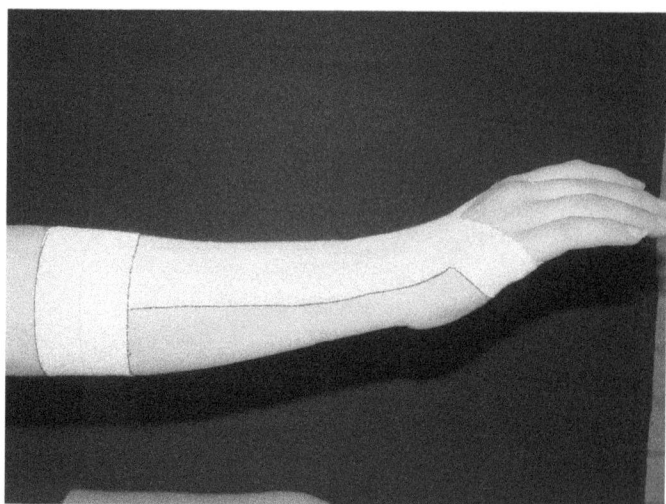

Fig. 34.14

34.5.1 Remming opponeren en reponeren (1)

Gebruik smalle tapestroken (overlangs doorscheuren). U legt de bandage als volgt aan:

1. plak een strook die begint aan de volaire zijde op de duimmuis, tussen duim en wijsvinger door naar de dorsale zijde van de duimmuis;
2. plak een tweede en derde strook iets overlappend op dezelfde manier rondom de duimmuis, die de hele duimmuis inpakken;
3. begin eventueel met een fixatiestrook aan de ulnaire zijde van de pols, wikkel die aan de palmaire zijde naar radiaal en dan rondom de duimmuis; zorg ervoor dat de handpalm vrij blijft.

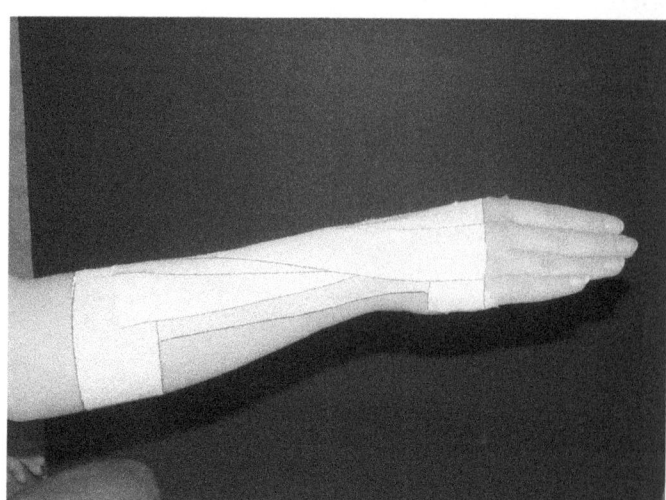

Fig. 34.15

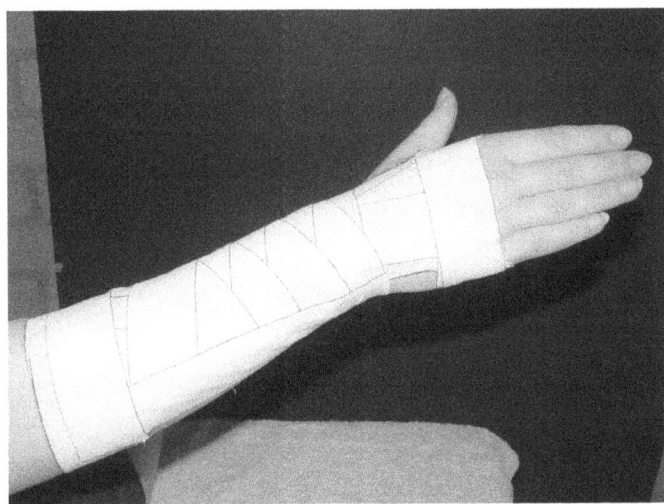

Fig. 34.16

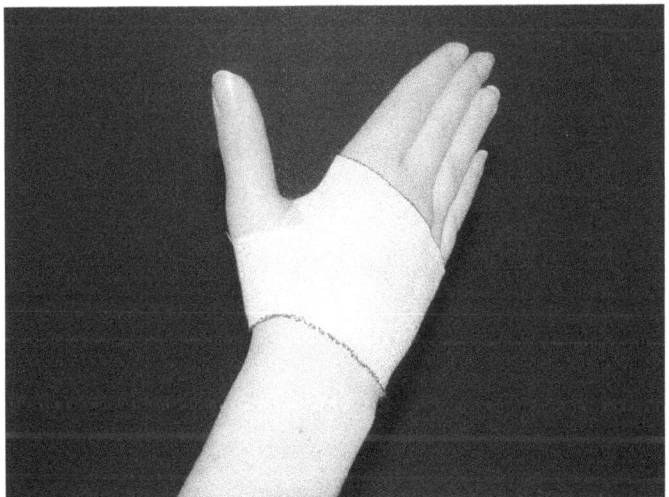

Fig. 34.17

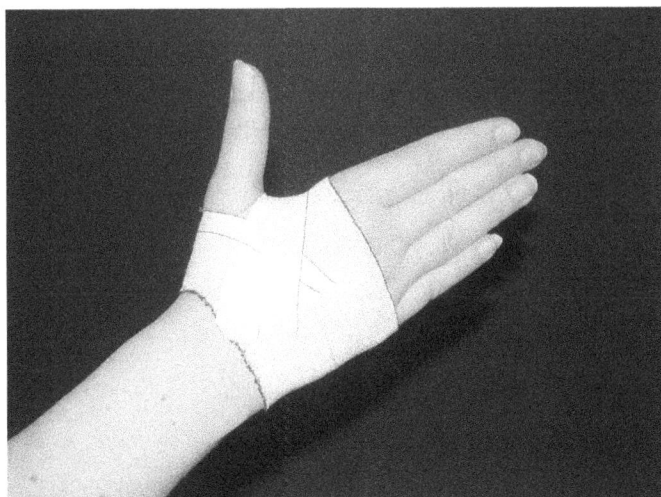

Fig. 34.18

34.5.2 Remming opponeren en reponeren (2)

Gebruik smalle tapestroken (overlangs doorscheuren). U legt de bandage als volgt aan:
1 plak twee elastische basisstroken proximaal en distaal van de duim rondom de pols;
2 plak een strook die begint aan de volaire zijde op de duimmuis, tussen duim en wijsvinger door naar de dorsale zijde van de duimmuis;
3 plak een tweede en derde strook iets overlappend op dezelfde manier rondom de duimmuis, die de hele duimmuis inpakken;
4 werk de tape af met een fixatiestrook.

34.5.3 Remming abductie

1 breng een polstering aan in de ruimte tussen duim en wijsvinger met een ingeknipt stukje Hansaplast;
2 maak nu een teugel door een strook elastische kleefpleister in de lengterichting over een bepaalde afstand in te knippen;
3 ga met strook elastische kleefpleister van de palmaire zijde, over de laterale en dorsale zijde. Een slip van de teugel gaat over het basisgewricht van duim en wijsvinger naar de palmaire zijde van de hand. De andere slip gaat aan de proximale zijde van de duim naar de palmaire zijde, de eerste slip overlappend (fig. 34-17);
4 leg nu dakpansgewijs smalle stroken van niet-elastische kleefpleister van de dorsale zijde van de hand naar de basis op de duimmuis (fig. 34-18);
5 de volgende stroken gaan van de dorsale zijde van de hand over het basisgewricht tussen duim en wijsvinger naar de palmaire zijde (fig. 34-19);
6 het geheel wordt afgewerkt met dorsale en palmaire tapestroken (fig. 34-18).

34.5.4 Remming van de extensie

Het model van de bandage is als bij remming van de abductie. De proximale slip van de teugel ligt nu hoger distaal van het metacarpo-falangeale-I-gewricht. Dit geldt ook voor de niet-elastische tapestroken, die over deze slip gelegd worden.

34.6 Vingers

34.6.1 Remming hyperextensie

Gebruik smalle stroken tape (overlangs scheuren). Ga dan als volgt te werk:
1 leg niet-circulaire ankers aan de volaire zijde van alle kootjes, leg eventueel ook een anker in de handpalm;
2 breng een smalle tapestrook aan op de volaire zijde van de vinger (met de juiste spanning);
3 fixatie met niet-circulaire ankers op elk kootje en eventueel op de handpalmstrook.

34.6.2 Remming spreiden

Leg een dun polster tussen twee vingers.
Fixeer de kootjes van de twee vingers aan elkaar met smalle tapestroken.

34.7 Spieren

34.7.1 M. biceps brachii en triceps brachii

De aanhechting van de m. triceps brachii kan worden ontlast met een semi-circulaire tape van de bovenarm, juist boven de elleboog.
De m. biceps brachii kan als bi-articulaire spier met aanhechtingen in de schouder en op de onderarm niet goed met een tapebandage worden ondersteund.

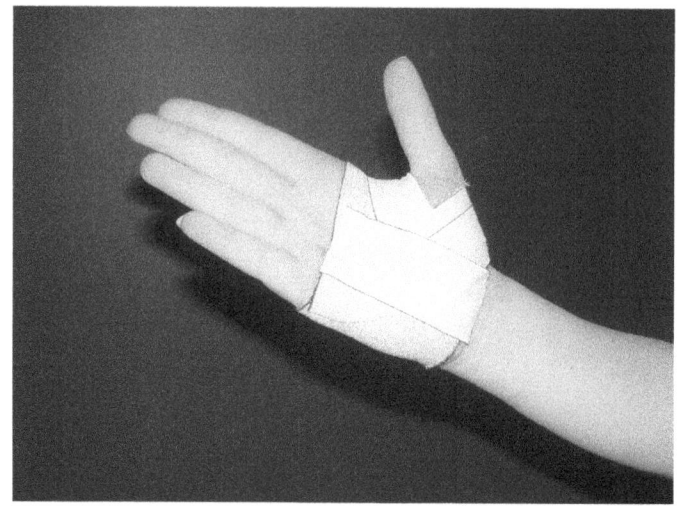

Fig. 34.19

34.7.2 Tapebandage m. triceps surae

Uitgangshouding: staand op een hakverhoging. Ga als volgt te werk:
1 leg twee niet-circulaire ankers proximaal net onder de knieholte, distaal, 10 cm boven de malleoli;
2 leg een werkstrip van mediaal onder schuin naar lateraal boven;
3 leg een werkstrip van lateraal onder naar mediaal boven (kruising enkele centimeters onder de laesie);
4 herhaal de werkstrips overlappend (laesie blijft boven de werkstrips);
5 zet de werkstrips vast op de ankers;
6 afwerken met klevende elastische bandage van onder naar boven.

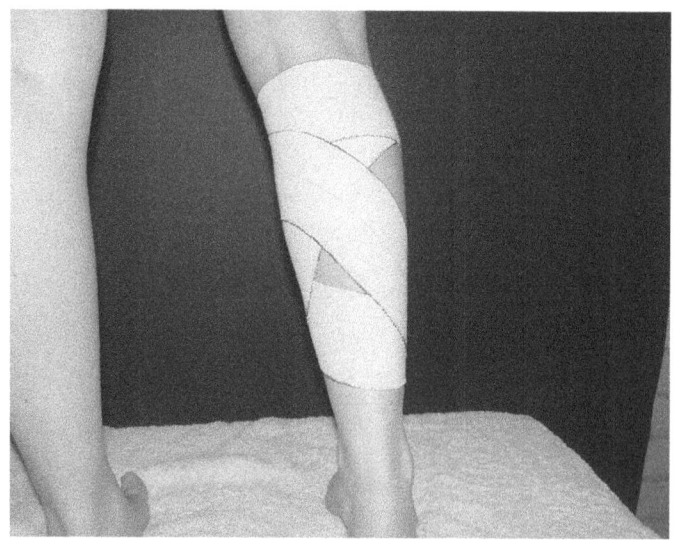

Fig. 34.20

34.7.2 Bandage m. triceps surae

Uitgangshouding: een verhoging onder de hak.
1 begin de eerste winding aan de mediale (laterale) zijde van het onderbeen. Maak de eerste toer schuin naar distaal beginnend om het onderbeen heen, haal op dat moment de rek er enigszins uit en trek de kleefpleister schuin over het onderbeen naar de proximale zijde;
2 maak nu zonder rek uit te oefenen om de proximale zijde een toer, fixeer deze met de handwortel en ga onder rek naar de distale zijde van het onderbeen (fig. 34-20);
3 breng nu kruisgewijs tapestroken aan enigszins schuin beginnend en vervolgens naar proximaal trekkend (de spierbuik wordt opgevangen). De tapestroken kunnen, indien nodig dakpansgewijs versterkt worden (fig. 34-21);
4 de laatste tapestrook wordt van mediaal naar lateraal aangebracht, de rek hierbij is naar proximaal, waarbij de spierbuik nog eens goed ondersteund wordt (fig. 34-20).
5 maak het geheel af met de elastische kleefpleister volgens het 'visgraatprincipe' (fig. 34-22).

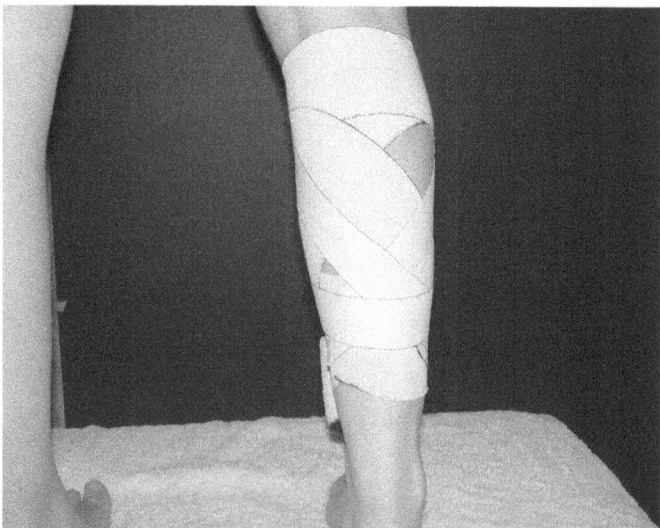

Fig. 34.21

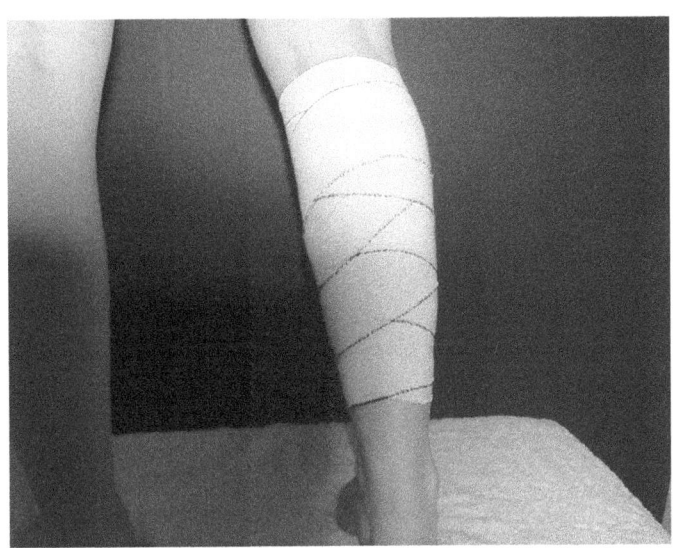

Fig. 34.22

34.7.4 Ondersteuning hamstrings en quadriceps

Uitgangshouding: licht gebogen knie. Breng de bandage als volgt aan:
1 met circulaire stroken elastische kleefpleister worden de hamstrings 'opgehangen'; het verloop is conisch, de voorzijde is hoger dan de achterzijde;
2 de bandage kan worden verstevigd met gelijklopende stroken tape.

34.7.5 Adductoren

Uitgangshouding: staand rechtop. Houd de volgende volgorde aan:
1 met circulaire stroken elastische kleefpleister worden de adductoren 'opgehangen'; het verloop is conisch, de voorzijde is hoger dan de achterzijde;
2 de bandage kan worden verstevigd met gelijklopende stroken tape;
3 vervolgens wordt een bandage aangelegd rondom het gehele bekken.

35 Krampbestrijding

Leerdoelen

Als u deze leerstof bestudeerd hebt, moet u op basis van onderzoek kramp kunnen onderkennen aan de houding, spierspanning en pijn. Vervolgens moet u, onder uitsluiting van een (partieel) ruptuur, met toenemende weefselbelasting de kramp kunnen bestrijden volgens drie methoden (schudden, antagonisten en rek).
Als nabehandeling van de krampbestrijding kunnen ijsmassage en petrissages worden gebruikt.
De krampbestrijding moet op de volgende spieren kunnen worden uitgevoerd:
- m. biceps brachii;
- m. triceps brachii;
- m. quadriceps femoris;
- m. triceps surae;
- m. hamstrings.

35.1 Spierkramp

Na een zware inspanning komt naast spierpijn ook wel spierkramp voor. Spierkramp is het optreden van spontane, onwillekeurige spiercontracties als teken van overbelasting van de spier. Wat de spierkramp veroorzaakt is niet duidelijk, maar het lijkt het gevolg van een verstoorde samenstelling van het intracellulaire milieu, eventueel zelfs van een beschadiging van intracellulaire structuren.
Men kan de kramptoestand doorbreken door de spier te rekken, waardoor de spier reflexmatig ontspant. Eventueel laat men de antagonisten aanspannen, terwijl ook schudden kan worden toegepast.
Verder worden in de nabehandeling ijsmassage en petrissages gebruikt.

Bij spierkramp moet in de acute fase een goed onderscheid worden gemaakt tussen spierpijn bij een spierkramp, spierverrekking (zie hierna par. 1.1) en een partiële spierruptuur (par. 1.2). In de chronische fase en bij herhaald voorkomen van spierkramp moet worden gelet op het bestaan van myogelosen (par. 1.3).

35.1.1 Spierverrekking

Bij spierverrekking is sprake van prikkeling van spierspoeltjes die tot hypertonus leidt, die binnen 3 dagen kan herstellen.
De sporter voelt dat zijn spier onwillig is, gespannen en verkort. Het normale bewegingsverloop is verstoord, vooral bij snelle bewegingen. Oorzaken kunnen gezocht worden in onvoldoende warming-up en rekken, valse starts, het raken van een horde of het ontwijken van een tackle. Men veronderstelt dat gebrek aan mineralen en vocht een rol speelt.
Bij onderzoek zijn er nauwelijks afwijkingen te vinden, hoogstens enige lokale hypertonie in de spierbuik.

De therapie bestaat uit ijsmassage, statische rekoefeningen in 30 stappen tot het bereiken van de normale spierlengte, elektrotherapie, coördinatieve oefeningen, bindweefselmassage, segmentale therapie. Na 1-2 dagen kan men alweer beginnen met looptraining, binnen de pijngrens.

35.1.2 Partiële spierrupturen

Partiële rupturen (bekend als zweepslag, coup de fouet of whiplash) treden vaak op in de spier-peesovergang. Bekende locaties zijn de tonische (vaak verkorte) spieren, zoals de m. triceps surae (de mediale kop van de m. gastrocnemius), de m. rectus femoris en de hamstrings, maar ze komen ook voor in de m. triceps brachii.
Met een goede anamnese en een kort gericht onderzoek kan de ernst van het letsel duidelijk worden bepaald. Het accent bij de behandeling moet in de acute fase liggen op voldoende relatieve rust, voldoende pijnstilling en eventueel spierverslapping. Fysiotherapeutische behandeling is gericht op het bevorderen van het ontstaan van een zo klein mogelijk, soepel en pijnvrij litteken, waarbij de doorbloeding zo min mogelijk is verstoord. In principe is herstel ad interim mogelijk en moet de aandacht gericht zijn op het nastreven van de optimale spierlengte.

35.1.3 Myogelosen

Spierklachten op basis van myogelosen, hypertonie of kramp komen veel voor. Een duidelijk onderscheid is voor de behandeling onontbeerlijk.
Myogelosen treden vaker op, als de sporter nooit wordt gemasseerd. Qua lokalisatie komen myogelosen het meest voor in de m. trapezius, de m. erector trunci, de m. supraspinatus, de m. deltoideus, de hamstrings, de adductoren, de m. tibialis anterior en de m. gastrocnemius.

Register

aangezichtszenuw *116*
abderhalden *188*
acetabulum *78*
acetylcholine *26, 187, 188*
achterste kruisband *90*
ACTH *164*
actief bewegingsonderzoek *256*
actief transport *138*
actiepotentiaal *14, 25*
actine *12, 25, 174*
activiteitshypertrofie *172*
adductoren, bandage *293*
ademcentrum *116, 152*
ademfrequentie *151*
ademgrenswaardetest *151*
ademhaling *41, 48, 147, 149, 152, 159*
    –, afwezig c.q. onvoldoende *233*
    –, bij inspanning *152*
    –, borst- *149*
    –, buik- *149*
    –, buikspieren *52*
    –, diafragma *52*
    –, thorax- *52*
ademhalingsspieren *149, 150*
ademhalingswegen *148*
ademminuutvolume (AMV) *151*
ademstoottest *151*
adenofyse *163*
adenosine-difosfaat (ADP) *122*
adenosine-monofosfaat (AMP) *122*
adenosine-trifosfaat (ATP) *122*
aderlijke bloedingen *239*
aders *139*
ADH *155, 164*
adrenaline *118, 123, 165, 187*
aërobe arbeid *168*
aërobe energielevering (oxidatieve fosforilering) *167*
aëroob *121*
aëroob proces *131*
aëroob uithoudingsvermogen (UHV) *173*
afkoelen *243*
afvalproducten *123*
afvalstoffen *177*
afweerfunctie *142, 143*
afweermechanisme *143, 144*
    –, cellulair *144*
    –, humoraal *143*
agonist *25, 33*
albumine *130*
aldosteron *165*
algemeen orthopedisch onderzoek *256*
allergieën *235*
alveolaire gaswisseling *152*
alvleesklier (pancreas) *130*
    –, endocriene functie *130*
    –, exocriene functie *130*

amfiartrosen, *zie* schijngewrichten
aminozuren *123, 130*
    –, essentiële *123*
    –, niet-essentiële *130*
ammoniak *130, 168*
amoebe *3*
amylase *130*
anabole steroïden *165*
anabolisme *6, 123, 131*
anaërobe a-lactische energielevering *167*
anaërobe drempel *125, 168, 174*
anaërobe lactische energielevering (glycoluse) *167*
anaëroob a-lactisch systeem *124*
anaëroob lactisch systeem *124*
anaëroob proces *131*
anamnese *198*
    –, sport *198*
anatomie *17*
androgenen *165*
angiotropine *144*
animale verrichtingen *5*
antagonisten *24, 25, 33*
anticoagulantia *144*
anticonceptiepil *165*
antiflogistisch *192*
aortaklep *134*
aponeurosis plantaris *102*
apparatieve vibratie *193*
arachnoidea *118*
arbeidsstofwisseling *122*
arteria pulmonalis *134*
arteria renalis *154*
arteriën *134*
arteriën, *zie* slagaders
arteriolen *134, 138*
articulatio
    –, complexa *22*
    –, composita *22*
    –, simplex *22*
articulatio acromioclavicularis *54, 60*
articulatio coxae, *zie ook* heupgewricht
    –, ligamenten *86*
    –, ligamentum iliofemorale *86*
    –, ligamentum ischiofemorale *86*
    –, ligamentum pubofemorale *86*
articulatio cubiti, *zie* elleboog *62*
articulatio femoro-patellaris *90*
articulatio femoro-tibialis *90*
articulatio genus, *zie* kniegewricht *88*
articulatio humeri, *zie* schoudergewricht *61*
articulatio mediocarpea *62*
articulatio radiocarpea *62*
articulatio sternoclavicularis *60*
articulatio tibio-fibularis *90*
articulatio sternoclaviculare *41, 48, 54*
articulatio subtalare *92*
articulatio talocalcaneonavicularis *94*

articulatio talocruralis *92*
artrologie, *zie* gewrichtsleer
artrose *32*
assimilatie, *zie* anabolisme
atherosclerose *171*
atlas *42*
    –, fovea articularis inferior *42*
    –, fovea articularis superior *42*
    –, fovea dentis *42*
ATP (adenosine-trifosfaat) *121, 167*
autochtone rugmusculatuur *45*
autonoom zenuwstelsel *118*
AV-knoop *136*
axis *42*
    –, dens *42*
axon, *zie* zenuwcel, neuriet

badschimmel, *zie* zwemmerseczeem
bandage
    –, doel *281*
    –, materialen *282*
bandageren, indicaties *283*
basaal metabolisme, *zie* grondstofwisseling
basale ganglia *114*
beademen *245*
bedreigde ademhaling *233*
beenderen
    –, korte *20*
    –, luchtbevattende *20*
    –, onregelmatige *20*
    –, pijp- *19*
    –, platte *19*
    –, sesam- *20*
beenmerg *11*
bekken *41*
    –, bewegingen *51, 103*
    –, mannelijk *79*
    –, vrouwelijk *79*
bekkenbodem *50*
bekkengordel *37*
belasting en belastbaarheid *172*
belemmerde ademhaling *233*
besmetting *250*
beweging *5, 6*
bewegingsleer *31*
bewegingsmogelijkheden *31*
bewegingsmusculatuur *26*
bewegingsrichting
    –, abductie *31*
    –, adductie *31*
    –, extensie *31*
    –, flexie *31*
    –, rotaties *31*
bewegingssegment *36*
    –, actief *39*
    –, passief *39*
bewegingsvlakken

-, frontale *31*
-, mediane *31*
-, sagittale *31*
-, transversale *31*
bewusteloosheid *230*
bewustzijn, stoornissen van *230*
bewustzijnsverlies *228*
bijnier *154, 165*
-, merg *165*
-, schors *165*
bijschildklieren *165*
bijschildklierhormoon (PTH) *164*
bijtende stoffen in het oog *247*
bindweefsel *8*
-, elastisch *8*
-, fibreus *8*
-, losmazig *8*
-, reticulair *8*
-, tussencelstof *8*
bindweefselachtige verkapselingen *190*
bindweefselmassage *187, 209*
biologische waarde *123*
blaarbehandeling *251*
blaarvorming *251*
blaas *155*
blauwe nagel *251*
blessurebehandeling *228*
bloed *141, 142*
bloed en lymfe *141*
-, functies *141*
-, trainingseffecten *171*
-, transportfunctie *142*
-, volume en samenstelling *142*
bloeddruk *136, 137, 144, 155, 165*
-, diastolisch *137*
-, receptoren *137*
-, systolisch *137*
bloedeiwitten *143*
bloeding
-, aderlijk *239*
-, buikholte *240*
-, haarvaten *239*
-, inwendig *240*
-, nieren, darmen en geslachtsdelen *240*
-, onder schedeldak *231*
-, slagaderlijk *239*
-, uitwendig *239*
bloedlichaampjes *143*
bloedplaatjes, *zie* trombocyten
bloedplasma *142*
bloedsomloop *134*
-, klein *134*
-, lichaams- *134*
-, longen- *134*
-, poortader- *134*
bloedstolling *142, 143*
bloedverlies
-, inwendig *235*
-, uitwendig *235*
bloedvolume *155*
borstholte *149*
borstkas *38, 41, 43*
bot *9*
-, bloedvaten *11*
-, ontwikkeling *9*
-, stofwisseling *11*
-, vorming *9*
-, zenuwen *11*

botbreuk *244*
-, bijzonder *245*
-, enkel en/of voet *244*
-, gesloten *244*
-, open *244*
-, spalken *245*
-, wervels, ribben en bekken *245*
botcellen *10*
botverschuivingen *218*
botvorming, endochondraal *10*
botweefsel *9*
bovenste extremiteiten
-, skelet *53*
-, skeletverbindingen *59*
bovenste spronggewricht, *zie ook* art. talocruralis
braakcentrum *116*
bradycardie *171*
brandwonden *236*
breedtegroei *10*
buffercapaciteit *143, 168*
buikspierkorset *51*
buikspieren *49*
-, functie *52*
buis van Eustachius *148*
bundel van His *136*
bursae *23, 29*

calcinatie *9*
calcitonine *164*
calcium *123, 165*
calciumpomp *25*
calorische waarde *122*
capillairen, *zie ook* haarvaten
capillairen *24, 134*
capsulair patroon *256, 257*
cardiomyopathie *171*
carpus *58*
cauda equina *117*
cel *3*
-, ademhaling *5*
-, bouw en functie *3*
-, eigenschappen *5*
-, kern *4*
-, membraan *4*
-, protoplasma *4*
-, structuur *4*
-, verbranding *5*
-, verrichtingen *5*
celdeling
-, anafase *5*
-, direct *5*
-, metafase *5*
-, profase *5*
-, telofase *5*
celleer *3*
cellen van Schwann *13, 14*
cellichaampjes *4*
celstofwisseling *123*
Celsus *183*
centrale zenuwstelsel *112*
centrosoom *4*
-, centriolen *4*
cerumenklieren *159*
cervicale wervelkolom *51*
chemoreceptoren *15*
chemotaxis *5, 144*
chloorethyl *243*
cholesterol *123*

cholesterolspiegels *171*
chondrine *8*
chondrocyt *8*
chondroitine zwavelzuur *187*
chromatine *5*
chromosomen *5*
circulatie *135*
-, coronair *135*
-, groot *135*
-, klein *135*
-, lichaams- *135*
-, long- *135*
-, stoornissen *234*
clavicula *54*
coagulum *188*
coldspray *243*
colloïd-osmotische druk *138, 143*
compacta *10*
contractiecyclus *25*
contusie, *zie* kneuzing
cooling-down *177, 195*
coördinatie *174*
corium *158*
corpus adiposum, *zie* knie, vetlichaam van Hoffa
cortisol *165*
costae *41, 43*
costae fluctuantes *43*
costae spuriae *43*
costae verae *43*
Coste, Raoul *185*
coxa valga *79*
coxa vara *79*
creatinefosfaat (CP) *121, 124, 168*
Cyriax, James *187*
cyste *23*
cytoplasma, *zie ook* protoplasma
cytoplasma *4*

deficiëntieziekten *131*
dehydratie *192*
dekverband *249*
dekweefsel *6*
depolarisatie *14, 26*
dermis *158*
desoxyribunocleïnezuur, *zie* DNA
desquamatie *192*
diabetes mellitus, *zie ook* suikerziekte
diabetes mellitus *232*
diafragma *49, 150*
diafragma pelvis *50*
diafragma urogenitale *50*
diafyse *10*
diapedese *5, 144*
diartrosen *21*
-, indeling *22*
diastole *136*
Dicke, Elisabeth *187*
diencephalon *115*
diep bewusteloos *230*
diepe druk *213*
diffusie *6, 138*
diffusiecapaciteit *152*
digiti *84*
dikke darm *129*
disacharide *123*
discus *22, 23*
dissimilatie, *zie* katabolisme
distorsie, *zie* verstuiking

DNA *5*
dode ruimte *151*
 -, anatomisch *151*
 -, functioneel *151*
doordringende oogverwonding *246*
dorstgevoel *155*
drielingzenuw *116*
drukverband *243*
ductus thoracicus *146*
duim, onderzoek *266*
 -, remming abductie *291*
 -, remming extensie *291*
 -, remming opponeren en reponeren *290*
dunne darm *129*
dura mater *118*
duurtraining *173*
dynamische contractie *33*

eeltvorming *251*
éénsecondecapaciteit *151*
Eerste Hulp Bij Sport-Ongevallen (EHBSO) *227, 228*
 -, Vijf Belangrijke Punten *228*
effleurage *183, 185, 207*
eicellen *165*
eierstokken (ovaria) *165*
eilandjes van Langerhans *130, 165*
eindgevoel *256*
 -, fysiologisch *256*
 -, pathologisch *257*
eiwitten *123*
elastische bandages *282*
elastische kleefpleisterbandages *282*
elektriciteitsongevallen *235*
elektrocardiogram (ECG) *136*
elektrolyten *132*
Elisabeth Dicke *187*
elleboog *56*
 -, bewegingen *75*
 -, gewrichten *62*
 -, ligamenten *62*
 -, onderzoek *262*
Elliot *188*
embolie *144*
endocriene stelsel, *zie* hormoonstelsel
endomysium *28*
endoneurium *13*
endoplasmatisch reticulum *4*
 -, ribonucleïnezuur *4*
 -, ribosomen *4*
 -, RNA *4*
endotheel *7*
endotoxinen *161*
energiehuishouding *121*
energielevering *121*
enkel
 -, heel-lock *287*
 -, onderzoek *276*
 -, remming dorsale flexie *287*
 -, remming inversie *286*
 -, remming plantaire flexie *286*
enkel en voet
 -, botten *82*
 -, gewrichten *92*
enkelbandletsel, laterale *32*
enkeldistorsie, bandage *285*
enzym *124, 128*
 -, apo- *128*
 -, co- *128*

epicard *135*
epidermis *157*
epidurale bloeding *231*
epifyse *10*
epiglottis *148*
epilepsie *232*
epineurium *13*
epitheel *6*
 -, cilindrisch *7*
 -, kubisch *7*
 -, overgangs- *7*
 -, plaveisel- *7*
 -, trilhaar- *7*
erytrocyten (rode bloedlichaampjes) *142, 143, 171*
etter *144*
evenwicht *116*
evenwichtscentrum *116*
eversie *93*
extracellulair milieu *6*
extrapiramidaal systeem *114, 115, 118*
extrinsieke voetspieren *106*
 -, bewegingen *107*

facetgewrichtjes *38*
fagocytose *4*
falangen *58*
fascia thoracolumbalis *46, 48*
fascialetsels *242*
fast-twitch spiervezels *174*
feces *129*
fibrine *144*
fibrinogeen *130, 143, 144*
fibula *80*
filtratie *6*
filtratie/reabsorptie *138*
flauwvallen *231*
foramen abturatorium *78*
formatio reticularis *115*
fosfaatpool *124, 168*
fosfaatsysteem *121*
fosfolipiden *123*
fotoreceptoren *15*
frictie *185, 187, 190*
 -, diepe dwarse *187*
frictioneren *183, 212*
FSH *164*
functieonderzoek *198, 255*
 -, algemeen *198*
functietests *257*
functionele massage *218*
functionele stabiliteit *278*

galblaas *129, 130*
Galenus *183*
galkleurstof (bilirubine) *130*
galzure zouten *129*
ganglion *23*
gaswisseling *147, 149*
 -, inwendig *147*
 -, uitwendig *147*
gehoor- en evenwichtszenuw *116*
gelatine *9*
geleiding *160*
gelosen (triggerpunten) *189*
gelotripsie *186, 191*
genen *5*
geslachtsklieren *165*
gewricht *20*
 -, benig *21*

 -, drieassig *23*
 -, eenassig *22*
 -, fibreus *20*
 -, hulpstructuren *23*
 -, kraakbenige *20*
 -, synoviaal *21*
 -, tweeassig *23*
gewrichtsassen
 -, sagittale *31*
 -, transversale dwarse *31*
 -, verticale lengte *31*
gewrichtskraakbeen, functie *22*
gewrichtsleer *20*
gewrichtslijn van Chopart *94*
gewrichtsmuis *257*
glenohumeraal gewricht *59*
gliacellen *13*
globuline *143*
glucagon *123, 130, 165*
glucocorticosteroïden *165*
gluconeogenese *130, 165*
glucose *123*
glycogeen *13, 123*
glycogeengehalte *174*
glycogeenvoorraad *168*
glycogenese *130*
glycogenolyse *130*
glycolyse *26*
Golgi *15*
Golgi-complex *4*
Golgi-receptoren *29*
granulocyten *143*
grensstreng *118*
grijze massa *13*
groeihormoon *164*
grondstofwisseling *122*
grote bilspier *40*
grote hersenen *112*

haarvaten *139*
haarvatenbloeding *239*
hakken *216*
halswervel *42*
 -, eerste *42*
 -, tweede *42*
 -, zevende *42*
hamstrings *97*
 -, lengtetest *270*
hamstrings en quadriceps, bandage *293*
hand *58*
 -, gewrichten *63*
handgreep van Heimlich *233*
handgreep van Thomas *268*
haren *158*
hart *134, 135*
 -, bouw *134*
 -, cyclus *136*
 -, fasen *136*
 -, functie *136*
 -, prikkelgeleiding *135*
 -, prikkeling *135*
 -, trainingseffecten *171*
hart en bloedsomloop *133*
hartfrequentie *137, 169*
hartinfarct *135, 144*
hartmassage *235*
hartminuutvolume (HMV) *137, 168*
hartritmestoornissen *235*
hartspier, beschadiging *235*

hartwand 135
hartzakje 134, 135
Head 185
hefboom 27
hemartros 32
hematocriet 142
hemoglobine (Hb) 143, 169, 171
   –, bufferfunctie 143
   –, zuurstoftransporterende vermogen 143
heparine 144, 187
hersenbloeding 231
hersenen 24, 112
   –, eind- 112
   –, grote 112
   –, midden- 112
   –, tussen- 112
   –, voor- 112
hersenkamers 112
hersenkneuzing 231
hersenschors 112
hersenschudding 231
hersenstam 112, 114, 115
hersenvocht 118
hersenzenuwen 116
herstelmassage 177
heterochtone rugmusculatuur 48
heup
   –, abductie 104
   –, adductie 104
   –, anteflexie 104
   –, endorotatie 104
   –, exorotatie 105
   –, retroflexie 104
heupgewricht 41, 86
   –, bewegingen 103
   –, kapsel 86
   –, onderzoek 268
   –, spieren 96
Hippocrates 183
histamine 187, 188
hitteberoerte 156, 237
HMV 169
hoestcentrum 116
hoestreflex 148
Hoff 187
Hoffa 184
holle voet 94
homeostasis 142, 143
   –, regeling 142
Homerus 183
hoofd, bewegingen 52
hormonen 163
hormoonstelsel 163
houdingsmusculatuur 26
huid 157, 158, 159, 160
   –, adnexa 158
   –, bouw 157
   –, functies 159
   –, kleur 159
   –, klieren 158
   –, pigment 159
   –, receptoren 159
   –, warmteafgifte 160
huidhechtmateriaal 249
huidknedingen 217
huidkwaliteiten 202
huidplukken 217
huidsmeer 158
huidtechnieken 217

huidverschuivingen 217
huidzintuigweefsel 14
hulpademhalingsspieren 150
humerus 56
hyalonzuur 187
hydrops 32
hydrostatische (mechanische) bloeddruk 138
hydrostatische druk 144
hyperemie 186, 187, 191
hypertone vloeistof 6
hypertonie 190, 198
hypertonus 185, 188
hypertrofie 24, 174
hyperventilatie 152, 234
   –, symptomen 234
hypodermis 158
hypofyse 163
   –, achterkwab 114
   –, voorkwab 114
hypoglykemie 232
hypothalamus 114, 163

ideaalzwachtel 250
inactiviteitsatrofie 172
infectie 250
infectieziekten 235
ingescheurde of losgetrokken nagel 251
inhibitie 33
insnoeringen van Ranvier 14
inspanning 168
   –, ademhaling 168
   –, circulatie 169
inspanningsfysiologie 167
inspanningsleukocytose 144
instabiliteit 31
   –, actieve 32
insufficiëntie
   –, actieve 33
   –, passieve 23, 33
insuline 123, 130, 165
intercostale spieren 41
intermitterend drukken 206
interstitiële ruimte, zie extracellulaire milieu
intertransversale spieren 46
intervaltraining 174
intrafibrillaire zwelling 190
intrafusale vezels 29
intramuraal systeem 120
intrinsieke handspieren 72
intrinsieke voetspieren 102
inversie 93
isometrische contractie 33
isotoon 6

James Cyriax 187
Jan van Veen 185
joderen 249
joules 122

kaakgewricht 36
kanalen van Havers 11
kapsel van Bowman 154
katabolisme 6, 124, 131
kauwspieren 45
keelholte 148
kern 4
   –, membraan 4
   –, nucleoli 5
   –, nucleoplasma 5

kilocalorie 122
kippenvel 158
Kirchberg 185
klachtenstadia 176
Klatschen 186
kleefspray 282
kleine hersenen 114
kletsen 216
kliertjes van Brunner 129
kloppen 215
kneden, zie petrisseren
knedingen 186
   –, cirkel- 211
   –, dwarse 211
   –, lengte- 210
kneuzing 241
knie
   –, doorlopende bandage 288
   –, endorotatie 106
   –, exorotatoren 106
   –, extensie 105
   –, kapsel 89
   –, ligamenten 90
   –, onderzoek 272
   –, remming hyperextensie 288
   –, slijmbeurzen 90
   –, torsietrauma 32
   –, vetlichaam van Hoffa 90
kniebandage, algemeen 288
kniegewricht 32
   –, flexie 105
knikplatvoet 94
Kohlrausch 187
Kong Fou 182
koolhydraten 123, 177
koolzuurdruk 152
korte nekspieren 45
kraakbeen 8
   –, elastisch 8
   –, hyalien 8
   –, vezelig 8
kraakbeenweefsel 8
krachttraining 174
krampbestrijding 289
kransslagader 135
Krause 15
kuitmusculatuur, functietests 275
kuitspieren
   –, lengte 278
   –, test 278
kunstmatige ademhaling 235
kyfosen 37

labrum 23
labyrint 116
lactaat 168
lactaat, zie melkzuur
lactaatspiegel 171
Lange, Max 186, 188
larynx 148
lasogen 247
Lassar 185
lengtegroei 10
lenigheid 176
Lepage 183
Leube 187
leukocyten 142, 143
lever (hepar) 130
Lewis, Thomas 187

LH *164*
lichaampje van Malpighi *154*
lichaampje van Ruffini *15*
lichaampje van Vater-Pacini *159*
lichaamswand *48*
ligament
 –, capsulair *22*
 –, extracapsulair *22*
 –, intracapsulair *22*
ligamentum calcaneofibulare *93*
ligamentum capitis femoris *86*
ligamentum deltoideum *93*
ligamentum inguinale *49*
ligamentum patellae *90*
ligamentum talocalcaneo interosseum *93*
ligamentum talofibulare anterius *93*
ligamentum talofibulare posterius *93*
lijn van Lisfranc *94*
limbisch systeem *114*
Ling *183*
lipase *130*
liquor cerebrospinalis, *zie* hersenvocht
lis van Henle *154*
long *149*
 –, kwabben *149*
 –, blaasjes *149*
 –, bloeding *240*
 –, boom *149*
 –, embolie *144*
 –, oedeem *235*
 –, volumina *150*
lordose *36*
luchtpijp *148*
Lüdke *192*
lumbale lordose *41*
lumbale wervelkolom *41, 51*
 –, bewegingen *51*
lumbosacrale overgang *41*
luxatie, *zie* ontwrichting
lymfangion *146*
lymfatische organen *143*
lymfe *4, 123, 144, 145*
 –, capillairen *145*
 –, collectoren *145*
 –, knopen *146*
 –, precollector *45*
 –, productie *146*
 –, stam *145*
 –, systeem *145*
 –, vatnet *145*
lymfocyten *143*
lysosomen *4*

maag (ventriculus of gaster) *129*
maagbloeding *240*
maag-darmpathologie *235*
malleolus lateralis *81, 92*
malleolus medialis *80, 92*
mandibula *36*
manuele vibratie *193*
massage
 –, chemisch-biologische verklaringen *186*
 –, intensiteit *195*
 –, interactiviteits- *204*
 –, invloeden *191*
 –, mechanische verklaringen *184*
 –, passiviteits- *204*
 –, postactiviteits- *204*
 –, preactiviteits- *204*
 –, reflectoire verklaringen *185*

–, sedatieve *186*
–, sportbeoefening *204*
–, stimulerende *186*
–, techniek *195*
–, tijdsduur *195*
–, tijdstip *195*
–, werkhouding *195*
massagebehandeling
 –, accommodatie en inrichting *193*
 –, contra-indicaties *192*
 –, indicaties *192*
massageruimte, eisen *193*
massagetafel *193*
massagetussenstof *193*
Max Lange *186, 188*
maximaal zuurstofopnamevermogen (VO$_2$max) *151*
mechanoreceptoren *15*
medulla oblongata *116, 137*
Meissner *15*
melanocytenstimulerend hormoon *164*
melkklieren *159*
melkzuur *121, 167, 186, 188*
melkzuursysteem *124*
membraan *4*
membraantransport *6*
membrana synovialis *22*
meniscus *22, 23, 88*
mesencephalon *115*
mesenchym *20*
mesotendineum *29*
mesothee *17*
mestcellen *187*
 –, histamine *191*
metabolisme *6*
metabolisme, *zie ook* stofwisseling
metacarpus *58*
metatarsus (middenvoet) *82*
Mezger *183, 184*
milieu *4*
mimische spieren *45*
minerale zouten *9*
mineralen *132*
mineralocorticosteroïden *165*
mitochondriën *4, 13*
mitose, *zie* celdeling
mitralisklep *134*
mobiliserende massage *219*
mond en keel *129*
monocyten *142, 143*
monosacharide *123*
motorische eenheid *26*
motorische eindplaat *25*
motorische hersenschors *114*
motorunit, *zie ook* motorische eenheid
motorunits *174*
Müller *185*
musculatuur, ventrale zijde van de romp *49*
musculi intercostales externi *48, 149*
musculi intercostales interni *48, 150*
musculi interspinales *48*
musculi intertransvesarii *48*
musculi multifidi *48*
musculi rhomboidei *67*
musculi rotatores *48*
musculi scaleni *52*
musculi scaleni, *zie ook* trapvormige spieren
musculi semispinales *48*
musculi spinales *48*
musculus adductor brevis *98*

musculus adductor longus *97*
musculus adductor magnus *908*
musculus biceps brachii *70*
musculus biceps brachii en triceps brachii, tape-bandage *292*
musculus biceps brachii, caput breve *70*
musculus biceps brachii, caput longum *70*
musculus biceps femoris *97*
musculus brachialis internus *70*
musculus brachioradialis *71*
musculus coracobrachialis *70*
musculus deltoideus *69*
 –, pars acromialis *69*
 –, pars clavicularis *69*
 –, pars spinalis *69*
musculus erector trunci (spinae) *45, 46*
 –, lateraal oppervlakkige *46*
 –, mediaal diepere *46*
musculus extensor carpi radialis brevis *72*
musculus extensor carpi radialis longus *72*
musculus extensor carpi ulnaris *72*
musculus extensor digitorum *72*
musculus extensor digitorum longus *100*
musculus extensor hallucis longus *100*
musculus flexor carpi radialis *71*
musculus flexor carpi ulnaris *71*
musculus flexor digitorum longus *102*
musculus flexor digitorum profundus *72*
musculus flexor digitorum superficialis *71*
musculus flexor hallucis longus *102*
musculus flexor pollicis longus *72*
musculus gastrocnemius *101*
musculus gluteus maximus *48, 97*
musculus gluteus medius *98*
musculus gluteus minimus *98*
musculus gracilis *98*
musculus iliocostalis *47*
musculus iliopsoas *50, 96*
 –, lengtetest *270*
musculus infraspinatus *69*
musculus latissimus dorsi *48, 68*
musculus levator scapulae *52, 67*
musculus levatores *47*
musculus longissimus dorsi *46*
musculus obliquus externus abdominis *49*
musculus obliquus internus abdominis *49*
musculus palmaris longus *71*
musculus pectineus *97*
musculus pectoralis major *68*
 –, pars abdominalis *68*
 –, pars clavicularis *68*
 –, pars sternocostalis *68*
musculus pectoralis minor *68*
musculus peroneus brevis *100*
musculus peroneus longus *100*
musculus plantaris *101*
musculus popliteus *101*
musculus psoas major *50*
musculus qaudriceps femoris *978*
musculus quadratus lumborum *50*
musculus rectus abdominis *50*
musculus rectus femoris *96, 98*
 –, lengtetest *271*
musculus sartorius *97*
musculus semimembranosus *97*
musculus semitendinosus *97*
musculus serratus anterior *67*
 –, pars convergens *67*
 –, pars divergens *67*
 –, pars horizontalis *67*

musculus soleus *101*
musculus splenius *47*
musculus sternocleidomastoideus *52, 68*
musculus subscapularis *68*
musculus supraspinatus *69*
musculus tensor fasciae latae *97*
musculus teres major *69*
musculus teres minor *69*
musculus tibialis anterior *99*
musculus tibialis posterior *102*
musculus transversus abdominis *50*
musculus trapezius *52, 66*
 –, pars ascendens *67*
 –, pars descendens *66*
 –, pars transversus *67*
musculus triceps brachii *70*
 –, caput laterale *70*
 –, caput longum *70*
 –, caput mediale *70*
musculus triceps surae
 –, bandage *292*
 –, tapebandage *292*
musculus vastus intermedius *99*
musculus vastus lateralis *99*
musculus vastus medialis *99*
myocard *12, 135*
myofibrillen *174*
myofibrillen, *zie ook* spierfibrillen
myogelosen *186, 198, 289*
myoglobine *174*
myosine *12, 25, 174*
myosine *25*
myositis ossificans *177*
myotatische reflex *117*

nagels *158*
natriumbicarbonaat *130*
nefron *154*
nek, bewegingen *52*
nervus vagus *120, 135, 152*
neurofyse *163*
neurogene shock *235*
neuron, *zie* zenuwcel
neurotransmitter *165*
neus *148*
 –, bijholten *148*
 –, slijmvlies *148*
 –, bloeding *240*
neusholte *148*
nier *143, 153, 154, 155*
 –, bekken *154*
 –, functie *155*
 –, kanaaltje *154*
 –, lichaampjes *154*
 –, merg *154*
 –, schors *154*
 –, taken *155*
nootgewricht *23, 86*
noradrenaline *165*
normale voet *94*
nucleus, *zie* kern
nulstand *256*

oestrogenen *165*
onderarm *56*
onderbeen, botten *80*
onderkaak, *zie* mandibula
onderkoeling *230*
 –, algehele *237*
 –, lokale *37*

onderste extremiteiten
 –, bewegingen *103*
 –, skelet *77*
 –, skeletverbindingen *85*
 –, spieren *95*
onderste spronggewricht, *zie ook* art. subtalare
onderste spronggewricht *93*
onderzoek *197*
 –, inspectie *199*
 –, palpatie *200*
ongestoord bewustzijn *230*
ongevalssituaties *229*
ontwrichting *244*
oogletsel *246*
 –, eenvoudig *246*
 –, ernstig *246*
oogzenuw *116*
oppervlakkige wonden (schaafwonden) *239*
orgaan *3*
organellen, *zie* cellichaampjes
organisme *3*
 –, kenmerken *3*
orthosympathicus *137*
os calcaneus *82*
os capitatum *58*
os coxa *78*
os cuboideum *82*
os femur *79*
 –, antetorsie *79*
 –, condyli femoris *80*
 –, inclinatiehoek *70*
 –, retrotorsie *79*
 –, torsiehoek *79*
 –, trochanter major *80*
 –, trochanter minor *80*
os hamatum *58*
os ilium *78*
os ischii *78*
os lunatum *58*
os naviculare *82*
os pelvis *78*
os pisiforme *58*
os pubis *78*
os sacrum *40, 78*
 –, stand *40*
os scaphoideum *58*
os talus *82*
os trapezium *58*
os trapezoidium *58*
os triquetrum *58*
osmose *6*
osmotische druk *132, 142, 155*
 –, bescherming *142*
ossa cuneiformia *82*
osteoblasten, *zie* botcellen
osteoïd *9*
osteoporose *123*
overload *174*
overtraining *175*
oxidatie *147*
oxidatieprocessen *122*
oxytocine *164*

painful arc, *zie ook* pijnlijk bewegingstraject
painful arc *257*
pancreas *123, 165*
pancreassap *129*
parasympathicus *137*
parasympathische zenuwstelsel *120*
paratendineum *28*

partiële spierrupturen *289*
patella *81*
pectoralis major, lengtetest *262*
pedotriben *183*
pees
 –, insertie *28*
 –, origo *28*
 –, schede *29*
peescellen *28*
peesruptuur, *zie* peesscheur
peesschedeontstekingen *29*
peesscheur *242*
peptiden, *zie* aminozuren
pericard *135*
perifere zenuwen *13, 118*
perifibrillaire zwelling *190*
perimysium *12*
perimysium externum *28*
perimysium internum *28*
perineurium *13*
periodisering *175*
periost *10*
periostmassage *187*
peritendineum internum *28*
permeabiliteit *191*
 –, selectieve *4*
petrissage *183, 185, 209*
 –, vingertop- *212*
petrisseren *209*
pH (zuurgraad) *189*
pharynx *148*
pia mater *118*
pijnlijk bewegingstraject *256*
piramidaal systeem *114, 115, 118*
piramidebaan *113*
plasma-eiwitten *143*
platvoet *94*
pleurabladen *149*
pleuraholte *149*
plexus choroideus *118*
pols *58*
 –, remming van de palmaire flexie *290*
 –, gewrichten *62*
 –, ligamenten *62*
 –, onderzoek *264*
 –, remming dorsale flexie *290*
pols en hand, bewegingen *75*
polsgolf *135, 137*
polyarticulaire spieren *33*
polysacharide *123*
pons *113, 115*
poortader (vena portae) *130*
portierspier (pylorus) *129*
postsynaptisch potentiaal
 –, prikkelend *14*
 –, remmend (inhibitatoir) *14*
posturaal syndroom *198*
prikkelbaarheid *5, 6, 111*
prikkelgeleiding *6*
 –, saltatoire *14*
prikkelgeleidingssnelheid *14*
progesteron *165*
Prokop *191*
prolactine *164*
pronatie *93*
propiocepsis *32*
proteïden *123*
proteïnen *123*
protoplasma *4*
protrombine *130, 144*

psychisch effect *192*
pulmonalisklep *134*
puncteren *207*
pus *144*

radius *56*
Raoul Coste *185*
Rautek *228*
rautekgreep *252*
reactievariabele *24*
reanimatie *235*
reanimeren *245*
receptoren *120*
referred pain *189, 198, 257*
reflex *117*
    –, aangeleerde *117*
    –, enkelvoudige *117*
    –, onvoorwaardelijke *117*
    –, samengestelde *117*
reflexzonemassage *185*
refractaire tijd *25*
regelkringen *117*
Reibmayer *185*
Reibungen *186*
rekken *218*
    –, volgens Anderson *177*
    –, volgens Janda *177*
rekoefeningen *176*
    –, dynamische *176*
    –, statische *176*
remming hyperextensie, elleboog *289*
remmingsreflexen *115*
remover *282*
renine *155, 165*
Renshaw-inhibitie *117*
repolarisatie *14*
reticulair actief systeem *114*
Reticulo-Endotheliale-Systeem (RES) *130*
reukzintuig *148*
reversibiliteit *175*
rhombencephalon *115, 116*
ribben *38, 41*
RNA *5*
rode bloedlichaampjes, *zie* erytrocyten
Rogmans en Tast *190*
romp, bewegingen *51*
rotator cuff *69*
ruggenmerg *116, 117*
    –, achterhoorn *117*
    –, voorhoorn *117*
    –, zijhoorn *117*
ruggenmergkanaal *38*
Rühmann, Walter *185, 187*

sacro-iliacale gewricht, *zie* SI-gewricht
sacrospinale systeem *46*
sarcolemma, T-systeem *12*
sarcomeer *12*
    –, A-band *12*
    –, H-zone *12*
    –, I-band *12*
    –, Z-membraan *12*
sarcoplasmatisch reticulum, L-systeem *12*
scapula *55, 60*
scapulothoracale ruimte *60*
schade *188*
scharniergewricht *22*
schedel- en hersenletsel *231*

schedel
    –, aangezichts- *35*
    –, hersen- *35*
schedelbasisfractuur *231*
schijndood *235*
schijngewrichten *23*
schildklier *164*
schors, specifieke -velden *112*
schouder
    –, abductie *74*
    –, adductie *74*
    –, anteflexie *73*
    –, elevatie *73*
    –, exorotatie *75*
    –, luxatie *32*
    –, retroflexie *74*
schoudergewricht *31, 61*
    –, onderzoek *258*
schoudergordel *37, 53, 59*
    –, bewegingen *73*
    –, claviculae *53*
    –, gewrichten *59*
    –, scapulae *53*
    –, skeletverbindingen *59*
    –, spieren *66*
schudden *213*
schuddingen *186*
scoliose *37*
secretie *6*
secundaire geslachtskenmerken *165*
serotonine *187*
serum *142*
shock *234, 235*
SI-gewricht *40*
    –, bewegingen *40*
    –, ligamenten *40*
sinusknoop *136*
skelet *18, 172*
    –, bouw en functie *18*
    –, hoofd *35*
    –, romp *35*
    –, trainingseffecten *172*
slaan *216*
slagaderlijke bloeding *240*
slagaderlijke drukpunten *240*
slagaders *138*
slagvolume *137, 169*
slijmbeurzen, *zie* bursae
slingeren en spierwalken *214*
slokdarm (oesophagus) *129*
snelheidstraining *174*
snelverband *249*
spataders *139*
specificiteit *175*
speekselklieren *130*
spier *170*
    –, biologische katalysatoren *170*
    –, bloedvoorziening *29*
    –, bouw en functie *23*
    –, capillarisatie *170*
    –, dubbelgevederd *24*
    –, effectiviteit *170*
    –, enkelgevederd *24*
    –, enkelhoofdig *24*
    –, fasisch *27, 189*
    –, functie *24*
    –, getand *24*
    –, gevederd *27*
    –, glycogeenvoorraad *170*

    –, hoofd *45*
    –, hoofd en hals *45*
    –, hulpstructuren *28*
    –, hypertrofie *170*
    –, innervatie *25*
    –, kracht *27*
    –, mechanische eigenschappen *27*
    –, meerbuikig *24*
    –, meerhoofdig *24*
    –, microtraumata *189*
    –, mono-articulair *24*
    –, myoglobinegehalte *170*
    –, ontstekingsproces *189*
    –, parallelvezelig *24, 27*
    –, pH-daling *189*
    –, polyarticulair *23, 24*
    –, posturaal *27*
    –, prikkeling *25*
    –, romp *45*
    –, rood *26*
    –, spoelvormig *24*
    –, stofwisseling *170*
    –, substraatvermeerdering *170*
    –, thorax *48*
    –, tonisch *27, 189*
    –, verkort *23*
    –, vezeltypen *26*
    –, werking *25*
    –, wit *26*
    –, zelfsturingsmechanisme *27*
spierarbeid
    –, auxotonisch *33*
    –, dynamisch concentrisch *34*
    –, dynamisch excentrisch *34*
    –, isokinetisch *33*
    –, isotonisch *33*
    –, statisch *33*
spierbiopsie *27*
spiercoördinatie *24*
spierdoorbloeding *174*
spierfibrillen *11*
spierfunctie *191*
spierhaarvaten *24*
spierinsufficiëntie *33*
spierkramp *289*
spierleer, algemeen *24*
spiermassa *170*
spier-peesovergang *28*
spierpijn (spierkater) *168, 189, 289*
spierpompmechanisme *139, 169*
spierruptuur, *zie* spierscheur
spierscheur *27, 242*
spierspanning *115*
spierspoelen *29*
spierstofwisseling *124*
spierverhardingen (myogelosen) *185, 188, 202*
    –, palpatie *202*
spiervermoeidheid *168*
spierverrekking *242, 289*
spiervezels
    –, 'fast twitch fibers' *26*
    –, 'slow twitch fibers' *26*
    –, anatomische doorsnede *27*
    –, fysiologische doorsnede *27*
    –, type I *26, 27*
    –, type II *26, 27*
    –, type II A *26*
    –, type II B *26*
spiervormen *24*

spierweefsel *11*
 -, dwarsgestreept *12*
 -, glad *11*
 -, hart *12*
spijsvertering *127*
spijsverteringskanaal *127*
spijsverteringsklieren *130*
spinale reflexboog *117*
spinale zenuw *118*
spinocostale spieren *48*
spinohumerale spieren *48*
spinotransversale spieren *47*
spongiosa *10*
sporenelementen *132*
sporthart *171*
sportmassage *185, 204*
 -, definitie *195*
 -, doel *203*
 -, geschiedenis *182*
 -, handgrepen *204, 205*
 -, indicaties *188*
 -, methoden *206*
 -, regels bij praktijk *195*
 -, techniek *204*
 -, theorie *181*
spray and stretch-methode *191*
spreidvoet *94*
stabiele zijligging *230, 245*
stabiliseren *33*
stabiliteit *31*
 -, actief *31*
 -, passief *32*
steady state *125, 168*
stembanden *148*
sternum *43*
 -, corpus *41, 43*
 , manubrium *41, 43*
 -, processus xiphoideus *41, 43*
steunweefsels *18*
 -, botweefsel *18*
 -, kraakbeenweefsel *18*
stofwisseling *5, 121*
stollingsfactoren *130*
stomp oogletsel *248*
stompe traumata *240*
straling *160*
stretching *176*
stroming *160*
strottenhoofd *148*
strottenhoofdklepje *148*
struma *132*
subacromiale ruimte *60*
subcutis *158*
suikerziekte *165*
supercompensatie *174*
supinatie *93*
surmenageletsel *172*
SV *137*
sympathicus *118*
sympathische zenuwstelsel *118, 165*
symphysis pubica *85*
synaps *13, 14*
synartrosen, *zie* gewrichten
syncytium *12*
syndesmosis cruri *81*
synergisten *25, 33*
synovia *21*
synthetische watten *250*
systole *136*

talg *158*
talgklieren *158*
tape *282*
(tape) bandage
 -, huidverzorging *282*
 -, regels *283*
 -, techniek *283*
tapen, bandageren
 -, basisprincipes *282*
 -, praktijk *285*
 -, theorie *281*
tapotementen *183, 185*
tapoteren *214*
tarsus *82*
tastlichaampje van Meissner *159*
tendinocyten, *zie ook* peescellen *28*
tenen, *zie* digiti
tenniselleboog *264*
 -, tape *289*
terminologie *18*
 -, algemeen *18*
 -, bewegingsbepalende uitdrukkingen *18*
 -, richting bepalende uitdrukkingen *18*
 -, topografie *18*
testikels *165*
testosteron *24, 165, 174*
tetanus *25*
thalamus *113, 115*
thermoreceptoren *15*
Thomas Lewis *187*
thoracale wervelkolom *51*
thyroxine *164*
tibia *80*
Tissot *183*
tongbeenmusculatuur *45*
tonus *12, 116*
trachea *148*
training en herstel *175*
trainingsbegeleiding *176*
trainingseffecten *170*
trainingsintensiteit *173*
trainingsleer *173*
trainingsprincipes *174*
transport
 -, actief *5*
 -, passief *5*
trapvormige spieren *48*
Travel *189, 191*
tricuspidalisklep *134*
triggerpunt *198*
 -, actief *189*
 -, behandeling *190*
 -, latent *189*
 -, lokalisatie *190*
 -, pijnklachten *190*
 -, satelliet *190*
triglyceriden *123*
trilhaarepitheel *148*
trombine *144*
trombocyten (bloedplaatjes) *142, 144*
trombose *144*
troponine *25*
trypsine *130*
TSH *164*
tuberculum caroticum *42*
tussencelstof *3*
tussenhersenen *113*
tussenwervelschijf *38*
twaalfvingerige darm (duodenum) *129*

uithoudingsvermogen
 -, algemeen *174*
 -, lokaal *174*
uitputting *232*
uitscheiding *153*
ulna *56*
underwrap *282*
urethra *155*
ureum *123, 130, 168*
urine *155*
 -, bestanddelen *155*
urineafvoerwegen *154*
urineleiders *155*

vacuolen *4*
vagina fibrosa *29*
vagina synovialis *29*
vasoconstrictie *137, 138*
vasodilatatie *137, 138, 186, 188*
vasomotorisch centrum *116*
vasopressine *164*
Vater-Pacini *15*
Veda *182*
Veen, Jan van *185*
vegetatief zenuwstelsel *163*
vegetatieve verrichtingen *6*
veiligheid *228*
vena cava *134*
venen, *zie* aders
veneuze aanvoer *169*
ventilatie *149, 151*
 -, alveolair *151*
 -, dode-ruimte- *151*
verbening
 -, chondraal *9*
 -, desmaal *9*
verbranding *235*
 -, oog *247*
verdamping *160*
verdrinking *234*
vergiftiging *238*
 -, gas- en dampvorm *238*
 -, vaste vorm *238*
 -, vloeibare vorm *238*
verhardingen *186*
verhoogde bloeddruk *156*
verklevingen *192*
verminderd bewustzijn *230*
verminderde meeropbrengst *175*
vermoeidheidsfracturen *172*
verschuivingsbindweefsel *28*
verstuiking *241*
vertebra prominens *42*
vervoer *252*
vestibulair apparaat *114*
vestibulair systeem *116*
vetten *123*
vetzuren *123*
vezels van Purkinje *136*
vibratie *185*
vibrator *193*
vibreren *183, 218*
vingers
 -, onderzoek *267*
 -, remming hyperextensie *291*
 -, remming spreiden *292*
vingertoppetrissage *190*
vitale capaciteit *151*
vitale functies *228, 246*

–, ademhaling *228*
–, bewustzijn *228*
–, bloedsomloop *228*
–, oorzaken van stoornissen *228*
–, stoornissen *229*
vitaminen *131*
　–, A *130*, *131*
　–, K *129*
　–, B*1* *131*
　–, B*2* *131*
　–, B*12* *131*
　–, C *132*
　–, D *132*
　–, E *132*
　–, K *132*
vliezen *118*
　–, hersen- *118*
　–, ruggenmergs- *118*
vloeistof *143*
　–, interstitiële *143*
　–, intracellulaire *143*
　–, plasma- *143*
vochtbalans *155*
vochtverlies *156*
voedingsstoffen *121*, *123*
voet
　–, afwijkingen *94*
　–, gewelven *94*
　–, pronatie *106*
　–, supinatie *106*
　–, typen *94*
　–, verbindingen *94*
　–, vormen *94*
voet/enkel
　–, dorsale flexie *106*
　–, plantaire flexie *106*
Vogler *187*
von Mosengeil *185*
voorste kruisband *90*
voortplanting *5*
voorvoet
　–, abductie *106*
　–, adductie *106*
vroegdiagnostiek *176*
vuiltje in oog *246*

waaierslagen *216*
waak- en slaapritme *116*
Wallraff *188*
Walter Rühmann *185*
warming-up *176*, *195*
　–, circulatie *176*
　–, sportspecifieke *176*
　–, stretch *176*
warmteafgifte *123*, *160*
warmteproductie *160*
warmteregulatie *159*, *160*, *161*, *168*
　–, centrale *161*
　–, inspanning *161*
　–, koorts *161*
　–, koude omgeving *161*
　–, warme omgeving *161*
warmtestuwing *156*, *235*, *237*
warmtetransport *142*
water *128*
waterhuishouding *143*, *155*, *168*
watertransport *143*
weefsel *3*
　–, bouw en functie *6*
weefselleer *3*
weefselvocht *144*
weerstandstests *257*
welbevinden *192*
werkhypothese *256*
werperselleboog *264*
wervel
　–, boog *38*
　–, bouw *37*
　–, lichaam *38*
wervelkolom *36*
　–, achterste lengteband *39*
　–, bewegingen *51*
　–, bewegingsmogelijkheden *51*
　–, cervicaal *42*
　–, functionele anatomie *36*
　–, gewrichtsbanden *39*
　–, ligamentum flavum *39*
　–, lumbale gedeelte *41*
　–, segmentale banden *39*
　–, taken *37*
　–, thoracaal *41*
　–, voorste lengteband *39*

wet van Starling *137*
willekeurig zenuwstelsel *116*
witte bloedcellen *5*
witte bloedlichaampjes, *zie* leukocyten
wond, reiniging *248*
wondbehandeling *248*
　–, materiaalkennis *248*
wonddrukverband *249*
wondspray *282*
wondverbanden *249*

zaadcellen *165*
Zabludowski *184*
zadelgewricht *23*
Z-banden *189*
zenuwcel *13*
　–, dendrieten *13*
　–, neuriet *13*
zenuwstelsel *111*
　–, (ortho)sympathisch *112*
　–, animaal *112*
　–, centraal *111*
　–, functionele indeling *112*
　–, parasympathisch *112*
　–, perifeer *111*
　–, topografische indeling *111*
　–, vegetatief *112*
zintuigen *116*
zintuigweefsel *7*
zonnesteek *237*
zouthuishouding *155*
zoutverlies *156*
zuur-base-evenwicht *155*
zuurgraad *132*, *142*
zuurstofbindingscurve *152*
zuurstofdissosiatiecurve *171*
zuurstofdruk *152*
zuurstofschuld *124*, *168*
zuurstofsysteem *124*
zuurstoftransportcapaciteit *143*
zuurstofverzadiging *152*
zwaluwstaartje *249*
zweetklieren *158*
zweetproductie *156*, *160*
zweetverdamping *160*
zwemmerseczeem *251*
zwervende zenuw *116*

GPSR Compliance
The European Union's (EU) General Product Safety Regulation (GPSR) is a set of rules that requires consumer products to be safe and our obligations to ensure this.

If you have any concerns about our products, you can contact us on

ProductSafety@springernature.com

In case Publisher is established outside the EU, the EU authorized representative is:

Springer Nature Customer Service Center GmbH
Europaplatz 3
69115 Heidelberg, Germany

www.ingramcontent.com/pod-product-compliance
Ingram Content Group UK Ltd.
Pitfield, Milton Keynes, MK11 3LW, UK
UKHW050413240426
12048UKWH00020B/1494